肺部高分辨率 CT

Specialty Imaging

HRCT of the Lung

第 2 版

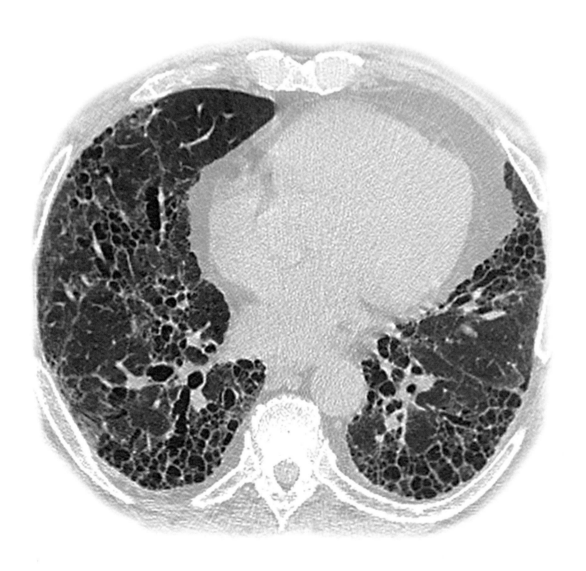

人民卫生出版社

图书在版编目（CIP）数据

肺部高分辨率 CT/（美）马丁内斯·希门尼斯主编；
赵绍宏,聂永康主译. —北京:人民卫生出版社,2019
　　ISBN 978-7-117-29248-1

Ⅰ.①肺… Ⅱ.①马…②赵…③聂… Ⅲ.①肺疾病
-计算机 X 线扫描体层摄影-诊断学 Ⅳ.①R816.41

中国版本图书馆 CIP 数据核字（2019）第 260801 号

人卫智网　　www.ipmph.com	医学教育、学术、考试、健康，购书智慧智能综合服务平台
人卫官网　　www.pmph.com	人卫官方资讯发布平台

图字：01-2020-0127 号

肺部高分辨率 CT

第 2 版

主　　译：赵绍宏　　聂永康
出版发行：人民卫生出版社（中继线 010-59780011）
地　　址：北京市朝阳区潘家园南里 19 号
邮　　编：100021
E - mail：pmph @ pmph. com
购书热线：010-59787592　010-59787584　010-65264830
印　　刷：北京华联印刷有限公司
经　　销：新华书店
开　　本：889×1194　1/16　　印张：32
字　　数：991 千字
版　　次：2019 年 12 月第 1 版　2024 年 3 月第 1 版第 4 次印刷
标准书号：ISBN 978-7-117-29248-1
定　　价：288.00 元
打击盗版举报电话：010-59787491　E-mail：WQ @ pmph. com
质量问题联系电话：010-59787234　E-mail：zhiliang @ pmph. com

肺部高分辨率 CT

Specialty Imaging

HRCT of the Lung

第 2 版

主　编　Martínez-Jiménez
　　　　Rosado-de-Christenson
　　　　Carter

主　译　赵绍宏　聂永康

副主译　邢　宁　吴　坚　李　涛

人民卫生出版社

ELSEVIER

Elsevier（Singapore）Pte Ltd.

3 Killiney Road

#08-01 Winsland House I

Singapore 239519

Tel：（65）6349-0200

Fax：（65）6733-1817

Specialty Imaging：HRCT of the Lung，2/E

Copyright © 2017 by Elsevier. All rights reserved.

ISBN-13：978-0-323-52477-3

编 者 名 录

主　编

Santiago Martínez-Jiménez, MD
Department of Radiology
Saint Luke's Hospital of Kansas City
Professor of Radiology
University of Missouri-Kansas City School of Medicine
Kansas City, Missouri

Melissa L. Rosado-de-Christenson, MD, FACR
Section Chief, Thoracic Radiology
Department of Radiology
Saint Luke's Hospital of Kansas City
Professor of Radiology
University of Missouri-Kansas City School of Medicine
Kansas City, Missouri

Brett W. Carter, MD
Assistant Professor of Radiology
Director of Thoracic CT, Co-Director of Thoracic MRI
Department of Diagnostic Radiology, Division of Diagnostic Imaging
The University of Texas MD Anderson Cancer Center
Assistant Professor of Radiology
Department of Diagnostic and Interventional Imaging
The University of Texas Medical School at Houston
Houston, Texas

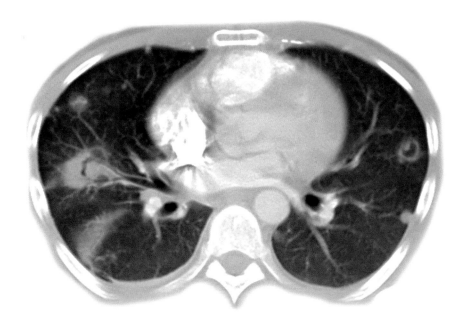

编　者

Carlos S. Restrepo, MD
Professor of Radiology
Vice Chairman for Education
Director of Cardio-Thoracic Radiology
The University of Texas Health Science Center
at San Antonio
San Antonio, Texas

Tomás Franquet, MD, PhD
Chief of Thoracic Imaging
Department of Radiology
Hospital de Sant Pau
Barcelona, Spain

Jorge Alberto Carrillo-Bayona, MD
Universidad Nacional de Colombia
Hospital Universitario Mayor Mederi
Hospital de San José
Bogotá, Colombia

Laura E. Heyneman, MD
Professor
Department of Radiology
Duke University Medical Center
Durham, North Carolina

Sonia L. Betancourt Cuellar, MD
Associate Professor
Department of Diagnostic Radiology
The University of Texas MD Anderson Cancer Center
Houston, Texas

Kyung Soo Lee, MD
Professor
Department of Radiology
Samsung Medical Center
Sungkyunkwan University School of Medicine
Seoul, South Korea

Takeshi Johkoh, MD, PhD
Director
Department of Radiology
Kinki Central Hospital of Mutual Aid Association
of Public School Teachers
Itami, Japan

Paul P. Pettavel, MD
Anatomic Pathologist
Saint Luke's Hospital
University of Missouri-Kansas City
Kansas City, Missouri

Phillip A. Muñoz, MD
Medical Director
Golden Valley Memorial Hospital Laboratory
Saint Luke's Pathology Associates
Ameripath Kansas City
Lenexa, Kansas

其　他　编　者

Gerald F. Abbott, MD, FACR
Florian J. Fintelmann, MD, FRCPC
Jud W. Gurney, MD, FACR

John P. Lichtenberger, III, MD, Maj, USAF, MC
Martha Huller Maier, MD
Helen T. Winer-Muram, MD

译者名录
（按姓氏笔画排序）

方　瑞　中国人民解放军总医院放射诊断科
邢　宁　中国人民解放军总医院放射诊断科
许惠娟　北京电力医院放射诊断科
李　涛　中国人民解放军总医院放射诊断科
杨越清　唐山工人医院医学影像中心
吴　芳　首都医科大学宣武医院放射科
吴　坚　北京大学肿瘤医院医学影像科
吴重重　中国人民解放军总医院放射诊断科
张鹏举　中国人民解放军总医院第四医学中心放射科
金　梅　首都医科大学附属北京友谊医院放射科
金　鑫　中国人民解放军总医院放射诊断科
赵绍宏　中国人民解放军总医院放射诊断科
赵晓丽　中国人民解放军总医院第七医学中心放射科
聂永康　中国人民解放军总医院放射诊断科
曹建霞　北京核工业医院放射诊断科

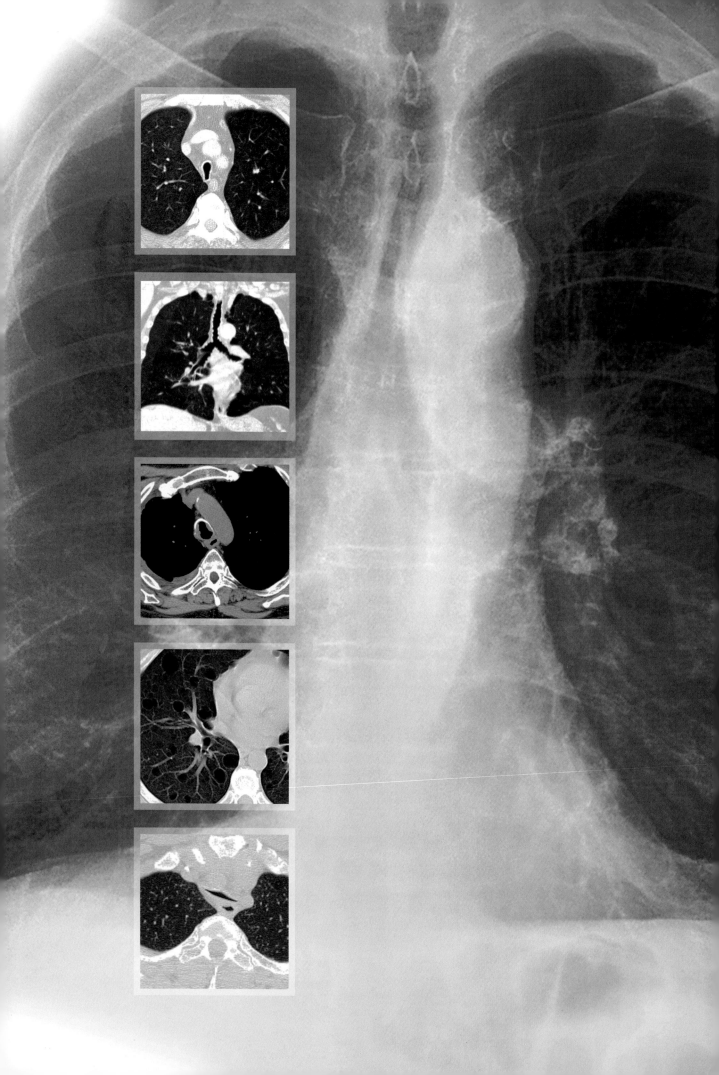

译　序

2010 年,我们组织翻译了《肺部高分辨率 CT:解剖基础、影像特征、鉴别诊断》,出版后全国反响很好。2017 年,Martínez-Jiménez 等编写了第 2 版《肺部高分辨率 CT》。出版社找到我们,希望我们继续翻译这本书来满足大家的需要。从书的基本构架上看,第 2 版与第 1 版变化不大,但引入并更新了很多新的概念,尤其是在 2015 年 WHO 肺肿瘤新分类以后。第 2 版也增加了很多病理图片,这对于理解影像异常非常重要,因为只有懂得了疾病的病理基础,才能理解疾病病理变化对应的影像异常。

虽然高分辨率 CT 在临床工作中应用得越来越少,很多医院采用薄层 CT 代替了高分辨率 CT,但就弥漫性肺部疾病来说,在很多细节的显示上,应用高分辨率 CT 明显好于薄层 CT。最重要的是,这本书能提供我们关于弥漫性肺部疾病的分析思路、鉴别诊断等,非常有使用价值。需要说明的是,文内有些内容不符合我国国情或政策,经与编辑商量适当作了删减;西方国家人群中某些疾病的发生也与中国人群不同,读者在阅读时仅作参考。

此前我们已翻译了几本英文著作,有丰富的翻译经验;同时,也想在最短的时间内让我国的读者阅读到原著最新的内容。由于时间紧张,翻译难免有不足之处,敬请业内同行不吝斧正!

赵绍宏　聂永康
2019 年 12 月

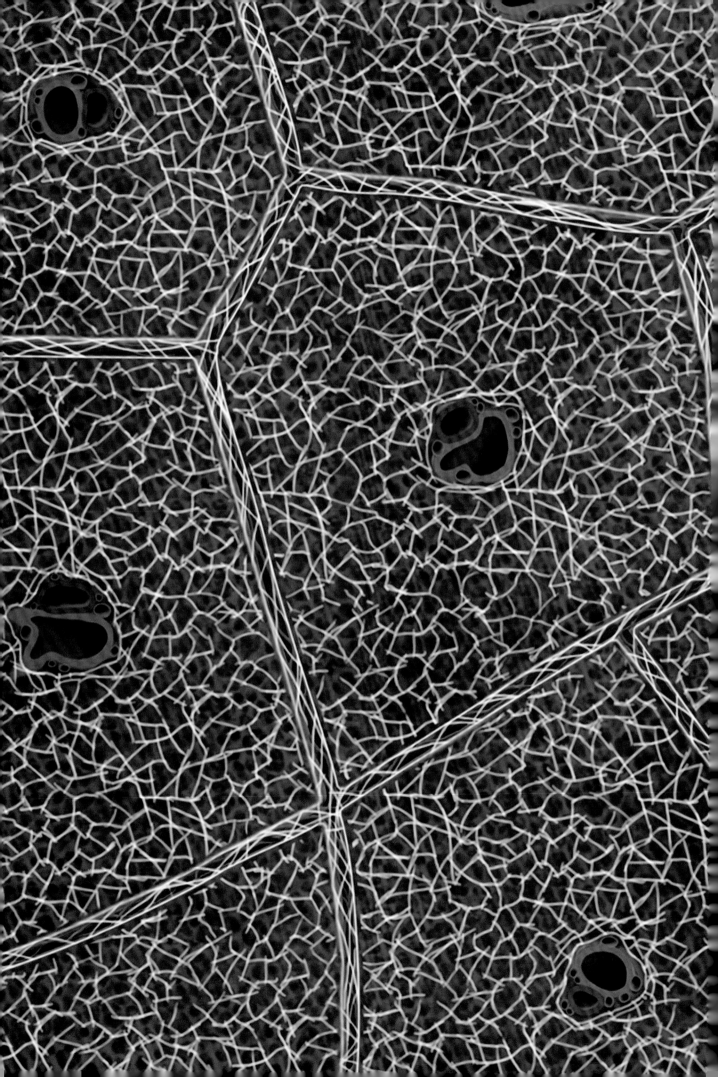

原　　序

这本书对我意义重大。首先且最重要的是,它建立在 Jud Gurney 博士的原著之上,10 年前他领衔撰写了第 1 版。但对于整个胸部影像界而言不幸的是,Gurney 博士过早地离开了我们。然而,我们从这本书中的每一页都能感受到他的精神和他对教学的热爱。所以,我们要带着感恩努力,在他第 1 版的良好基础上完成这本书。

写这本书对我而言是一次不可思议的经历,因其汇集了在胸部影像领域作出巨大贡献的大师们。他们中很多人都是很好的朋友,使得这次经历尤为特别。

20 年前,当我决定开始胸部放射学的学术生涯时,HRCT 还是一个前沿的话题。我依然记得我面对间质性肺炎时所感到的挑战和困惑。我曾一度认为我永远不可能掌握这方面的知识,而这进一步激发了我的兴趣。命运总是眷顾我,我的第一位老师 Tomás Franquet 带我走进巴塞罗那他所在的放射科,并带我在 HRCT 的世界遨游。随后,我有机会向哥伦比亚和美国的出色的老师们学习,例如 Jorge Carrillo,Santiago Restrepo,Sonia Betancourt,Lisa Diethelm,Page McAdams,Phil Goodman 和 Laura Heyneman。他们当中有些人欣然接受了我的邀请,共同编写了这本书。他们不需要被介绍,他们的学术成就能为他们证明一切。最后,近 10 年我与 Melissa Rosado-de-Christenson 一起工作,她是一位非常优秀的女性,拥有精湛的专业知识,同时,她也是一名创新者,同样无须多作介绍。

Kyung Soo Lee 博士和 Takeshi Johkoh 博士也为这本书贡献了一部分。任何一个受过胸部影像训练的人都曾学习过他们的开创性论文。事实上,Franquet 博士、Lee 博士和 Johkoh 博士为放射学界的科学研究作出了巨大的贡献。他们决定参与编写本书是他们谦恭态度的写照,他们愿意与放射学人分享他们的知识和专长,尽管他们的研究工作需要花费大量的时间。

病理学对照对于理解 HRCT 表现而言最重要的,也许比理解放射学中其他任何一个领域都重要。理解和熟知基础的病理学概念是理解 HRCT 的关键。因此,只要可能,我们就提供了组织学对照。我们很幸运与堪萨斯市 Saint Luke 医院的两位杰出的病理学家 Paul Pettavel 和 Phil Muñoz 合作,他们竭尽所能为这本书提供了组织学资料。他们都是优秀的、有天赋的病理学家,他们的知识、专业解读及对患者的护理都是无与伦比的。他们宝贵的贡献完美地对这本书的影像内容进行了补充。

与 Amirsys/Elsevier 合作几年后,Rosado-de-Christenson 博士提出这本书应该有三个主编,Brett Carter 为第三主编。他的加入起了重要作用。这使我们对所有编者提交的书稿进行了全面和系统的审查,这远远超过我们以前编书时所做的工作。这要求花更多的时间进行审查、编辑和修订,使这本书成为我们的书中最具"同行评议"和详细审查的一部著作。我认为,这额外的努力使书的质量大为提高。

最后,我特别感谢 Amirsys/Elsevier 让我牵头完成这本书的编写工作。我特别感谢编辑 Matthew Hoecherl 的援助。我非常享受跟整个团队一起工作,这一不可思议的经历使我们不断克服困难,以致我很难再考虑与其他出版社的合作,如果可能的话。

Santiago Martínez-Jiménez, MD

Department of Radiology

Saint Luke's Hospital of Kansas City

Professor of Radiology

University of Missouri-Kansas City School of Medicine

Kansas City, Missouri

11

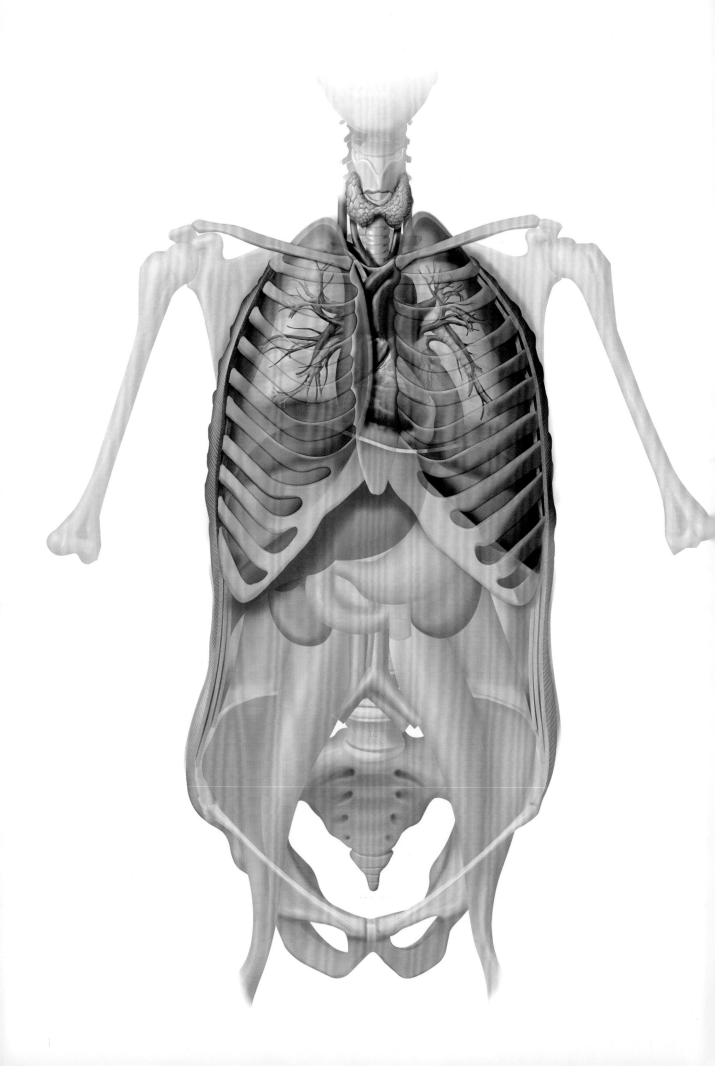

献　　词

致我最爱的女人和那些疯狂的小家伙,我们在一起读书、骑车……可以很久,很久……我永远都不会厌倦。

Santiago Martínez-Jiménez

给我的丈夫,Paul;女儿们,Jennifer 和 Heather;以及我的家人,感谢他们在我完成此书过程中给予的无条件的爱和巨大的支持。致我的第一作者、合伙人以及好朋友,Santiago Martínez-Jiménez,他专业的指导、渊博的知识和不懈的努力帮助我拓展了自己对胸部影像特别是 HRCT 的知识。

Melissa L. Rosado-de-Christenson

我把此书献给我的父母,Ralph Carter 和 Joy Carter,没有他们,这一切都不可能。

Brett W. Carter

致　谢

Text Editors

Arthur G. Gelsinger, MA

Nina I. Bennett, BA

Terry W. Ferrell, MS

Lisa A. Gervais, BS

Karen E. Concannon, MD, PhD

Megg Morin, BA

Image Editors

Jeffrey J. Marmorstone, BS

Lisa A. M. Steadman, BS

Illustrations

Lane R. Bennion, MS

Richard Coombs, MS

Laura C. Wissler, MA

Art Direction and Design

Tom M. Olson, BA

Laura C. Wissler, MA

Lead Editor

Matt W. Hoecherl, BS

Production Coordinators

Rebecca L. Bluth, BA

Angela M. G. Terry, BA

Emily C. Fassett, BA

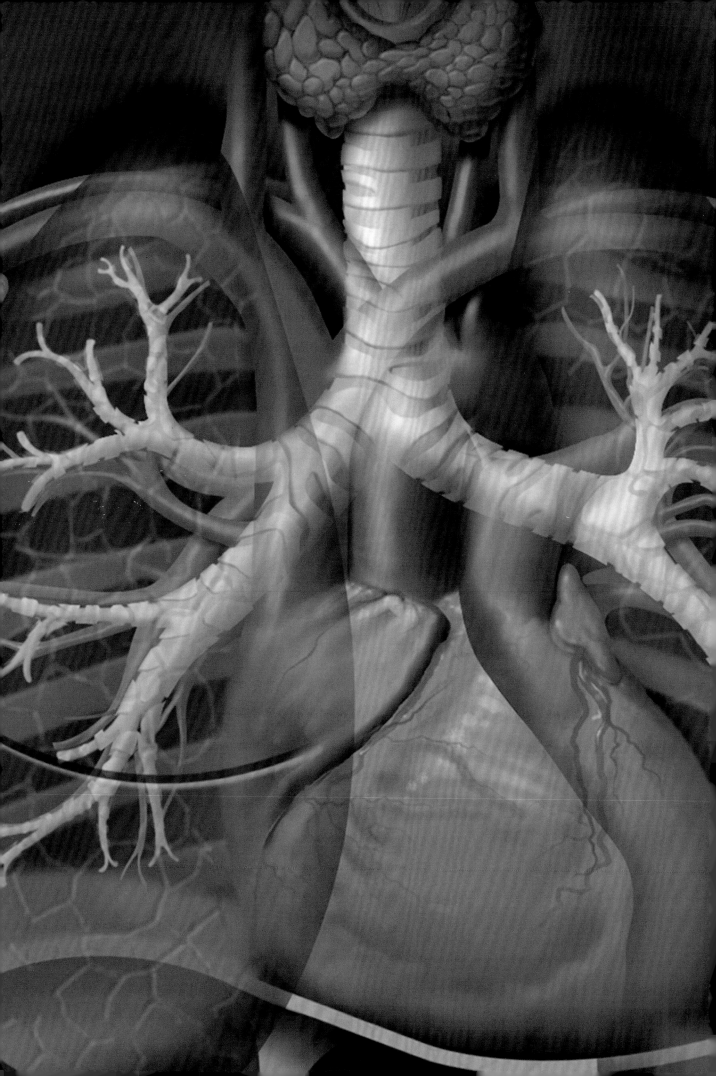

章　节

目　录

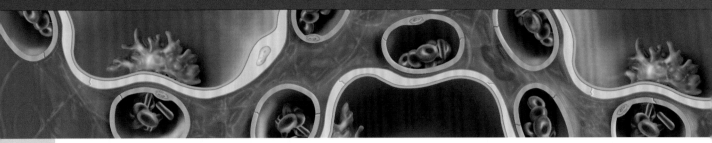

第一章
HRCT 基础

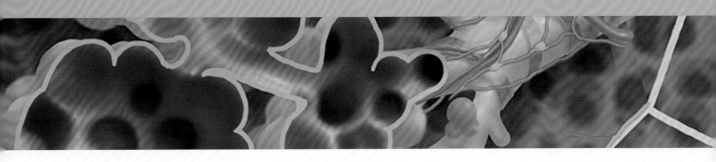

定义

高分辨率 CT(HRCT)是一种用于成像肺实质的 CT 技术。按以下参数定义：

- **薄层 CT**：应用现在技术，薄层 CT 是指≤1.5mm 的层厚图像
- **吸气、呼气和俯卧成像**：3 种不同的采集方式
- **高空间频率重建（骨）算法**：后处理锐利算法
- 典型情况下不用静脉注射对比剂，但也有例外

适应证

非胸科专业临床医生对于 HRCT 适应证会有错误的认识。有时，与传统的平扫或增强胸部 CT 相比，HRCT 被认为是"较好的"CT。作为放射科医生，我们有责任积极地宣教临床医生关于这项检查合适的适应证。适应证如下：

- 怀疑弥漫性肺疾病包括：间质性肺疾病、囊性肺疾病、肺气肿、肺部微结节、支气管扩张
- 怀疑小气道疾病
- 定量和评估弥漫性肺疾病对治疗的反应
- 弥漫性肺疾病患者理想的活检部位选择的影像指导

常见的不适合的适应证

HRCT 常见的不适合的适应证是评价局限肺部疾病，包括孤立性肺结节或肿块；在其他病例中，例如在有急性病程如肺水肿或肺炎的患者中用来评价怀疑的间质性肺疾病，这种情况下基础的间质异常模糊不清。

技术细节

薄层 CT 特指薄的 X 线准直来产生薄的图像。采用多排探测器 CT 技术，薄的 X 线准直是处理前的标准设置。当应用逐层采集技术或旧的 CT 机时，总是需要考虑调解 X 线准直到想要的层厚。很显然，5mm 的 X 线准直采集来生成 1mm 层厚的图像是不能达到诊断质量要求的。

吸气成像

在很多机构中，吸气 HRCT 采取患者仰卧位全剂量螺旋采集。这样能发现和评价局限性和弥漫性肺部异常，因为包括肺癌在内的局限病变有可能在逐层采集时被漏掉。

呼气成像

呼气 HRCT 常作为有限的几层非螺旋采集，采用非常低的辐射剂量（因为辐射的组织少）在深呼气下进行。典型为 1mm 层厚，间隔 10mm，但也可间隔 20mm 或更大。

俯卧位成像

俯卧位成像常是作为有限的几层非螺旋采集，用非常低的辐射剂量在深吸气下进行。典型的为 1mm 层厚，间隔 10mm，但也可间隔 20mm 或更大。

重建算法属于后处理的事项（图像采集完成后），使用原始数据，所以任何算法都可以用，但多数机构和生产商应用并推荐骨算法。

所有采集通常不需要静脉内注射对比剂，但吸气图像偶尔在增强胸部 CT 或 CT 肺血管造影时获得。常见的临床情况是已知的肺动脉高压和可能的间质性肺疾病患者行胸部成像排除慢性肺血栓栓塞性疾病。标准扫描方案的这种改动通常是与经治临床医生讨论并告知放射技师该改动的理论基础后才能进行。

历史展望

HRCT 起于 20 世纪 80 年代，风靡于 20 世纪 90 年代早期。这种技术特别用于评价解剖标志和病理过程，这些在以前传统的 CT 技术时代是不能看到的。对前多排探测器 CT 技术的理解能使我们在多排探测器 CT 时代更好地实施和应用。

在 20 世纪 80 年代的大多数时间，唯一商用的 CT 技术是逐层图像采集，每一层图像是由 360°管球旋转单一曝光所采集的信息获得，一次管球旋转获得一幅图像，扫描床的移动只有在 X 线管球关闭时进行。20 世纪 80 年代，通过缩短每次管球旋转的时间，技术有了明显的进步。HRCT 就是在这个时代出现的，可以改善空间分辨率，更好地评价解剖和病理。HRCT 包括几个参数的结合：薄层 CT（<3mm）、高空间频率重建算法（即骨算法）、吸气、呼气和仰卧位。这种技术的改良在很多研究中被描述，不在本书讨论的范畴。

20 世纪 80 年代后期，螺旋 CT 出现，它的主要优点是管球连续旋转能力，能够在 CT 床移动的同时产生 X 线并进行图像采集。新的技术也带来了较高的辐射剂量代价。但一个完整的扫描能在非常短的时间内（通常 1 分钟以内）完成。另一方面，≤3mm 的射线准直不可行，因为 X 管球不能在如此长的时间内一直开启。所以，原始描述的 HRCT 技术并无改变。

21 世纪早期，多排探测器螺旋 CT 出现，薄层螺旋采集变成现实。CT 剂量仍然在增加。后来，"新"

的 CT 设备能够成像更宽节段的组织(用多排探测器)。采集的图像被重组成非常薄的层面,X 线准直也很薄,检查时间继续缩短。例如,应用 24 排探测器 CT,图像可薄于 1mm 层厚(即 0.625mm)或同等的 X 线准直。这样就有了薄层 CT,原始的 HRCT 技术在多排探测器 CT 时代不得不被重新解释。需要注意的是,应用当今技术进行一次仰卧位吸气胸部CT,然后一次仰卧位呼气胸部 CT 和俯卧位吸气胸部 CT 可产生不可接受的 3 倍的辐射剂量。所以扫描方案需进一步调整来继续减少辐射剂量。很多团队继续使用逐层采集成像在仰卧位吸气、仰卧位呼气和俯卧位(等同于 20 世纪 80 年代的 HRCT 技术);或应用多排探测器螺旋采集技术在一种采集(一般为仰卧位吸气时相),而逐层采集应用在呼气和俯卧位 CT。

薄层 CT 的优点

薄层 CT(即<1.5mm)提高解剖结构和病理过程的显示(如小叶间隔、微结节、小叶中央结构等),在以前是不能看到的。特别是与过去逐层采集的 1cm 层厚图像比较时,由于每幅图像包含了 1cm 所有像素的集合(即部分容积效应),不能鉴别小的结构。

HRCT 也包括采用高空间频率算法或锐利算法图像后处理,即骨算法。这样图像的锐利能显示小的解剖结构和病理性疾病。例如,CT 血管造影典型采用软组织算法进行阅读(即后处理图像柔和算法),能够观察肺动脉并减少锐利算法造成的伪影性充盈缺损。尽管是薄层 CT 检查,但小的肺解剖结构和病理性疾病也是模糊的。骨算法后处理重建图像能帮助评价肺实质。但这在多数情况下没有临床意义,因为 CTA 的目的是发现血栓栓塞性疾病而不是评价间质性肺疾病。

最后,额外的呼气和俯卧图像构成了完整的 HRCT 技术。呼气成像被用来发现空气潴留区,这在吸气成像轻微或不能显示。俯卧位成像能区分早期胸膜下间质性疾病和仰卧位成像时后部胸膜下重力性肺不张,因为重力性肺不张在俯卧位消失。累及肺后部的异常在俯卧位也比较好确定。重力性肺不张的存在,即使很小,也有可能部分模糊解剖结构和轻微的病理过程。

HRCT 上的局限性病变

20 世纪 80 年代后期 HRCT 出现后,被用来评价弥漫性肺部疾病。一些放射科医生仍然关注漏诊局限疾病的可能性,如亚厘米级的肺结节。在多排探测器 CT 时代,很多团体继续采用逐层采集,这本身存在漏诊亚厘米级肺病变的可能。肺纤维化有患肺癌高风险的患者要特别关注。尽管这种技术已得到应用,但对于放射科医生而言很重要的是,应懂得他们所用技术的优点和局限性。

答疑解难

使用 HRCT 时有很多技术问题。最常见的可能是非常"粗糙"的图像。粗糙可有很多因素,有些因素会在改善图像质量的时候被改进,大体重和/或肥胖可导致明显的点状伪影和较大的图像粗糙。增加 CT 技术(即 kVp 和 mA)可部分缓解这个问题,但很难完全克服。选择错误的后处理重建算法也可导致粗糙图像。如,用"肺"代替"骨"算法后处理重建似乎是合理的,但薄层 CT 肺算法的应用可导致非常粗糙的图像。肺算法的优势在于重建厚层图像,由于部分容积效应固有的点状伪影很少。与 CT 技师沟通图像采集和后处理算法的细微差别可帮助避免这些技术局限性。

另一个使检查失败的常见问题是呼吸/运动伪影。在一定比例的检查中,呼吸运动与患者不能闭气有关。所以在检查前,应评估患者短暂闭气的能力,严重呼吸困难的患者 HRCT 成像不能得到有诊断质量的图像和有用信息。然而,应注意的是,很多病例的运动/呼吸伪影缘于检查前对患者的训练和宣教不够。在大多数病例中,患者检查前没有得到深呼吸的指导,所以在检查中也就吸气不足。检查前训练患者做几个呼吸一致的闭气对于检查重要。这不仅可以训练患者而获得较好的检查,还能确定患者是否无法闭气而不是 HRCT 的合适人群。

部分参考文献

1. The American College of Radiology: ACR–STR practice parameter for the performance of high-resolution computed tomography (HRCT) of the lungs in adults.
http://www.acr.org/~/media/17AF593BAF2E47AE9A51B10A60BC09D1.pdf. Revised 2015. Reviewed January 20, 2017. Accessed January 20, 2017.
2. Gotway MB et al: High-resolution CT of the lung: patterns of disease and differential diagnoses. Radiol Clin North Am. 43(3):513-42, viii, 2005
3. Kazerooni EA: High-resolution CT of the lungs. AJR Am J Roentgenol. 177(3):501-19, 2001
4. Mayo JR et al: High-resolution CT of the lungs: an optimal approach. Radiology. 163(2):507-10, 1987

(左)癌性淋巴管炎患者，横轴位增强 CT（HRCT）显示小叶间隔增厚➡️，实变➡️和散在间隔性结节➡️。(右)同一患者，采用 HRCT 出现前的成像参数，横轴位增强 CT 显示相同的表现。但很难确定在 HRCT 图像上显示明显的异常。HRCT 是显示间质异常非常有价值的工具，进而能缩小鉴别诊断的范围。

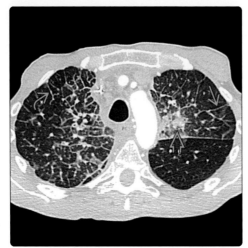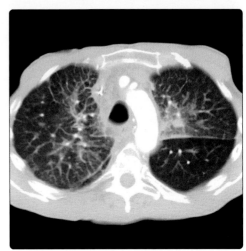

(左)结节病患者，横轴位 HRCT 显示典型的淋巴管周围分布的微结节，沿支气管血管结构➡️和叶间裂胸膜下区➡️分布。(右)同一患者，采用 HRCT 出现前的成像参数，横轴位平扫 CT 显示不可能明确地定位肺部微结节位于肺的淋巴管周围区域，也就不能作出淋巴管周围微结节的鉴别诊断。

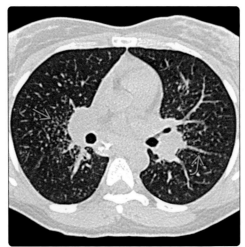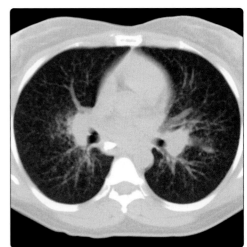

(左)疑似间质性肺疾病患者，横轴位增强 CT（HRCT）显示非常轻的胸膜下磨玻璃和网状影➡️，可能是早期间质性肺疾病或重力性肺不张。(右)同一患者，俯卧位横轴位 HRCT 显示胸膜下影➡️持续存在，提示早期间质性肺疾病而排除了重力性肺不张的可能。这就显示了俯卧位成像在评价间质性肺疾病方面的重要性。

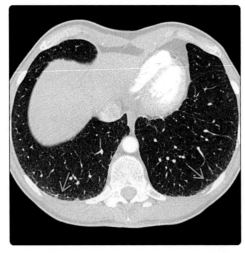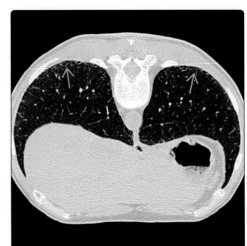

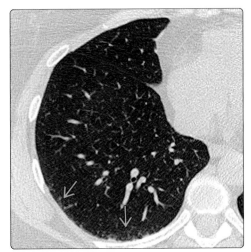
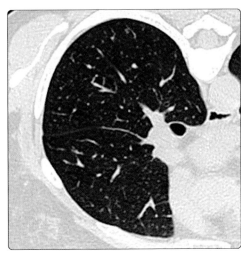

(左) 41 岁女性,疑似间质性肺疾病患者,横轴位 HRCT 显示轻微的后部胸膜下磨玻璃影➡️。(右) 同一患者俯卧位横轴位 HRCT 显示后部胸膜下影的消失。早期间质性肺疾病可很难与重力性肺不张鉴别。采用俯卧位成像能鉴别,因为重力性肺不张消失,而间质性肺疾病和老年性改变会持续存在。

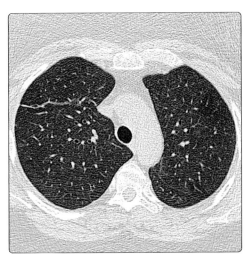
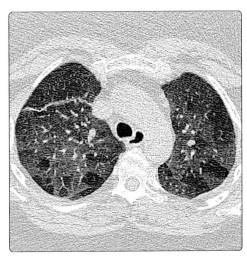

(左) 47 岁女性,类风湿关节炎相关缩窄性细支气管炎患者,吸气横轴位 HRCT 显示正常肺密度。(右) 同一患者呼气横轴位 HRCT 显示双侧空气潴留,为一种小气道疾病的表现,没有呼气 HRCT 可能不明显。呼气成像非常重要,也是 HRCT 的一部分,需要时应该使用。注意图像的粗糙缘于患者的大体重。

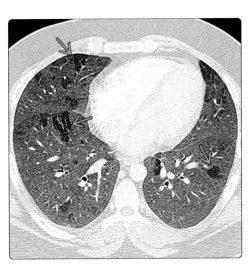
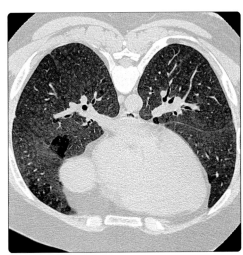

(左) 1 型过敏性肺炎患者,吸气横轴位 HRCT 显示弥漫性磨玻璃影和马赛克密度➡️。(右) 同一患者呼气横轴位 HRCT 能更好地显示磨玻璃影的特点,清楚地表现为小叶中央分布。俯卧位成像能使重力性肺不张消失,更好地观察下叶和重力区的肺实质。

简介

很多疾病都能归为弥漫性肺疾病,但仅有少数在临床工作中常见。对常见和罕见弥漫性肺疾病的影像评价,需要学习、掌握并应用一些只有在 HRCT 解释中才使用的概念。这些概念不同于可以应用于其他部位的 CT 解释的通用概念。HRCT 的解释似乎较复杂,但掌握一定数量的基本概念还是容易的。有助于 HRCT 图像精通解释的基本概念在这里呈现给大家。

放射科医生必须精通重要的 HRCT 表现的鉴别和特征,包括结节、微结节、囊腔、假囊、马赛克密度、线影、磨玻璃影、小叶间隔增厚和实变。肺部横轴位影像解剖的知识和理解使我们能够决定这些异常的解剖分布,这对形成合理的鉴别诊断有用。

基于解剖的成像问题

肺间质就是对所有其他肺部解剖成分(如支气管和细支气管、血管、淋巴管、肺泡等)提供结构支撑的结缔组织。广义上可分为与纵隔的连续或**中央间质**,以及与胸膜的连续或**外周间质**。中央间质进一步分为包绕支气管和中央血管的**支气管血管周围间质**,以及包绕次级肺小叶的细支气管和小动脉的**小叶中央间质**。外周间质也分为支撑胸膜间皮的**胸膜下间质**和沿小叶间隔走行的**小叶间间质**。最后,连接中央间质和外周间质的叫**小叶内间质**。

累及每部分间质的典型的 HRCT 异常已被描述。支气管血管周围间质增厚表现为**支气管壁增厚**或支气管周围套袖(血管周围增厚也能在增强检查中被确认)。小叶中央间质增厚表现为**小叶中央结节**。应该注意的是,小叶中央结节不一定代表间质过程,也可能是血管性(如纤维素性肉芽肿)或支气管性(细胞性细支气管炎)异常。但间质性和其他小叶中央结节的可靠鉴别有时不太可能。小叶间质增厚表现为**小叶间隔增厚**。胸膜下间质增厚表现为**叶间裂增厚**。小叶内间隔增厚的显示存在问题,因为受累解剖结构超出了 HRCT 的分辨范围。小叶内间隔增厚表现为**磨玻璃影**,但在大多数病例中,磨玻璃影实际代表肺泡的充填(如感染、肺泡出血等)。

结节和微结节

结节定义为≤3cm、界限清楚或模糊的圆形阴影。>3cm 的圆形阴影叫肺部肿块。微结节则<3mm。在 HRCT 中确定结节,特别是微结节,要确定其分布。小叶中央微结节通常代表细胞性细支气管炎或滑石/纤维素性肉芽肿(也叫赋形剂肺部疾病)。随机分布和累及所有间质部分的结节和微结节,缘于疾病的血行播散。在 CT/HRCT 上随机分布的微结节表现为所谓的粟粒性。理解淋巴管周围分布具有挑战性,因为实质上没有淋巴管周围间质;淋巴管周围包括中央和外周间质,与随机分布不同,淋巴管周围结节不是均匀分布,而常是簇状和中央更明显。在临床实践中,这些分布模式之间的鉴别通常是可能的,但随机分布(即粟粒性)和淋巴管周围微结节的鉴别,特别是轻度病例,可能很困难,甚至不可能。

微结节根据密度进一步分为实性或磨玻璃,可帮助缩小鉴别诊断范围。小叶中央磨玻璃结节的病因并不多,过敏性肺炎和呼吸性细支气管炎最常见。

囊腔和假性囊腔

囊腔定义为圆形肺实质透亮区,与邻近肺实质有清楚界限。组织学上囊腔有上皮性或纤维性壁,这个特征在 HRCT 中不能确定。假性囊腔也能在 HRCT 上显示,仅靠影像与囊腔鉴别困难,虽然并不总是这样。多发肺部囊腔的主要鉴别诊断包括淋巴管平滑肌瘤病、淋巴细胞间质性肺炎、肺朗格汉斯细胞组织细胞增生症、Birt-Hogg-Dubé 综合征和轻链沉积病。小叶中央肺气肿偶尔可表现为囊腔样病变,伴有清楚囊壁,类似囊腔,有时鉴别存在问题。例如,年轻女性吸烟者的肺气肿类似肺囊腔,可能提示淋巴管平滑肌瘤病或朗格汉斯细胞组织细胞增生症的诊断。所以一些受累患者行开胸活检诊断为小叶中央肺气肿并不稀奇。

蜂窝在囊腔的鉴别诊断中常被考虑在内,认识蜂窝囊腔的独特影像特点非常重要(即多层、共壁的胸膜下囊腔),避免弥漫囊性肺部疾病的鉴别诊断包括蜂窝。

在 HRCT 上,小叶中央肺气肿是肺部假性囊腔的主要原因。正确的鉴别常是可能的,因为肺气肿的假囊表现为中央点征,这是气肿样次级肺小叶中央的小叶动脉的显示。当成像短轴时,支气管扩张偶尔可类似肺囊腔,特别是在胸膜下的牵拉性支气管扩张伴累及下叶的间质性肺疾病(±蜂窝)的病例中。在这些病例中,多平面重建可显示支气管扩张的管状或分支状形态学特点。

最后,其他一些疾病在 CT/HRCT 上可类似囊腔,但在囊性肺部疾病的鉴别中多不被考虑,这些疾病包括肺脓肿、空洞、肺气囊。这些疾病常根据相关的临床和实验室表现作出诊断。

网状影和蜂窝

网状影和蜂窝是任何原因肺纤维化的影像标志。蜂窝定义为簇状、充气囊腔,大小一致,直径一般在 3~10mm 或偶尔更大,囊壁清楚,有 ≥2 个囊腔共壁。网状影和蜂窝的分布对于确定肺纤维化的病因至关重要。例如,在寻常性间质性肺炎和非特异性间质性肺炎病例中,网状影和/或蜂窝典型为胸膜下伴肺尖肺底梯度(即主要累及下叶)。在继发于结节病或过敏性肺炎的肺纤维化中,网状影和/或蜂窝典型为沿支气管血管束周围并累及中上肺野。

马赛克密度

马赛克密度是肺不同密度区的拼图。其在 HRCT 上的确认即使对于有经验的放射科医生而言也具有挑战性。马赛克密度是小气道疾病的一种表现,低密度区继发于血管减少和空气潴留。但马赛克密度也可发生在阻塞性血管疾病(如慢性血栓栓塞性疾病、肺动脉高压等)中。这种表现常常与小气道疾病相关,而放射科医生在鉴别诊断时常忽略考虑血管疾病。考虑作为马赛克密度的一个原因的血管阻塞性疾病的重要性,就是中央型血栓栓塞性疾病的受累患者可以进行外科动脉内膜切除术。这种疾病常显示马赛克密度,但需要静脉内注射对比剂明确诊断,依赖于慢性血栓栓子的确认。如诊断不考虑这种疾病,增强 CT 就没有必要了。

有很多实践方法评价马赛克密度。首先,要决定马赛克密度是否与浸润性疾病相关(即磨玻璃密度区间杂正常肺)。这通过比较不同密度区的血管管径可以容易确定,如果管径没什么不同,马赛克密度是继发于肺泡充填,而不是小气道疾病或慢性阻塞性血管疾病;如果管径不同,则应考虑小气道疾病或慢性阻塞性血管疾病。另外,其他辅助表现的发现也有帮助,小气道疾病常伴发支气管壁增厚、支气管扩张、黏液栓和小叶中央结节;阻塞性血管疾病常伴发肺动脉高压(即扩张的肺动脉干)。当然,很多疾病可表现出这两种辅助表现,使影像评估非常具有挑战性。例如,特发性缩窄性细支气管炎可不表现支气管壁增厚、支气管扩张、黏液栓或小叶中央结节;另一方面,长期的缩窄性细支气管炎可由于慢性缺氧表现出肺动脉高压,但这样的病例不常见。

磨玻璃影

磨玻璃影定义为肺密度增高,不掩盖支气管和血管边界(与实变对应,不能显示这些结构)。磨玻璃密度常与肺泡充填进程相关,但也可是间质性肺疾病的一种表现。在任何病例中,确定磨玻璃密度并不是问题(马赛克密度中肺部密度增高的鉴别除外)。

努力区分急性和慢性磨玻璃影对于缩小鉴别诊断非常有帮助。常见的急性病因包括感染、肺泡出血和水肿;常见的慢性病因包括特发性间质性肺炎(如非特异性间质性肺炎、脱屑性间质性肺炎、呼吸性细支气管炎间质性肺疾病)、过敏性肺炎、药物反应、慢性嗜酸性粒细胞肺炎、血管炎和脂质性肺炎。

和微结节一样,确定分布非常有帮助。例如,非特异性间质性肺炎是一种间质性肺疾病,可仅表现磨玻璃影,这样的病例中,磨玻璃影典型地显示为胸膜下分布和肺尖肺底梯度。

小叶间隔增厚

小叶间隔增厚可为独立的影像表现,也可与弥漫性肺部疾病的其他影像表现伴发。光滑性小叶间隔增厚是间质性肺水肿的特征,结节性间隔增厚可发生于癌性淋巴管炎和结节病。但癌性淋巴管炎也可表现为光滑性小叶间隔增厚。

实变

实变定义为肺密度增高,掩盖了支气管和血管边缘(与磨玻璃影对应,通过肺部阴影可看到这些结构)。放射科医生容易确定肺实变,但这里强调的是慢性弥漫性肺部疾病的一种影像表现的实变。慢性肺实变的主要鉴别诊断包括慢性嗜酸性粒细胞肺炎、机化性肺炎、淋巴瘤和肺腺癌。

部分参考文献

1. Hansell DM et al: Fleischner Society: glossary of terms for thoracic imaging. Radiology. 246(3):697-722, 2008
2. Screaton NJ et al: Differential diagnosis in chronic diffuse infiltrative lung disease on high-resolution computed tomography. Semin Roentgenol. 37(1):17-24, 2002

(左)急性细菌性细支气管炎患者,横轴位增强CT 显示散在的小叶中央微结节和树芽征。注意胸膜下肺组织➡特征性不受累,提示异常为小叶中央分布。(右)同一患者矢状位平扫CT 的 MIP 重建图像显示微结节不累及叶间裂➡,小叶中央微结节的经典和独特的特点,帮助鉴别小叶中央和淋巴管周围分布进程。

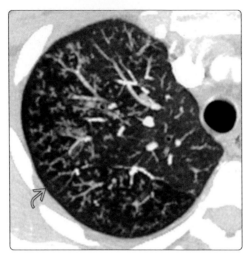
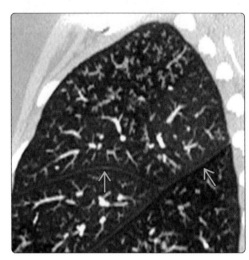

(左)结节病患者,横轴位平扫CT 显示淋巴管周围分布的微结节(即沿支气管血管束间质分布的无数结节)。一些结节外周分布,导致结节状叶间裂➡。(右)同一患者矢状位平扫CT 的 MIP 重建图像显示微结节沿支气管血管束➡和叶间裂➡,表现为增厚的结节状,这就是淋巴管周围分布。

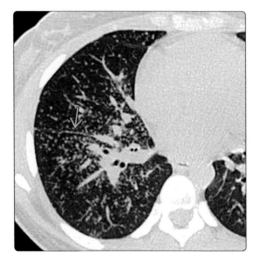
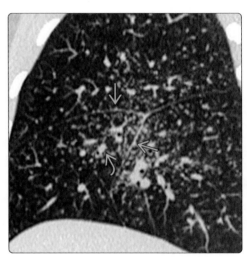

(左)急性粟粒性组织胞浆菌病患者,平扫CT 横轴位(左)和 MIP(右)组合图像显示随机分布(即均匀分布)的微结节。注意 MIP 重建加强了微结节的显示。(右)同一患者矢状位平扫CT 的 MIP 重建图像显示均匀和弥漫分布的肺部微结节,有些结节靠近叶间裂,这种所谓的随机分布是血行进程的特征。

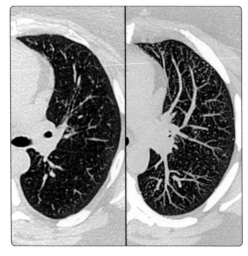
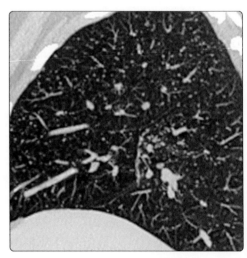

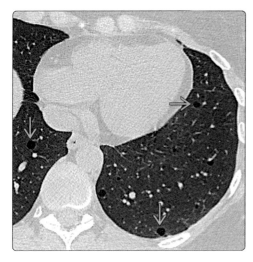 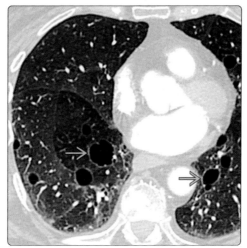

（左）淋巴管平滑肌瘤病的年轻女性患者，横轴位 HRCT 显示肺部散在的圆形、界清、薄壁囊腔➡️。（右）干燥综合征患者横轴位增强 CT 显示多发圆形、界清的囊腔➡️，有很多影像表现提示诊断，对于评价囊性肺部疾病患者，临床信息（如干燥综合征、吸烟史、遗传疾病等）真的非常重要。

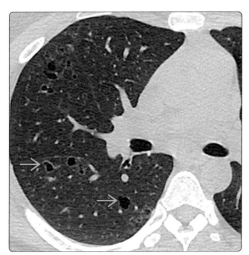 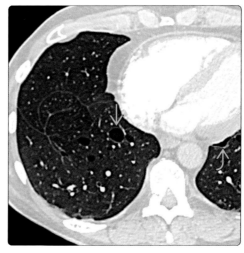

（左）朗格汉斯细胞组织细胞增生症年轻患者，横轴位 HRCT 显示散在的薄壁肺囊腔。注意一些囊腔呈怪异性➡️而不是圆形，是这种疾病的特征。（右）Birt-Hogg-Dubé 综合征患者，横轴位增强 CT 显示散在肺囊腔，部分囊腔毗邻肺血管➡️，其他的毗邻胸膜➡️。这是 Birt-Hogg-Dubé 综合征的肺囊腔特异的影像特点。

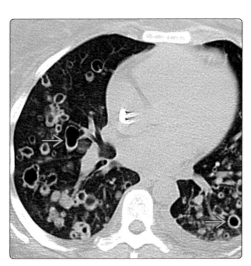 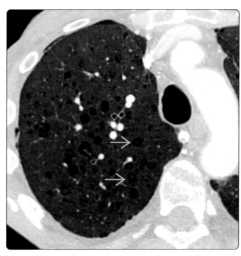

（左）脓毒性栓子患者，横轴位平扫 CT 显示双侧多发空洞结节➡️，壁厚薄不均。这些病变可潜在类似肺囊腔，在一些病例中鉴别困难。（右）小叶中央肺气肿患者，横轴位增强 CT 显示双侧多发囊样结构，可类似囊性肺部疾病。注意中央软组织密度点➡️的存在是肺气肿的特点，不见于囊性肺部疾病。

肺部高分辨率 CT

(左)肺孢子菌肺炎的免疫力低下患者，横轴位 HRCT 显示由于磨玻璃影➡️的存在而呈马赛克密度。注意进入不同密度区的血管管径相同。
(右)Swyer-James-Macleod 综合征患者，横轴位平扫 CT 显示由于空气潴留区和血管减少造成的马赛克密度➡️。注意进入不同密度区的血管管径不同。

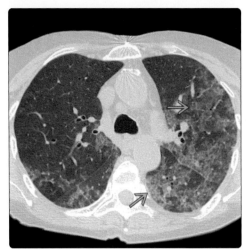
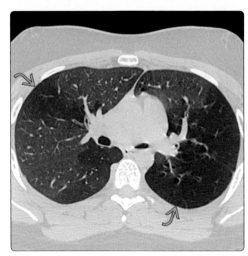

(左)类风湿关节炎患者，横轴位吸气 HRCT 显示正常肺密度。在小气道疾病中，吸气 HRCT 上马赛克密度可能很轻，尽管在呼气成像时明显。
(右)同一患者横轴位呼气 CT 显示散在的空气潴留区➡️，与小气道疾病一致。注意供应低密度区的血管管径缩小。在这个病例中，没有肺动脉高压证据提示慢性阻塞性血管疾病。

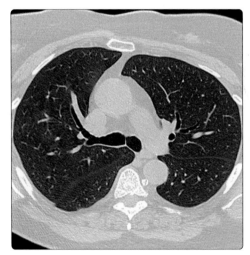
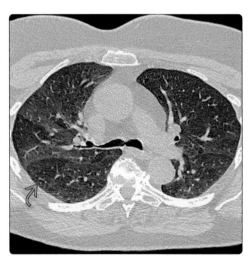

(左)慢性血栓栓塞性疾病患者，横轴位增强 CT 显示双侧马赛克密度。注意在低密度区的血管管径缩小➡️和在密度增高区较大的血管管径➡️。扩张的肺动脉➡️是慢性阻塞性血管疾病的一个有帮助的辅助表现。
(右)同一患者横轴位增强 CT 的 MIP 重建图像彰显了不同密度区血管管径的不同[小➡️和大➡️]。

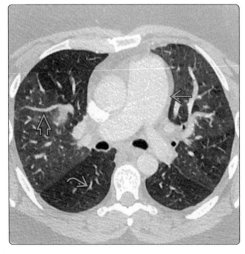
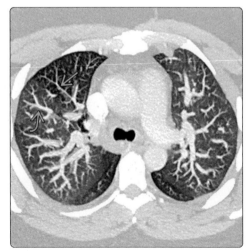

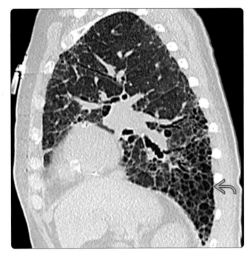
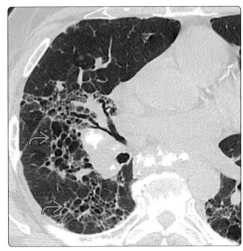

(左)特发性肺纤维化患者,矢状位 HRCT 显示蜂窝☑和纤维化的经典分布(即胸膜下伴肺尖肺底梯度)。(右)结节病末期患者,横轴位 HRCT 显示广泛纤维化伴蜂窝☑。注意蜂窝为支气管血管束周围,而不是胸膜下。蜂窝的分布很重要,因为支气管血管束周围分布应提示结节病或过敏性肺炎。

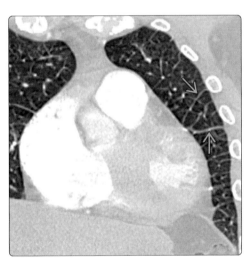
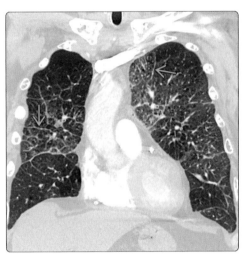

(左)间质性肺水肿患者,冠状位增强 CT 显示广泛光滑的小叶间隔增厚☑。(右)前列腺癌及癌性淋巴管炎患者,冠状位增强 CT 显示双侧斑片状光滑和结节状小叶间隔增厚☑。确定小叶间隔增厚是光滑还是结节状有帮助,因为后者提示癌性淋巴管炎或结节病。

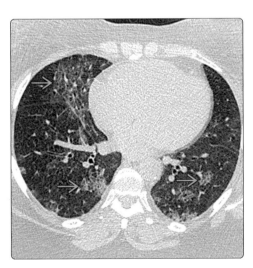
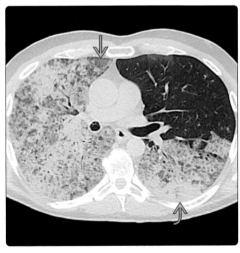

(左)机化性肺炎患者,横轴位 HRCT 显示双侧散在磨玻璃影☑。(右)原发性肺浸润性黏液腺癌患者,横轴位平扫 CT 显示双侧多发磨玻璃影☑和实变☑。对这些表现进一步分析特征,以帮助确定是急性或慢性,进而缩小鉴别诊断。

要　点

术语

- 次级肺小叶(SPL):肺结构的最小独立单位,以结缔组织间隔为界,小叶支气管和动脉供应
- 大小:直径1~2.5cm
- 形态学
  - 肺外周立方体状或金字塔形
  - 肺中央六边形或多边形
- 成分
  - 小叶核心:小叶细支气管、动脉和淋巴管
  - 典型包含≤12个腺泡(范围3~24个)
- 边界:小叶间隔

影像

- 平片:正常人不可见
- CT/HRCT
  - 正常小叶动脉在SPL中央可见
  - 正常小叶间隔的位置可通过观察外周肺静脉推断

- 异常SPL的影像
  - 小叶间隔增厚
    - 光滑
      - 间质性肺水肿、癌性淋巴管炎
    - 结节状
      - 癌性淋巴管炎、结节病、矽肺
    - 不规则:间质纤维化
    - 所有可表现为小叶中央间质增厚
  - 小叶中央异常
    - 密度增高:细胞性细支气管炎
    - 密度减低:小叶中央肺气肿
  - 全小叶异常
    - 密度增高:小叶性肺炎
    - 密度减低:
      - 过敏性肺炎、缩窄性细支气管炎、全小叶/间隔旁肺气肿
  - 小叶周围异常
    - 特发性肺纤维化、机化性肺炎

(左)插图显示次级肺小叶以小叶间隔▱为界,由小叶细支气管➶和肺动脉➩供应。肺静脉➩走行于小叶间隔内。注意支气管血管束和间隔内的淋巴网络(绿色)。
(右)插图显示肺的切面和次级肺小叶以小叶间隔▱为界,小叶核心包含细支气管➶、肺动脉➩和被结缔组织鞘➩包绕的肺淋巴管。

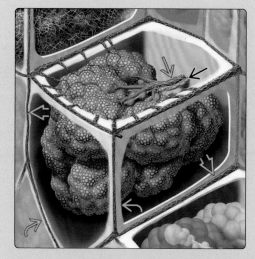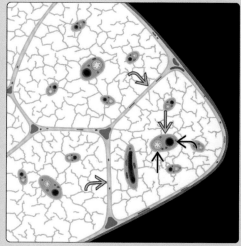

(左)插图显示在HRCT或薄层CT上显示的次级肺小叶解剖。小叶间隔的位置通过观察肺静脉➩推断,小叶中央通过观察点状的小叶动脉➩推断,正常的小叶细支气管➩在CT上不可见。
(右)正常横轴位平扫CT显示次级肺小叶结构包括点状小叶中央动脉➩和走行在小叶间隔的外周肺静脉➩。

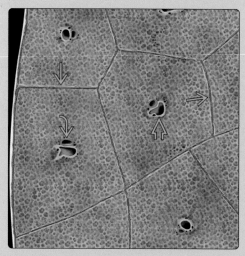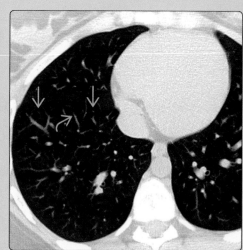

术语

缩略词
- 次级肺小叶(SPL)

定义
- 原始肺小叶
  - 肺泡管、肺泡囊、呼吸细支气管的远端肺泡
  - 无影像意义
- 次级肺小叶
  - 肺结构最小的独立单位
    - 以结缔组织间隔为界
    - 由小叶细支气管和肺动脉供应
- 肺腺泡
  - 终末细支气管远端的肺组织包括:呼吸性细支气管、肺泡管、肺泡囊和肺泡
  - 其内所有气道都参加气体交换的最大肺单位(直径 6~10mm)

影像

总体特征
- 大小
  - 直径 1~2.5cm
- 形态学
  - 相对均匀
  - 肺外周立方体状或金字塔形
  - 肺中央六边形或多边形
- 肺结构和功能的基本单位
- 典型的包含约 12 个腺泡(范围:3~24 个)

成分
- 小叶核心
  - 细支气管、动脉和淋巴管
  - 被结缔组织鞘包绕
- 气道
  - 小叶细支气管位于 SPL 的中央
  - 小叶细支气管分出
    - 终末细支气管
    - 呼吸细支气管
    - 肺泡管
    - 肺泡和肺泡囊
- 动脉
  - 小叶动脉位于 SPL 的中央
    - 与小叶细支气管一起走行
    - 供应肺泡毛细血管网
- 静脉
  - 走行在小叶间结缔组织间隔内
  - 引流肺泡毛细血管网
- 淋巴管
  - 在小叶中央沿近段小叶动脉和小叶细支气管走行
  - 在小叶外周沿小叶间结缔组织间隔内的肺静脉走行
- 间质
  - 在 SPL 内和周围的细的纤维网

边界
- 小叶间隔
  - SPL 的外周边界
  - 外周最清楚
    - 上叶的尖部、前部和外侧
    - 中叶和舌段的前部和外侧
    - 下叶前部和近膈肌处

正常次级肺小叶的影像
- 平片
  - 正常 SPL 在平片不可见
- CT
  - 气道:正常不可见
    - 直径:约 0.7mm,但壁薄不可见
    - 位置可以通过观察小叶动脉推断
  - 动脉:
    - 小叶动脉在 SPL 中央可见
    - 直径:约 1mm
    - 在 SPL 中央或距胸膜 1cm 范围内,线样或点状影
  - 静脉:在小叶间隔内偶尔可见
  - 小叶间隔:偶尔可见
    - 间隔位置可通过观察外周肺静脉推断

异常次级肺小叶的影像
- 小叶间隔增厚
  - 光滑小叶间隔增厚
    - 间质性肺水肿、癌性淋巴管炎
  - 结节状小叶间隔增厚
    - 癌性淋巴管炎、结节病、矽肺
  - 不规则小叶间隔增厚
    - 间质性纤维化
  - 都可表现为小叶中央间质增厚
- 小叶中央异常:累及中央 SPL
  - 小叶中央密度增高
    - 细胞性细支气管炎:小叶中央结节和树芽征
      - 感染、过敏性肺炎、呼吸性细支气管炎、滤泡性细支气管炎
    - 淋巴管周围疾病:小叶核心增厚
      - 结节病、矽肺、癌性淋巴管炎
  - 小叶中央密度减低
    - 小叶中央肺气肿
- 全小叶异常
  - 累及全 SPL 的疾病
  - 小叶密度增高
    - 小叶性肺炎(支气管肺炎)
      - 磨玻璃密度和/或实变
  - 小叶密度减低
    - 过敏性肺炎
    - 缩窄性细支气管炎
    - 全小叶和间隔旁肺气肿
- 小叶周围异常
  - 累及 SPL 外周的肺部疾病
    - 特发性肺纤维化
    - 机化性肺炎

部分参考文献

1. Hansell DM et al: Fleischner Society: glossary of terms for thoracic imaging. Radiology. 246(3):697-722, 2008
2. Webb WR: Thin-section CT of the secondary pulmonary lobule: anatomy and the image—the 2004 Fleischner lecture. Radiology. 239(2):322-38, 2006

(左) 37 岁女性,肺水肿患者,横轴位增强 CT 显示光滑的小叶间隔增厚。水肿液能够使基底部的次级肺小叶呈多边形➡显示,注意由于小叶中央间质增厚造成小叶中央肺动脉➡轮廓明显。
(右) 同一患者的冠状位增强 CT 显示在中叶外周由于增厚的小叶间隔➡勾画出很好的次级肺小叶轮廓。

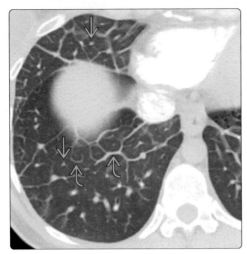
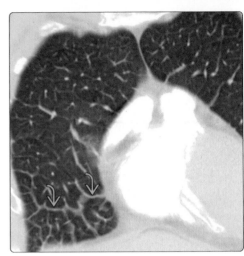

(左) 68 岁男性,转移性前列腺癌和癌性淋巴管炎患者,横轴位增强 CT 显示结节状小叶间隔增厚➡,右侧小量胸腔积液➡和代表血行转移的散在肺部小结节➡。
(右) 同一患者的冠状位增强 CT 显示结节状小叶间隔增厚➡勾画出多个次级肺小叶轮廓。注意累及不对称和部分区域不受累是癌性淋巴管炎的特点。

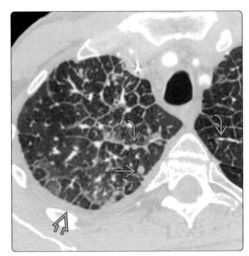
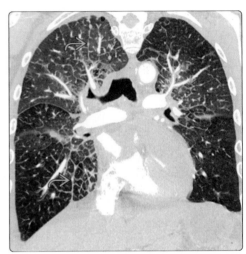

(左) 59 岁女性,结节病患者,横轴位 HRCT 显示双侧簇状淋巴管周围微结节和多个结节状小叶间隔增厚。一些间隔的微结节➡勾画出次级肺小叶的边界。(右) 74 岁女性,肺间质纤维化患者,横轴位 HRCT 显示几个小叶间隔不规则增厚➡和伴发的牵拉性支气管扩张➡和细支气管扩张➡。

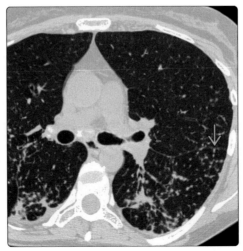
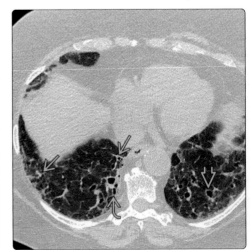

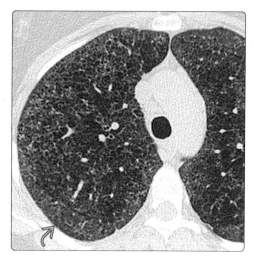
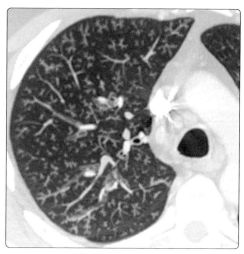

(左)45 岁吸烟者伴呼吸困难,横轴位 HRCT 显示弥漫小叶中央磨玻璃影,与呼吸性细支气管炎间质性肺疾病一致。薄的线样胸膜下肺不受累➡与病变的小叶中央分布一致。(右)34 岁女性,感染性细支气管炎患者,横轴位增强 CT 的 MIP 重建图像显示树芽征位于次级肺小叶中央,被未受累的肺实质勾画出来。

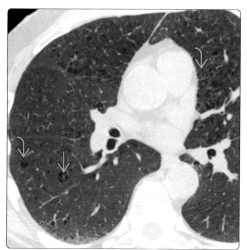
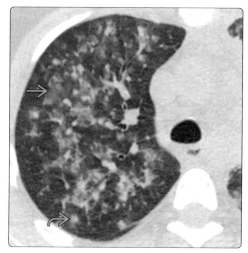

(左)58 岁男性,吸烟者,横轴位 HRCT 显示小叶中央肺气肿,表现为多发小叶中央低密度灶➡,继发于小叶中央肺破坏并包绕小叶中央点状小叶动脉➡。(右)46 岁女性,金黄色葡萄球菌肺感染患者,横轴位平扫 CT 显示多发小叶性密度增高,表现为实变➡和磨玻璃影➡,为支气管肺炎的特点。

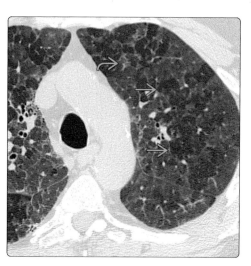
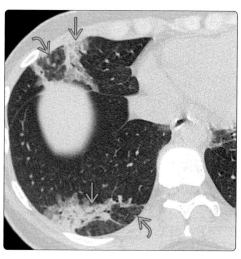

(左)过敏性肺炎患者,横轴位 HRCT 显示所谓的肉冻征,特点为小叶性透亮区➡(继发于空气潴留)和小叶性磨玻璃影➡在正常肺实质内间杂。(右)24 岁女性,机化性肺炎患者,横轴位平扫 CT 显示特征性的小叶周围性实变➡,表现为反晕征和环礁征。实变包绕相对未受累的次级肺小叶➡。

要　点

术语

- 仰卧位 CT：后部胸膜下磨玻璃、网状或线样影，代表正常的依赖性肺不张；可类似早期间质性肺疾病
- 俯卧位 CT：能与间质性肺疾病鉴别，因为依赖性肺不张消失

生理学

- 与重力性压迫相关的微型肺不张区

临床提示

- 如果胸膜下阴影是继发于依赖性肺不张，可以及时预防避免间质性肺疾病：寻常性间质性肺炎（UIP）和非特异性间质性肺炎（NSIP）

影像

- CT
  - 下叶为著，后部、胸膜下
  - 线样、磨玻璃和网状影
  - 胸膜下结节
    - 下叶，卵圆形，与胸膜成钝角
    - 平均大小：7mm×3mm
    - 俯卧位成像消失

主要鉴别诊断

- UIP／NSIP
  - 基底部蜂窝和牵拉性支气管扩张
  - 俯卧位成像持续存在
- 石棉肺
  - 早期：下叶为著，弧线形平行于胸膜（常见）
  - 基底部蜂窝和牵拉性支气管扩张
  - 这些表现在俯卧位成像持续存在
  - 双侧不连续的胸膜斑±钙化
- 老年性改变（无症状的老年个体）
  - 胸膜下网状影，支气管扩张/增厚
  - 俯卧位成像持续存在

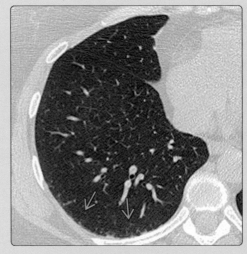 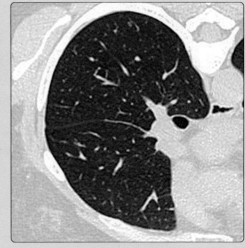

（左）41 岁女性，评价可能的间质性肺疾病，横轴位 HRCT 显示后部胸膜下轻微的磨玻璃影➡。（右）同一患者，俯卧位横轴位 HRCT 显示后部阴影消失。早期间质性肺疾病可与依赖性肺不张很难鉴别，采用俯卧位成像能鉴别，因为典型的依赖性肺不张消失，而间质性肺疾病和老年性改变持续存在。

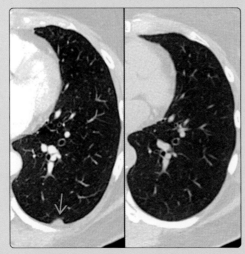 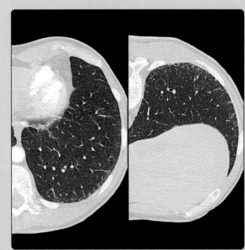

（左）60 岁女性，横轴位增强 CT（左）和随诊增强 CT（右）组合图像显示结节状依赖性肺不张➡，随诊成像中消失。与肺结节对比，结节状依赖性肺不张可在随诊成像中消失。（右）59 岁女性，横轴位仰卧位（左）和俯卧位（右）HRCT 组合图像显示胸膜下轻微网状影，俯卧位持续存在，与间质性肺疾病一致。这个病例中，俯卧位成像帮助确定早期疾病。

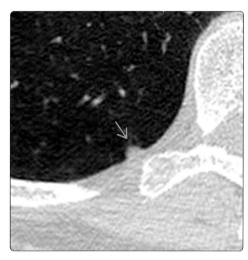
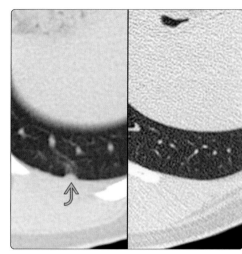

(左)呼吸困难男性,无间质性肺疾病,横轴位 HRCT 显示右下叶胸膜下小结节➡,与胸膜成钝角,与结节状依赖性肺不张一致。这种异常能与真正肺结节鉴别,因为在俯卧位成像时消失。
(右)仰卧位(左)和俯卧位(右)HRCT 组合图像显示左下叶胸膜下结节➡,与胸膜成钝角,俯卧位成像消失,确认为结节状依赖性肺不张。

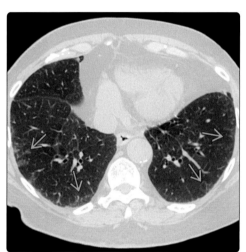
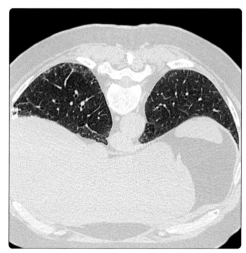

(左)52 岁女性,活检证实的过敏性肺炎患者,横轴位 HRCT 显示双侧下叶胸膜下磨玻璃影➡。
(右)同一患者俯卧位横轴位 HRCT 显示持续存在的胸膜下磨玻璃影,与早期间质性肺疾病一致。过敏性肺炎典型地显示更为特异的影像表现,但也可类似非特异性间质性肺炎的经典表现。

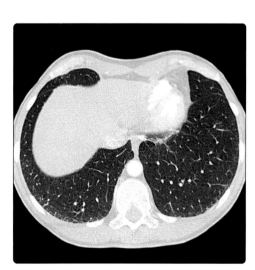
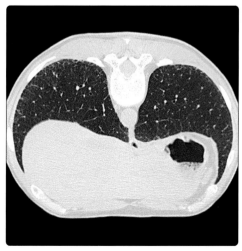

(左)47 岁男性,活检证实的非特异性间质性肺炎患者,横轴位 HRCT 显示下叶胸膜下为著的轻微磨玻璃和网状影。
(右)同一患者俯卧位横轴位 HRCT 显示持续存在的胸膜下阴影,与间质性肺疾病早期改变一致。注意仰卧位上所见的轻微的胸膜下阴影容易被解释为依赖性肺不张。这个例子强调了俯卧位成像的重要性。

要　点

术语

- 年龄相关改变:与年龄相关的正常形态学变化

影像

- CT/HRCT
  - 肺密度和复杂性减低
  - 叶裂旁结节:肺内淋巴结
  - 邻近骨赘的胸膜下网状影,典型在右下叶椎体旁
  - 双侧基底部胸膜下网状影
  - 气道改变
    - 气管和支气管软骨弥漫性钙化;老年女性
    - 用力呼气气管塌陷;老年男性
    - 基底部支气管扩张和支气管壁增厚
  - 呼气性空气潴留

主要鉴别诊断

- 肺气肿

- 间质性肺疾病
- 肺转移
- 支气管扩张

病理

- 肺泡和气道弹力回缩的丧失和毛细血管密度的减少可解释正常老年人生理改变

临床

- 无症状老年人
- 肺功能:肺容积下降,第一秒用力呼气量/用力肺活量(FEV_1/FVC)下降

诊断备忘

- 无症状老年人,基底部胸膜下网状影和支气管扩张,考虑年龄相关改变

(左)80岁男性,平片发现肺结节患者,横轴位平扫CT显示右肺下叶椎体旁紧邻脊柱骨赘的磨玻璃影和轻度结构变形➡️,以及右下叶界清的薄壁囊腔➡️。(右)同一患者横轴位平扫CT显示右下肺叶椎体旁磨玻璃影和结构变形➡️,以及双侧薄壁囊腔➡️。在无症状老年人中有很多容易辨认的CT表现。

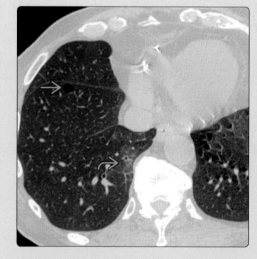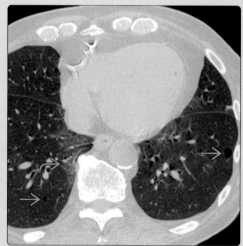

(左)74岁男性,无症状患者,横轴位平扫CT显示基底部散在轻度线样影➡️,不伴有支气管扩张或细支气管扩张。(右)同一患者冠状位平扫CT显示基底部网状影,无结构变形、牵拉性支气管扩张或细支气管扩张。注意不规则肺尖胸膜面➡️,为老年人平片上经常看到的胸膜帽。

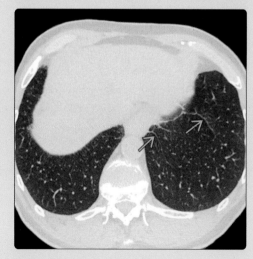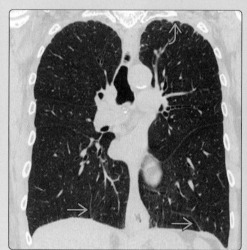

年龄相关(老年性)肺改变

术语

同义词
- 老化肺
- 老年肺
- 衰老肺

定义
- 年龄相关或老年改变:与年龄相关的正常形态学变化

影像

平片表现
- 肺
  - 肺体积增加(膈肌变平)和基底部肺体积缩小都可见于老年人
- 纵隔
  - 主动脉和分支的纡曲和钙化增加
  - 纵隔脂肪沉积
  - 钙化的中央气道软骨
- 胸膜
  - 胸膜帽增加:胸膜下瘢痕和纤维化
- 胸壁
  - 骨赘形成增加
  - 肋软骨钙化增加
- 横膈
  - 膈膨突
  - 膈疝
    - 食管裂孔疝
    - 先天性膈疝

CT 表现
- 肺
  - 肺密度减低
  - 肺复杂性减低
  - 叶裂旁结节
    - 随年龄增大常见
    - 典型为肺内淋巴结
    - 隆突水平以下的下肺,胸膜下
    - 直径<10mm,系列影像可增大
    - 卵圆形、豆状、三角形:多平面重建更好地评价结节形态
  - 邻近骨赘的胸膜下网状影,典型在右下叶椎体旁
  - 双侧基底部胸膜下网状影
    - 不伴有牵拉性支气管扩张或蜂窝
  - 其他:肺囊腔、磨玻璃影、实质带、微结节
- 气道改变
  - 气管和支气管软骨弥漫性钙化;老年女性
  - 用力呼气气管塌陷;老年男性
  - 基底部支气管扩张和支气管壁增厚
    - 支气管动脉比例增加
- 呼气性空气潴留

主要鉴别诊断

肺气肿
- 吸烟史
- 上肺为著的透亮区,无壁和中央点状影(小叶动脉)

间质性肺疾病
- 非特异性间质性肺炎
  - 基底部胸膜下网状影和磨玻璃影
  - 在疾病的纤维型见牵拉性细支气管扩张
  - 无蜂窝
- 寻常性间质性肺炎
  - 基底部胸膜下网状影和蜂窝
  - 伴发牵拉性支气管扩张/细支气管扩张

肺转移
- 已知恶性肿瘤病史
- 双侧多发基底部为著的肺结节
  - 圆形,不一定是叶裂旁

支气管扩张
- 不可恢复的气道扩张;支气管动脉比例增加
- 严重程度不同:圆柱状、曲张形和囊状

气管软化症
- 呼气性管腔过度塌陷
- 管腔狭窄,管腔形态异常

病理

总体特征
- 肺泡和气道弹力回缩的丧失和毛细血管密度的减少可解释正常老年人的生理改变

镜下特点
- 肺气腔增大,肺泡扩张
- 用于气体交换的表面积缩小
- 肺支撑组织减少
  - 肺泡壁弹力纤维碎裂

临床

临床症状
- 最常见体征/症状
  - 无症状老年人
- 其他体征/症状
  - 肺功能:肺容积下降,第一秒用力呼气量/用力肺活量(FEV_1/FVC)下降

诊断备忘

考虑
- 无症状老年人,基底部胸膜下网状影和支气管扩张,考虑年龄相关改变

部分参考文献

1. Copley SJ: Morphology of the aging lung on computed tomography. J Thorac Imaging. 31(3):140-50, 2016

(左)73 岁女性,CT 血管造影评价急性胸痛患者,横轴位增强 CT 显示双侧下叶支气管扩张 ➡️,不伴有黏液栓或周围气腔疾病。支气管动脉比例增加为提示柱状支气管扩张的 CT 表现。(右)同一患者冠状位增强 CT 显示左下叶支气管扩张 ➡️。外周基底部支气管扩张是无症状老年人常见 CT 表现。

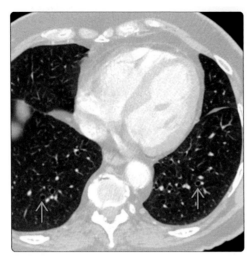
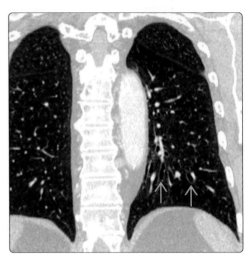

(左)80 岁女性,无症状患者,评价平片发现的肺结节,横轴位平扫 CT 显示双侧基底部支气管扩张和轻度支气管壁增厚 ➡️。增加的支气管动脉比例提示支气管扩张。注意右下叶实质带 ➡️,为另一个在老年人中的表现。(右)同一患者横轴位平扫 CT 显示双侧基底部支气管扩张和轻度支气管壁增厚 ➡️。

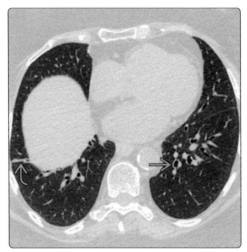
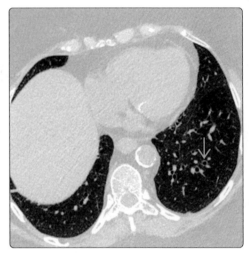

(左)90 岁女性,横轴位平扫 CT 的 MIP 重建组合图像显示广泛的气管 ➡️ 和支气管 ➡️ 软骨钙化。这种表现可见于长期华法林治疗的后遗症,但也是无症状老年人常见的表现,通常无临床意义。(右)同一患者冠状位平扫 CT 的 MIP 重建(骨窗)更好地显示了累及气管和主支气管的广泛的软骨钙化。

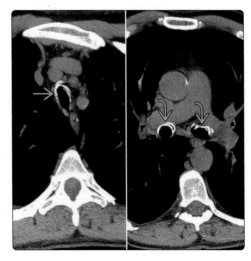
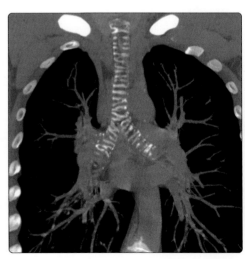

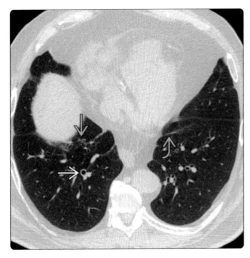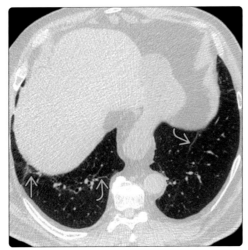

(左)75 岁男性,间断咳嗽,横轴位平扫 CT 显示双肺下叶网状影➡️和条带样影➡️,描述为年龄相关肺改变。注意轻度的支气管扩张和支气管壁增厚➡️。(右)同一患者横轴位平扫 CT 显示双侧基底部轻度支气管扩张而无细支气管炎表现,多发基底部网状影➡️和实质带➡️而无结构改变或牵拉性支气管扩张。

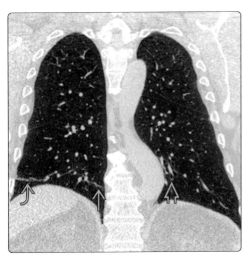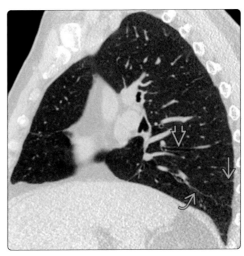

(左)同一患者的冠状位平扫 CT 显示基底部为著的线状影或实质带➡️、网状影➡️和轻度支气管扩张➡️。(右)同一患者的矢状位平扫 CT 显示轻度气道扩张➡️、网状影➡️和实质带➡️。这些都是老年肺很明确的 CT 表现,常见于无症状老年人,不应该误诊为间质性肺炎。

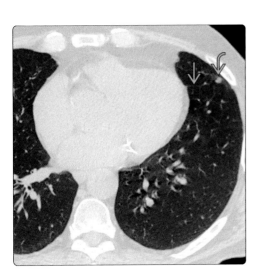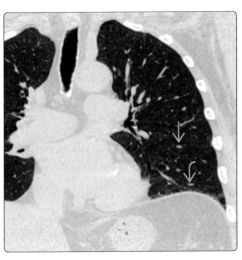

(左)70 岁无症状男性,横轴位平扫 CT 用来评价平片发现的肺结节,显示左肺舌段小的模糊的多分叶实性结节➡️,邻近不完整的左侧小副裂➡️。(右)同一患者的冠状位平扫 CT 显示在多平面重建图像上舌段结节的扁平形态➡️。注意沿左侧斜裂的另一个长形的叶间裂结节➡️,这些结节可能代表的是肺内淋巴结。

要　点

影像

- **吸气 CT**：充分吸气时屏气后获得
  - 在正常的含气肺和高密度的正常肺结构之间的理想对比
    - 血管、气道壁、叶间裂
  - 在正常的含气肺和局灶性或弥漫性肺异常之间的理想对比
  - 气管：管腔呈圆形，气管膜部向后移位
  - 肺：弥漫均匀的低密度，最小程度的肺后部重力依赖性肺不张
- **呼气 CT**：评价弥漫性和局灶性气道阻塞和小气道疾病
  - 技术
    - 呼气 HRCT
    - 呼气后 HRCT
    - 动态呼气 HRCT
    - 容积的呼气 CT
- 表现
  - 气管及中央气道
    - 气道管径缩小
    - 前外侧呈圆形
    - 后部的膜部变平或向前突出
  - 肺
    - 横切面积减少
    - 肺实质密度均匀增加
    - 前后部的密度梯度更加突出
    - 搏动伪影增加
    - 多平面重建图像上双侧膈肌抬高

主要鉴别诊断

- 气管支气管软化症
- 缩窄性细支气管炎
- 过敏性肺炎
- 血管闭塞性疾病及肥胖

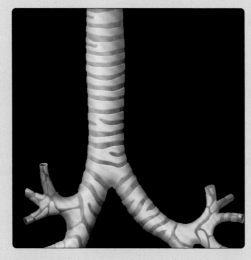
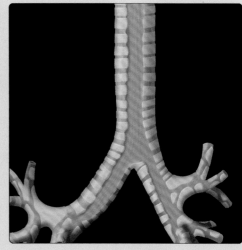

（左）插图显示气管及中央支气管前部解剖，中央大气道由不连续的软骨环支撑，软骨环维持并促成气道管腔圆形形态。
（右）插图显示中央大气道后部解剖，气管 C 形软骨环后部由气管膜部连接，在呼气期间，中央气道后部扁平。

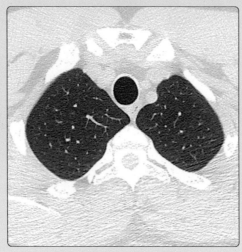
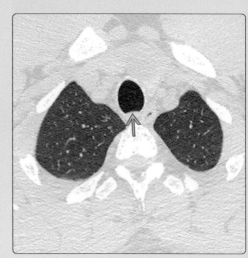

（左）正常吸气横轴位 HRCT 图像显示吸气期间，气管管腔呈圆形。在最大吸气相，尖段肺实质充分膨胀，相当于生理学上的肺总容量。（右）同一患者正常横轴位呼气 HRCT 图像显示气管后部变平➡，相当于气管膜部部位，注意肺容积减小，肺实质密度弥漫均匀增加。

术语

缩略词
- 肺总容量（TCL）
- 残气量（RV）

定义
- 肺总容量（TCL）= 充分吸气时胸腔内气体的总容量
- 残气量（RV）= 最大呼气时胸腔内气体的总容量

影像

影像特征：吸气 CT 及 HRCT
- 一般概念
  - 充分吸气时屏气或在 TCL 时获得
  - 在正常的含气肺和高密度的正常肺结构之间的理想对比
    - 血管：肺动脉和静脉
    - 气道壁
    - 叶间裂和胸膜表面
  - 在正常的含气肺和局灶性或弥漫性肺异常之间的理想对比
- 横轴位图像
  - 气管和中央气道
    - 气道直径最大
    - 气腔呈圆形
    - 气管膜部向后移位
  - 肺实质
    - 含气肺实质呈弥漫均匀的低密度
    - 最小程度的肺后部重力依赖性肺不张
- 冠状位及矢状位重建图像
  - 膈肌最大程度地向下移位
  - 最大的肺容积，肺总容量（TCL）

影像特征：呼气 CT 及 HRCT
- 适应证
  - 呼气成像是为了排除弥漫性和局灶性气道阻塞和小气道疾病
- 技术
  - 呼气 HRCT
    - 成像在正常呼吸（呼气）屏气时采集
  - 呼气后 HRCT
    - 成像在全力呼气后屏气时采集
  - 动态呼气 HRCT
    - 成像在全力呼气的过程中连续采集
  - 容积的呼气 CT
    - 薄层的容积采集
    - 可进行高质量的冠状位和矢状位重建
  - 呼吸门触发的呼气 HRCT
    - 在呼气（或肺容积）设定的水平成像
- 横轴位图像
  - 气管
    - 气道管径缩小
    - 半月形，由于气管后部的膜部变平或向前突出
    - 由于 C 形软骨环的支撑使得前外侧呈圆形
  - 中央支气管

    - 支气管后壁变平
  - 肺
    - 横切面积减少
    - 肺实质密度均匀增加
    - 前后部的密度梯度更加突出
    - 正常人呼气时空气潴留
      □ 下叶背段
      □ 常见小叶空气潴留（40%～80% 正常人群）：轻度（<3 个邻近肺小叶）或中度（≥3 个肺小叶但<1 个肺段）
      □ 重力依赖肺实质
    - 搏动伪影增加
- 冠状位及矢状位重建图像
  - 双侧膈肌抬高
  - 肺实质向头侧移位
  - 肺实质密度增加
  - 用于识别肺尖至肺底疾病的梯度变化

异常的吸气及呼气成像
- 马赛克密度
  - 不均匀的肺密度
    - 与（正常的）高密度的肺区域相比，在（异常的）低密度的肺区域血管大小不同
    - 原因：斑片状间质性肺疾病、闭塞性小气道疾病、血管闭塞性疾病
- 呼气成像的空气潴留
  - 总体空气潴留>1 个肺段，则具有潜在的病理基础
  - 呼气成像时，与正常肺密度的增加相比较，呈持久性的减低
  - 常提示气道阻塞，CT 上与血管疾病引起的马赛克密度很难鉴别

鉴别诊断

气管软化症
- 呼气位，气管管腔过度塌陷
  - 气管/气道软骨塌陷
  - 气道后膜部向前塌陷
- 管腔变窄
- 气道形态异常
  - 冠状径>矢状径
  - 气管管腔变平或起皱状

缩窄性细支气管炎
- 支气管周围纤维化伴支气管管腔变窄和闭塞
- 马赛克密度，呼气相空气潴留

过敏性肺炎
- 肉冻征：小叶内低（空气潴留）、正常、高密度同时并存
- 呼气性小叶性空气潴留

其他各种疾病
- 肺气肿、慢性阻塞性肺疾病、哮喘、囊性纤维化、支气管扩张、结节病、慢性肺栓塞、肺动脉高压、肺静脉闭塞性疾病、肥胖等

部分参考文献

1. Kligerman SJ et al: Mosaic attenuation: etiology, methods of differentiation, and pitfalls. Radiographics. 35(5):1360-80, 2015

(左) 40 岁男性, 正常吸气 HRCT 图像显示正常肺组织密度均匀, 气管中段呈卵圆形。注意气管后壁膜部呈圆形 ➡。
(右) 同一患者横轴位呼气 HRCT 图像显示气管后壁膜部变平 ➡, 注意双肺容积减小, 伴有肺密度弥漫性均匀增高。

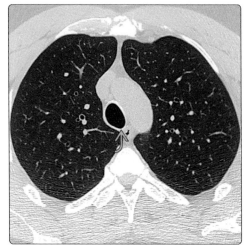
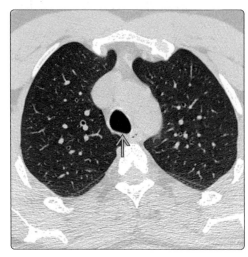

(左) 同一患者横轴位吸气 HRCT 图像显示双下叶基底干支气管呈圆形 ➡, 注意正常肺组织密度均匀。(右) 同一患者横轴位呼气 HRCT 图像显示肺密度增加, 伴有前后密度梯度增加, 后部出现重力依赖性肺不张, 注意双下叶基底干支气管管腔变窄 ➡, 舌段搏动运动伪影明显 ➡。

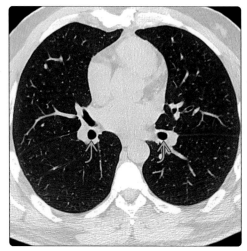
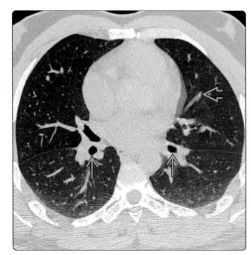

(左) 气管隆突水平正常冠状位吸气平扫 CT 图像显示正常肺容积, 肺实质密度均匀, 中央气道显示最大管径。(右) 同一患者正常冠状位呼气平扫 CT 图像显示肺容积整体减小, 肺密度增高, 双侧膈肌上抬。注意中央气道呼气变窄。

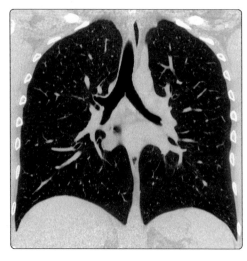
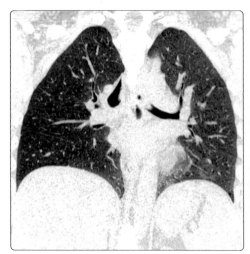

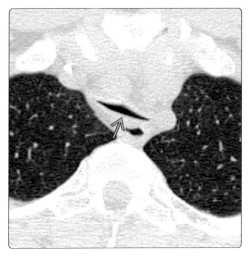
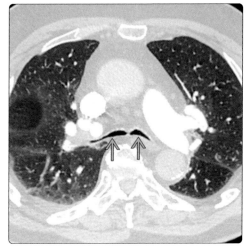

(左)气管软化患者,横轴位平扫 CT 图像可见明显异常的气管形态,特征为气道前后径变窄,伴有气管横径增加➡。这些征象常在呼气相更加明显。(右)95 岁男性,气管软化患者,横轴位增强 CT 图像显示双侧主支气管呼气时管腔塌陷和变窄➡。注意由于空气潴留,肺实质轻度马赛克密度。

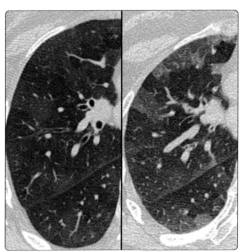
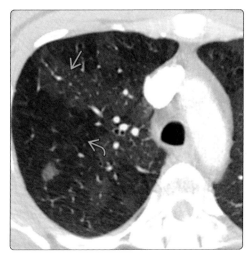

(左)62 岁女性,类风湿关节炎及缩窄性细支气管炎患者,横轴位吸气相(左)和呼气相(右)HRCT 组合图像显示广泛的马赛克密度(左),呼气相空气潴留使之更加明显(右)。(右)49 岁女性,缩窄性细支气管炎和继发 Swyer-James-Macleod 综合征患者,横轴位呼气相增强 CT 图像显示右上叶呼气相空气潴留➡,位于正常肺实质较高密度➡中间。

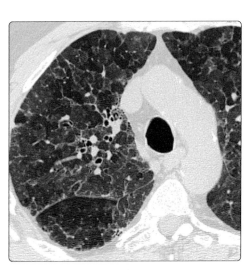
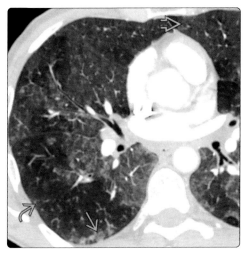

(左)56 岁过敏性肺炎农民患者,横轴位 HRCT 图像显示所谓的肉冻征,特征为在正常肺及磨玻璃密度区域中间小叶性空气潴留,这些征象在呼气相显示更加明显。(右)38 岁女性,过敏性肺炎患者,横轴位呼气增强 CT 图像显示散在的空气潴留区➡,以右下叶最为显著,注意正常肺密度区➡及磨玻璃密度区➡。

要　点

术语

- CT 图像上散在的小圆形局灶密度增高影,<3mm

影像

- 平片
  - 网状影、网状结节或结节影
- CT
  - 密度:实性及磨玻璃
  - 分布
    - 淋巴管周围型
      - 累及中轴及周围间质
      - 叶间裂呈结节状
    - 小叶中央
      - 累及小叶中央区域/间质
      - 不累及胸膜下肺及叶间裂
    - 随机型(粟粒结节)
      - 随机累及所有间质结构
      - 弥漫、均匀分布,偶见斜裂结节

主要鉴别诊断

- 淋巴管周围结节
  - 结节病
  - 癌性淋巴管炎
  - 矽肺
- 小叶中央结节
  - 气道(细胞性细支气管炎)
    - 感染性细支气管炎
    - 误吸性细支气管炎
    - 呼吸性细支气管炎
    - 过敏性肺炎
    - 滤泡性细支气管炎
  - 血管性
    - 纤维素性及滑石粉肉芽肿病
    - 肿瘤栓塞
- 粟粒性
  - 粟粒性感染(如粟粒性结核)
  - 粟粒性转移

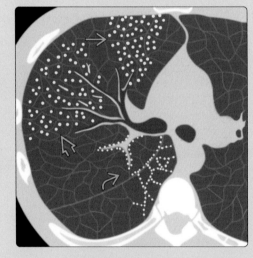
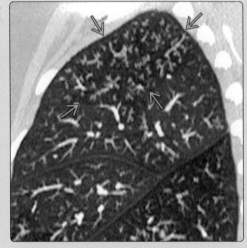

(左)插图显示微结节典型分布,包括随机型➡、小叶中央➡、淋巴管周围型➡分布。(右)感染性细支气管炎患者,矢状位平扫 CT MIP 重建图像显示散在小叶中央及树芽征微结节,多叶分布,以右上叶最为显著➡。注意这些结节不累及胸膜下肺,这是小叶中央微结节典型特征。

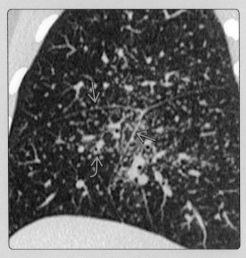
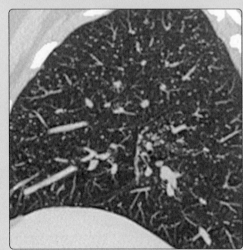

(左)结节病患者,矢状位平扫 CT MIP 重建图像显示多发簇状微结节,累及支气管血管束➡和叶间裂➡,呈结节状增厚,这是所谓的淋巴管周围分布。(右)粟粒性组织胞浆菌病患者,矢状位平扫 CT MIP 重建图像显示肺弥漫均匀分布微结节,叶间裂可见少量结节,这是所谓的随机分布。

要 点

术语

- 腺泡结节(实变的肺腺泡)
  - 圆形,边缘模糊阴影(实变)
  - 大小:直径 5~8mm
  - 常呈簇状或多灶状
- 腺泡
  - 所有气道参与气体交换的最大单位
    - 终末细支气管远侧,有结构的肺单位
    - 由第一级呼吸性细支气管供应
    - 包括肺泡管及肺泡
  - 大小:直径 6~10mm
- 次级肺小叶
  - 包含 3~25 个腺泡

影像

- 平片
  - 边缘模糊小圆形阴影
  - 常呈多灶状

- CT/HRCT
  - 多灶状
  - 磨玻璃或部分实性阴影
  - 大小:5~8mm

主要鉴别诊断

- 感染:支气管肺炎
- 误吸
- 肺血管炎
- 肺癌:浸润性黏液腺癌

临床

- 症状及体征
  - 感染:咳嗽、发热、白细胞增高
  - 浸润性黏液腺癌:支气管黏液溢

诊断备忘

- 感染的诊断:痰细胞学分析
- 血管炎或恶性肿瘤的诊断需要支气管镜或开胸活检

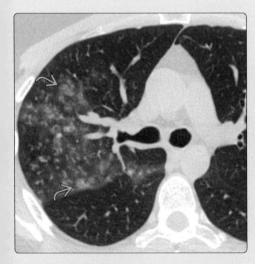
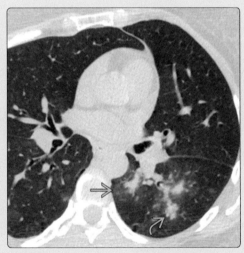

(左)发热、咳嗽患者,横轴位平扫 CT 图像显示支气管肺炎特征性多发腺泡结节◿,表现为右上叶多灶状、圆形、边缘模糊、磨玻璃及部分实性结节病灶。(右)中度食管裂孔疝及误吸性细支气管炎患者,横轴位平扫 CT 图像显示左下叶腺泡结节,特征为圆形、结节样实变◿,周围为磨玻璃影晕征◿。

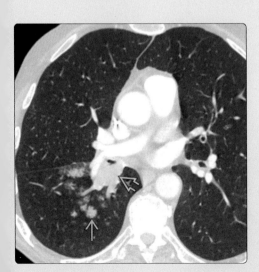
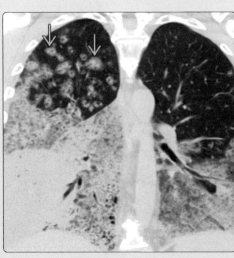

(左)咯血患者,横轴位增强 CT 图像显示原发性肺癌◿阻塞右下叶支气管,并见右下叶多灶、圆形、部分实性的腺泡结节◿,提示阻塞性肺炎。(右)多中心浸润性黏液腺癌患者,冠状位增强 CT 图像显示双下叶实变,右上叶多灶、不均匀、部分实性的腺泡结节,其内见含气透亮区。"气腔结节"这个词一般应避免使用。

要 点

术语

- CT:小叶中央结节及分支状阴影,与树芽相似
  - 不见于正常肺
  - **小气道(细支气管)疾病(最常见)**
  - 血管性疾病(不常见)

影像

- 小叶中央结节及分支状阴影
  - Y形或 V形,与树芽相似
- 特征为不累及胸膜下的肺

主要鉴别诊断

- 小气道疾病
  - 感染性细支气管炎
    - **为树芽征最常见的原因**
    - 急性:病毒及细菌(如支原体)
    - 慢性:结核及非结核性分枝杆菌感染

- 误吸性细支气管炎
  - 食管运动功能障碍、食管裂孔疝、神经性病变
- 滤泡性细支气管炎
  - 干燥综合征、类风湿关节炎及其他免疫性疾病
- 弥漫性泛细支气管炎
  - 亚洲人群
- 纤维素性肉芽肿病
  - 静脉注射压碎的口服药片

病理

- 次级肺小叶中央病变
- 小气道树芽征
  - 细支气管内被黏液、脓、液体和/或细胞充填
  - 细支气管壁炎症及扩张
- 血管性树芽征
  - 对非法静注药物或纤维素的肉芽肿性反应
  - 肿瘤细胞或栓塞性微血管病

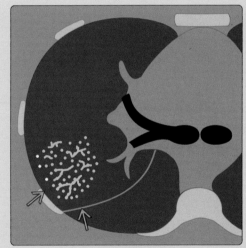
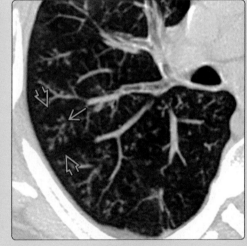

(左)插图显示小叶中央树芽征结节及分支状阴影。注意不累及胸膜下和斜裂下肺➡,为小叶中央结节特征表现。(右)感染性细支气管炎患者,横轴位平扫 CT minIP(最小密度投影)重建图像显示右下叶小叶中央小结节及树芽征影➡,小叶间隔未见累及,表现为低密度带➡,提示小叶中央病变特征。

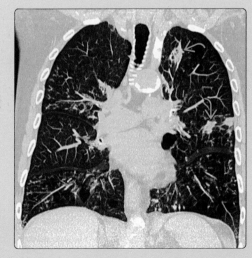
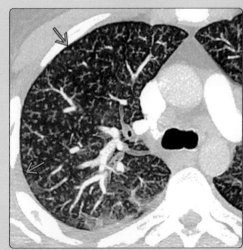

(左)感染性细支气管炎患者,冠状位平扫 CT MIP(最大密度投影)重建图像显示双侧树芽征影及左上叶多发小叶实变影➡,代表支气管肺炎区域。(右) 37 岁男性,纤维素性肉芽肿病患者,横轴位平扫 CT 图像显示双肺弥漫性树芽征影,均匀分布于整个肺。注意小叶中央病变特征性表现:不累及胸膜下肺➡。

要　点

术语

- 磨玻璃密度/阴影
  - 肺密度增加
  - 但不掩盖潜在的肺结构
- 原因在于
  - 肺泡充填/塌陷
    - 水肿、血液、肿瘤、脂质蛋白
  - 间质增厚
  - 血容量增加
  - 以上机制合并存在
- 非特异性表现,鉴别诊断极其广泛

影像

- 平片
  - 肺密度模糊增高,不掩盖潜在的肺结构的显示
- CT
  - 肺密度增加

- 不掩盖支气管血管结构的显示

主要鉴别诊断

- 急性
  - 肺炎(包括病毒、支原体及耶氏肺孢子菌)、出血、水肿、急性间质性肺炎、急性呼吸窘迫综合征、急性嗜酸性粒细胞肺炎、放射性肺炎等。
- 慢性
  - 特发性间质性肺炎:非特异性间质性肺炎、脱屑性间质性肺炎、呼吸性细支气管炎间质性肺疾病
  - 过敏性肺炎、血管炎、脂质性肺炎
- 肿瘤性
  - 腺癌:浸润前、微浸润、贴壁生长
  - 肺淋巴瘤
- 浸润前病变
  - 不典型腺瘤样增生

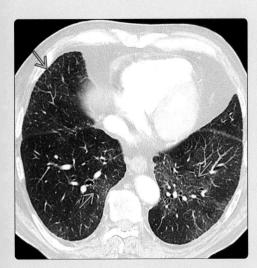
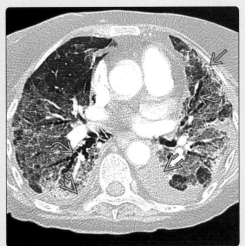

(左)48 岁咯血患者,横轴位增强 CT 图像显示中叶及双下叶斑片状磨玻璃密度影,与肺泡出血相一致。磨玻璃密度指肺密度增加,但不掩盖正常肺结构的显示。(右)43 岁女性,急性间质性肺炎患者,横轴位增强 CT 图像显示双侧磨玻璃密度,左上叶胸膜下网状影,胸腔少量积液,注意双侧牵拉性支气管扩张。

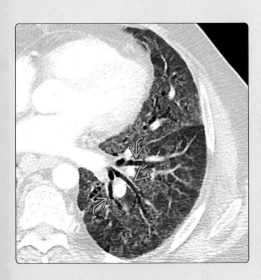
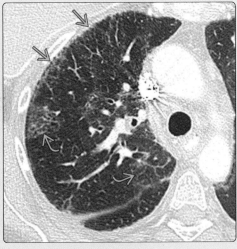

(左)54 岁男性,重度吸烟及脱屑性间质性肺炎患者,横轴位增强 CT 图像显示左肺磨玻璃密度影,注意伴随的支气管壁增厚及支气管扩张。(右)56 岁女性,右侧乳腺癌患者,横轴位增强 CT 图像显示右上叶斑片状磨玻璃密度及胸膜下网状影,分别与放射性肺炎及早期放射性纤维化相一致。

要 点

○ 淋巴瘤

术语

* **碎石路征**
  ○ 薄层 CT 上征象
  ○ 磨玻璃密度背景上增厚的小叶间隔及小叶内线
  ○ 类似于不规则形态的铺路石

主要鉴别诊断

* 急性病因
  ○ 肺水肿
  ○ 药物毒性
  ○ 急性间质性肺炎
  ○ 弥漫性肺泡出血
* 慢性病因
  ○ 肺泡蛋白沉着症
  ○ 外源性脂质性肺炎
  ○ 肺腺癌(浸润性黏液性)

病理

* 肺泡充填,间质性病变,或两者同时
  ○ 线网状:增厚的小叶间隔
    – 间质肿瘤、间质水肿
    – 外周肺泡内的物质
  ○ 磨玻璃密度影:部分肺泡充填

临床

* 肺泡蛋白沉着症:最常有关联;症状轻于影像表现
* 肺水肿:治疗后快速吸收
* 肺孢子菌肺炎:咳嗽、呼吸困难、低氧、发热
* 急性间质性肺炎:重症呼吸衰竭、机械通气
* 弥漫性肺泡出血:咯血(80%)、贫血
* 外源性过敏性肺炎:吸入或误吸脂肪油性物质、口服缓泻剂、油质鼻滴剂、液体石蜡等

(左)肺水肿患者,横轴位平扫 CT 图像显示双肺弥漫性磨玻璃密度影,其内有增厚的小叶间隔➡,注意与相邻的肺➡界限清晰、锐利,双侧少量胸水。(右)肺泡蛋白沉着症患者,冠状位平扫 CT 重建图像显示双侧地图样分布碎石路征,表现为磨玻璃密度及其叠加的小叶间隔增厚➡,注意与相邻的正常肺组织的边界➡清晰、锐利。

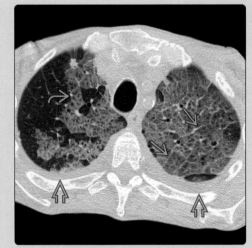
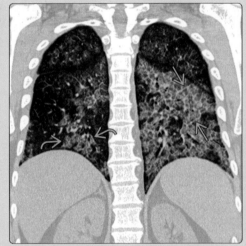

(左)55 岁男性,非小细胞肺癌晚期患者,与吉非替尼相关的药物毒性肺阴影,横轴位增强 CT 图像显示左肺弥漫性碎石路征➡,注意右肺斑片状磨玻璃密度影➡。(右)67 岁男性,外源性脂质性肺炎及轻度呼吸困难患者,横轴位平扫 CT 图像显示双下叶后部斑片状密度增高及小叶间隔增厚(碎石路征)➡。

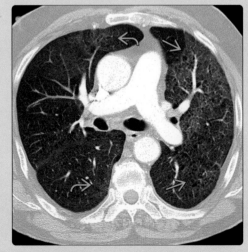
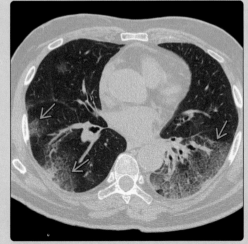

要 点

术语

- 马赛克密度(CT):不同密度区的拼图
  - 原因:肺间质性疾病(ILD)、小气道疾病(如缩窄性细支气管炎)、闭塞性血管疾病(如慢性血栓栓塞性疾病)
- 空气潴留(呼气 CT):在呼气图像上,与正常肺密度增加相比,该区域密度增加减小,无肺容积减小

影像

- CT
  - 马赛克密度:段、亚段、小叶或片状不同密度拼接区
  - 不同密度拼接区血管管径有差异 = 小气道疾病或闭塞性血管疾病
    - 无差异,在 ILD 病例中
  - 空气潴留(呼气)
    - 正常肺及 ILD 病例密度均匀增加

- 小气道疾病及闭塞性血管疾病累及区域保持持续性低密度
  - 在小气道疾病常见:支气管壁增厚、支气管扩张及黏液栓塞
  - 在慢性闭塞性血管疾病常见:肺动脉干扩张、右心室负荷增加

主要鉴别诊断

- 小气道疾病
  - 在吸气相马赛克密度表现轻微,但在呼气相可见明显空气潴留
  - 马赛克密度和/或空气潴留表现为主,见于任何细支气管炎,尤其是缩窄性细支气管炎
- 慢性闭塞性血管疾病
  - 在吸气相马赛克密度常明显,在呼气相可见空气潴留
  - 任何原因导致的肺动脉高压,尤其是原发性肺动脉高压、慢性血栓性疾病

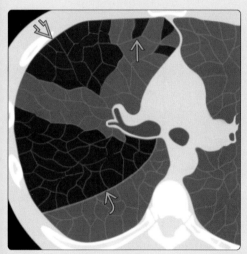
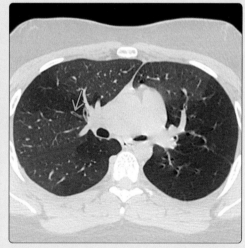

(左)插图示空气潴留的几种表现:小叶▱、亚段▱及段▱。(右)35岁男性,Swyer-James-Macleod综合征患者,横轴位平扫CT图像显示双侧段及亚段马赛克密度,注意在不同肺密度区域内血管管径的差异,同时注意支气管管壁增厚▱,提示为气道疾病,而非慢性血管闭塞性疾病。

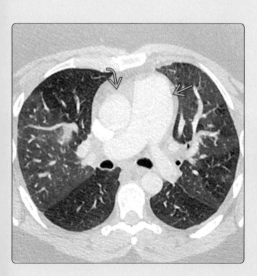
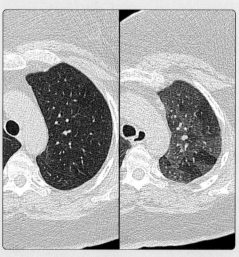

(左)38岁女性,慢性肺血栓栓塞疾病患者,横轴位增强CT图像显示弥漫性马赛克密度,注意与升主动脉管径▱相比,肺动脉干扩张▱,提示肺动脉高压。(右)47岁女性,类风湿关节炎相关的缩窄性细支气管炎患者,吸气(左)及呼气(右)横轴位 HRCT 组合图像显示吸气相正常密度,但呼气位明显的空气潴留。

要点

术语

- CT图像上,低密度、正常及高密度的肺小叶区同时并存
  - 3个或更多不同CT密度,分界边缘锐利
  - 不同CT密度移行区代表次级肺小叶边缘
  - 使人联想到水晶肉冻切面五颜六色的表现
    - 提示渗出性及阻塞性过程混合并存
- 起初认为高度特异性,即便不是1型(亚急性)过敏性肺炎特定性征象

影像

- CT
  - 以下影像表现的综合
    - 正常肺
    - 实变
    - 磨玻璃密度影
  - 低密度肺小叶

- 小气道阻塞性疾病
- 空气潴留
  - 呼气CT可证实
  - 构成马赛克密度
- 局部缺氧引起的血管收缩

主要鉴别诊断

- 过敏性肺炎(1型,亚急性)
- 结节病
- 不典型感染伴细支气管炎(支原体肺炎、肺孢子菌肺炎)
- 呼吸性细支气管炎
- 呼吸性细支气管炎间质性肺疾病
- 脱屑性间质性肺炎

诊断备忘

- 患者有无法解释的呼吸困难及CT上有肉冻征,考虑过敏性肺炎

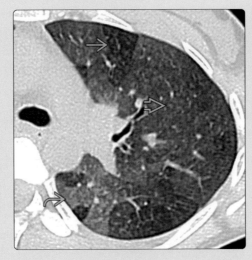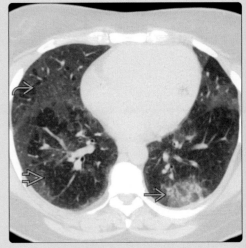

(左)过敏性肺炎患者,横轴位平扫CT图像显示正常密度区➡及密度增高区➡,形成肉冻征,注意小叶中央磨玻璃结节➡背景。(右)过敏性肺炎患者,横轴位呼气平扫CT图像显示交替出现的肺密度增高区➡、减低区➡及实变区➡,至少显示3种不同的CT密度。

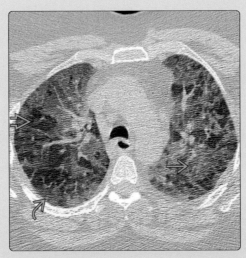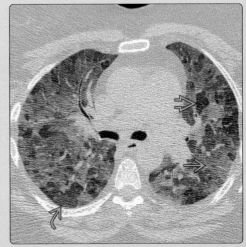

(左)过敏性肺炎患者,横轴位呼气HRCT图像显示肺密度不均匀,包括密度增高区➡、减低区➡及正常区➡。(右)同一患者横轴位呼气HRCT图像显示3种不同的CT密度,包括正常肺密度➡、空气潴留(密度减低)➡及磨玻璃密度影➡,不同肺密度移行区代表次级肺小叶边缘。

术语

- 印戒征:扩张的支气管和相邻的肺动脉(横切面)构成的特征性 CT 形态学
  - 扩张的支气管代表"环形"
  - 邻近的肺动脉代表"宝石"
- 支气管扩张,支气管与肺动脉比率>1
  - 支气管与肺动脉比率=1.5 可见于正常老龄无症状个体及高海拔人群
- 支气管扩张通常不可逆

影像

- 平片
  - 支气管扩张表现可轻微或不显示
  - 轨道征:平行增厚的支气管壁
  - 气-液平提示叠加感染
- CT
  - 扩张的支气管(横切面)>相邻的肺动脉
  - 无支气管逐渐变细
  - 马赛克密度及呼气相空气潴留

主要鉴别诊断

- 先天性(原发性纤毛不动症、囊性纤维化、Williams-Campbell 综合征)
- 免疫缺陷(常见,各种各样的免疫缺陷)
- 感染(既往肺炎、非结核性分枝杆菌的后遗症表现)
- 炎症(变应性支气管肺曲霉菌病)
- 近端气道阻塞(肺癌)
- 间质性肺疾病(牵拉性支气管扩张)

病理

- 支气管壁明显的炎症
- 支气管管腔内黏液脓性分泌物:中性粒细胞、巨噬细胞
- 支气管壁破坏,肌纤维组织缺失,支气管壁软骨破坏/缺失
- 黏膜下腺体减少
- 支气管上皮鳞状化生
- 薄的支气管壁显示增厚,由于支气管周围纤维化累及相邻的肺实质

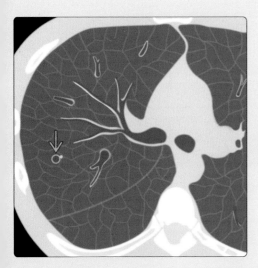
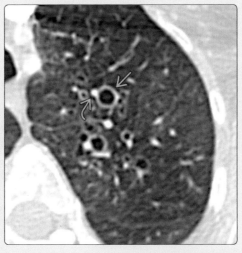

(左)插图示印戒征,定义为横切面图像上支气管直径大于相邻的肺动脉(支气管与肺动脉比率>1)。(右)60 岁 COPD 及反复感染患者,横轴位增强 CT 图像显示左上叶支气管扩张。扩张的支气管及相邻的肺动脉构成所谓的印戒征,扩张的支气管代表"环形",相邻的血管代表"宝石"。支气管扩张提示支气管壁破坏,通常不可逆。

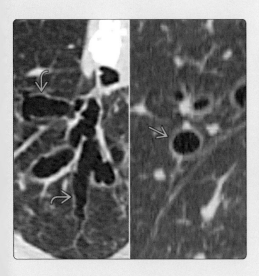
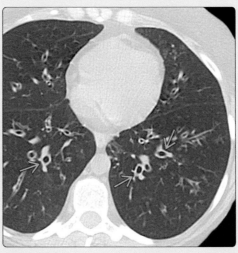

(左)感染后支气管扩张患者,横轴位(左)和矢状位(右)组合增强 CT 图像显示曲张样支气管扩张,横切面显示为印戒征表现。(右)34 岁男性,溃疡性结肠炎及支气管扩张患者,横轴位平扫 CT 图像显示弥漫性柱状支气管扩张,表现为支气管壁增厚及切面上印戒征,支气管扩张为溃疡性结肠炎最常见的肺部表现。

要　点

术语

- 定义:结节、肿块或实变周围肺磨玻璃密度影

影像

- CT
  - 软组织结节或肿块伴有周围数量不等的磨玻璃密度影
  - 磨玻璃密度影最好在薄层CT上评价
- MR
  - T_1WI:周围高信号强度(出血)
- 与反晕征的区别
  - 反晕征:磨玻璃密度结节或肿块周围的新月形或环形实变
  - 鉴别诊断:隐源性机化性肺炎、感染、肉芽肿性多血管炎、肺梗死、结节病、射频消融

主要鉴别诊断

- 感染:血管侵袭性真菌病(通常为曲霉菌,也见于念珠菌、毛霉菌),分枝杆菌,立克次体,病毒(如水痘带状疱疹、单纯性疱疹病毒、巨细胞病毒)及脓毒性栓塞
- 炎症:肉芽肿性多血管炎、嗜酸性粒细胞肺炎、隐源性机化性肺炎、子宫内膜异位症等
- 肿瘤:卡波西肉瘤、贴壁生长的肺腺癌、血管转移(如血管肉瘤、绒毛膜癌、骨肉瘤)
- 医源性:经支气管穿刺活检后、导管介入引起的肺假性动脉瘤

病理

- 磨玻璃密度影通常代表出血,但也可由于炎症或肿瘤
  - 出血可能由于出血性梗死、血管炎、脆弱的新生血管组织、坏死

(左)肉芽肿性多血管炎患者,横轴位平扫CT图像显示结节伴有周围磨玻璃影➜,其与病灶周围出血相一致。(右)急性髓性白血病患者,横轴位平扫CT图像显示肿块样实变伴有周围磨玻璃影➜,代表血管侵袭性曲霉菌病周围的出血。发热、中性粒细胞减少的患者CT显示晕轮征,通常提示血管侵袭性真菌病的可能性。

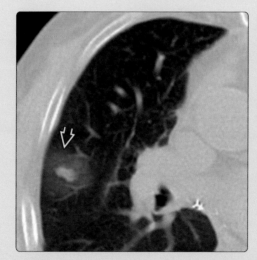
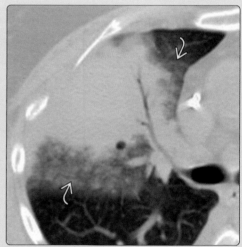

(左)绒毛膜癌转移瘤患者,横轴位平扫CT图像显示磨玻璃影➜,代表多发肺转移结节周围的出血。(右)细菌性心内膜炎及脓毒栓塞患者,冠状位平扫CT图像显示磨玻璃影➜,围绕软组织结节▱周围。尽管CT晕征常代表出血(如梗死、血管炎、脆弱的新生血管组织、坏死),但也可能与炎症或肿瘤浸润有关。

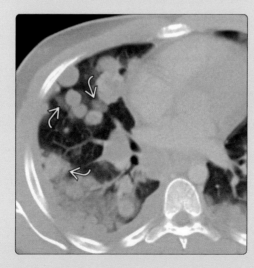
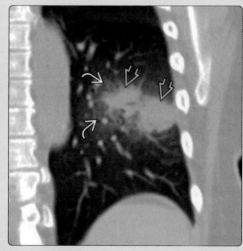

术语

- CT 上,中央磨玻璃影周围环绕以同心圆或新月形实变影
- 同义词:环礁征(环礁:珊瑚岛,中央为火山喷发口处)

影像

- 平片
  - 结节、肿块或实变
- CT
  - 结节或肿块样,圆形、卵圆形或轻微分叶状
  - 中央磨玻璃影,周围为环形或新月形实变影

主要鉴别诊断

- 机化性肺炎
- 真菌感染:血管侵袭性曲霉菌、接合菌病(即毛霉菌和根霉菌)
- 其他感染:细菌性肺炎
- 射频消融、淋巴瘤样肉芽肿病、肉芽肿性多血管炎、肿瘤、梗死
- 与 CT 晕征的区别
  - 实变周围为磨玻璃影
  - 病因:血管侵袭性真菌病、肉芽肿性多血管炎、出血性转移瘤

病理

- 机化性肺炎
  - 环形或新月形周围实变影代表机化性肺炎
  - 中央磨玻璃影代表肺泡间隔炎症及肺泡内的细胞碎片

诊断备忘

- 反晕征表现提示机化性肺炎诊断

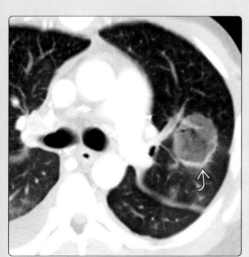
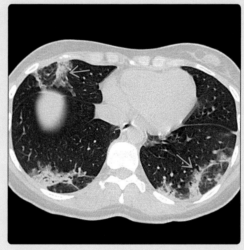

(左)双侧肺移植并发毛霉菌病患者,横轴位增强 CT 图像显示左上叶磨玻璃密度肿块,周围为新月形实变➚,代表反晕征或环礁征。(右)25 岁女性,系统性红斑狼疮及机化性肺炎患者,横轴位平扫 CT 图像显示胸膜下实变影,表现为反晕征➡。当周围实变为新月形而非同心圆形时,常提示为环礁征。

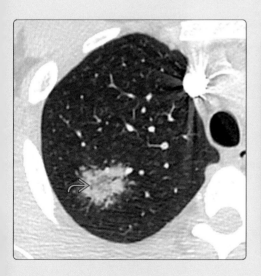
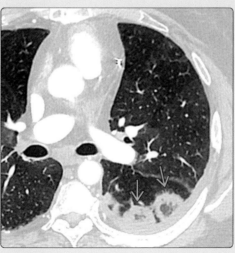

(左)43 岁男性,结节病患者,横轴位增强 CT 图像显示右上叶结节样实变,基于中央磨玻璃密度影➡,表现为反晕征。(右)51 岁男性,急性肺动脉血栓栓塞患者,横轴位增强 CT 图像显示 2 个胸膜下结节样阴影➡,表现为反晕征。反晕征应该与 CT 晕轮征相鉴别,后者特征为中央实变影,周围环以磨玻璃影。

要 点

术语

- 指套征
  - 也指戴着手套的手指征
  - 扩张的支气管内黏液填塞或黏稠
  - 影像表现类似于戴着手套的手指
  - 该表现应用于胸片或横切面影像

影像

- 平片
  - 分支状/管状软组织密度影
    - 向同侧肺门汇聚
  - 特征可为结节或肿块
    - 可为圆形、卵圆形或多小叶状
- CT
  - 支气管内软组织密度或液性黏液分泌物
    - 高密度黏液常见于变应性支气管肺曲霉菌病

- 可与支气管腔内肿瘤无法区别

主要鉴别诊断

- 变应性支气管肺曲霉菌病
  - **指套征最常见的原因**
  - 哮喘或囊性纤维化病史
  - 血嗜酸性粒细胞增高,血清 IgE 总量增高,曲霉菌沉淀素抗体阳性
  - 黏液可为高密度,由于沉积的钙盐
- 支气管闭锁
  - 无症状(多数)
  - CT 上,周围过度充气及血管稀疏
  - 反复感染(约 20%),增大的结节/肿块
- 恶性肿瘤
  - 中央型鳞状细胞肺癌的少见表现,当指套征出现时,必须先排除肺癌
  - 支气管内转移瘤:乳腺、肾、结肠、直肠、子宫、皮肤
- 少见:异物、脂肪瘤、错构瘤、类癌等

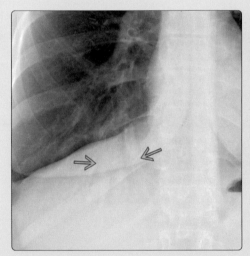
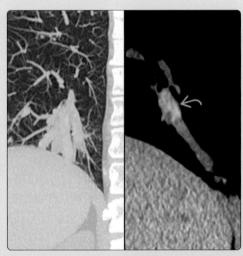

(左) 42 岁女性,变应性支气管肺曲霉菌病患者,后前位胸片显示右下叶分支状阴影➡️,呈现指套征。(右) 同一患者冠状位平扫 CT MIP(左)及矢状位 MPR(右)组合图像显示右下叶指套征,高密度黏液➡️为变态反应性支气管肺曲霉菌病的特征性表现。指套征可用于描写胸片及 CT 两者的异常表现。

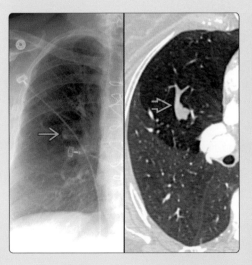
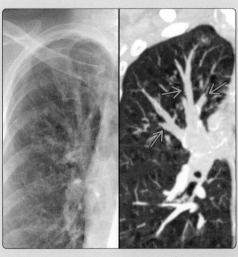

(左)后前位胸片(左)及横轴位增强 CT(右)组合图像显示边缘模糊结节➡️,在 CT 上表现为分支状阴影(即黏液囊肿)➡️,注意黏液囊肿周围血管稀疏、空气潴留,为支气管闭锁的特征性表现。(右)鳞状细胞肺癌患者,后前位胸片(左)及冠状位增强 CT(右)组合图像显示右上叶管状分支状阴影➡️,提示指套征。

蜂 窝

要 点

术语

- 同义词:肺纤维化
- 该词可用于病理和 CT

影像

- 平片
  - 非常接近环形阴影
  - 囊腔大小:3～10mm
  - 壁厚度:1～3mm
- CT
  - 囊腔聚积呈簇状,囊壁共享
  - 平均大小:3～10mm,但大者可达 25mm
  - 囊腔位于胸膜下,呈多层/叠层

主要鉴别诊断

- 间质性肺炎
  - 寻常性间质性肺炎及非特异性间质性肺炎
  - 分布:下叶及胸膜下
- 结节病及慢性过敏性肺炎
  - 分布:支气管血管束周围
- 成人呼吸窘迫综合征(晚期)
  - 分布:前部及胸膜下

病理

- 损伤、重塑的肺纤维化,特征为囊性气腔,及正常肺结构缺失
  - 囊腔
    - 大小为几毫米到数厘米
    - 壁厚度不等
    - 被覆化生的细支气管上皮

诊断备忘

- CT 上早期胸膜下蜂窝难以与间隔旁肺气肿鉴别
  - 蜂窝:叠层的胸膜下气囊
  - 间隔旁肺气肿:单层胸膜下气囊

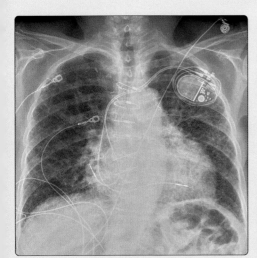
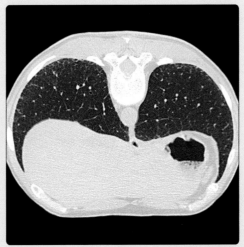

(左)寻常性间质性肺炎患者,后前位胸片显示肺容积减小,广泛的弥漫性粗网状影,以双下叶为著。(右)寻常性间质性肺炎患者,俯卧位横轴位 HRCT 图像显示层叠的囊腔,囊壁共享,典型的下叶胸膜下分布,如果不合并自身免疫性疾病,该征象提示确定的特发性肺间质纤维化,可避免不必要的肺活检。

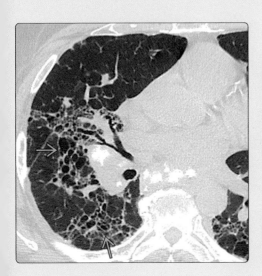
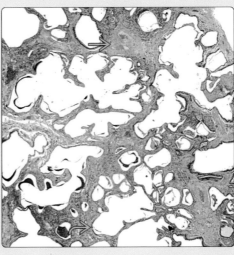

(左)结节病晚期患者,横轴位 HRCT 图像显示广泛的蜂窝➡,沿支气管血管束分布,这种分布常见于晚期结节病及慢性过敏性肺炎。(右)寻常性间质性肺炎标本低倍显微镜(HE 染色)图像显示致密纤维化➡及蜂窝囊腔➡,与 CT 上胸膜下层状囊腔相一致。

要 点

术语

- **囊腔**
  - 界限的球形含气间隙,薄的(通常<2mm)纤维或上皮壁
  - 该词不用于肺大疱、气囊、脓肿或空洞等
- **囊性肺疾病**
  - 弥漫性和/或多灶的肺囊腔

影像

- **平片**
  - 小的肺囊腔可不显示
  - 囊性肺疾病:弥漫性网状影;罕见薄壁球形肺透亮区
- **CT/HRCT**
  - 评价肺囊腔的大小、形态、数量及分布的最佳方法
    - 大小不等,囊壁厚度不等
  - 球形的空气充填的间隙

主要鉴别诊断

- **淋巴管平滑肌瘤病**:散发的或与结节性硬化相关;多发薄壁球形囊腔
- **肺朗格汉斯细胞组织细胞增生症**:吸烟相关;肺上叶分布为著、囊腔不规则、有壁的结节
- **淋巴细胞间质性肺炎**:干燥综合征;多发囊腔、磨玻璃影、小叶中央结节
- **Birt-Hogg-Dubé 综合征**:常染色体显性遗传病;胸膜下多分隔囊腔、面部丘疹(纤维滤泡瘤)及肾脏恶性肿瘤
- **耶氏肺孢子菌肺炎(PJP)**:获得性免疫缺陷综合征;磨玻璃影和上肺区囊腔
- **轻链沉积病**:淋巴细胞增生性或自身免疫性疾病伴有系统性免疫球蛋白轻链沉着;弥漫性肺囊腔及肺结节
- **囊性转移瘤**:继发性上皮、间充质或造血系统恶性肿瘤
- **蜂窝囊腔**:肺纤维化、胸膜下多层叠状囊腔

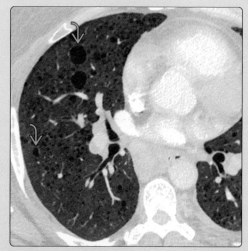
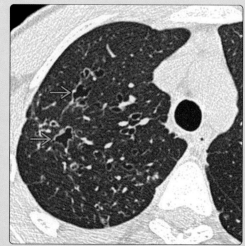

(左)淋巴管平滑肌瘤病患者,增强 CT 横轴位图像显示多发肺囊腔☑,大小不等,其间有正常肺组织,囊呈双肺弥漫分布,囊壁薄但可见,不伴有肺结节。(右)肺朗格汉斯细胞组织细胞增生症吸烟患者,俯卧位横轴位平扫 CT 图像显示上叶为著的小结节及肺囊腔☑,部分呈结节状厚壁,形态怪异。

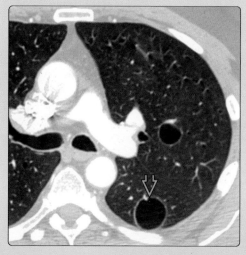
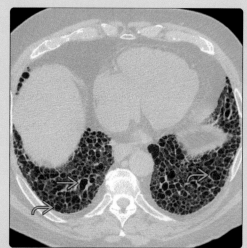

(左)淋巴细胞间质性肺炎患者,横轴位增强 CT 图像显示左肺散在的薄壁囊腔☑。淋巴细胞间质性肺炎的特征为发生于自身免疫性疾病,尤其是干燥综合征。(右)特发性肺纤维化患者,横轴位 HRCT 图像显示双肺基底部簇状多发蜂窝囊腔☑,且多层、共壁,注意伴发的牵拉性支气管扩张☑,符合肺纤维化。

术语

- CT 上肺结节自肺门发出显示火焰状轮廓
- 卡波西肉瘤典型 CT 表现
  - AIDS-卡波西肉瘤(AIDS-KS):流行性 KS
  - 医源性卡波西肉瘤

影像

- 肺结节
  - 边缘模糊
  - 直径>1cm
  - 支气管血管束分布
  - CT 可表现为晕征,肺结节周围磨玻璃密度影
- 肺结节与其他表现共存
  - 支气管血管束和小叶间隔增厚
  - 胸水
  - 淋巴结肿大

主要鉴别诊断

- 卡波西肉瘤
- 结节病
- 淋巴瘤
- 癌性淋巴管炎
- 杆菌性血管病
- 感染性细支气管炎

临床

- 症状及体征
  - 呼吸困难
  - 咳嗽
- 实验室检查异常
  - CD4 淋巴细胞计数(<150~200 个/mm³)

诊断备忘

- CT 上肺火焰状结节、免疫抑制并 CD4 淋巴细胞计数下降(<150~200 个/mm³)时考虑卡波西肉瘤

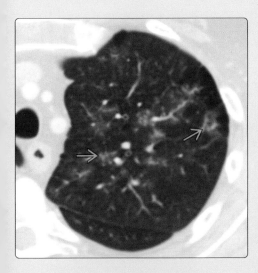
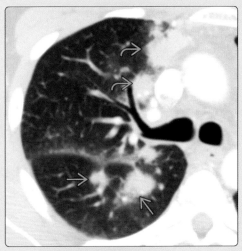

(左)AIDS-卡波西肉瘤患者,横轴位平扫 CT 图像显示左肺多发边缘模糊、支气管血管束分布磨玻璃密度结节影➡,部分呈火焰状。(右)医源性卡波西肉瘤患者,横轴位增强 CT 图像显示右下叶致密的火焰状结节影➡,沿支气管血管束分布,同时可见右上叶内侧结节影➡。

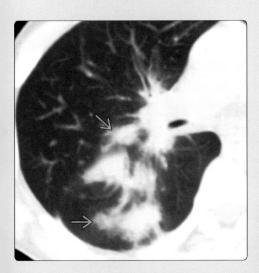
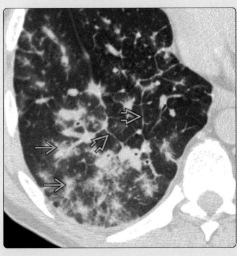

(左)AIDS-卡波西肉瘤患者,横轴位平扫 CT 图像显示右下叶及上叶沿支气管血管束分布致密的大结节影➡,轮廓呈火焰状。(右)AIDS-卡波西肉瘤患者,横轴位平扫 CT 图像显示右肺大量的沿支气管血管束分布的边缘模糊结节➡,多数呈火焰状,显示磨玻璃密度晕征。也可见小叶间隔增厚➡,但在卡波西肉瘤少见。

要　点

术语

- 以累及支气管血管束周围间质为特征的疾病
- 支气管血管束周围分布常合并淋巴管周围分布，因为是支气管血管束淋巴管结构的延续

影像

- CT
  - 大体包括
    - 支气管壁增厚，结节状
    - 支气管血管束周围实变
    - 支气管周围透亮影
  - 流体静力性肺水肿
    - 支气管血管束周围增厚/实变和间隔增厚
  - 机化性肺炎
    - 1/3 显示支气管血管束周围实变、结节或肿块（以支气管为中心）
  - 卡波西肉瘤
    - 支气管血管束周围增厚，火焰状结节（即边缘模糊、不规则）
  - 间质性肺气肿
    - 支气管周围或血管周围透亮区
  - 间质性肺动脉出血
    - 平扫 CT 上，沿中央肺动脉高密度影，常与急性主动脉综合征并存

病理

- 支气管血管束周围被水肿、血液、肿瘤、肉芽组织或气体浸润
- 隐源性机化性肺炎：管腔内（息肉样）肉芽组织（如 Masson 小体）
- 卡波西肉瘤：梭形肿瘤细胞与支气管血管束周围间质交织
- 支气管血管束周围分布特征的认识有赖于对次级肺小叶解剖知识的掌握

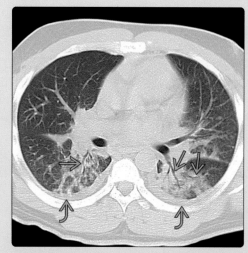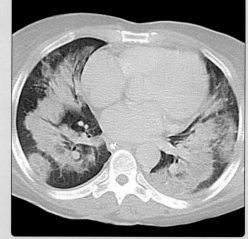

（左）心源性肺水肿患者，横轴位平扫 CT 图像显示支气管血管束周围磨玻璃影及实变，以及少量胸水➡️，病变沿支气管血管束分布➡️。（右）心源性肺水肿患者，横轴位平扫 CT 图像显示双侧支气管血管束周围实变，不累及胸膜下，该过程常位于支气管血管束周围，最终累及外周间质。

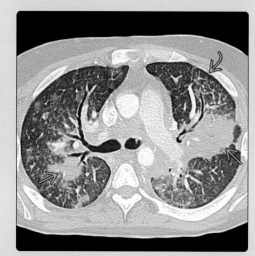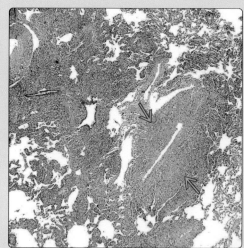

（左）AIDS-卡波西肉瘤患者，横轴位增强 CT 图像显示支气管血管束周围肿块样实变➡️为主，少量外周间质异常➡️。（右）AIDS-卡波西肉瘤患者标本低倍显微镜（HE 染色）图像显示不典型梭形细胞增生，特征性沿血管周围分布。卡波西肉瘤自纵隔沿支气管血管束向外蔓延，最终累及外周间质。

术语

定义

- 以累及支气管血管束周围间质为特征的疾病
- 支气管血管束周围分布常合并淋巴管周围分布，因为是支气管血管束淋巴管结构的延续（如结节病、癌性淋巴管炎、矽肺、支气管相关淋巴组织淋巴瘤或 BAL Toma）
- 以支气管血管束周围受累为著
  - 流体静力性肺水肿
  - 机化性肺炎
  - 卡波西肉瘤
  - 间质性肺气肿
  - 间质性肺出血

影像

总体特征

- 最佳诊断线索
  - 支气管壁增厚和/或结节状

平片表现

- 中央部肺阴影
- 支气管周围袖口征

CT 表现

- 总体
  - 支气管壁增厚、结节状
  - 血管周围增厚（在注射对比剂后显示更好）
  - 血管周围结节状
  - 支气管血管束周围实变
  - 支气管周围/血管周围透亮影
  - 常合并淋巴管周围分布表现：小叶间隔或斜裂增厚和/或结节状
- 流体静力性肺水肿
  - 支气管血管束增厚/实变、小叶间隔增厚
  - 常见辅助表现：胸水、心脏增大、肺门/纵隔淋巴结肿大
- 机化性肺炎
  - 1/3 显示支气管血管束周围实变、结节或肿块（以支气管为中心）
  - 常见于多肌炎/皮肌炎
- 卡波西肉瘤
  - 支气管血管束周围增厚、**火焰状结节**（即边缘模糊、不规则）
  - 常见辅助表现：小叶间隔增厚、胸水、肺门/纵隔/腋窝淋巴结肿大
- 间质性肺气肿
  - 支气管周围或血管周围透亮区
- 间质性肺动脉出血
  - 平扫 CT 上，沿中央肺动脉高密度影，常与急性主动脉综合征并存

成像推荐

- 最佳成像工具
  - 薄层 CT 或 HRCT

鉴别诊断

支气管血管束周围合并淋巴管周围分布疾病

- 结节病
  - 叶间裂、小叶间隔及支气管血管束结节
- 癌性淋巴管炎
  - 叶间裂、小叶间隔结节
- 矽肺
  - 双侧、对称性，常见小叶中央、胸膜下钙化的微小结节
- 黏膜相关淋巴样组织淋巴瘤（MAL Toma）：可类似于癌性淋巴管炎

病理

总体特征

- 次级肺小叶解剖知识对薄层 CT 影像学表现特征的认识极为重要
- 次级肺小叶
  - 肺的最小单位，边缘为结缔组织，包含约 8 个腺泡
  - 直径：1～2.5cm
  - 形态：多面体
  - 薄层 CT 和肉眼上可显示
  - 小叶中央：小叶中央间质、肺动脉/小动脉、细支气管及淋巴管
  - 外周：胸膜下和/或小叶间隔间质、肺静脉/小静脉及淋巴管
- 支气管血管束周围被水肿、血液、肿瘤、肉芽组织或气体浸润
- 隐源性机化性肺炎：管腔内（息肉样）肉芽组织（如 Masson 小体）
- 卡波西肉瘤：梭形肿瘤细胞与支气管血管束周围间质交织

临床

自然史和预后

- 流体静力性肺水肿可发生于急性或慢性心衰
- 隐源性机化性肺炎为特发性，而机化性肺炎与结缔组织病、药物反应、间质性肺炎等相关
- 卡波西肉瘤罕见：常见于伴有 AIDS 的同性恋高危人群
- 间质性肺气肿
  - 常见于通气的新生儿，成人罕见
  - 可见于气压伤成人（即 Macklin 效应）
- 间质性肺动脉出血
  - 常见于升主动脉及肺动脉干外膜
  - 主动脉血液漏出可沿肺动脉干及其分支蔓延

部分参考文献

1. Eguchi T et al: Pneumomediastinum and retropneumoperitoneum due to the Macklin effect. Ann Thorac Surg. 94(1):298, 2012
2. Castañer E et al: Diseases affecting the peribronchovascular interstitium: CT findings and pathologic correlation. Curr Probl Diagn Radiol. 34(2):63-75, 2005

(左)AIDS-卡波西肉瘤患者,横轴位增强CT图像显示双侧多发支气管血管束周围结节,边缘模糊,毛刺,呈现火焰状形态学特征➡️为主,胸膜下肺实质未见受累。

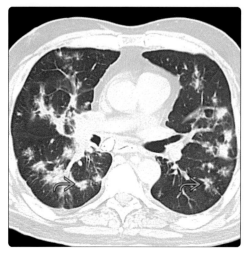
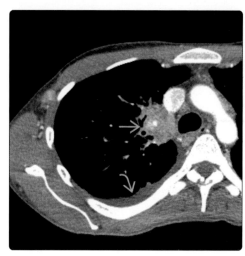

(右)AIDS-卡波西肉瘤患者,横轴位增强CT图像显示右上叶不均匀肿块➡️,包绕着右上叶肺动脉及支气管,提示支气管血管束周围分布,注意少量胸水➡️。

(左)隐源性机化性肺炎患者,横轴位HRCT图像显示左肺多发支气管血管束周围不规则结节➡️,机化性肺炎的一个常见的影像学征象为支气管血管束周围结节,正如该病例所表现。(右)急性吸入性损伤患者,前后位胸片图像显示非特异性的中央分布的双侧不均匀的边缘模糊阴影➡️,注意胸膜下肺实质未见受累。

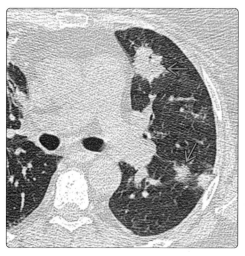
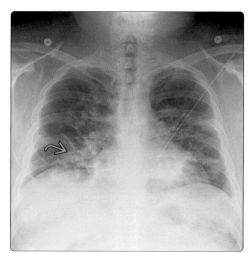

(左)同一患者横轴位平扫CT图像显示双侧多发支气管血管束周围实变➡️,外周胸膜下肺实质未见受累。(右)同一患者冠状位平扫CT图像显示双侧散在多发支气管血管束周围实变➡️,外周胸膜下肺实质未见受累。这种分布特征直接与吸入性损伤最初的、主要的受累肺部位有关。

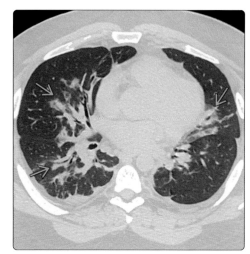
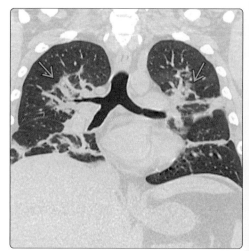

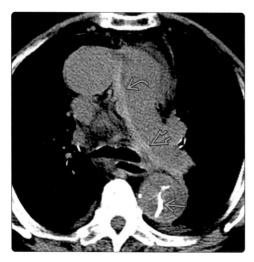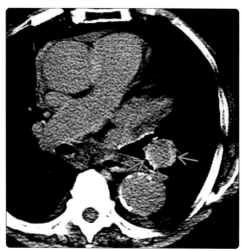

(左)主动脉夹层 A 型患者,横轴位平扫 CT 图像显示降主动脉钙化的中内膜缺失➰,注意间质性出血,特征为沿肺动脉干➡及右肺动脉➡的高密度增厚。(右)同一患者横轴位平扫 CT 图像显示沿左下叶肺动脉同心圆状出血➡,这一表现与升主动脉近端及肺动脉干覆有共同的鞘膜有关,使得沿支气管血管束蔓延。

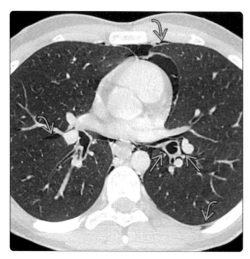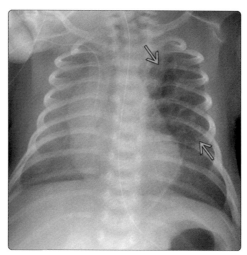

(左)难治性剧烈呕吐导致气压伤的患者,横轴位增强 CT 图像显示纵隔气肿,气体沿支气管血管束蔓延➡,继而扩散至外周间质➡。(右)新生儿间质性肺气肿患者,前后位胸片图像显示左肺位于中央的管状透亮影➡,这种异常表现应采用胸部 CT 进一步评价,以鉴别局灶囊性肺病变和间质性肺气肿。

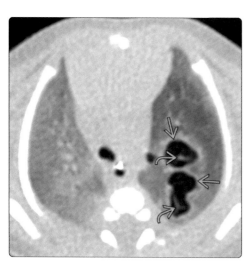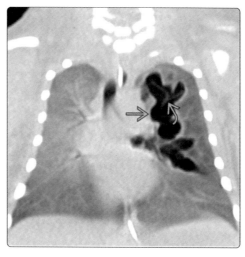

(左)同一患者横轴位增强 CT 图像显示左肺内气体➡包绕着肺段动脉➡。(右)同一患者冠状位增强 CT 图像显示左肺内气体➡包绕着肺段动脉➡。间质性肺气肿常缘于气压伤,常使得气体沿支气管血管束蔓延,扩散至次级肺小叶水平,也可见相关的气胸、心包气肿等。

术语

- 次级肺小叶中央多发微结节为特征的疾病
- 细支气管炎(最常见)
  - 感染性细支气管炎
  - 误吸性细支气管炎
  - 呼吸性细支气管炎
  - 过敏性肺炎
  - 滤泡性细支气管炎
- 血管
  - 赋形剂肺疾病(滑石粉及纤维素性肉芽肿病)
  - 肿瘤栓子
- 其他:胆固醇肉芽肿、肺毛细血管海绵状血管瘤病

影像

- 小叶中央微结节
  - 实性微结节
  - 磨玻璃密度微结节

- 多平面重建可最佳显示结节与叶间裂的关系特征
  - 叶间裂无结节提示小叶中央疾病
- **细支气管炎的辅助表现**:马赛克密度、空气潴留、支气管壁增厚、支气管扩张
- **血管结节的辅助表现**:肺动脉高压引起的肺动脉干扩张,右心室劳损

主要鉴别诊断

- 结节病
- 粟粒性微结节

病理

- 细支气管炎:管腔或黏膜下浸润,细支气管狭窄
- 赋形剂肺疾病:小叶中央小动脉管腔内的双折射晶体
- 胆固醇肉芽肿:间质及肺泡内星芒状纤维病灶,伴有细针样胆固醇裂隙、多核巨细胞及淋巴细胞

(左)插图显示微结节⬇小叶中央分布,微结节位于次级肺小叶中央,可累及支气管➡或邻近的肺动脉➡,因此,在次级肺小叶外周部、沿叶间裂或小叶间隔无微结节。
(右)肿瘤栓塞患者活检标本低倍显微镜(HE染色)图像显示肿瘤➡使小叶中央肺动脉扩大。

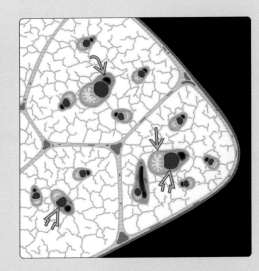
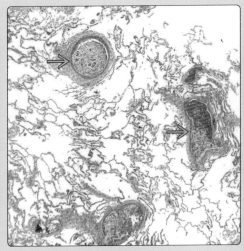

(左)吸入性小扁豆肺炎患者,横轴位HRCT图像显示弥漫性肺微结节,小叶中央分布特征,不累及胸膜下肺组织,注意沿胸膜或叶间裂➡无结节。
(右)同一患者标本低倍显微镜(HE染色)图像显示细支气管为中心非干酪性肉芽肿➡,包绕中央的小扁豆淀粉样颗粒,注意该病变常沿支气管血管束分布。

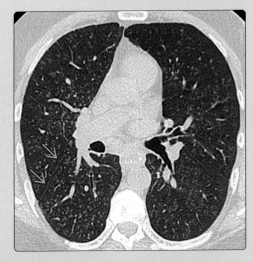
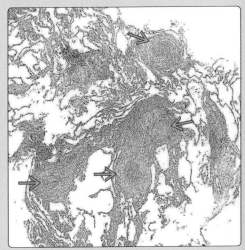

小 叶 中 央

术语

同义词
- 小气道疾病=细支气管炎
- 赋形剂肺疾病
  - 纤维素性肉芽肿病
  - 血管中心系统性肉芽肿病
  - 肺血管栓塞性肉芽肿病
  - 肺肉芽肿性血管炎
  - 滑石粉肺栓塞

定义
- 次级肺小叶中央多发微结节为特征的疾病
  - 细支气管炎(最常见)
    - 感染性细支气管炎
    - 误吸性细支气管炎
    - 呼吸性细支气管炎(吸烟相关)
    - 过敏性肺炎
    - 滤泡性细支气管炎(自身免疫性疾病及慢性免疫抑制)
    - 泛细支气管炎
  - 血管性
    - 赋形剂肺疾病(滑石粉及纤维素性肉芽肿病)
    - 肿瘤栓子
  - 其他
    - 胆固醇肉芽肿(与肺动脉高压有关)
    - 肺毛细血管海绵状血管瘤病
- 微结节:边缘清晰圆形阴影,直径<3mm

影像

总体特征
- 最佳诊断线索
  - 微结节不累及胸膜和叶间裂

平片表现
- 正常(常见)
- 微结节或网状影

CT 表现
- 小叶中央微结节
  - **实性微结节**
    - 细支气管炎
      - 感染性细支气管炎
      - 误吸性细支气管炎
      - 滤泡性细支气管炎
      - 泛细支气管炎
    - 血管性
      - 赋形剂肺疾病(滑石粉及纤维素性肉芽肿病)
      - 肿瘤栓子
  - **磨玻璃密度微结节**
    - 细支气管炎
      - 呼吸性细支气管炎
      - 过敏性肺炎
      - 滤泡性细支气管炎

- 其他
  - 胆固醇肉芽肿
  - 肺毛细血管海绵状血管瘤病
- **细支气管炎的辅助表现**:马赛克密度、空气潴留、支气管壁增厚、支气管扩张、黏液填塞
- **血管结节的辅助表现**:肺动脉高压引起的肺动脉干扩张,右心室劳损

成像推荐
- 最佳成像工具
  - 薄层 CT 或 HRCT
- 检查方案建议
  - 多平面重建可最佳显示结节与叶间裂的关系特征:叶间裂无结节提示小叶中央疾病

鉴别诊断

结节病
- 淋巴管周围分布微结节(累及小叶中央、胸膜下、小叶间隔间质)

粟粒性微结节
- 粟粒性微结节常见于感染(如结核及组织胞浆菌病)和转移瘤(如甲状腺癌、肾癌、乳腺癌等)
- 粟粒性微结节常弥漫均匀分布于所有肺间质

病理

总体特征
- 次级肺小叶解剖知识对薄层 CT/HRCT 影像学表现特征的认识极为重要
- 次级肺小叶
  - 肺的最小单位,边缘为结缔组织,包含约 8 个腺泡
  - 直径:1~2.5cm
  - 形态:多面体
  - 薄层 CT 和大体标本可见
  - 小叶中央:小叶中央间质、肺动脉/小动脉、细支气管、淋巴管
  - 外周:胸膜下和/或小叶间隔间质、肺静脉/小静脉、淋巴管
- 小叶中央微结节
  - 细支气管炎:管腔或黏膜下浸润,细支气管狭窄
  - 赋形剂肺疾病:小叶中央小动脉管腔内的双折射晶体
  - 胆固醇肉芽肿:间质及肺泡内星芒状纤维病灶,伴有细针样胆固醇裂隙、多核巨细胞及淋巴细胞
  - 肺毛细血管海绵状血管瘤:肺泡壁内的毛细血管增生,可产生边缘清晰的结节,常位于小叶中央,介于正常肺组织之间

部分参考文献

1. Griffin CB et al: High-resolution CT: normal anatomy, techniques, and pitfalls. Radiol Clin North Am. 39(6):1073-90, v, 2001
2. Colby TV et al: Anatomic distribution and histopathologic patterns in diffuse lung disease: correlation with HRCT. J Thorac Imaging. 11(1):1-26, 1996

（左）喉恶性肿瘤切除术后误吸性细支气管炎患者，横轴位平扫 CT 图像显示下叶坠积部小叶中央结节，可见局部融合。注意：总体来说，结节不累及胸膜下区➡及叶间裂➡。（右）呼吸道合胞病毒细支气管炎患者，冠状位 HRCT 图像显示弥漫性树芽征结节➡及上叶磨玻璃密度阴影➡。呼吸道合胞病毒为急性感染性细支气管炎最常见的原因之一。

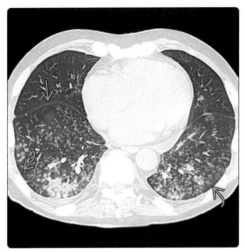
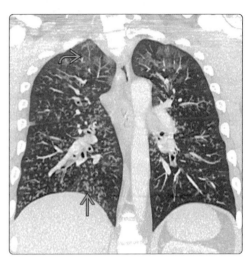

（左）呼吸性细支气管炎患者，横轴位增强 CT（左）及 MIP 重建（右）组合图像显示小叶中央磨玻璃密度结节，在 MIP 重建图像更为明显，结节不累及胸膜下肺组织，提示位于小叶中央。（右）过敏性肺炎（1 型）患者，俯卧位横轴位 HRCT 图像显示小叶中央磨玻璃密度结节，虽然广泛受累，但几乎不累及胸膜下肺组织➡。

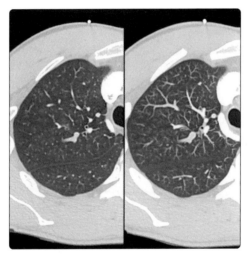
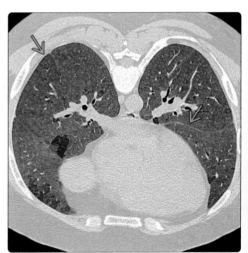

（左）类风湿关节炎及滤泡性细支气管炎患者，横轴位平扫 CT 图像显示散在小叶中央微结节，注意胸膜下肺实质未受累➡。（右）滤泡性细支气管炎患者活检标本低倍显微镜（HE 染色）图像显示围绕细支气管➡的生发中心➡，注意胸膜➡及邻近肺实质未受累，高度提示小叶中央的病变特点。

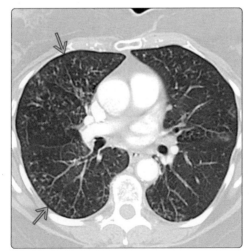
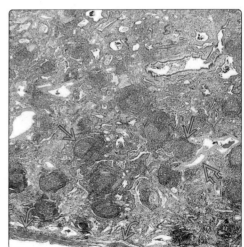

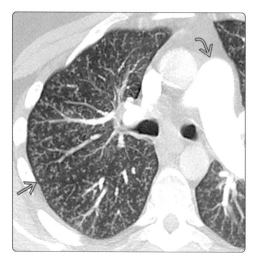
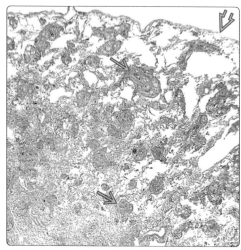

(左)滑石粉肉芽肿病患者,横轴位增强 CT 图像显示双侧弥漫性小叶中央微结节,呈树芽征表现,注意这些结节纯粹小叶中央分布,不累及胸膜下肺实质➡️。注意伴有肺动脉干增粗➡️。(右)同一患者标本低倍显微镜(HE 染色)图像显示以支气管血管束为中心无数小结节病灶➡️,胸膜➡️未受累。

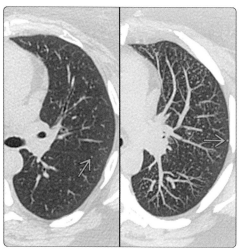
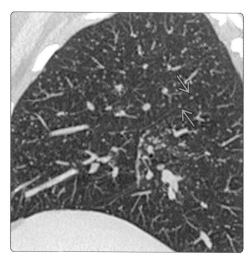

(左)粟粒性组织胞浆菌病患者,横轴位平扫 CT(左)及横轴位 MIP 重建(右)组合图像显示弥漫性分布肺微结节,一些结节➡️紧邻胸膜,这即是所谓的随机分布。(右)同一患者矢状位平扫 CT MIP 重建图像显示弥漫均匀分布肺微结节,一些结节紧邻叶间裂➡️,即所谓的随机分布肺微结节。

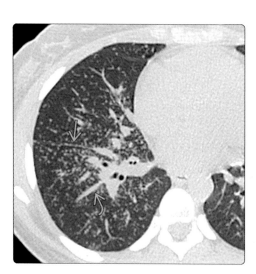
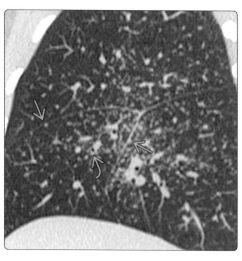

(左)结节病患者,横轴位平扫 CT 图像显示多发成簇状的微结节累及支气管血管束➡️及叶间裂➡️,使其呈结节样增厚,即所谓的沿淋巴管周围分布的微结节。(右)同一患者矢状位平扫 CT MIP 重建图像显示多发成簇状的微结节累及支气管血管束➡️及叶间裂➡️,使其呈结节样增厚,即所谓的沿淋巴管周围分布的微结节。

要 点

术语

- 淋巴管周围分布:同时累及外周间质(即胸膜下及小叶间隔)和中轴间质(即支气管血管束及小叶中央)

影像

- 中轴间质增厚(即支气管血管束及小叶中央)
  ○ 支气管血管束周围间质
    - 支气管周围(支气管壁)增厚
    - 血管周围结节:烟斗通条征(串珠状支气管血管束)
    - 血管周围增厚(增强 CT)
  ○ 小叶中央间质
    - 小叶中央微结节
- 外周间质增厚
  ○ 胸膜下:胸膜及叶间裂
    - 结节状
    - 胸膜增厚
    - 胸膜假性斑块(由微结节聚积所致)
  ○ 小叶间隔
    - 结节状(串珠状)和/或光滑间隔线(胸片 Kerley B 线)

主要鉴别诊断

- 癌性淋巴管炎
- 结节病
- 肺尘埃沉着症(矽肺及煤工肺尘埃沉着症)
- 淀粉样变性(肺泡间隔型)
- 肺水肿(间质性)

病理

- 淋巴管周围分布与肺实质淋巴管的解剖分布相一致
- 淋巴管主要沿中轴及外周间质走行

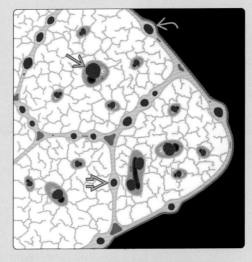
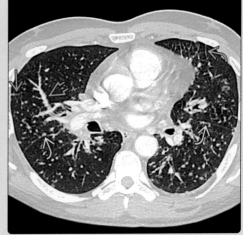

(左)插图显示微结节淋巴管周围分布,肺淋巴管沿支气管血管束➡(中轴间质)、小叶间隔➡及胸膜下➡区域(外周间质)分布。(右)结节病患者,横轴位增强 CT 图像显示双肺弥漫性淋巴管周围分布微结节,特征为小叶间隔线结节状➡,和光滑➡增厚,烟斗通条征➡(支气管血管束结节状增厚),及叶间裂呈结节状➡。

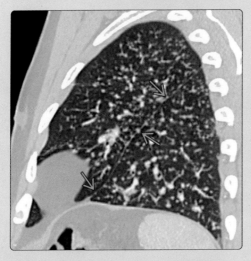
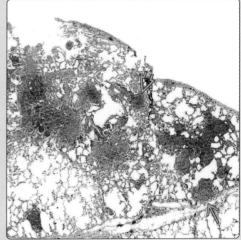

(左)同一患者矢状位增强 CT 图像显示大量的淋巴管周围分布微结节,特征为叶间裂呈结节状➡。小叶中央结节通常不累及叶间裂;粟粒性结节尽管可见斜裂散在结节,但斜裂结节不像淋巴管周围分布微结节如此之多。(右)结节病患者活检标本低倍显微镜(HE 染色)图像显示沿小叶间隔➡及小叶中央➡间质分布的小、非干酪性、融合的肉芽肿。

术语

定义

- 淋巴管周围分布：同时累及外周间质（如胸膜下及小叶间隔）和中轴间质（如支气管血管束及小叶中央）

影像

总体特征

- 最佳诊断线索
  - HRCT：叶间裂及小叶间隔增厚±结节状
- 部位
  - 上、中肺野分布为著
    - 肺尘埃沉着症
      - 矽肺
      - 煤工肺尘埃沉着症
    - 结节病
  - 中下肺野分布为著
    - 癌性淋巴管炎
    - 淀粉样变性（肺泡间隔型）
    - 间质性肺水肿（心源性）

CT 表现

- HRCT
  - 中轴间质增厚（支气管血管束及小叶中央）
    - 支气管血管束周围间质
      - 支气管周围（支气管壁）增厚
      - 血管周围结节状：烟斗通条征（串珠状支气管血管束）
      - 血管周围增厚（增强 CT）
    - 小叶中央间质
      - 小叶中央微结节
  - 外周间质增厚（胸膜下和小叶间隔）
    - 胸膜下：
      - 胸膜及叶间裂结节状
      - 胸膜增厚
      - 胸膜假性斑块（由微结节聚积所致）
    - 小叶间隔
      - 结节状（串珠状）和/或光滑间隔线（胸片 Kerley B 线）
- 与小叶中央及粟粒性微结节的鉴别
  - 小叶中央：沿叶间裂或小叶间隔无微结节
  - 粟粒性：弥漫均匀分布微结节，与血行播散相一致
    - 沿叶间裂少量结节

鉴别诊断

癌性淋巴管炎

- 肿瘤栓子淋巴管浸润或转移的淋巴结逆行性肿瘤播散
- 常伴随腺癌（如乳腺癌、肺癌、结肠癌、胃癌、前列腺癌等）

- 中、下肺野为著
- 小叶间隔光滑或结节样增厚
- 多角形拱形结构：小叶间隔增厚，勾画出次级肺小叶轮廓
- 叶间裂结节
- 其他表现：胸水、淋巴结肿大

结节病

- 伴有淋巴结肿大
- 上、中肺野分布
- 小叶间隔结节样增厚
- 叶间裂结节
- 支气管周围结节

肺尘埃沉着症（矽肺及煤工肺尘埃沉着症）

- 上、中肺野分布
- 小叶中央及胸膜下微结节
  - 可钙化
  - 可融合呈肿块（进行性块状纤维化）
  - 胸膜下融合结节，特征为胸膜假性斑块
- 小叶间隔增厚（少见）

淀粉样变性（肺泡间隔型）

- 中、下肺野分布，常位于胸膜下
- 小叶间隔结节样增厚
- 支气管血管束增厚
- 弥漫性微结节影（±钙化）
- 散在磨玻璃影
- 固有的钙化

肺水肿（间质性）

- 心源性肺水肿
- 胸膜、小叶间隔、支气管血管束光滑增厚
- 常见辅助表现：胸水、心脏增大
- 微结节少见

病理

总体特征

- 淋巴管周围分布与肺实质淋巴管的解剖分布相一致
  - 淋巴管正常位于沿着
    - 中轴间质（支气管血管束及小叶中央）
    - 外周间质（小叶间隔及胸膜下）

诊断备忘

影像解释要点

- 鉴别诊断
  - 淋巴管周围结节：癌性淋巴管炎、结节病及肺尘埃沉着症
  - 间质光滑增厚：间质性肺水肿、淀粉样变性

部分参考文献

1. Shroff GS et al: Beyond metastatic disease: a pictorial review of multinodular lung disease with computed tomographic pathologic correlation. Can Assoc Radiol J. 66(1):16-23, 2015
2. Gruden JF et al: Multinodular disease: anatomic localization at thin-section CT–multireader evaluation of a simple algorithm. Radiology. 210(3):711-20, 1999

（左）60 岁单纯矽肺患者，横轴位增强 CT 图像显示胸膜下➡簇状微结节及小叶中央➡微结节。（右）同一患者冠状位增强 CT 图像显示胸膜下➡及小叶中央➡微结节，也可见沿右侧斜裂➡散在微结节。矽结节分布常沿淋巴管周围，必须与其他有相似表现的疾病如结节病相鉴别。

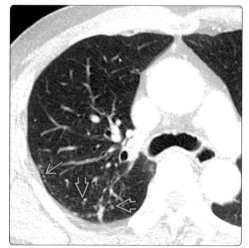

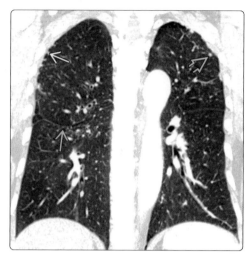

（左）同一患者标本低倍显微镜（HE 染色）图像显示胸膜下间质➡及沿支气管血管束➡周围矽肺结节（中央成熟的胶原及外周吞噬颗粒的巨噬细胞）。（右）阴道透明细胞腺癌及癌性淋巴管炎患者，横轴位平扫 CT 图像显示广泛的小叶间隔（小叶间间质）光滑增厚，小叶中央间质结节➡及叶间裂结节➡。

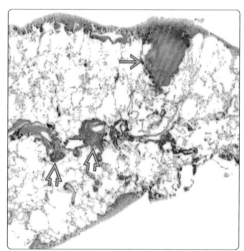

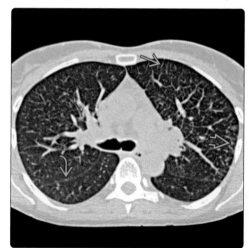

（左）同一患者横轴位平扫 CT 图像显示广泛的光滑及结节样小叶间隔（小叶间间质）线➡、多角拱形体➡、小叶中央结节➡及叶间裂结节➡。（右）乳腺癌及癌性淋巴管炎患者，经支气管肺活检标本低倍显微镜（HE 染色）图像显示沿着血管周围➡间质淋巴管癌细胞形成结节样沉积➡，以及癌细胞沿着小叶间隔淋巴管➡分布。

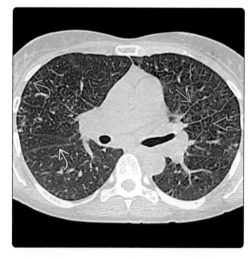

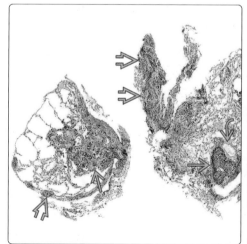

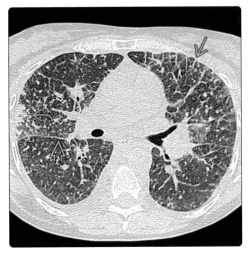
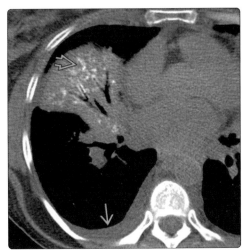

(左)弥漫性肺泡间隔型淀粉样变性患者,横轴位 HRCT 图像显示散在的磨玻璃密度影,伴有明显的小叶间隔➡️及胸膜下➡️间质增厚,注意融合的微结节➡️累及中轴和周围间质,反映了淀粉样变性位于所有间质部位。(右)同一患者横轴位 HRCT(软组织窗)图像显示中叶实变,伴有内在的针尖样钙化➡️,同时注意右侧少量胸水➡️。

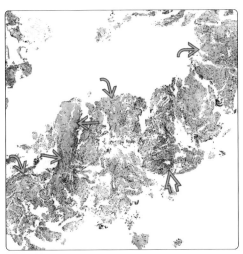
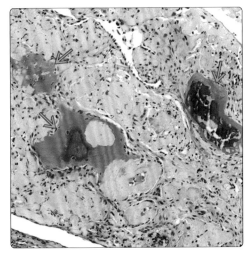

(左)肺泡间隔型淀粉样变性患者标本低倍显微镜(HE 染色)图像显示沿肺泡壁淀粉样沉着➡️,同时注意沿支气管血管束➡️及小叶间隔➡️淀粉样沉着,淀粉样沉着聚积物与影像所见结节相一致。(右)同一标本高倍显微镜(刚果红染色)图像显示淀粉样沉着➡️深红色染色。

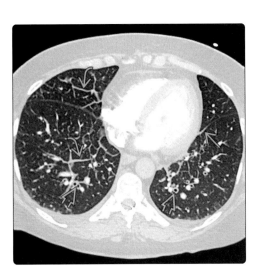
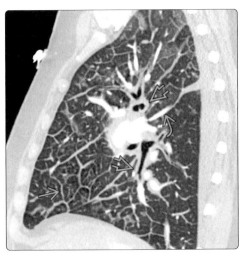

(左)急性心源性间质性肺水肿患者,横轴位增强 CT 图像显示胸膜下➡️及小叶间隔➡️间质增厚,以及支气管血管束(支气管壁)增厚➡️。(右)同一患者矢状位增强 CT 图像显示广泛的小叶间隔➡️、胸膜下➡️增厚及明显的支气管壁增厚➡️,表现淋巴管周围分布特征,这正与丰富的淋巴管引流由于流体静力学压力增高所致的过多液体相一致。

要　点

术语

- CT 上肺结节在肺内随机分布,可毗邻叶间裂
  - 与次级肺小叶、肺结构无特定的关系

影像

- 平片
  - 可正常
    - 小结节可不显示
  - 当肺结节数量较多和/或融合时,则更易于显示
  - 很难确定结节的分布及结构受累情况
- CT
  - 结节均匀分布
    - 常双侧、弥漫性、对称性
    - 可上叶或下叶为著
  - 结节可与以下相关(但无一致的关系)
    - 胸膜表面
    - 小叶间隔
    - 小血管

主要鉴别诊断

- 血行转移瘤
- 粟粒性结核
- 粟粒性真菌疾病
- 肺朗格汉斯细胞组织细胞增生病(偶尔,早期结节期)
- 结节病(偶尔)

临床

- 在均匀(随机)分布结节,与次级肺小叶或肺结构无特定的关系情况下,考虑血行性转移瘤及粟粒性肺感染(结核和/或真菌病原体引起)

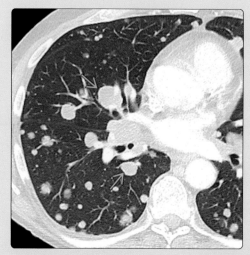
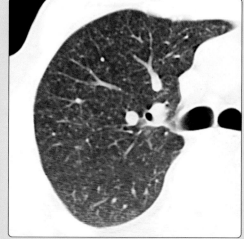

(左) 62 岁男性,结直肠癌患者,横轴位增强 CT 图像显示多发肺转移瘤,大小不等➨。血行转移为典型的随机分布,与解剖结构如胸膜表面或间质并无特定的关系。(右) 结核史患者,横轴位平扫 CT 图像显示右肺无数肺小结节,呈现粟粒性特征,符合结核血行播散。

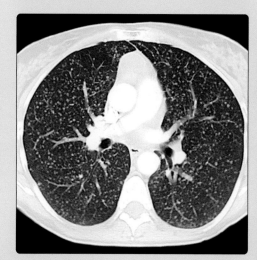
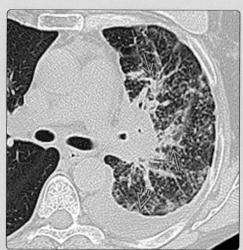

(左) 急性淋巴细胞白血病免疫低下患者,横轴位增强 CT 图像显示无数小(粟粒性)结节,呈特征性随机分布,经抗真菌药物治疗后消失。(右) 肺腺癌患者,横轴位平扫 CT 图像显示左肺支气管血管束增厚➨,随机分布微结节,与癌性淋巴管炎及肺转移瘤相符,注意左侧少量胸水➨。

要　点

术语

- 肺部阴影位于距胸膜表面 1~2cm 之内
- 同义词:胸膜下

影像

- 外周阴影可在胸片显示
- 病变的范围及病因需采用 CT 确定
  - 伴随表现可有助于缩小鉴别诊断范围
    - 寻常性间质性肺炎及非特异性间质性肺炎:外周及基底部网状影±蜂窝,牵拉性支气管扩张/细支气管扩张
    - 慢性嗜酸性粒细胞肺炎:可呈游走性
    - 肺梗死:实变伴有内部透亮区、肺栓塞
    - 肺挫裂伤:其他外伤相关的异常(如骨折、气胸等)

- 肺泡型结节病:纵隔/肺门淋巴结肿大

主要鉴别诊断

- 寻常性间质性肺炎
- 非特异性间质性肺炎
- 慢性嗜酸性粒细胞肺炎
- 肺梗死
- 机化性肺炎
- 肺挫裂伤
- 肺泡型结节病

临床

- 慢性嗜酸性粒细胞肺炎伴随有血嗜酸性粒细胞计数升高
- 机化性肺炎伴有感染、药物及炎性病变,或者为特发性(隐源性)
- 肺梗死常伴有胸痛

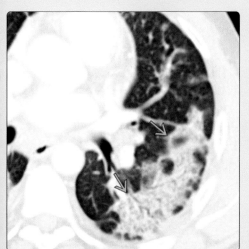 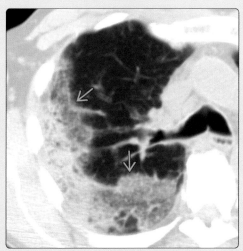

(左)机化性肺炎患者,横轴位增强 CT 图像显示左下叶外周部弧形实变➡。机化性肺炎可由感染、药物及其他治疗、炎性病变等引起,或者为特发性(隐源性)。(右)嗜酸性粒细胞肺炎患者,横轴位平扫 CT 图像显示右肺胸膜下弧线形实变影及磨玻璃密度影,嗜酸性粒细胞肺炎肺部阴影倾向于一过性及游走性。

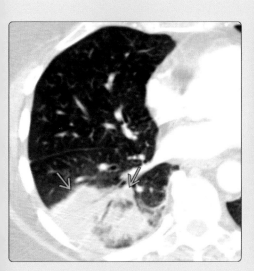 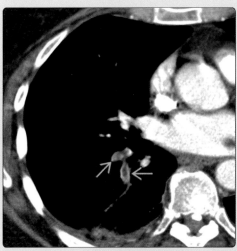

(左)右侧胸痛患者,横轴位增强 CT 图像显示右下叶实变影➡伴有内部透亮区。(右)同一患者横轴位增强 CT(软组织窗)图像显示右下叶肺段动脉血栓栓子➡,导致右下叶肺梗死。在肺外周部、胸膜下阴影,而临床表现为胸痛的情况下,必须考虑到肺动脉栓塞导致肺梗死的可能性。

(翻译、审校:吴重重、赵绍宏、聂永康)

第二章
损伤的病理模式

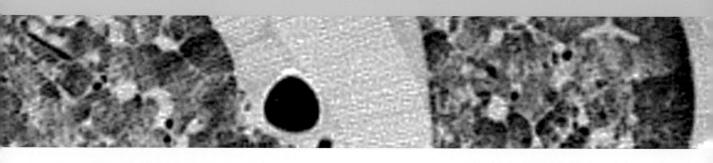

简介

建立医学诊断的艺术和科学更像是解决智力拼图游戏的过程。一些谜题仅有几块拼图,很容易组装形成相关的答案;而另一些谜题的拼图较多,通常由很多复杂的模块组成,需要特别努力才能解决。间质性肺病的诊断可能就包含在更加复杂的医学谜题之中,通常需要将临床病史、影像研究、实验室检测和组织病理学等相结合。而且这些成分还不是静态的。然而,疾病的内在特征、治疗的结果、重叠的并发症,以及无关的合并症特征等都深深地影响了对个体表现的解释。因此,为了使患者获得最佳的结果,多种学科相结合的方法是必需的。

在间质性肺疾病的诊断和进展的评价方面,影像技术的进展已将胸部放射专家置于舞台的中心。在医院定期召开的多学科研讨会上来讨论复杂医学案例的所有相关要素,建立最好的管理路径,使得患者达到最佳疗效,而放射科专家的观察被最成功地整合。

病理问题

理解肺损伤的过程和基本表现模式是解释影像学表现的关键。在概念上,损伤的表现模式可以分为急性期、亚急性期和慢性期,应认识到这种分类方法有随意性,并且可能重叠(例如,慢性疾病的急性期)。急性的模式一般在几个小时到几天内表现,亚急性的模式为超过几周到几个月,慢性的模式为几个月到几年。病理学家可以详细地描述一次活检标本的炎症和纤维化的表现,而放射学家独特的任务是从活检的表现推断到整个肺随着时间的进展,疾病表现的演变。

在权衡病理信息的作用时,活检的质量应该考虑到。操作准确、视频辅助的胸腔镜活检(VAT)对受累的肺和未受累的肺的活检代表了目前诊断的"金标准"。通常肺组织最"正常"的区域提供了最早的和最特异性的诊断视角,而晚期受累区域通常为纤维化,更少具有特征性。有时候,VAT 活检样本仅仅是紧邻胸膜下的肺,显示的仅是终末期疾病,并没有其他的诊断特征。影像指导的针吸活检、经支气管镜活检、细胞学检查对相关的病理信息的提供也有所限制。

活检前治疗的干预也明显地改变了病理表现。皮质醇激素治疗后,细胞浸润(例如嗜酸性粒细胞和淋巴细胞)可被明显减少。氨甲蝶呤治疗后,肉芽肿性炎和其他急性期改变可被诱导。另外,正在进行免疫抑制治疗的患者,叠加的机遇性感染可能使得对基础疾病的解释更加复杂化。

病理学家使用的描述模式的词汇不要直接翻译成特定的疾病。例如,临床上已知的特发性肺间质纤维化(IPF)病理特征词汇为寻常性间质性肺炎(UIP)。然而,UIP 表现也可见于非特异性间质性肺炎(NSIP)的纤维化阶段、2 型过敏性肺炎和结缔组织疾病间质性肺炎[结缔组织相关性间质性肺病(CTD-ILD)]。另外一个例子是病理诊断弥漫性肺泡损伤(DAD),这种损伤模式与临床上急性呼吸窘迫综合征(ARDS)、急性间质性肺炎(AIP)和 IPF 的急性恶化等有关。

基于病理的影像表现类型

急性期模式

DAD 模式是急性期的病理模式,与 ARDS、特发性 AIP 和慢性间质性肺疾病的恶化等临床综合征有关。DAD 伴有嗜酸性粒细胞增多可代表临床上的急性嗜酸性粒细胞肺炎(EP)。DAD 由肺泡内皮和上皮的损伤所致,与各种各样的感染、急性误吸、药物中毒、结缔组织疾病、氧中毒以及其他损伤有关。

急性纤维素性机化性肺炎(AFOP)是一种罕见的急性期模式,发生的临床情况类似 DAD 模式的发生情况。由于考虑到 AFOP 是 DAD 的一种变异,这些病例通常显示出很多的病理重叠。组织学上,AFOP 是以肺泡内纤维素渗出及不同程度的机化为特征。然而,透明膜并没有形成,没有看到有意义的组织嗜酸性粒细胞增多。各种 AFOP 的变异可以发生在亚急性期,表现更像机化性肺炎(OP)。在 DAD 中,AFOP 可以是特发性的,或与自身免疫、药物反应、中毒、职业暴露和感染等有关。

弥漫性肺泡出血(DAH)伴毛细血管炎指肺泡内出血,由肺泡间隔毛细血管的中性粒细胞性血管炎伴肺泡间隔的坏死及随后的肺泡内的出血所致。这组疾病应该与不伴有毛细血管炎的肺泡内出血相鉴别,后者可以发生于外伤后挫裂伤、出血性特异体质或外科活检。除了毛细血管炎,肺泡内吞噬含铁血黄素的巨噬细胞的存在(HE 染色标本通常是颗粒状、棕黄色),典型发生在 48 个小时以后,这对于鉴别温和的肺泡内出血很重要。弥漫性肺泡内出血伴有毛细血管炎发生于各种各样的临床综合征,包括 Goodpasture 综合征、系统性红斑狼疮和多血管炎综合征等。

亚急性期模式

嗜酸性粒细胞肺炎(EP)是典型的亚急性期的病理模式,肺泡间隙被嗜酸性粒细胞、纤维素、组织细胞所占据。间质可轻微膨胀,可见嗜酸性粒细胞性血管炎存在。典型的影像学征象为肺尖和肺外带的气腔实变,而中央的肺组织不受累,通常指所谓的"肺水肿反向相片"。EP 通常是特发性的,但也可为寄生虫或真菌感染、药物中毒、哮喘或各种各样的胶原血管疾病所致。少数情况下,EP 表现为一个急性的过程,表现为急性 EP 的临床特征或 Loffler 综合征。

机化性肺炎(OP)是斑片状的亚急性期的病理模式,在小的呼吸性细支气管、肺泡管、肺泡腔内发现疏松的颗粒组织,而肺结构背景维持正常。气腔内可以聚积有不同程度的肺泡纤维素和组织细胞。嵌插的肺区域相对正常。特发性的病例指的是隐源性机化性肺炎(COP)。伴随的疾病包括感染、结缔组织病、药物反应等。尽管美国胸科协会和欧洲呼吸协会推荐禁止使用术语"闭塞性支气管炎机化性肺炎(BOOP)",一些医生仍然使用该术语以表示 COP。

慢性期模式

纤维化是致密的胶原在肺实质聚积,导致结构的重塑和肺泡的丢失。纤维化是一种很常见的临床观察,可以遇到大量的纤维化模式。

UIP 和 NSIP 是纤维化的特定的病理模式。术语"时间的不一致性"用来描述 UIP,指的是邻近纤维化区域的正常肺组织和各种各样的结构重塑的肺组织、终末期的蜂窝共存。同样,术语"时间的一致性"用来描述 NSIP,病变表现为接近同一时期的炎症和纤维化,肺泡相对不受累(例如,小的瘢痕融合)。临床上,当 UIP 和 NSIP 伴有自身免疫疾病时,这一组疾病被称为 CTD-ILD。纤维化伴有胸膜炎也可见于 CTD-ILD。慢性过敏性肺炎、慢性误吸、治愈的感染性肺炎、放射性损伤等都属于间质纤维化的原因。然而,大多数的病例为特发性的。

气道中心的纤维化指的是发生在细支气管周围的瘢痕,通常反映了吸入性的损伤(如,过敏性肺炎)或误吸,尽管也可以是特发性的。

纤维化伴有孤立性的星芒状瘢痕常见于肺朗格汉斯细胞组织细胞增生症。这些病灶与 10mm 的星芒状的或不规则的肺结节一致,这是 HRCT 特征性表现。

脱屑性间质性肺炎(DIP)代表了亚急性期或慢性期的病理模式,以肺泡内的组织细胞聚积伴有轻微的间质炎症为特征。DIP 通常被认为是与吸烟有关的肺疾病。DIP 样的反应也可见于阻塞性肺炎、脂质性肺炎、肺朗格汉斯细胞组织细胞增生症,及肺尘埃沉着症(如,滑石肺、重金属肺尘埃沉着症和石棉肺)。

其他模式

同纤维化一样,**坏死**也可以表现出许多不同的组织学模式。干酪样坏死伴有肉芽肿性炎症,提示分枝杆菌或真菌的感染。化脓性坏死最常见的是与急性细菌感染有关。凝固性坏死提示梗死,可能与血栓栓塞、血管炎或隐匿性肿瘤有关。在气腔性的疾病中,影像对于辨认坏死是非常重要的,表现为低密度的区域或空洞。

肉芽肿性反应是一种炎症反应类型,通常反映了对各种损害的延迟的超敏反应。坏死性肉芽肿反应总是提醒我们肉芽肿性感染的可能性(例如,结核或者非结核分枝杆菌感染),而非坏死性反应与结节病、铍中毒、误吸、赋形剂性肺疾病等有关。组织学上,早期的肉芽肿是细胞性的,但是随着时间的推移可以变成纤维化或钙化性的。

支气管中心性肉芽肿病(BG)是一种罕见的病理模式,是破坏性的肉芽肿过程,累及支气管和细支气管,有时伴随有黏液栓。尽管 BG 可为特发性的,几乎 1/2 的病例与哮喘和变应性支气管肺真菌病有关。其他描述的相关疾病包括坏死性感染(真菌和分枝杆菌)、自身免疫性疾病、慢性肉芽肿性疾病、红细胞发育不全、肺癌等。

缩窄性细支气管炎是导致小气道狭窄以致潜在完全闭塞的病理模式。通常,病理表现是轻微的,并且表现为片状分布。有各种程度的黏膜下的纤维增厚、细支气管周围的瘢痕、肌肉的肥大、慢性的炎症、细支气管扩张、黏液积聚、细支气管化生等。而这种模式可以是特发性的,其他病因包括感染、自身免疫、同种异体移植物的排异反应。

总结

现代医学已经开辟了多学科的方法进行患者治疗。由于肺活检技术进展很少或被高分辨率的影像技术所代替,因此对于放射科医生来说,帮助多学科团队填补空白更关键。深刻的理解病理基础有利于更好地治疗患者,促进生存率的提高。

部分参考文献

1. Hughes KT et al: Pulmonary manifestations of acute lung injury: more than just diffuse alveolar damage. Arch Pathol Lab Med. ePub, 2016
2. Feinstein MB et al: A comparison of the pathological, clinical and radiographical, features of cryptogenic organising pneumonia, acute fibrinous and organising pneumonia and granulomatous organising pneumonia. J Clin Pathol. 68(6):441-7, 2015
3. Kligerman SJ et al: From the radiologic pathology archives: organization and fibrosis as a response to lung injury in diffuse alveolar damage, organizing pneumonia, and acute fibrinous and organizing pneumonia. Radiographics. 33(7):1951-75, 2013
4. Travis WD et al: An official American Thoracic Society/European Respiratory Society statement: update of the international multidisciplinary classification of the idiopathic interstitial pneumonias. Am J Respir Crit Care Med. 188(6):733-48, 2013
5. Jones KD et al: Histopathologic approach to the surgical lung biopsy in interstitial lung disease. Clin Chest Med. 33(1):27-40, 2012
6. Beasley MB: The pathologist's approach to acute lung injury. Arch Pathol Lab Med. 134(5):719-27, 2010
7. Leslie KO: My approach to interstitial lung disease using clinical, radiological and histopathological patterns. J Clin Pathol. 62(5):387-401, 2009
8. Beasley MB et al: Acute fibrinous and organizing pneumonia: a histological pattern of lung injury and possible variant of diffuse alveolar damage. Arch Pathol Lab Med. 126(9):1064-70, 2002

(左)急性间质性肺炎患者,横轴位平扫 CT 图像显示弥漫性的肺实变➡️伴有空气支气管征。(右)弥漫性肺泡损伤的标本中倍显微镜(HE 染色)显示肺泡内的水肿、急性炎症和在肺泡壁上的线状嗜酸性透明膜➡️。弥漫性的肺泡损伤是急性肺损伤综合征的病理特征,如急性呼吸窘迫综合征和急性间质性肺炎。

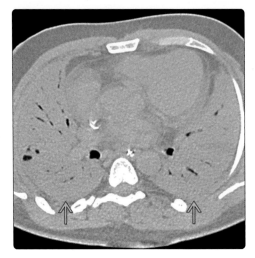
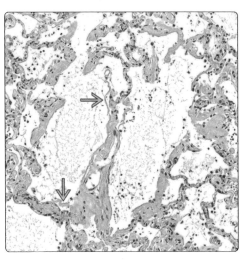

(左)急性纤维素性机化性肺炎患者,横轴位增强 CT 图像显示双肺多灶性的磨玻璃密度影➡️和正常肺密度交替存在。(右)同一患者标本中倍显微镜(HE 染色)显示气腔里充满了纤维素样渗出➡️、淋巴细胞、组织细胞和反应性的肺细胞。透明膜的缺乏使得这种模式区别于弥漫性肺泡损伤。

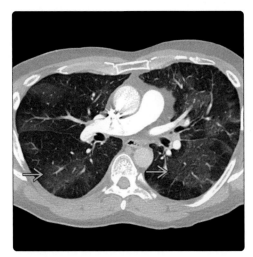
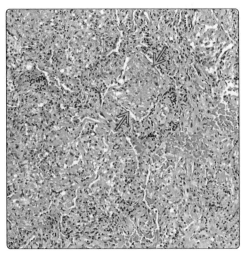

(左)克罗恩病伴机化性肺炎的患者,横轴位 HRCT 图像显示上叶的磨玻璃密度影,其中一个表现为环礁征➡️(中心是磨玻璃密度,周围是实变),这是非特异性的,但是属于特征性的表现。(右)隐源性机化性肺炎标本的低倍显微镜(HE 染色)显示肺泡内的疏松结缔组织的栓子➡️伴有间质淋巴细胞和浆细胞的浸润➡️。

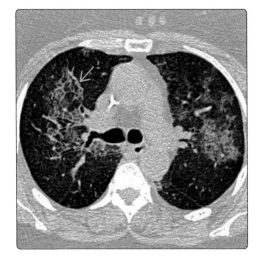
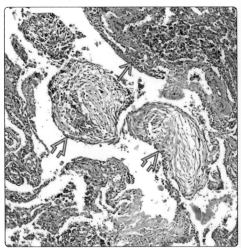

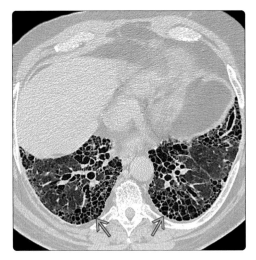

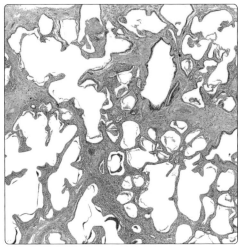

(左)特发性间质性纤维化患者,横轴位 HRCT 图像显示寻常性间质性肺炎征象,胸膜下、下叶为著的明显的蜂窝➡️和牵拉性支气管扩张。(右)同一患者标本的低倍显微镜(HE 染色)显示广泛的蜂窝。寻常性间质性肺炎组织学上是以时间的异质性为特征的,广泛的重塑的肺组织存在,邻近有相对正常的肺组织(没有显示)。

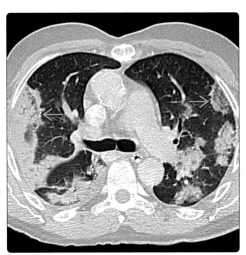

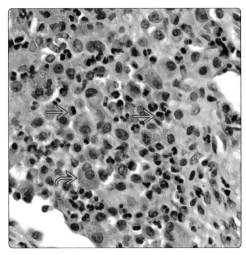

(左)慢性嗜酸性粒细胞肺炎患者,横轴位增强 CT 图像显示双肺外周部的实变➡️,而中央肺相对正常。急性和慢性嗜酸性粒细胞肺炎都可以是特发性的,或者与毒物吸入、药物反应、真菌/寄生虫感染有关。(右)同一患者标本的高倍显微镜(HE 染色)显示肺泡腔内充满组织细胞➡️和嗜酸性粒细胞➡️,这是嗜酸性粒细胞肺炎的特征。

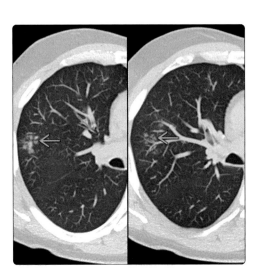

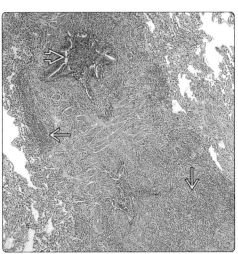

(左)特发性支气管中心性肉芽肿病患者,横轴位平扫 CT 的组合图像显示右上肺簇状小叶中央结节➡️,在随访的影像上也没有吸收。(右)同一患者标本低倍显微镜(HE 染色)显示细支气管周围被致密的淋巴组织细胞炎症➡️所包绕,坏死性碎屑充填细支气管管腔➡️。

要　点

术语

- 弥漫性肺泡损伤(DAD)
- 急性肺损伤(ALI)
- 成人呼吸窘迫综合征(ARDS)：急性炎性肺损伤导致血管的通透性增加，继而导致低氧血症，影像上表现为双肺阴影
  - 急性发作，在 7 天之内的确定事件
  - 部分动脉氧分压：吸氧浓度的比率(PaO_2：FiO_2)≤200mmHg
  - 胸片或 CT 上表现为双肺阴影

影像

- 平片
  - 渗出(急性)期(1~7 天)
    - 双侧不均匀阴影，通常为对称性
  - 增殖(机化)期(8~14 天)
    - 粗的网状阴影
  - 纤维化(晚期)期(>15 天)
    - 不均匀或粗网状阴影消散

- CT
  - 早期
    - 双侧的气腔影或磨玻璃密度影
  - 晚期
    - 粗的网状影
    - 磨玻璃或网状影

主要鉴别诊断

- 心源性肺水肿
- 肺炎
- 肺泡出血

临床

- 呼吸困难，发绀
- 低氧血症，急性呼吸性碱中毒，肺泡动脉氧梯度增加

诊断备忘

- 弥漫性肺泡损伤(DAD)类似于心源性肺水肿、肺泡出血和肺炎，可与这些情况共存

(左)急性呼吸窘迫综合征患者，渗出期，前后位胸片显示双侧弥漫性不均匀阴影。双侧不均匀阴影表现，通常为对称性，是 ARDS 患者渗出期最常见的放射学异常。(右)弥漫性肺泡损伤患者肺切面的大体照片显示牛肉样、红色、充血和水肿的肺实质。(摘自 *DP：Thoracic*，第 2 版。)

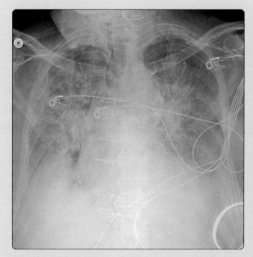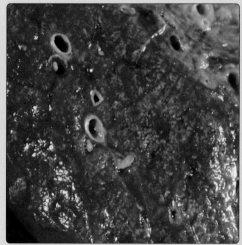

(左) ARDS 患者，渗出期，横轴位增强 CT 图像显示双侧弥漫性磨玻璃密度影。临床病史对于鉴别 ARDS 和心源性肺水肿、弥漫性肺泡出血以及弥漫性肺感染非常重要。(右)高倍显微镜(HE 染色)显示弥漫性肺泡损伤，特征是沿气腔的透明膜⬚和增厚肺泡间隔⬚包含炎性渗出。(摘自 *DP：Thoracic*，第 2版。)

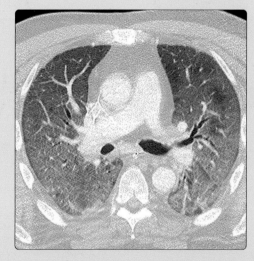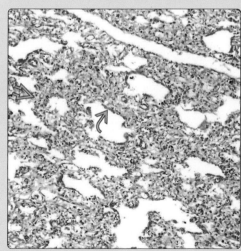

术语

缩略词

- 弥漫性肺泡损伤(DAD)

定义

- 急性呼吸窘迫综合征(ARDS)
  - 急性弥漫性、炎性肺损伤导致肺血管的通透性增加,继而导致低氧血症和影像上的双侧密度增高影
  - 标准
    - 急性发作,事件发生在7天内(例如,败血症、肺炎等)
    - 部分动脉氧分压:吸氧浓度的比率(PaO_2:FiO_2)$\leqslant$200mmHg
    - 胸片或CT上双侧肺的密度增高影
    - 心衰或者是基于临床参数的液体负荷过重不能完全解释的异常
  - 分级
    - 轻度:200mmHg<PaO_2:$FiO_2$$\leqslant$300mmHg;以前的急性肺损伤(ALI)
    - 中度:100mmHg<PaO_2:$FiO_2$$\leqslant$200mmHg
    - 重度:PaO_2:$FiO_2$$\leqslant$100mmHg
- DAD是ALI/ARDS的组织学表现
- 急性间质性肺炎:特发性DAD
- 输血相关的ALI是在血产品输入期间或输入后的6小时内发生的ALI/ARDS

影像

平片表现

- 渗出(急性)期(1~7天)
  - 可以正常
  - 双侧不均匀的密度增高影,通常是对称性的
  - 缺乏随时间的变化,无心脏增大或小叶间隔线,但是ARDS和心源性肺水肿可以共存
- 增殖(机化)期(8~14)天
  - 粗的网状密度增高影
  - 新的不均匀的密度增高影应提示合并感染
- 纤维期(晚期)(>15天)
  - 不均匀或粗的网状影消散

CT表现

- 早期
  - 双侧磨玻璃密度影和/或实变
    - 前后梯度
    - 在非重力区致密的密度增高影可以提示排除重叠的感染
  - 磨玻璃密度区的支气管扩张;可能和牵拉性支气管扩张有关,或是可逆的
  - 胸腔积液(常见)
- 晚期
  - 粗的网状密度增高影
  - 磨玻璃密度和网状影
    - 弥漫性的(最常见)

- 非重力区的透亮影(蜂窝/肺大疱)推测与纤维化有关,由于这些区域与实变的肺相比易受气压伤,几乎不被保护
  - 牵拉性支气管扩张
- 并发症:肺炎、肺脓肿、气胸、纵隔气肿、间质性肺气肿

鉴别诊断

心源性肺水肿

- 心脏扩大,小叶间隔线,胸腔积液

肺炎

- 对称性密度增高影在ARDS更常见

肺泡出血

- 咯血和/或血红蛋白下降/红细胞压积下降

病理

大体病理和外科特征

- 早期阶段充血和水肿
- 晚期阶段变得均匀一致的坚韧

镜下特征

- 渗出(急性)期
  - 毛细血管充血、水肿和肺泡内的损伤
  - 透明膜
  - 蛋白的渗出和液体进入到间质
  - 间质的炎性渗出
  - 微血管的栓子
- 增殖(机化)期
  - Ⅱ型肺泡上皮和成纤维细胞的增殖和机化
  - 肺泡细胞可表现为大核和不典型
  - 成纤维细胞的机化类似于机化性肺炎
  - 由于血管的栓塞导致外周肺梗死
- 纤维期(晚期)
  - 间质纤维化,伴肺泡间隔增厚
  - 终末细支气管上皮鳞状化生
  - 可进展为蜂窝

临床

临床表现

- 最常见的体征/症状
  - 呼吸困难,发绀
  - 低氧血症,急性呼吸性碱中毒,肺泡动脉氧梯度增加

诊断备忘

影像解释要点

- DAD与心源性肺水肿、肺泡出血和/或肺炎鉴别困难,可以共存

部分参考文献

1. ARDS Definition Task Force et al: Acute respiratory distress syndrome: the Berlin Definition. JAMA. 307(23):2526-33, 2012
2. Sheard S et al: Imaging of acute respiratory distress syndrome. Respir Care. 57(4):607-12, 2012
3. Beasley MB: The pathologist's approach to acute lung injury. Arch Pathol Lab Med. 134(5):719-27, 2010

(左)弥漫性肺泡损伤标本的高倍镜(HE 染色)显示透明膜 ➡,表现为厚的致密带状嗜酸性物质覆盖在肺泡壁表面。(摘自 *DP:Thoracic*,第 2 版。)(右)输血相关的急性肺损伤患者,前后位胸片显示双侧弥漫性、不均匀的密度增高影。这代表在输入血产品期间或 6 小时内发生的急性肺损伤或急性呼吸窘迫综合征。

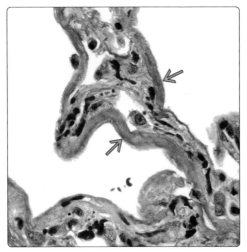
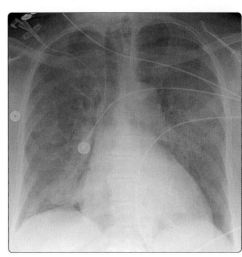

(左)急性呼吸窘迫综合征患者,横轴位平扫 CT 图像显示广泛的磨玻璃密度影和叠加的小叶间隔增厚。(右)同一患者的冠状位平扫 CT 图像显示双侧广泛的磨玻璃密度伴叠加的小叶间隔增厚。这种 CT 表现通常被称为碎石路征。这种异常是弥漫的,累及所有肺叶。受累患者通常需要气管内插管 ➡ 和机械通气。

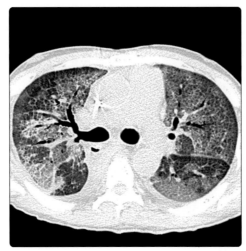
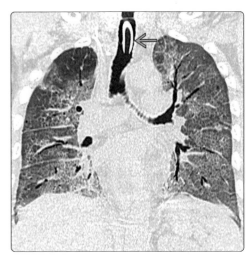

(左)急性呼吸窘迫综合征患者,渗出期进展为增殖期,前后位胸片显示在几天内就发展成为双侧弥漫性不均匀阴影。(右)同一患者 10 天拔管后前后位胸片显示双肺病变演变为弥漫性网状阴影。后者通常与疾病的机化期相一致,特征为Ⅱ型肺泡细胞和成纤维细胞的增殖。

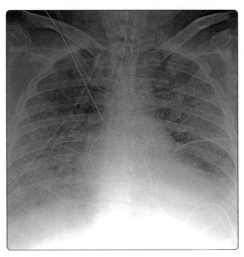
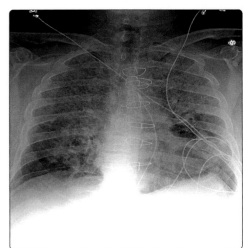

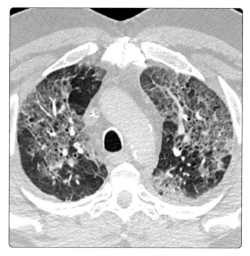

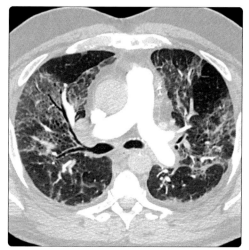

（左）同一患者的横轴位增强 CT 图像显示为双侧弥漫性磨玻璃密度影及网状影位于恢复为正常的肺组织之间。这些密度增高影在弥漫性肺泡损伤的增殖期更常见。（右）同一患者横轴位增强 CT 图像显示双肺弥漫性磨玻璃密度影及网状影。这些密度增高影可以进行性吸收或进展为纤维化区域，常伴蜂窝。组织学表现使人想起机化性肺炎。

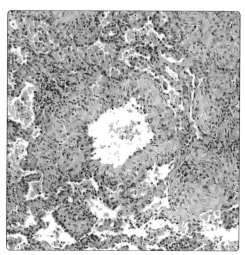

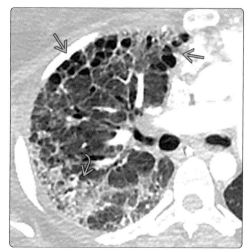

（左）高倍显微镜（HE 染色）显示弥漫性肺泡损伤的增殖（机化）期伴 II 型肺泡细胞和成纤维细胞的增殖。（摘自 DP：Thoracic，第 2 版。）（右）急性呼吸窘迫综合征患者的纤维期，横轴位增强 CT 图像显示胸膜下的蜂窝 ➡ 和散在实变 ➡。蜂窝通常累及前部的胸膜下肺组织，被认为与氧中毒有关，急性期累及这些区域。

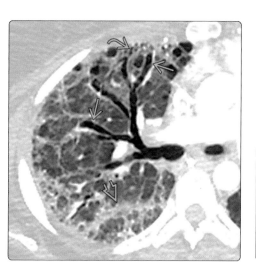

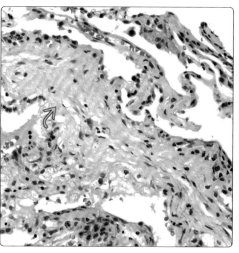

（左）同一患者的横轴位增强 CT 图像显示胸膜下蜂窝伴牵拉性支气管扩张 ➡ 和细支气管扩张 ➡ 以及散在的肺实变 ➡。（右）高倍显微镜（HE 染色）显示弥漫性肺泡损伤的慢性期，表现为致密的间质纤维化。增厚的肺泡间隔以致密的胶原纤维化 ➡ 伴有少量炎细胞浸润为特征，透明膜完全吸收。

要 点

术语

- 弥漫性的肺泡出血(DAH)
- 急性肺反应,以肺泡出血为特征
  - 最常见是自身免疫;可为特发性,或由于感染或药物反应

影像

- 平片
  - 片状或弥漫性密度增高影,10~14 天吸收
- CT
  - 片状或弥漫性气腔影或磨玻璃密度影
  - 碎石路征(通常是亚急性期)
  - 蜂窝或牵拉性支气管扩张伴有反复发作(即,含铁血黄素沉着)

主要鉴别诊断

- 非心源性肺水肿
- 心源性肺水肿
- 肺感染

病理

- 肺泡内红细胞
- 吞噬含铁血黄素的巨噬细胞伴粗的含铁血黄素颗粒
- 毛细血管炎
  - 肺泡间隔中性粒细胞浸润
  - 肺泡毛细血管可以表现为内皮肿胀、血栓形成和纤维素样坏死
  - 从毛细血管壁进入肺泡腔的哑铃状纤维蛋白凝块

临床

- 症状
  - 咯血、呼吸困难、贫血
- 治疗
  - 自身免疫性疾病:糖皮质激素±免疫抑制治疗(如,环磷酰胺、利妥昔单抗)
- 根据基础病因不同,预后不同

(左)65 岁女性,特发性肺泡出血伴毛细血管炎患者,前后位胸片显示弥漫性、非对称性、双侧不均匀的气腔疾病和实变。
(右)同一患者横轴位增强 CT 图像显示双侧多灶性气腔疾病和磨玻璃密度影。弥漫性肺泡出血的影像表现通常是非特异性的,并且和肺水肿及多灶性肺炎难以区别。

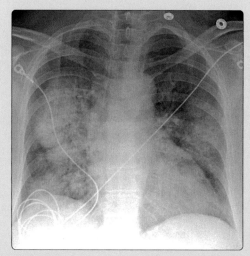
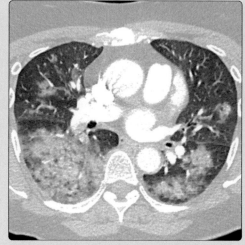

(左)同一患者标本的低倍显微镜(HE 染色)显示充满血液的肺泡腔➡,无炎性细胞浸润。
(右)同一标本的高倍显微镜(HE 染色)显示充满血液的肺泡腔、急性炎症和毛细血管炎。后者以丰富的中性粒细胞浸润➡为特征。内皮细胞肿胀、血栓形成和纤维素样坏死常合并存在。

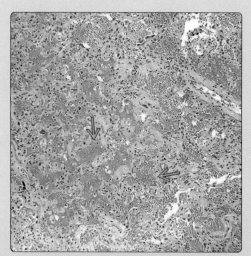
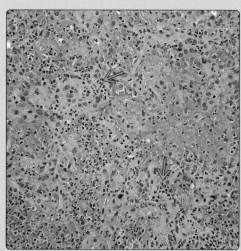

弥漫性肺泡出血伴毛细血管炎

术语

缩略词
- 弥漫性肺泡出血（DAH）

定义
- 急性肺反应的组织学模式以肺泡内出血为特征
  - 最常见为自身免疫性,可为特发性,或由于感染或药物反应所致

影像

总体特征
- 最佳诊断线索
  - 胸片或 CT 上,弥漫性气腔密度增高影

平片表现
- 片状或弥漫性气腔密度增高影
- 局灶性实变（少见）
- 气腔病变在 10~14 天吸收
- 反复发作的网状密度增高影（即,含铁血黄素沉着）

CT 表现
- 片状或弥漫性气腔影或磨玻璃密度增高影
- 边界不清的小叶中央结节
- 碎石路征（亚急性期）
- 蜂窝和牵拉性支气管扩张反复发作（即,含铁血黄素沉着）

成像推荐
- 成像方案建议
  - 薄层 CT 或高分辨率 CT

鉴别诊断

非心源性肺水肿
- 咯血不是显著特征
- 动脉部分氧分压和吸入的氧分压的比率（PaO_2 : FiO_2）$\leqslant$200mmHg
- 临床特征不能由心衰或液体负荷过载来解释

心源性肺水肿
- 伴随心血管疾病（例如,急性心肌梗死、慢性心衰）

肺炎
- 典型者为局灶性
- 通常由不典型的微生物（例如支原体肺炎、耶氏肺孢子菌肺炎）所致
- 感染症状,无咯血和/或红细胞的压积下降

病理

总体特征
- 病因
  - 特发性
  - 自身免疫性疾病（常见）
    - 肉芽肿性多血管炎
    - 显微镜下多血管炎
    - 系统性红斑狼疮
    - Goodpasture 综合征
    - 其他:原发性抗磷脂抗体综合征、混合性冷球蛋白血症、白塞综合征、过敏性紫癜
  - 药物反应
    - 丙基硫尿嘧啶
    - 苯妥英
    - 视黄酸
    - 肼苯哒嗪
  - 感染
    - 人类免疫缺陷病毒（HIV）
    - 李斯特菌
    - 钩端螺旋体病

大体病理和外科特征
- 肺切面显示为红色或紫色
- 海绵肺与急性肺出血相一致
- 坚硬和/或纤维化与慢性/复发性出血相一致

镜下特征
- 肺泡内红细胞
- 吞噬含铁血黄素的巨噬细胞伴粗的含铁血黄素颗粒
- 毛细血管炎
  - 肺泡间隔内中性粒细胞浸润
  - 肺泡毛细血管表现为内皮肿胀、血栓和纤维素样坏死
  - 从毛细血管壁进入肺泡腔的哑铃状纤维蛋白凝块

临床

临床表现
- 最常见的体征/症状
  - 咯血
    - 30% 的患者可无此症状
  - 呼吸困难
  - 贫血
  - 低氧血症性的呼吸衰竭

自然病程和预后
- 反复发作可以导致间质纤维化
- 根据病因的不同,预后不同
  - 在系统性红斑狼疮、血管炎、Goodpasture 综合征和特发性肺含铁血黄素沉着症中具有较高的早期致死率（25%~50%）
- 弥漫性肺泡出血后综合征（DAH）
  - 由显微镜下多血管炎导致的复发性弥漫性肺泡出血
  - 进行性阻塞性肺疾病和肺气肿

治疗
- 自身免疫性疾病:糖皮质激素+免疫抑制治疗（例如,环磷酰胺、利妥昔单抗）
  - Goodpasture 综合征:血浆置换
- 停止引起肺泡出血的药物使用

部分参考文献

1. Hughes KT et al: Pulmonary manifestations of acute lung injury: more than just diffuse alveolar damage. Arch Pathol Lab Med. ePub, 2016
2. Castañer E et al: Imaging findings in pulmonary vasculitis. Semin Ultrasound CT MR. 33(6):567-79, 2012

（左）75 岁男性，显微镜下多血管炎和弥漫性肺泡出血患者，前后位胸片显示双侧不均匀的气腔病变，主要累及右肺。
（右）同一患者的横轴位平扫 CT 图像显示双侧气腔影和磨玻璃密度影，代表肺泡内出血。显微镜下多血管炎是一种坏死性血管炎，累及小血管，通常伴有坏死性肾小球肾炎，50% 的病例累及肺。

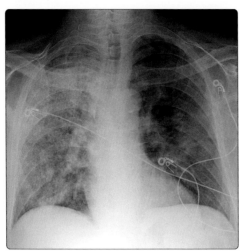
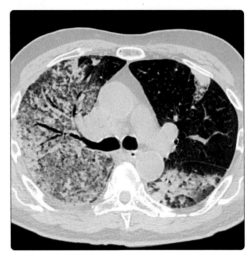

（左）同一患者标本的低倍镜显微（HE 染色）显示多灶性的肺泡内出血 ➡。（右）同一标本的高倍镜显微（HE 染色）显示含有丰富含铁血黄素的巨噬细胞和粗的含铁血黄素颗粒 ➡，以及间质的增厚 ➡。显微镜下多血管炎 70% 表现为髓过氧化物酶抗中性粒细胞胞浆抗体（MPO-AN-CA）阳性。

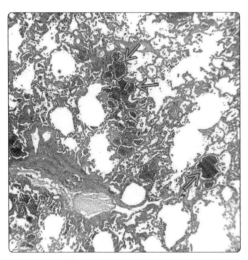
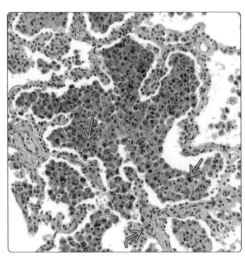

（左）Goodpasture 综合征和弥漫性肺泡出血患者，前后位胸片显示双侧弥漫性、边缘模糊、不对称性密度增高影。（右）同一患者的横轴位平扫 CT 图像显示双侧磨玻璃密度影。Goodpasture 综合征是以抗肾小球基底膜阳性为特征，导致肾小球性肾炎和弥漫性肺泡出血。急性肾衰常见，仅 40%～60% 的患者肺受累。

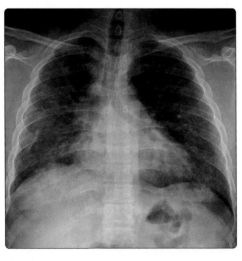
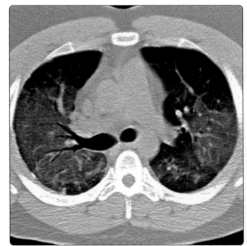

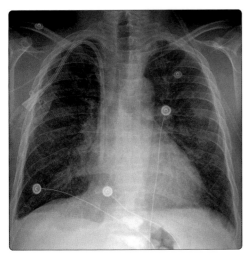

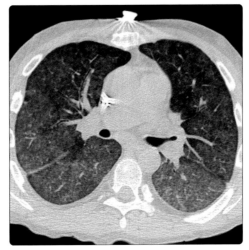

(左)系统性红斑狼疮和弥漫性肺泡出血患者,前后位胸片显示双侧肺边缘模糊的气腔密度增高影。(右)同一患者横轴位 HRCT 图像显示双侧弥漫性磨玻璃密度影。红细胞压积急性降低有助于与肺水肿或肺炎等其他有类似表现的疾病相鉴别。支气管镜活检和肺泡盥洗通常可以证实诊断。

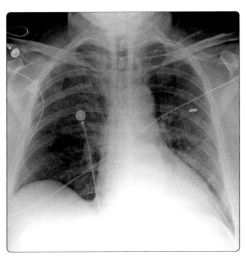

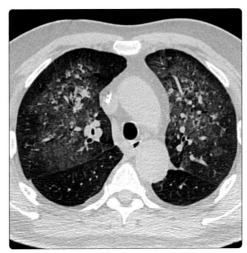

(左)肉芽肿性多血管炎及弥漫性肺泡出血患者,前后位胸片显示双肺上叶为著的不均匀的气腔病变。(右)同一患者的横轴位 HRCT 图像显示双侧弥漫性磨玻璃密度影,累及中央肺实质。肉芽肿性多血管炎的影像表现还包括肺结节和肿块,其中 70% 有空腔,还可以有局灶性或多灶性的实变。

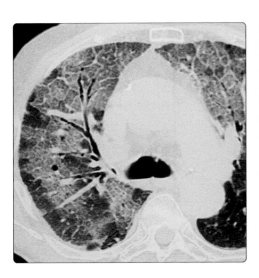

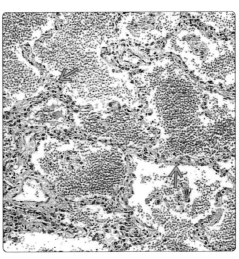

(左)Goodpasture 综合征和弥漫性肺泡出血患者,横轴位 HRCT 图像显示双侧弥漫性磨玻璃密度影伴有叠加的小叶间隔增厚,即所谓的碎石路征,常与弥漫性肺泡出血亚急性期相关。(右)同一患者的低倍显微镜(HE 染色)显示肺泡内红细胞和间质增厚➡,继发于间质纤维化和 II 型肺泡细胞增生。

机化性肺炎

要 点

术语

- 机化性肺炎(OP)
- 隐源性机化性肺炎(COP):特发性 OP
- 急性纤维素性机化性肺炎(AFOP):类似弥漫性肺泡损伤
- 肉芽肿性机化性肺炎(GOP)
- OP、AFOP 及 GOP:肺反应的组织学模式

影像

- 平片
  - OP:双侧非特异性多灶性密度增高影
- CT
  - OP:双侧外周部或支气管周围的实变
    - 反晕征(或环礁征)
    - 肺内迁移性密度增高影
  - AFOP:结节/肿块±空气支气管征
    - 多灶性磨玻璃密度影或实变
  - GOP:报道不多,可类似恶性肿瘤
    - 结节、肿块(常见)、实变

主要鉴别诊断

- 肺炎
- 慢性嗜酸性粒细胞肺炎
- 肺淋巴瘤
- 肺癌

病理

- OP:远端气道内疏松机化的结缔组织息肉样腔内栓子

临床

- 体征和症状:咳嗽、呼吸困难、发热、乏力、体重减轻
- 治疗:糖皮质激素为一线药物
  - 二线药物:环磷酰胺、利妥昔单抗、咪唑硫嘌呤

诊断备忘

- 在 CT 或 HRCT 上出现支气管血管周围或小叶周围的密度增高影±反晕征,考虑 OP

(左)克罗恩病伴有机化性肺炎患者,横轴位 HRCT 图像显示右上叶磨玻璃密度影和反晕征 ➡(中心为磨玻璃密度,周围是实变),为非特异性,但是为机化性肺炎的特征性表现。(右)同一患者的冠状位 HRCT 显示双肺上叶的磨玻璃密度影和右肺上叶反晕征 ➡。机化性肺炎可能与各种各样的疾病过程有关。

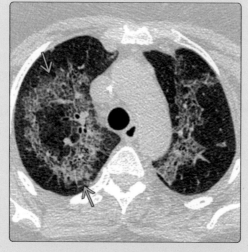 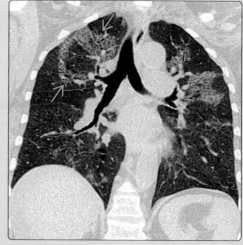

(左)机化性肺炎标本的高倍显微镜(HE 染色)显示肺泡腔内新的纤维栓(Masson 小体)➡,与影像上的气腔病变相一致。(右)机化性肺炎标本(HE 染色)低倍显微镜显示气道腔内新的息肉样纤维组织 ➡。Masson 小体典型见于肺泡管和肺泡,但也可以发生于细支气管腔内。(摘自 *DP:Thoracic*,第 2 版。)

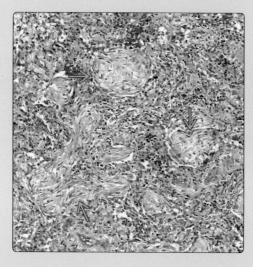 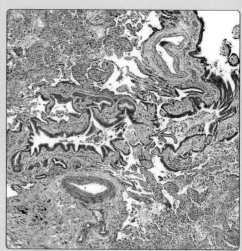

机化性肺炎

术语

缩略词

- 机化性肺炎(OP)
- 隐源性机化性肺炎(COP)
- 急性纤维素性机化性肺炎(AFOP)
- 肉芽肿性机化性肺炎(GOP)

同义词

- 以前的闭塞性细支气管炎机化性肺炎(BOOP)的同义词是COP,但这个术语不再使用

定义

- OP,AFOP,GOP:由各种损伤导致的肺反应的组织学模式
  - AFOP被认为是急性模式,类似于弥漫性肺泡损伤(DAD)
    - AFOP亚急性期的临床表现类似OP
- COP:特发性的OP
  - 不明病因的非特异性肺反应

影像

总体特征

- 最佳诊断线索
  - OP
    - 多灶性磨玻璃密度影和实变
  - AFOP
    - 双侧弥漫性磨玻璃密度影和实变
- 位置
  - OP
    - 支气管血管束周围分布

平片表现

- OP
  - 双侧非特异性多灶性肺密度增高影
  - 系列胸片上显示游走性的密度增高影
- AFOP
  - 双侧肺实变
  - 类似DAD

CT表现

- HRCT
  - OP
    - 弥漫性
      - 双侧散在的外周部或支气管周围实变
      - 次级肺小叶周围边缘模糊的弧线状或多边形(小叶周围)密度增高影
      - 反晕征(或环礁征,如果周围实变的边缘不完整)
      - 支气管血管束周围结节,可表现为空气支气管征
      - 弥漫性微结节或树芽征阴影(少见)
    - 单侧
      - 单发结节、肿块、实变
      - 磨玻璃密度影(少见)
        - 游走性密度增高影
        - 皮质激素治疗后密度增高影吸收
        - 可以进展为肺纤维化[类似于非特异性间质性肺炎(NSIP)]
          - 尽管有争议,有人推测一些NSIP病例可能为OP的后遗症
          - 支气管血管束周围磨玻璃密度影、网状影及牵拉性支气管扩张
          - 偶尔胸膜下不受累
      - 空洞(罕见)
  - AFOP
    - 影像表现未被很好描述
      - 类似于肺炎
    - 结节/肿块±空气支气管征
    - 多灶性磨玻璃密度影或实变
  - GOP
    - 影像表现未被很好描述
      - 类似恶性肿瘤
    - 结节或肿块(常见)
    - 实变

核医学表现

- PET/CT
  - OP典型表现为FDG高摄取

成像推荐

- 最佳成像工具
  - 薄层CT或高分辨率CT

鉴别诊断

肺炎

- 急性表现;可为多灶性
- 对抗生素治疗缺乏反应提示OP

慢性嗜酸性粒细胞肺炎

- 影像学上类似OP
- 慢性嗜酸性粒细胞肺炎可转变为OP
- 外周和/或组织中的嗜酸性粒细胞增多

肺淋巴瘤

- 诊断依靠组织学和免疫组化特征

肺癌

- OP可表现为孤立的肺结节或肿块,在CT或PET/CT上可与肺癌难以鉴别
- 在OP中,肺癌的诊断必须在切除后才能建立

病理

总体特征

- 病因
  - OP可为特发性,或者与以下情况相关
    - 自身免疫性疾病(如,系统性红斑狼疮、类风湿关节炎、炎性肠道疾病,肉芽肿性多血管炎等)
    - 药物
      - 胺碘酮、化疗药

　　　　□ 消遣性药物：可卡因
　　－ 感染
　　　　□ 细菌（如，支原体、非结核分枝杆菌）
　　　　□ 病毒[如，人类免疫缺陷病毒（HIV）]
　　　　□ 真菌（如，耶氏肺孢子菌）
　　　　□ 寄生虫（例如，间日疟原虫）
　　－ 肺疾病
　　　　□ 过敏性肺炎、气道阻塞、肺泡出血、脓肿、梗死、肿瘤、误吸
　　－ 放射治疗
　○ AFOP 可为特发性，或与以下情况有关
　　－ 自身免疫性疾病
　　－ 药物
　　－ 职业或环境的暴露
　　－ 感染
● OP 的存在有各种各样的临床意义
　○ 可表现出临床症状或体征
　○ 如果发现周围肉芽肿过程或恶性过程则很少有意义；可为过敏性肺炎、嗜酸性粒细胞肺炎和朗格汉斯组织细胞组织细胞增生症的部分成分

大体病理和外科特征

● 非特异性的大体特征
● GOP 更可能表现为结节或肿块

镜下特征

● OP
　○ 远端气道内疏松机化的结缔组织息肉样腔内栓子（Masson 小体）（主要是在肺泡管和肺泡），细支气管通常也受累，但也可以不受累
　　－ 在灰白色的基质中，纺锤形的细胞栓子表现出各种各样的形态
　　－ Masson 小体呈疏松的细胞性及黏液样表现（COP1 型）
　　－ Masson 小体包含纤维素（常被描述为 COP2 型）
　○ 片状分布
　○ 肺结构背景保留
　○ 轻微的间质性慢性炎症
● AFOP
　○ 机化的纤维素沉积在肺泡腔、间质增厚、淋巴浆细胞浸润
　○ 肺泡 II 型细胞增生可见于所有病例，通常呈弥漫性分布
　○ 可表现为机化性成纤维组织，但不是主要表现
　○ 无 DAD 典型的透明膜表现
● GOP
　○ OP+内在多发性非坏死性形成不良的肉芽肿

临床

临床表现

● 最常见的体征/症状
　○ OP
　　－ 慢性干咳

　　－ 呼吸困难
　　－ 发热
　　－ 乏力，体重减轻
　○ AFOP
　　－ 临床上与 DAD 相似（即，发热、咳嗽、严重气短）
　　－ 亚急性或亚临床的情况不需要机械通气；通常最终恢复
● 临床特征
　○ 肺功能检查
　　－ OP
　　　　□ 轻度到中度的限制性模式（常见）
　　　　□ 阻塞性模式占 20%
　　　　□ 一氧化碳弥散量减低
　　　　□ 静息和/或运动时动脉血氧降低
　○ 支气管肺泡灌洗
　　－ OP：非特异性表现；可以帮助排除出血、恶性肿瘤或感染
　○ 红细胞沉降率和 C 反应蛋白增高

诊断

● 诊断 OP，AFOP 和 GOP 需要开胸肺活检

自然史和预后

● OP
　○ 2/3 的患者，数周到数月对治疗会有好的反应
　○ 气腔影比网状密度增高影反应更好
　○ 有临床反应的患者可能持续地显示为肺实质异常的缓慢吸收
　○ 一些病例进展为纤维化
　○ 对于治疗没有反应的患者在影像学上常表现为纤维化
　○ COP1 型（没有纤维蛋白）：对治疗有更好的反应
　○ COP2 型（含有纤维蛋白）：对治疗反应差
● AFOP
　○ 严重的 AFOP 预后差，类似 DAD
　○ 亚急性期的 AFOP 预后好；受累患者通常可以恢复

治疗

● OP
　○ 糖皮质激素是一线治疗药物
　○ 二线药物：环磷酰胺、利妥昔单抗、咪唑硫嘌呤
● AFOP：糖皮质激素

诊断备忘

考虑

● CT 或 HRCT 上表现为支气管血管周围或小叶周围的密度增高影+反晕征或环礁征，要考虑到 OP

部分参考文献

1. Saxena P et al: Acute fibrinous and organizing pneumonia: A rare form of nonbacterial pneumonia. Indian J Crit Care Med. 20(4):245-7, 2016
2. Feinstein MB et al: A comparison of the pathological, clinical and radiographical, features of cryptogenic organising pneumonia, acute fibrinous and organising pneumonia and granulomatous organising pneumonia. J Clin Pathol. 68(6):441-7, 2015

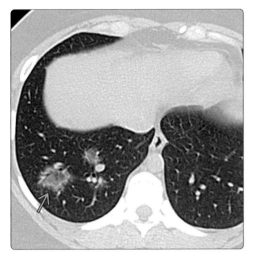
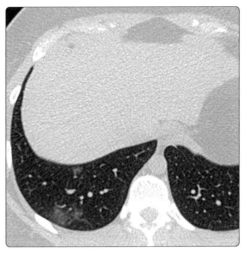

（左）隐源性机化性肺炎患者，横轴位 HRCT 图像显示右肺下叶边界清楚的支气管血管周围磨玻璃密度影，至少有 1 个表现出反晕征➡️。（右）同一患者治疗 6 个月后横轴位 HRCT 图像显示右肺下叶游走性磨玻璃密度影。机化性肺炎的诊断为排除性诊断，几乎总是需要病理证实，因为影像学表现类似于其他疾病。

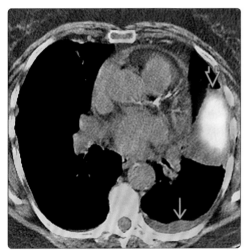
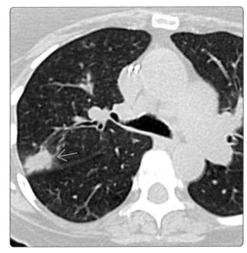

（左）机化性肺炎患者，FDG PET/CT 横轴位融合图像显示左肺上叶大的 FDG 高摄取肿块➡️，类似于原发性肺癌，同侧少量胸腔积液➡️。OP 典型表现为 FDG 高摄取，类似于恶性肿瘤。（右）肉芽肿性机化性肺炎患者，平片显示增大结节，横轴位平扫 CT 图像显示右肺上叶多分叶状实性结节➡️，周围呈磨玻璃密度影。

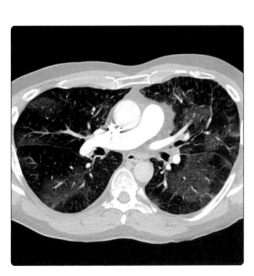
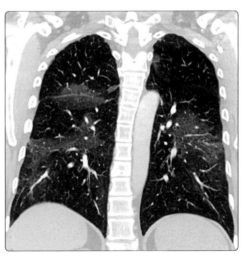

（左）急性纤维素性机化性肺炎患者，横轴位增强 CT 图像显示双侧多灶性磨玻璃密度影，与正常肺实质间杂。（右）同一患者冠状位 CT 图像显示双侧多灶性磨玻璃密度影和正常肺实质间杂。急性纤维素性机化性肺炎的影像表现未被很好描述，但是多灶性气腔影或磨玻璃密度影已被报道过。

要　点

术语

- 缩窄性细支气管炎:黏膜下和细支气管周围的纤维化,伴有细支气管的狭窄或管腔闭塞
- 同义词:闭塞性细支气管炎

影像

- 平片
  - 通常正常
- HRCT
  - 吸气相和呼气相是必需的
  - 马赛克密度
  - 呼气 HRCT 上空气潴留征
    - 片状、小叶状,肺段,偶尔肺叶性
- 最小密度投影(minIP)重建可以提高检测密度减低的小叶区域
- 空气潴留的程度与肺功能研究中气流阻塞的严重程度相关

主要鉴别诊断

- 哮喘
- 慢性阻塞性肺疾病(COPD)
- 过敏性肺炎

病理

- 隐源性或与各种疾病有关
- 显微镜下表现
  - 细支气管周围的同心圆性纤维化和管腔的变窄

临床

- 进行性呼吸困难、干咳、气流阻塞
- 肺功能检查:阻塞性模式

诊断备忘

- 细支气管病变在活检组织学上可很轻微,但气流阻塞症状却很严重

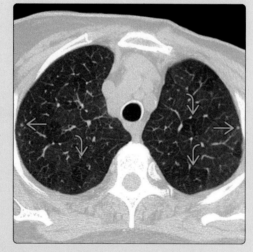
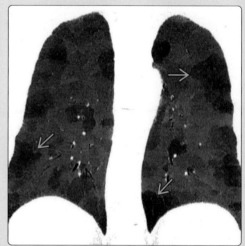

(左)弥漫性特发性肺神经内分泌细胞增生(DIPNECH)患者,横轴位吸气相平扫 CT 显示双侧轻微的马赛克密度➡和散在的小结节➡。(右)同一患者冠状位呼气相最小密度投影(minIP)重建图像显示双侧不均匀的亚段或小叶性空气潴留➡,与缩窄性细支气管炎相一致。密度减低区在厚层的最小密度投影图像上最佳显示。

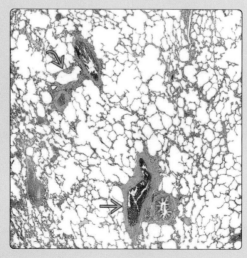
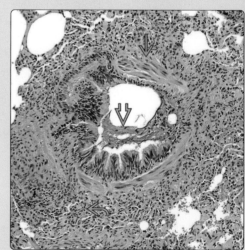

(左)缩窄性细支气管炎标本的低倍显微镜(HE染色)显示在相对正常的肺泡和肺泡间隔背景下扩张的气道➡和突显的血管➡。斑片状病变分布与不均一的影像学异常一致。(右)缩窄性细支气管炎标本的高倍镜显微(HE 染色)显示支气管周围平滑肌细胞增生➡,慢性炎症➡和腔内的黏液潴留➡。

缩窄性细支气管炎

术语

缩略词

- 缩窄性细支气管炎(CB)
- 闭塞性细支气管炎综合征(BOS)

同义词

- 闭塞性细支气管炎

定义

- 对于各种损伤肺反应的特定模式;可为特发性
  - 黏膜下和支气管周围纤维化伴有细支气管狭窄或管腔闭塞
    - 细支气管壁向心性纤维化
      - 在细支气管上皮和肌层黏膜之间
    - 细支气管狭窄和/或闭塞
      - 无腔内的肉芽组织息肉
      - 无周围的肺实质炎症

影像

平片表现

- 通常表现正常(轻到中度疾病)
- 常见表现
  - 血管纹理周围的密度突出
  - 肺的透亮度增加
- 晚期表现
  - 肺过度充气
  - 膈肌变平
  - 胸骨后间隙增加
- 辅助表现
  - 支气管纹理明显、支气管扩张、结节或网状结节影

CT 表现

- 与小气道阻塞相关的间接征象
  - 由小气道疾病导致的马赛克密度(吸气 CT)
    - 肺密度呈现地图样不均匀性(40%~80%)
    - 密度减低区
      - 由于肺泡通气减少导致灌注减低,血量减少
    - 马赛克密度的其他原因:血管性和浸润性疾病
      - 闭塞性肺血管疾病:慢性肺栓塞;肺动脉高压
      - 结节病
    - 过敏性肺炎(1 型):由小气道疾病导致的马赛克密度+浸润性疾病
  - 空气潴留(呼气 CT)
    - 空气潴留的程度与肺功能检查气流阻塞的严重程度相关
  - CT 影像的后处理
    - 最小密度投影(minIP)重建可以提高检出密度减低的小叶区域
  - 支气管扩张及支气管壁增厚不常见,但可以发生

成像推荐

- 最佳成像工具
  - 吸气相和呼气相 HRCT

鉴别诊断

特发性缩窄性细支气管炎

- 罕见的临床病理综合征
- 易与哮喘、慢性细支气管炎、囊性纤维化或 α_1 抗胰蛋白酶缺乏相混淆
- 成人(更常见于妇女)
  - 无吸烟史、胶原血管病或其他原因的气流阻塞
- 诊断基于临床标准、支气管肺泡盥洗和组织学表现

器官移植

- 慢性排异表现
  - 通常指 BOS
- 在肺和骨髓移植常见
- 造血干细胞移植(HSCT)
  - 移植物抗宿主疾病
    - HSCT 的晚期并发症
    - 发生率:2%~20%
- 肺或心-肺移植
  - 发生率:50%;移植后 3~5 年
  - 在肺功能不可逆减低
  - 马赛克密度、空气潴留征、支气管扩张

自身免疫

- 类风湿关节炎(常见)
- 干燥综合征(常见)
- 多肌炎/皮肌炎
- 系统性红斑狼疮
- 硬皮病
- 炎性肠道疾病
  - 溃疡性结肠炎
  - 克罗恩病
- 副肿瘤性天疱疮
  - 非霍奇金淋巴瘤
- 副肿瘤性自身免疫性多器官综合征(PAMS)
  - 慢性淋巴细胞白血病、Castleman 病、胸腺瘤、原发性巨球蛋白血症

感染后(Swyer-James-Macleod 综合征)

- 感染后 CB
- 病毒
  - 儿童比成人更严重
  - 腺病毒、呼吸道合胞体病毒(RSV)、流感、副流感
- 支原体肺炎
  - 纤毛和分泌性柱状细胞的定向运动
  - 不典型肺炎的最常见原因
  - 通常见于儿童和年轻人
- 弥漫性但非对称性过程
- X 线胸片上单侧肺过度透亮的常见原因

环境

- 与吸入相关的细支气管损伤
  - 无机毒物和刺激性气体和烟雾

- 纤毛细胞的定向运动>Clara 细胞>分泌细胞
  - □ 二氧化氮（筒仓过滤器肺），二氧化硫
  - □ 世贸中心事件粉尘吸入
  - □ 易挥发的黄油味微波炉爆米花添加剂（二乙酰）
  - □ 火的烟雾吸入
- 矿物质灰尘
  - □ 职业史是很重要的
  - □ 通常需要数年的接触
  - □ 滑石、硅、石棉、煤、氧化铝、锌的硬脂酸盐粉末、二氧化铁、石硅酸盐、活性炭
  - □ 有机粉尘：尼龙植绒、外源性过敏性肺泡炎
  - □ 谷物粉

与药物相关

- 特殊调配的可卡因
- 类风湿关节炎的治疗药物
  - 青霉胺
  - 氯金酸钠

其他原因

- 过敏性肺炎
- 弥漫性特发性肺神经内分泌细胞增生（DIPNECH）
  - 肺功能研究中 60% 有阻塞性的病理生理
  - 50% 吸烟；男：女 = 1：4
- 吞食毒物
  - 守宫木
    - 来自东南亚的多叶蔬菜
    - 用于减重

病理

组织学特征

- 单纯的细支气管病变，远端的肺实质很少有改变
- 黏膜下的胶原增生导致细支气管壁增厚
  - 轻微的，特别是早期疾病
- 进行性同心圆性支气管管腔狭窄
  - 管腔变形，黏液淤积
  - 各种程度的慢性炎症
  - 闭塞性细支气管炎临床综合征的常见组织学表现

临床

临床表现

- 与多种疾病有关
  - 囊性纤维化、支气管扩张、哮喘或慢性支气管炎的组成部分
- 进行性呼吸困难、干咳、气道阻塞
  - 数周至数月内进展
- 听诊：爆裂音和吸气中期高调干鸣音
- 偶尔有气胸和纵隔气肿
- 肺功能检查：阻塞性模式

- 小气道占整个气道阻力的 25%
  - 1 秒用力呼气量（FEV_1）减少
  - 残气量（RV）和残气量与肺总量比例增加
  - 一氧化碳弥散量正常
- 慢性隐匿性误吸
  - 胃食管反流
- 矿物质灰尘
  - 职业史和数年接触史
- 吸入相关的细支气管损伤
  - 急性症状
    - 随接触的严重性而症状各异
      - □ 气道刺激、咳嗽、疲劳、呼吸困难、发绀、头痛、嗜睡、意识丧失
      - □ 严重病例：肺水肿、急性呼吸窘迫综合征
    - 可以进展为 CB
- 炎性肠道疾病
- 弥漫性特发性肺神经内分泌细胞增生
  - CB 的 CT 特征
    - 空气潴留和支气管壁增厚
- 副肿瘤性天疱疮和 PAMS
- 排除其他原因导致的慢性气流阻塞
  - 肺气肿、哮喘和慢性支气管炎

自然病程和预后

- 随基础病因不同而变化

治疗

- 高剂量的皮质醇激素、硝基咪唑硫嘌呤、OKT3 单克隆抗体、他克莫司、麦考酚酸吗乙酯和抑制素
  - 各种各样的反应
- 移植后的免疫抑制
- 肺移植

诊断备忘

临床相关的病理特征

- 诊断：基于病史、肺功能检查结果和肺活检

病理解释要点

- 细支气管病变在活检组织学表现可很轻微，但气流阻塞却很严重

部分参考文献

1. Kligerman SJ et al: Mosaic attenuation: etiology, methods of differentiation, and pitfalls. Radiographics. 35(5):1360-80, 2015
2. Abbott GF et al: Imaging of small airways disease. J Thorac Imaging. 24(4):285-98, 2009
3. Chen CZ et al: Small airways obstruction syndrome in clinical practice. Respirology. 14(3):393-8, 2009
4. Pipavath SJ, Lynch DA, Cool C, Brown KK, Newell JD. Radiologic and pathologic features of bronchiolitis. AJR Am J Roentgenol. 2005 Aug;185(2):354-63.
5. Couture C et al: Histopathology of bronchiolar disorders. Semin Respir Crit Care Med. 24(5):489-98, 2003
6. Ryu JH et al: Bronchiolar disorders. Am J Respir Crit Care Med. 168(11):1277-92, 2003
7. Colby TV: Bronchiolitis, pathologic considerations. M J Clin Pathol 1998;109:101-109.

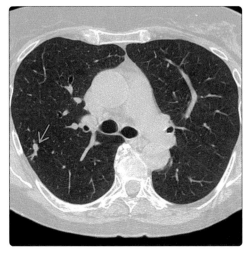 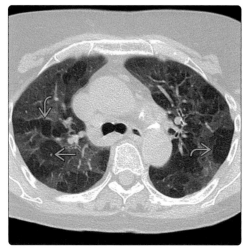

（左）感染后缩窄性细支气管炎患者，横轴位吸气相 HRCT 图像显示右肺上叶仅有少量结节灶➡和树芽征。（右）同一患者的呼气相横轴位 HRCT 图像显示双肺弥漫性马赛克密度和双侧多灶性呼气性空气潴留➡。空气潴留区域小的血管直径与缺氧性血管收缩➡有关。

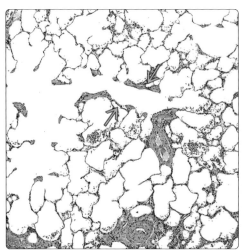 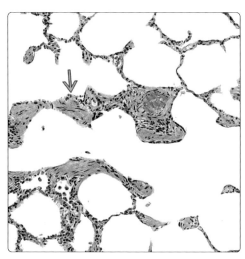

（左）缩窄性细支气管炎标本中倍显微镜（HE 染色）显示分支状的肺泡管➡，伴肺泡管壁平滑肌增生和周围正常的肺组织。缺乏长节段的细支气管周围纤维化阻碍了对这种异常的认识。（右）同一标本的高倍显微镜（HE 染色）显示肺泡管的纵行切面伴有显著的平滑肌细胞肥大➡。

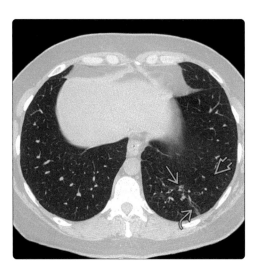 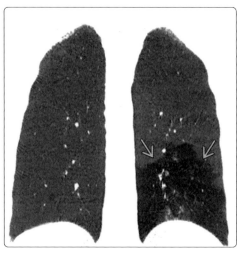

（左）既往儿童期患病毒性细支气管炎患者，横轴位 HRCT 图像显示左肺下叶支气管壁增厚➡，亚段肺不张➡和轻微的周围肺血管减少➡。（右）同一患者冠状位呼气相最小密度投影重建图像显示左肺下叶局限性空气潴留➡，继发于局限性缩窄性细支气管炎。最小密度投影重建对于辨认和显示肺低密度区域的特征是非常有用的。

（翻译：李涛，审校：聂永康）

第三章
大气道疾病

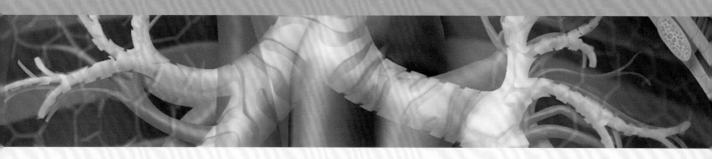

简介

多种疾病累及大气道,包括肿瘤、感染、炎性疾病、创伤后和医源性损伤、先天性异常等。这些疾病可以造成局灶性、弥漫性或区域性的气道异常。气道疾病患者表现为非特异性症状,包括咳嗽、呼吸困难和气喘等。急性喘鸣(中央气道阻塞产生的气道涡流导致的高频呼吸声)需要立即诊断性评价和干预治疗,以确保恢复气道的通畅性。

受累患者的胸部影像异常可包括气道扩张、气道狭窄、气道腔内的充盈缺损或来自邻近的气腔占位形成的肿块效应。大气道阻塞产生的继发改变包括肺不张或反复的肺部感染。支气管扩张表现为轨道样的密度增高影、环状影、管状的密度增高影提示黏液栓,和/或气道腔内的气-液平。伴随异常包括实变、肿块、淋巴结肿大、胸腔积液等。

薄层胸部CT是评价大气道疾病的理想影像学方法。多排螺旋CT的出现为先进的气道成像带来了大量后处理重建技术经验,包括虚拟支气管镜、容积和表面再现的显示等。用力呼气大气道成像能够识别和显示气管支气管软化症的特征。

HRCT用以评价弥漫性肺疾病,同时可评价大气道疾病。在一些病例中,气道异常是主要的影像学表现,在另一些疾病中,气道异常的发生总是伴随着弥漫性浸润性肺疾病。理解大气道的各种各样的形态学特征和分布,并与患者的临床特征、实验室检查相结合,能够使放射科医生提供相关的鉴别诊断,指导患者恰当的评价和处理。

解剖学考虑

气道是管状结构,通过管腔传递空气,一共有24级两分叉分支。气道分为大气道(气管、支气管)和小气道(细支气管、终末细支气管、呼吸性细支气管和肺泡管)。大气道是纯传导性的(传导空气的功能),而小气道是传导性的和/或呼吸性的(气体交换功能)。

大气道疾病

简介

肿瘤、感染、先天性及获得性疾病累及大气道,可产生形态学改变,诸如狭窄、扩张、气道壁增厚和腔内的病变。所有这些由胸部CT评价最佳。

恶性肿瘤如肺癌,通常累及大气道。尽管CT对于最初的诊断和临床分期价值无限,但肿瘤的评价并不需要HRCT。

大气道狭窄

刀鞘样气管是一种气管的形态学异常,与慢性阻塞性肺疾病有关,以气管冠状径减小和矢状径增加为特征。

气管狭窄可为气管内插管的并发症,可为局灶性或弥漫性,可能需要扩张、支架置入或外科手术校正。先天性气管狭窄罕见,可伴随着其他先天性异常,以累及新生儿和婴儿为特征。

气管软化和气管支气管软化代表由于气管软骨变弱导致功能性的大气道变窄,导致呼气性气道塌陷,可以由动态CT和呼气性影像来评价。然而,应该注意到在正常人可观察到很多呼气时大气道塌陷。

由于管壁增厚导致的大气道狭窄也可发生于肉芽肿性多血管炎、淀粉样变性、复发性多软骨炎。这些病变可以是局灶性或弥漫性气管受累,也可累及中央支气管。因此,放射医生必须全面评价受累患者的大气道,以排除有需要治疗的明显狭窄。

大气道扩张

气管和中央支气管的扩张是Mounier-Kuhn综合征的特征性影像异常,是与弹力组织和平滑肌萎缩相关的罕见先天性异常。支气管扩张更常见,被定义为不可逆的支气管扩张,根据疾病严重性的顺序,被分为柱状、静脉曲张型、囊状支气管扩张。尽管在X线胸片上可被辨认,但最好通过CT来评价。正常的支气管直径与邻近的肺动脉直径相仿。支气管直径超过邻近肺动脉直径代表支气管扩张。

支气管扩张通常由误吸或慢性或反复性肺感染所致。后者与先天性或者获得性免疫缺陷、免疫反应或功能性气道改变有关。在纤维化性间质性肺疾病,支气管扩张(牵拉性支气管扩张)通常是由于纤维化的收缩效应所致。支气管扩张各种各样的病因和分布知识给放射医生提供了强有力的鉴别诊断,尤其是在支气管扩张为主要表现的病例中。

支气管周围分布的疾病

一些弥漫性和多灶性炎症和肿瘤性肺疾病可以表现为特征性的支气管血管周围分布,以气腔疾病和沉积于大气道的结节影为代表。认识HRCT上的这些表现可以帮助缩小鉴别诊断范围,并确认最重受累区经支气管镜获取组织做组织学对照。

部分参考文献

1. Little BP et al: Imaging of diseases of the large airways. Radiol Clin North Am. 54(6):1183-1203, 2016

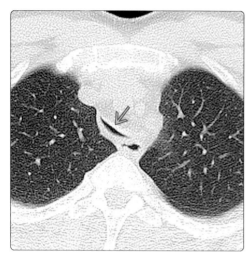
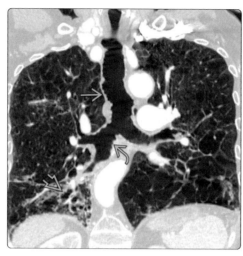

（左）50 岁男性，慢性呼吸困难患者，横轴位呼气相平扫 CT 图像显示胸内气管➡严重变窄，这是气管软化的特征。双侧主支气管（没有显示）也受累。（右）65 岁男性，Mounier-Kuhn 综合征或气管支气管增大症患者，冠状位增强 CT 图像显示气管➡和主支气管➡明显扩张，伴外周支气管扩张➡。注意特征性的中央气道壁波浪形表现。

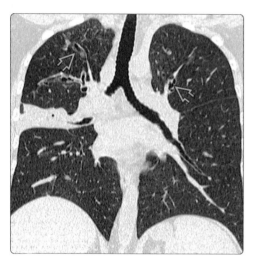
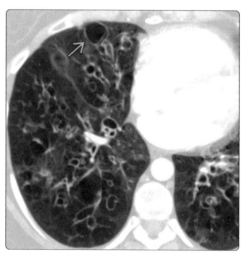

（左）38 岁女性，哮喘和变应性支气管肺曲霉菌病（ABPA）患者，冠状位平扫 CT 图像显示双肺上叶中心型支气管扩张➡和右肺上叶肺段性阻塞后的体积减小。提示诊断为哮喘患者的支气管扩张。（右）35 岁女性，选择性免疫球蛋白 A 缺乏、慢性咳嗽、呼吸困难患者，横轴位平扫 CT 图像显示严重的囊状支气管扩张➡，继发于反复感染。

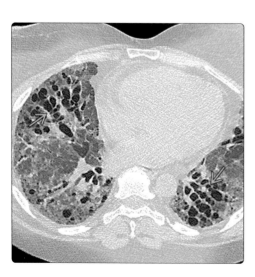
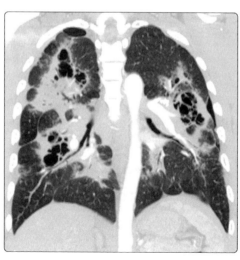

（左）硬皮病和非特异性间质性肺炎患者，横轴位 HRCT 图像显示双肺下叶严重的支气管扩张➡。在这个病例中，支气管扩张继发于间质纤维化的收缩效应。（右）结节病患者，冠状位增强 CT 图像显示双侧中央的肿块样纤维化伴空洞形成。尽管表现不典型，中央支气管血管周围纤维化分布完全与结节病诊断相一致。

要　点

术语

● 不可逆的支气管扩张,通常伴支气管壁炎症

影像

● HRCT/薄层CT
  ○ 支气管动脉比率(B/A)增加;印戒征
    － B/A>1,无特异性,也可见于正常老年人(>65岁)或高海拔地区的人(由于轻微的缺氧引起支气管扩张和血管的收缩)
  ○ 缺乏支气管逐渐变细:这是最早和最敏感的支气管扩张征象
  ○ 邻近肋胸膜或纵隔胸膜1cm内看见气道

主要鉴别诊断

● 支气管炎
● 支气管闭锁
● 囊性肺疾病

病理

● 支气管壁的完整性依赖于正常的免疫系统、气道正常结构的完整性(正常的软骨)和正常的纤毛运动功能
  ○ 感染(最常见病因)
  ○ 囊性纤维化
  ○ 变应性支气管肺曲霉菌病
  ○ 慢性误吸
  ○ 阻塞:肿瘤、异物或淋巴结肿大造成的外源性压迫
● 非特异性组织学特征;支气管壁表现为急性或慢性炎症
● 支气管壁肉芽肿性炎更常见于结核或误吸

诊断备忘

● 局灶性支气管扩张患者要考虑由肿瘤或淋巴结肿大引起的中央气道阻塞

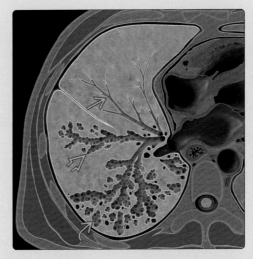
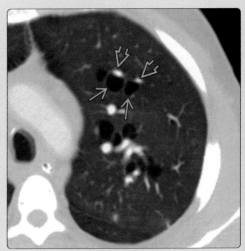

(左)插图示支气管扩张的严重程度。柱状支气管扩张▱为最轻微形式,表现为均匀一致的支气管扩张、缺乏逐渐变细的特点。静脉曲张样支气管扩张▱表现为串珠状支气管。囊状▱支气管扩张表现为圆形囊状形态。(右)Williams-Campbell综合征患者横轴位平扫CT图像显示横断面扩张的支气管➡,支气管较邻近的肺动脉➡直径大,即印戒征。

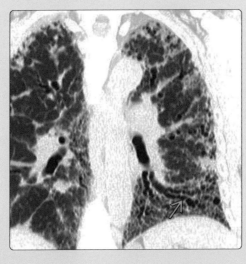
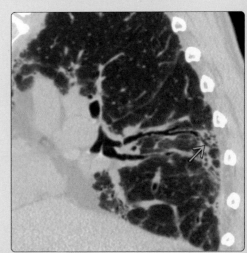

(左)肺纤维化患者,冠状位平扫CT图像显示扩张的支气管➡,在广泛的网状影和蜂窝影中牵拉性支气管扩张。注意支气管呈串珠状表现、支气管向外走行缺乏逐渐变细的特征。(右)肺纤维化和牵拉性支气管扩张患者,矢状位平扫CT图像显示在肋胸膜下1cm内可以看到细支气管➡,提示细支气管扩张。

支气管扩张

术语

定义
- 不可逆的支气管扩张,通常伴有支气管壁炎症

影像

总体特征
- 最佳诊断线索
  - 缺乏支气管腔逐渐变细
- 支气管扩张的严重程度分类
  - **柱状**:轻度,支气管直径均匀一致增加
  - **静脉曲张样**:中度,串珠样表现,扩张与狭窄交替出现
  - **囊状**:严重,呈葡萄串样表现,圆形或球形扩张

平片表现
- 由支气管壁增厚导致的线样密度增高影或环形低密度影代表扩张的气道
- 支气管管腔看起来比邻近的血管直径更大
- 柱状支气管扩张表现为轨道征
  - 平行的线样密度增高影代表扩张的支气管纵行增厚的壁
- ±囊状支气管扩张内气-液平

CT 表现
- 直接征象
  - 支气管扩张
    - 支气管动脉比率(B/A)增加;印戒征
      - 正常 B/A:0.65~1
    - 1.0< B/A<1.5:非特异性表现,可见于正常老年人(>65 岁)或高海拔地区(由于轻微缺氧导致支气管扩张或血管收缩所致)
    - B/A>1.5:表明支气管扩张
  - 缺乏支气管逐渐变细
    - 支气管扩张最早和最敏感的征象
  - 在接近肋胸膜或纵隔胸膜 1cm 内的范围内可以看到气道
- 间接征象(可以或不出现)
  - 支气管壁增厚
  - 黏液栓,充满液体的支气管
  - 小叶中央结节或树芽征
    - 扩张的细支气管内充满黏液或液体
  - 马赛克灌注(吸气相)和空气潴留(呼气相),由伴发的缩窄性细支气管炎所致
- 分布
  - **局灶性**支气管扩张
    - 限于 1 个肺叶,最常见于感染后或继发于误吸
    - 可继发于中心性阻塞性病变(缓慢生长的肿瘤、支气管结石、异物)
  - **中心型**支气管扩张(正常的周围气道)
    - 变应性支气管肺曲霉菌病
    - 气管支气管增大症

  - 囊性纤维化
  - **上叶为著**的支气管扩张
    - 囊性纤维化
    - 变应性支气管肺曲霉菌病
    - 结核
  - **中叶和舌叶**的支气管扩张
    - 非结核性分枝杆菌感染(温夫人综合征)

MR 表现
- 年轻患者,避免电离辐射,需要系列检查监测变化,使得 MR 应用越来越多
- 快速自旋回波 T_1 和 T_2 加权像可以提供大气道解剖图像
  - 支气管壁增厚、支气管扩张、黏液栓
- 超极化的气体(最常见的是氙气,偶尔是氚气)可以提供空气潴留的功能评价

成像推荐
- 最佳成像工具
  - HRCT/薄层 CT
- 扫描方案建议
  - 对于检测支气管扩张,容积 CT 成像比横轴位 CT 更敏感
  - 最小密度投影可以提高支气管扩张和空气潴留的检出

鉴别诊断

慢性支气管炎
- 支气管壁增厚,但支气管直径和形态正常

支气管闭锁
- 闭锁的气道节段远端支气管扩张,充满黏液(支气管囊肿)
- 伴有受累肺段明显的透过度增高和低灌注
- 左肺上叶尖后段最常受累

囊性肺疾病
- 囊状支气管扩张可与囊性肺疾病混淆
  - 肺朗格汉斯细胞组织细胞增生症,淋巴管平滑肌瘤病
- 支气管扩张特征为气道的囊性透光区相连续,而囊性肺疾病,囊性透亮区与气道无关
  - 气道的连续性在多平面重建比横轴位显示得更清楚
- 肺朗格汉斯细胞组织细胞增生症
  - 主要累及上肺野
  - 通常伴亚厘米的实性结节或结节伴小的中央透亮区
- 淋巴管平滑肌瘤病
  - 均匀一致分布,薄壁、圆形囊腔,年轻女性受累
- 空洞性疾病
  - 空洞性转移:肉瘤、鳞状细胞癌、移行细胞癌
  - 喉乳头状瘤病
    - 通常是支气管内结节

病理

总体特征

- 病因
  - 科尔恶性循环模型
    - 气道刺激引起炎症反应,随后支气管壁组织破坏
    - 组织破坏导致气道清除功能降低,导致进一步的炎症和进行性的气道壁的损毁
  - 感染
    - 支气管壁慢性炎症是支气管扩张的最常见原因
    - 典型或不典型分枝杆菌、葡萄球菌、百日咳博德特菌、假单胞菌、病毒感染
  - 先天性
    - 囊性纤维化
    - 原发性纤毛运动不良
      □ 先天性
      □ 纤毛功能障碍导致支气管清除功能减退,从而导致炎症和感染
    - 气管支气管增大症(Mounier-Kuhn 综合征)
      □ 先天性
      □ 气管和 1~4 级支气管弹性纤维或平滑肌萎缩或缺失
    - Williams-Campbell 综合征
      □ 先天性
      □ 4~6 级支气管软骨缺乏
    - 细胞免疫或体液免疫缺乏(各种免疫缺陷)
    - 黄甲综合征(淋巴管发育不良):黄指甲、慢性胸水、支气管扩张
  - 免疫或炎症
    - 变应性支气管肺曲霉菌病
    - 慢性误吸
    - 有毒气体的吸入,特别是氨气
    - 类风湿关节炎
  - 近端支气管阻塞
    - 肿瘤、异物、感染后/炎性狭窄、由于淋巴结肿大导致的外源性压迫
  - 邻近纤维化导致的牵拉性支气管扩张
    - 特发性间质性肺炎
    - 结节病
    - 纤维化性过敏性肺炎
    - 放射性纤维化
- 遗传学
  - 支气管壁的完整性依靠正常的免疫系统、气道正常结构的完整性(正常的软骨)和正常的纤毛功能
- 流行病学
  - 在美国>11 万的患者(囊性纤维化除外)因支气管扩张而接受治疗

大体病理和外科特征

- 由于软骨或弹力纤维的丢失导致的不可逆扩张

- 由于慢性炎症导致支气管动脉过度增生
- 支气管扩张最常累及第 4~9 级中等大小的支气管
- 支气管扩张的气道通常有 1 种或多种微生物定植
  - 流感嗜血杆菌、铜绿假单胞菌、链球菌、卡他布兰汉球菌、葡萄球菌等

镜下特征

- 非特异性组织学特征,支气管壁表现为急性或慢性炎症
- 支气管壁的肉芽肿性炎,更常见于结核或误吸

临床

临床表现

- 最常见的体征/症状
  - 非特异性:咳嗽、咳痰、咯血
  - 轻度支气管扩张可无症状
- 其他的症状/体征
  - 肺功能检查
    - 阻塞性:FEV_1 下降,肺容积增加

人口统计学

- 年龄
  - 随着年龄的增加发病率增加(CF 除外)
    - 范围:18~34 岁的发病率是 4/10 万,≥75 岁发病率 270/10 万
- 性别
  - 任何年龄的女性发病率更高

自然病程和预后

- 预后好:结果依赖于基础病因的治疗

治疗

- 非手术治疗
  - 戒烟
  - 适当接种
  - 体位引流
  - 抗生素治疗合并的感染
  - 支气管扩张剂
- 手术治疗/介入治疗
  - 支气管动脉栓塞用来控制严重的咯血
  - 对于复发性的感染和咯血,外科切除局限性病灶
  - 选择性病例做肺移植

诊断备忘

考虑

- 局灶性支气管扩张的患者要考虑由肿瘤或淋巴结肿大引起的中央性支气管阻塞

部分参考文献

1. Milliron B et al: Bronchiectasis: Mechanisms and imaging clues of associated common and uncommon diseases. Radiographics. 35(4):1011-30, 2015
2. McShane PJ et al: Non-cystic fibrosis bronchiectasis. Am J Respir Crit Care Med. 188(6):647-56, 2013
3. Javidan-Nejad C et al: Bronchiectasis. Radiol Clin North Am. 47(2):289-306, 2009

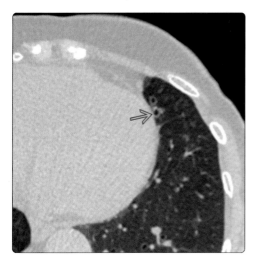

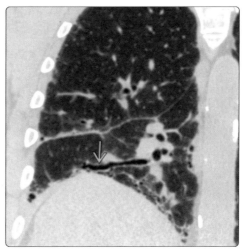

（左）继发于非结核分枝杆菌感染的支气管扩张患者，横轴位平扫CT图像，注意紧邻纵隔胸膜扩张的舌叶细支气管➡️，提示细支气管扩张。这种类型的肺感染，中叶和舌叶通常受累。（右）继发于肺纤维化的牵拉性支气管扩张患者，冠状位平扫CT图像显示柱状支气管扩张➡️，其特点为支气管逐渐变细缺失，而表现为均匀一致的扩张。

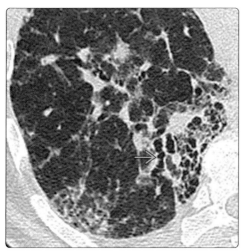

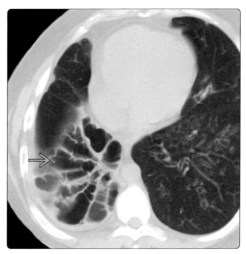

（左）继发于肺纤维化的曲张型支气管扩张患者，横轴位平扫CT图像显示右肺下叶支气管呈串珠样表现➡️，是曲张样支气管扩张的特点。（右）囊性纤维化患者，横轴位平扫CT图像显示右肺下叶被囊状支气管扩张➡️所替代，导致了气道的囊性扩张。囊性纤维化患者有反复发作的肺感染，最终会发展为支气管扩张。

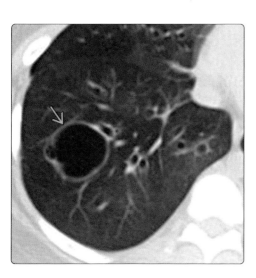

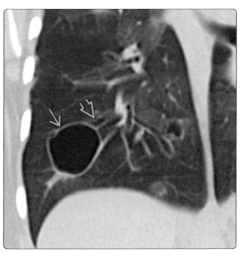

（左）囊性纤维化患者，横轴位平扫CT图像显示右肺下叶局灶性囊状支气管扩张➡️，明显扩张的气道和肺囊肿容易混淆。（右）同一患者冠状位平扫CT图像显示囊样腔隙➡️和邻近的气道➡️相连续，提示囊状支气管扩张。多平面重建通常有助于鉴别支气管扩张和其他囊性肺病变。最大密度投影重建可以帮助显示支气管扩张和马赛克密度。

要 点

术语

- 变应性支气管肺曲霉菌病（ABPA）：患者对于曲霉菌的抗原过敏导致的气道慢性炎症和损伤

影像

- 平片
  - 上肺野游走性密度增高影
  - 支气管扩张
    - 轨道样平行的线样密度增高影
  - 黏液栓：可表现为指套征
- CT/HRCT
  - 肺门中央处的上叶支气管扩张
  - 支气管壁增厚
  - 黏液栓
    - 软组织密度，分支样影
    - 高密度或钙化的黏液（30%）
  - 小叶中央结节，树芽征
  - 马赛克密度，呼气性空气潴留

主要鉴别诊断

- 囊性纤维化
- 原发性纤毛运动障碍
- 先天性支气管闭锁
- 感染后支气管扩张

病理

- 浓缩的黏液栓包含曲霉菌和嗜酸性粒细胞

临床

- 约 6% 慢性哮喘患者有 ABPA
- 2%～15% 囊性纤维化患者有 ABPA
- 体征和症状：咳嗽、呼吸困难、咳痰（棕黄色黏液栓）、喘息、咯血
- 治疗：口服皮质类固醇激素、抗真菌

诊断备忘

- 哮喘和中央性支气管扩张伴高密度黏液栓患者，考虑 ABPA

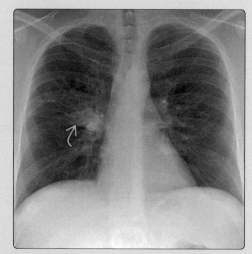
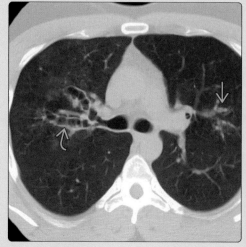

（左）变应性支气管肺曲霉菌病（ABPA）患者，后前位胸片显示双肺上野肺门旁的密度增高影➡，右侧最明显。（右）同一患者几个月后横轴位平扫 CT 显示双肺上叶中央性曲张样支气管扩张➡，左侧有小的黏液栓➡，右侧腔内没有内容物。黏液栓暂时的咳出可以解释胸片上所看到的肺内密度增高影游走性特征。

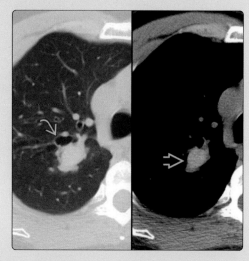
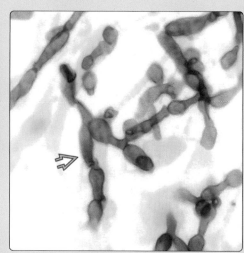

（左）变应性支气管肺曲霉菌病（ABPA）患者，肺窗（左）和软组织窗（右）横轴位平扫 CT 组合图像显示右上叶中央性支气管扩张➡和高密度黏液栓➡。（右）高倍镜（GMS 染色）显示菌丝和 45° 角的分支➡。通常在患者咳出的痰液中发现曲霉菌微生物。（摘自 *DP：Thoracic*，第 2 版。）

术语

缩略词
- 变应性支气管肺曲霉菌病(ABPA)

定义
- ABPA:对于曲霉菌抗原过敏患者的气道慢性炎症和损伤
  - 对于吸入的曲霉菌孢子的过敏反应
  - 典型累及哮喘和囊性纤维化患者
- 变应性支气管肺真菌病:由于对其他真菌过敏而导致的气道慢性炎症和损伤
- 血清学 ABPA(ABPA-S):血清学阳性和其他标准的疾病轻微类型,但无支气管扩张

影像

总体特征
- 最佳诊断线索
  - 哮喘患者的中央性支气管扩张和黏液栓
- 位置:
  - 中央性支气管扩张,周围气道正常
  - 上叶为著

平片表现
- 平片
  - 可为正常(ABPA-S)
  - 肺上野的游走性密度增高影
    - 实变,肺门周围的密度增高影,阻塞性肺炎
    - 肺不张
    - 网状密度增高影,与纤维化相关的容积缩小
  - 支气管扩张
    - 轨道征,平行的线状密度增高影
    - 黏液栓,表现为指套征
      □ 咳嗽或治疗后可消失
    - 可以表现为气-液平面和霉菌球的形成

CT 表现
- 支气管扩张(95%)
  - 上叶受累
  - 中央性支气管扩张是典型表现
    - 周围气道也可受累
  - 多叶,双侧,非对称性
  - 柱状(早期),静脉曲张型,囊状
  - 可以充满气体或软组织
  - 可有霉菌球形成
- 支气管壁增厚
- 黏液栓(70%)
  - 均匀一致的管状和/或分支状密度增高影
  - 软组织密度的黏液
  - 高密度或钙化的黏液(30%)
- 小叶中央结节,树芽征
- 马赛克密度,呼气性空气潴留
- 伴随表现
  - 实变、肺不张
  - 肺结构扭曲、肺大疱
  - 胸腔积液

成像推荐
- 最佳成像工具
  - CT/HRCT:选择的影像方法

鉴别诊断

囊性纤维化
- 15%囊性纤维化患者有 ABPA
- 汗液氯化物皮肤检测阳性
- 和支气管扩张的分布相似

原发性纤毛运动障碍
- 黏膜纤毛清除功能不良,容易导致反复感染和支气管扩张
- 约 50%有 Kartagener 综合征
- 支气管扩张主要发生在基底段

先天性支气管闭锁
- 胎儿发育早期血管侵入气道
- 局灶性短段气道闭锁
- 闭锁远端黏液囊肿
  - 圆形、卵圆形或管状分支状密度增高影
- 周围肺组织透过度增高

感染后支气管扩张
- 反复的肺感染
  - 细菌、分枝杆菌、病毒
- 一过性的纤毛功能不良,黏液清除功能降低导致气道损伤

免疫缺陷疾病
- 人类免疫缺陷病毒(HIV)/获得性免疫缺陷综合征(AIDS)
- 常见各种各样的免疫缺陷
- 反复肺感染导致的支气管扩张

Williams-Campbell 综合征
- 罕见发生于亚段支气管的先天性软骨缺陷
- 支气管扩张限于第 4、5、6 级支气管

支气管中心性肉芽肿病
- 炎症反应,特征为沿着支气管和细支气管的坏死性肉芽肿
- 可见于 ABPA,或为对感染的反应
- 类似 ABPA,但主要累及远端气道
- 可以表现为肿块、实变或肺不张

哮喘
- 轻度柱状支气管扩张,支气管壁增厚
- 肺不张、实变、空气潴留
- 黏液栓可以看到,无 ABPA

支气管内新生物
- 缓慢生长的肿瘤远端的黏液栓
  - 类癌、错构瘤、肺癌
- 通常位于单侧肺的一个叶或一个肺段

异物导致的气道阻塞
- 大多数为放射性透光物
  - 寻找不透 X 线的异物或支气管结石
- 单侧分布,位于单一肺叶或肺段

病理

总体特征

- 病因
  - 烟曲霉菌抗原刺激物
    - Ⅰ型 IgE 介导的超敏反应
      □ IgE 水平的升高和烟曲霉菌 IgE 的升高，以及烟曲霉菌 IgG 抗体的升高
    - Ⅲ型（IgG 介导）和Ⅳ型（细胞介导）的反应
  - 其他真菌：变反性支气管肺真菌病
- 遗传学
  - *HLA-DR2* 和 *HLA-DRS* 基因型更高发
- 流行病学
  - 6%慢性哮喘患者有 ABPA
  - 2%~15%囊性纤维化患者有 ABPA

分期、分级和分类

- 几个演变的诊断标准
- Rosenberg-Patterson：最被认可的标准
  - 主要标准：
    - 哮喘
    - 游走性肺密度增高影
    - 对烟曲霉菌的速发皮试反应
    - 血清总 IgE 的升高
    - 对烟曲霉菌沉淀抗体
    - 外周血嗜酸性粒细胞增多
    - 血清烟曲霉菌特异性 IgE 和 IgG 升高
    - 中央性支气管扩张
  - 次要标准：
    - 咳出金褐色黏液栓
    - 痰培养曲霉菌丝阳性
    - 对烟曲霉菌的迟发皮肤反应
- 人类和动物真菌学国际学会（ISHAM）：需要确认和进一步精炼
  - 必要条件：两者必须都满足才能诊断
    - 曲霉菌抗原的速发皮肤反应阳性或抗烟曲霉菌 IgE 升高
    - 总 IgE 水平升高>1 000IU/ml
  - 其他：至少出现 2 个条件
    - 血清沉淀或抗烟曲霉菌 IgG 抗体阳性
    - 影像上为与 ABPA 一致的肺内密度增高影
    - 嗜酸性粒细胞总计数>500 个/μl
- 临床分期
  - Ⅰ期：急性
  - Ⅱ期：缓解期
  - Ⅲ期：恶化期
  - Ⅳ期：皮质醇激素依赖性哮喘
  - Ⅴ期：纤维化性肺疾病
- 影像学分期
  - Ⅰ期：ABPA-S
  - Ⅱ期：ABPA 伴支气管扩张
  - Ⅲ期：ABPA 伴高密度黏液
  - Ⅳ期：ABPA 伴慢性胸膜肺纤维化

镜下特征

- 浓缩的黏液栓包含曲霉菌和嗜酸性粒细胞
  - 有隔膜的曲霉菌菌丝伴 45°角分支
- 支气管上皮无受侵
- 嗜酸性粒细胞肺炎
- 支气管中心性肉芽肿病：坏死性肉芽肿性炎症破坏小支气管和细支气管壁
- 其他反应：肉芽肿性或渗出性细支气管炎、脂质性肺炎、淋巴细胞间质性肺炎、血管炎、闭塞性细支气管炎

临床

临床表现

- 最常见的体征/症状
  - 咳嗽、呼吸困难、咳痰、喘息、咯血
    - 痰里黏稠的金褐色的黏液栓
  - 严重者出现发绀、杵状指、肺心病
- 其他体征/症状
  - 可伴发变应性曲霉菌性鼻窦炎
    - 鼻窦对曲霉菌抗原的免疫反应
- 实验室异常
  - 外周血嗜酸性粒细胞：常大于 1 000 个/μl，通常大于 3 000 个/μl
  - IgE 升高：常大于 1 000ng/ml

自然病程和预后

- 复发性 ABPA 可导致广泛的支气管扩张和纤维化
  - 35%的恶化没有症状，但可导致肺损伤
- 诊断通常不需要肺活检
- ABPA 可在囊性纤维化肺移植后的患者中复发

治疗

- 主要方法是口服皮质类固醇激素：需要长期治疗
- 抗真菌：减轻真菌负荷，减少抗原刺激物，降低炎性反应
- 单克隆抗体（抗 IgE）治疗有潜在好处
- 变应性真菌性鼻窦炎：外科清除碎片，术后口服皮质醇激素，采取支持措施

诊断备忘

考虑

- ABPA 发生于哮喘和上叶中央性支气管扩张患者，尤其当伴有软组织或高密度的黏液栓时

部分参考文献

1. Phuyal S et al: High-attenuation mucus impaction in patients with allergic bronchopulmonary aspergillosis: objective criteria on high-resolution computed tomography and correlation with serologic parameters. Curr Probl Diagn Radiol. 45(3):168-73, 2016

2. Shah A et al: Allergic bronchopulmonary aspergillosis: a perplexing clinical entity. Allergy Asthma Immunol Res. 8(4):282-97, 2016

3. Chabi ML et al: Pulmonary aspergillosis. Diagn Interv Imaging. 96(5):435-42, 2015

4. Greenberger PA: When to suspect and work up allergic bronchopulmonary aspergillosis. Ann Allergy Asthma Immunol. 111(1):1-4, 2013

5. Bains SN et al: Allergic bronchopulmonary aspergillosis. Clin Chest Med. 33(2):265-81, 2012

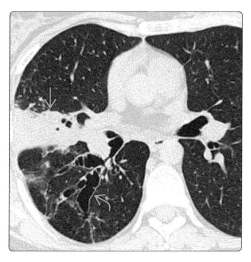
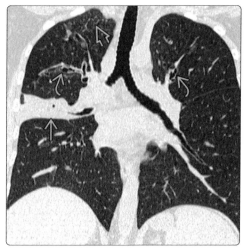

(左) 38 岁女性，变应性支气管肺曲霉菌病患者，横轴位 HRCT 图像显示严重的右肺下叶中央性支气管扩张➡和右肺上叶的亚段肺不张➡。
(右) 同一患者冠状位平扫 CT 图像显示双肺上叶中央性支气管扩张➡和支气管壁增厚，右肺上叶亚段肺不张➡，以及右肺尖轻微的细胞性细支气管炎➡。受累患者肺内密度增高影反映的是肺不张、实变和黏液栓。

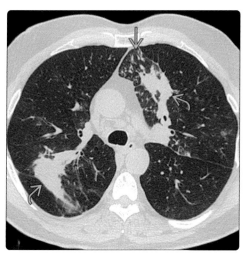
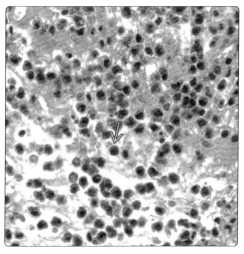

(左) 变应性支气管肺曲霉菌病患者，横轴位 HRCT 图像显示双肺上叶不规则的实变➡及周围小叶中央微结节➡。
(右) 支气管肺曲霉菌病患者标本的高倍镜 (HE 染色) 显示肺内丰富的嗜酸性粒细胞➡，以浓密红染的胞浆为特征。受累患者可发展为阻塞后肺炎或嗜酸性粒细胞肺炎。

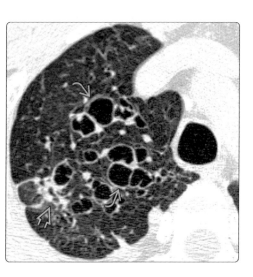
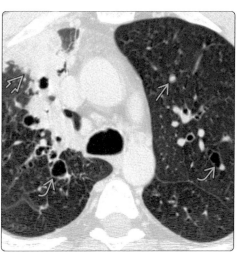

(左) 变应性支气管肺曲霉菌病患者，横轴位 HRCT 图像显示右肺上叶静脉曲张型支气管扩张➡，累及段和亚段支气管，邻近肺结构扭曲➡，与慢性肺疾病有关。
(右) 变应性支气管肺曲霉菌病患者，横轴位 HRCT 图像显示双肺上叶中心性支气管扩张➡和小的黏液栓➡，以及右肺上叶前段的致密实变➡，代表肺炎。

要 点

术语

- Williams-Campbell 综合征
  - 罕见的先天性综合征
  - 亚段支气管的软骨部分或完全缺失

影像

- 双侧弥漫性柱状或囊状支气管扩张
- 气管、主支气管、段支气管正常
- 支气管内气-液平面与感染有关
- 动态 CT
  - 吸气相："气球"样的支气管扩张
  - 呼气相:扩张的气道完全塌陷
- 仿真支气管镜
  - 对临床医生确定累及范围有用
  - 显示沿支气管壁软骨环印记的缺失

主要鉴别诊断

- 囊性纤维化

- 原发性纤毛运动障碍
- 变应性支气管肺曲霉菌病

病理

- 先天性综合征
- 获得性假设:腺病毒感染→支气管软化→支气管扩张
- 第 4~6 级支气管壁软骨缺损或完全缺失

临床

- 体征和症状
  - 复发性肺炎、咳嗽、喘息
- 预后
  - 与支气管壁软骨缺失程度有关
- 治疗
  - 抗生素预防疾病的恶化

(左)插图显示 Williams-Campbell 综合征的气道异常,属于先天性疾病,特征为第 4~6 级支气管由于支气管壁软骨完全或部分缺失导致支气管扩张。(右) 20 岁 Williams-Campbell 综合征患者,横轴位平扫 CT 图像显示支气管扩张,累及亚段支气管。患者常有反复发作的肺感染。

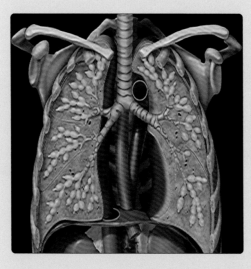
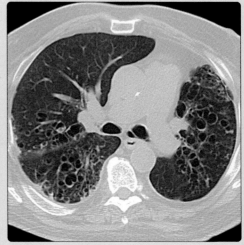

(左) 24 岁 Williams-Campbell 综合征患者,横轴位平扫 CT 显示双侧中央性支气管扩张。鉴别诊断包括囊性纤维化、变应性支气管肺曲霉菌病、原发性纤毛运动不良。(右)同一患者冠状位平扫 CT 显示双侧支气管扩张和中央气道正常➡,这是 Williams-Campbell 综合征的特征。多平面重建可以帮助显示支气管扩张的分布。

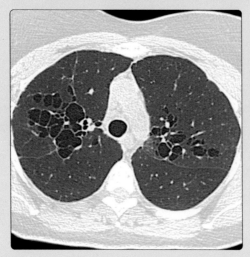
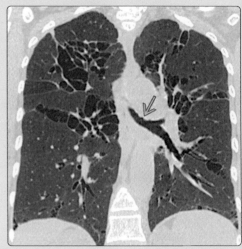

术语

同义词
- 支气管软化
- 非囊性纤维化

定义
- 罕见的先天综合征,特征是亚段支气管软骨部分或完全缺失

影像

总体特征
- 最佳诊断线索
  - 双侧支气管扩张
- 位置
  - 第 4~6 级支气管(亚段支气管的第 1 级)
- 形态学
  - 柱状/囊状支气管扩张

平片表现
- 平片
  - 支气管扩张、支气管壁增厚、囊性病变

CT 表现
- 双侧弥漫性柱状/囊状支气管扩张
- 气管、主支气管、段支气管正常
- 支气管内气-液平面,与感染有关
- 动态 CT
  - 吸气相:气球样支气管扩张
  - 呼气相:扩张的气道完全塌陷(软骨板缺失)
- 仿真支气管镜
  - 对临床医生确定支气管受累范围有帮助
  - 显示沿支气管壁软骨环印记的缺失

成像推荐
- 最佳成像工具
  - CT 吸气相/呼气相
  - 多平面 CT 重建来评价支气管扩张的分布和位置
  - 3D 重建对临床医生有用

鉴别诊断

囊性纤维化
- 80%的病例在 5 岁前诊断
- 弥漫性柱状支气管扩张,以上肺为著

原发性纤毛运动障碍
- 年龄变异较大:从婴儿到 50 岁
- 静脉曲张样支气管扩张,中叶和舌段为著
- Kartagener 综合征:完全性内脏转位、支气管扩张和鼻窦炎

变应性支气管肺曲霉菌病
- 最容易累及哮喘和囊性纤维化患者

- 哮喘+外周血嗜酸性粒细胞增多+烟曲霉菌的皮肤反应或血清 IgE 的存在+烟曲霉菌沉淀抗体或血清 IgG+血清 IgE 的升高(>1 000kU/L)
- 支气管扩张,中心性/上叶分布,黏液栓:指套征
  - 由于钙盐沉积,黏液栓通常为高密度

病理

总体特征
- 病因学
  - 先天性综合征
  - 获得性假说:腺病毒感染→支气管软化→支气管扩张
- 伴随异常
  - 先天性心脏病、支气管异构、内脏反位、多脾综合征、腹部脏器旋转不良

大体病理和外科特征
- 第 4~6 级支气管壁软骨缺损或完全缺失

临床

临床表现
- 最常见的体征/症状
  - 复发性肺炎
  - 咳嗽和喘息

人口统计学
- 儿童,偶尔成年人

自然病程和预后
- 预后取决于软骨缺失的范围

治疗
- 抗生素预防疾病的恶化
- 如果有出血或严重感染的风险则行肺切除

诊断备忘

考虑
- 支气管扩张的分布是鉴别诊断的依据
  - 中央性:变应性支气管肺曲霉菌病
  - 上叶:囊性纤维化
  - 中叶、舌段、下叶:原发性纤毛运动不良

影像解释要点
- Williams-Campbell 综合征患者,气管、主支气管和段支气管是正常的

部分参考文献

1. Milliron B et al: Bronchiectasis: Mechanisms and imaging clues of associated common and uncommon diseases. Radiographics. 35(4):1011-30, 2015
2. Noriega Aldave AP et al: The clinical manifestations, diagnosis and management of williams-campbell syndrome. N Am J Med Sci. 6(9):429-32, 2014
3. Jones QC et al: Williams-Campbell syndrome presenting in an adult. BMJ Case Rep. 2012, 2012

术语

- Mounier-Kuhn 综合征(MKS):罕见,以气管和主支气管弹力组织和平滑肌萎缩为特征,导致显著的中央气道的扩张

影像

- 平片
  - 气管直径>邻近椎体的直径
  - 肺容积的增大(由于阻塞性的生理学)
- HRCT/CT
  - 考虑诊断
    - 气管>30mm
    - 左主支气管>23mm
    - 右主支气管>24mm
  - 气管支气管憩室病(50%)
  - 支气管扩张(30%~45%)
  - 气管支气管软化(28%)

主要鉴别诊断

- Williams-Campbell 综合征
- 继发性气管支气管增大症

病理

- 病因未明,最有可能为先天性
- 肌肉黏膜变薄,纵行肌肉及弹力纤维萎缩

临床

- 咳嗽(>70%),反复呼吸道感染(50%),呼吸困难(>40%)
- 慢性阻塞性肺疾病的诊断(>25%)
- 男性为主,男:女=8:1
- 大多数病例在20~30岁后诊断,平均年龄为54岁
- 肺功能检测表现为阻塞性生理学
- 治疗:黏液溶解治疗、物理治疗、体位引流

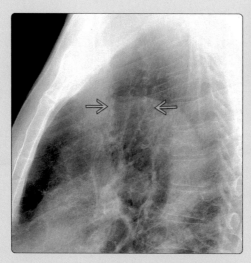

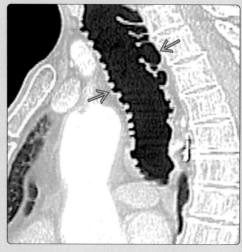

(左)Mounier-Kuhn 综合征患者,低聚焦侧位胸片显示弥漫性气管憩室病,表现为气管前后壁分叶状轮廓➡。气管憩室是由于相邻的气管软骨间过多的黏膜疝入所致,特别是沿着后面的气管膜部。(右)同一患者矢状位增强 CT 图像显示软骨环间气管黏膜的异常突出➡,也称为气管憩室。

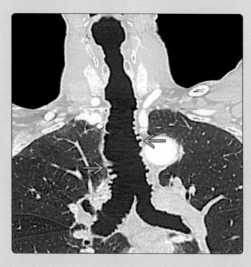

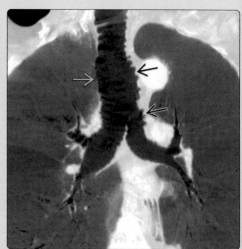

(左)同一患者冠状位增强 CT 图像显示异常的气管扩张和气管支气管憩室病➡。Mounier-Kuhn 综合征临床上以咳嗽、呼吸困难和复发性肺感染为特征。合并气管支气管软化时,喘息和喘鸣很常见。(右)同一患者冠状位增强 CT 最小密度投影(minIP)重建图像显示气管扩张➡和憩室病➡;最小密度投影重建是评价中央气道很有用的工具。

术语

缩略词
- Mounier-Kuhn 综合征(MKS)

同义词
- 气管支气管增大症
- 先天性气管支气管增大症

定义
- 罕见疾病,继发于气管和主支气管弹力组织和平滑肌成分先天性缺损或萎缩导致显著的中央气道扩张

影像

总体特征
- 最佳诊断线索
  - 气管和支气管的异常扩张+邻近软骨环之间过多的肌肉膜组织突出形成的气管憩室
    - 沿气管和中央支气管壁的扇贝样或分叶样表现

平片表现
- 当气管直径超过邻近椎体,考虑该诊断
- 肺容积增加(由于阻塞性生理学)

CT 表现
- 正常气管最大直径(平均值+3 个标准差);测量主动脉弓头侧 20mm 处的气管
  - 男性:27mm(矢状位)和 25mm(冠状位)
  - 女性:23mm(矢状位)和 21mm(冠状位)
- 考虑本病
  - 气管>30mm
  - 左主支气管>23mm
  - 右主支气管>24mm
  - 测量超过正常值 3 个标准差可诊断气管支气管增大症
- 气管支气管憩室病(50%)
  - 矢状位重建图像最适合观察病变
- 支气管扩张(30%~45%)
- 气管支气管软化(28%)
  - 明显的气管腔塌陷(>75%的吸气相直径)和呼气相空气潴留

成像推荐
- 最佳成像工具
  - HRCT:呼气成像评价伴随的气管支气管软化很关键

鉴别诊断

Williams-Campbell 综合征
- 中心性支气管扩张,但气管、主支气管和段支气管正常

继发性气管支气管增大症
- 伴随一些慢性肺疾病(如肺纤维化、慢性感染、肺气肿)
- 与 MKS 鉴别困难;辅助表现如间质性肺病有帮助

病理

总体特征
- 病因未明,最可能为先天性
- MKS 偶尔伴发 Ehlers-Danlos 综合征、马方综合征和皮肤松弛综合征提示平滑肌和结缔组织病变
- 无文献报道有遗传模式
- 吸烟史常见

分期、分级和分类
- 1 型:轻微的对称性气管主支气管扩张
- 2 型:明显的气管扩张和憩室
- 3 型:累及远端支气管的憩室样或囊状结构

大体病理和外科特征
- 气管软骨间大量的囊状憩室,沿着气管后壁突出扩张

镜下特征
- 肌肉黏膜变薄,纵行肌肉和弹力纤维萎缩
- 呼吸道弹力纤维的丢失可以是部分性的、完全性的,也可以是片状分布
- 气管壁肌间神经丛的缺失

临床

临床表现
- 最常见的体征/症状
  - 咳嗽(>70%),反复的呼吸道感染(50%),呼吸困难(>40%)
  - 慢性阻塞性肺疾病的常见诊断(>25%)
- 其他体征/症状
  - 听诊,支气管湿啰音和哮鸣音
  - 杵状指(常见)
  - 肺功能检测为阻塞性生理改变

人口统计学
- 男性为主,男:女 = 8:1
- 大多数病例在 20~30 岁后诊断,平均年龄 54 岁

自然病程和预后
- 关于疾病的进展尚无确切数据
- 无对照数据提示一旦气道扩张到某种程度,解剖改变就不再进展

治疗
- 黏液溶解治疗、物理治疗、体位引流促进痰咳出

部分参考文献

1. Krustins E: Mounier-Kuhn syndrome: a systematic analysis of 128 cases published within last 25 years. Clin Respir J. 10(1):3-10, 2016
2. Payandeh J et al: A clinical classification scheme for tracheobronchomegaly (Mounier-Kuhn syndrome). Lung. 193(5):815-22, 2015

要　点

术语

- 肺实质的非特异性炎性反应模式,以沿着支气管和/或细支气管的坏死性肉芽肿性病变为特征

影像

- 软组织单发(多发)结节/肿块
- 实变(局灶或多灶性)
- 肺不张
- 哮喘患者变应性支气管肺曲霉菌病(ABPA)的表现(ABPA)(即,支气管扩张和黏液栓)

主要鉴别诊断

- 肉芽肿性多血管炎
- 肺癌
- 脓毒性栓塞
- 肺转移瘤
- 细菌性肺炎
- 淋巴瘤

病理

- 支气管中心性肉芽肿病不应该考虑为一种疾病,而是一种描述性的病理诊断
- 50%患者有哮喘史,伴有 ABPA
- 50%患者没有哮喘
  - 伴发真菌、分枝杆菌、细菌、病毒和寄生虫感染
  - 非感染性伴发症:类风湿关节炎、肉芽肿性多血管炎、肺癌、慢性肉芽肿性疾病

临床

- 哮喘患者:较年轻的患者(20~40 岁)
- 非哮喘患者:年长患者(30~70 岁)

诊断备忘

- 哮喘患者和/或 ABPA,软组织密度结节,和/或与感染无关的持续性实变,提示支气管中心性肉芽肿病

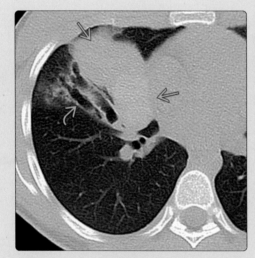
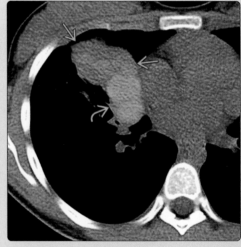

(左)哮喘和支气管中心性肉芽肿病患者,横轴位平扫 CT 图像显示中叶曲张型支气管扩张▱和邻近的软组织肿块➡。(右)同一患者横轴位平扫 CT 图像显示软组织肿块➡内有高密度成分➡,高密度与变应性支气管肺曲霉菌病浓缩的黏液有关。支气管扩张和黏液栓在哮喘伴支气管中心性肉芽肿患者中很常见。

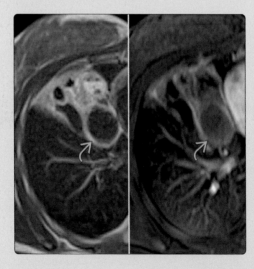
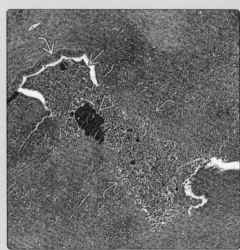

(左)同一患者 HASTE(左)和 FIESTA(右)横轴位 MR 组合图显示中叶实变和邻近的低信号肿块▱。(右)低倍镜(HE 染色)显示腔内丰富的炎细胞浸润➡和混合性纤维素➡。一些区域有支气管壁和上皮的保留➡,其他区域有肉芽肿性炎症➡导致的气道壁破坏。

支气管中心性肉芽肿病

术语

缩略词
- 支气管中心性肉芽肿病(BCG)
- 变应性支气管肺曲霉菌病(ABPA)

定义
- 非特异性的肺炎性反应模式,以沿支气管和/或细支气管的坏死性肉芽肿性病变为特征

影像

总体特征
- 最佳诊断线索
  - BCG 的影像表现多为非特异性
    - 伴有 ABPA 的哮喘患者表现为气道异常,如中央性支气管扩张和黏液栓
    - 伴有 ABPA 的非哮喘患者表现为结节、肿块和实变
- 位置
  - 支气管血管束周围分布

平片表现
- 单发(多发)结节/肿块
- 实变
- 肺不张
- 网状结节状密度增高影

CT 表现
- HRCT
  - 结节/肿块
    - 单发或多发
    - 软组织密度
    - 大小不一
    - 边界可清晰,或模糊
  - 实变
    - 局灶性或多灶性
    - 上叶为著
    - 可伴发轻微的肺不张
  - 空腔
  - 肺不张
  - 其他表现
    - 气道疾病
      - 树芽征
      - 小叶中央结节
      - 支气管扩张
      - 黏液栓(由于钙盐沉积表现为内在的高密度影)
      - 支气管/细支气管壁增厚
    - 弥漫性结节状或网状密度增高影
      - 与弥漫性肉芽肿浸润有关
    - 囊性肺疾病
      - 在伴发肺结核的患者中有描述
    - 肺门淋巴结肿大

- 胸腔积液

核医学表现
- PET/CT
  - 个别报道 BCG 病变为中等度的 FDG 摄取

成像推荐
- 最佳成像工具
  - HRCT

鉴别诊断

肉芽肿性多血管炎
- 结节和/或肿块,通常为多发
- 晕征和反晕征
- 实变
- 大结节、肿块或实变伴空洞
- 磨玻璃密度(与肺泡出血有关)
- 系统性疾病,肾脏和上呼吸道受累;BCG 无肺外受累

肺癌
- 成人肺内肿块最常见原因
- 上叶为著
- 不规则、分叶状或毛刺边缘
- 淋巴结肿大
- 吸烟史

脓毒性栓塞
- 多发结节,边缘清晰
- 周围分布为著
- 程度不等的空洞
- 血管连接征
- 全身性感染或远端部位的感染

肺转移
- 多发结节,边缘清晰或不清晰
- 周围分布为著
- 晕征(富血供的原发恶性肿瘤)
- 已知的原发恶性肿瘤

细菌性肺炎
- 叶或支气管周围实变
- 空气支气管征
- 胸腔积液
- 急性临床表现

淋巴瘤
- 结节/肿块
  - 单发或多发
  - 空气支气管征
  - 空洞
- 实变
- 小叶间隔增厚
- 支气管血管束周围及间质增厚
- 纵隔/肺门淋巴结肿大
- 胸腔积液

机化性肺炎

- 实变
  - 支气管血管束周围/胸膜下,下叶为著
  - 游走性密度增高影
- 结节/肿块
  - 单发或多发
  - 反晕征
- 磨玻璃密度影

病理

总体特征

- BCG 并不是一种特定性疾病,而是一种描述性的病理诊断
  - 伴有哮喘(50%)
    - 伴有 ABPA
      □ 考虑对真菌的局部过敏反应
    - 一些 BCG 病例在非哮喘患者发病,无 ABPA 证据
  - 非哮喘性(50%)
    - 伴发感染
      □ 真菌:烟曲霉菌、土曲霉、荚膜组织胞浆菌、皮炎芽生菌
      □ 分枝杆菌:结核分枝杆菌、鸟型细胞内分枝杆菌
      □ 细菌:阴沟肠杆菌、麦氏放线菌、奴卡菌
      □ 病毒:腺病毒、EB 病毒、甲型流感病毒
      □ 寄生虫:棘球绦虫
    - 非感染性合并症
      □ 自身免疫性疾病:类风湿关节炎、肉芽肿性多血管炎
      □ 肿瘤:肺癌
      □ 其他疾病:心肺移植,骨髓移植,红细胞发育不良,慢性肉芽肿性疾病(及其所有变异,包括 p67phox 缺乏,不常见)
      □ 类风湿关节炎患者,伴有 BCG 时结节类似渐进坏死性结节;明确诊断需要活检
      □ 肺肿块活检标本中 BCG 的存在不能排除肺癌伴有阻塞后改变
      □ 肺癌患者有 BCG 可代表对肿瘤碎片、脂质或黏液栓的免疫反应

大体病理和外科特征

- 单发(多发)结节和/或肿块
- 支气管血管束周围实变

镜下特征

- 坏死性肉芽肿性炎症的模式
- 支气管壁和血管弹力组织的破坏,被栅栏样的组织细胞反应替代,可见巨细胞
- 呼吸道上皮的溃疡
- 扩张的气道伴有黏液脓性的碎片,包含有中性粒细

胞和嗜酸性粒细胞,在伴有 ABPA 的病例中更突出
- 其他伴发的病原菌包括:分枝杆菌属、皮炎芽生菌、组织胞浆菌、细粒棘球蚴、毛霉菌属
- 继发炎症累及血管壁,但没有坏死性血管炎
- 在肺部病变中嗜酸性粒细胞或真菌菌丝很明显

临床

临床表现

- 最常见的体征/症状
  - 哮喘患者
    - 男性>女性
    - 慢性哮喘
    - 咳嗽、发热和喘鸣
    - 外周血嗜酸性粒细胞增多
    - 针刺试验阳性或曲霉菌沉淀阳性
  - 非哮喘患者
    - 男女发病率相同
    - 各种各样的临床表现,从无症状、轻微症状到急性发热的呼吸道疾病
    - 无定植或曲霉菌超敏的证据
- 其他体征/症状
  - 咯血,常伴有空洞性肺实质病变
  - 气胸、急性呼吸衰竭(散发的病例)

人口统计学

- 发病时年龄与伴发疾病有关
  - 哮喘
    - 年轻患者(20~40 岁)
  - 非哮喘患者
    - 年长患者(30~70 岁)

自然病程和预后

- 可以自行消退
- 对皮质醇激素反应好
- 当激素停用时一些病例复发

治疗

- 常需要治疗
- 单发病变,外科切除(通常为了诊断)可治愈
- 多发病变,选择皮质类固醇激素治疗

诊断备忘

考虑

- 哮喘患者±ABPA,存在软组织结节,和/或持续存在的实变与肺感染无关,应考虑 BCG 诊断

部分参考文献

1. Umezawa H et al: Idiopathic bronchocentric granulomatosis in an asthmatic adolescent. Respir Med Case Rep. 16:134-6, 2015
2. Bes C et al: Bronchocentric granulomatosis in a patient with rheumatoid arthritis. Rheumatol Int. 32(10):3261-3, 2012
3. Hurwitz LM et al: A 73-year-old woman with a cough. Chest. 128(2):1018-21, 2005
4. Ward S et al: Bronchocentric granulomatosis: computed tomographic findings in five patients. Clin Radiol. 55(4):296-300, 2000

支气管中心性肉芽肿病

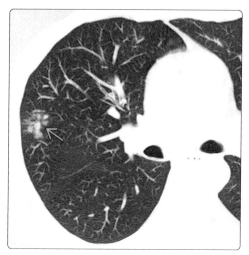

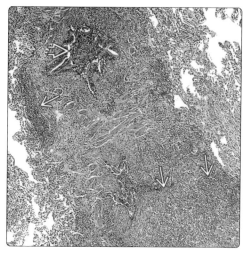

（左）支气管中心性肉芽肿病和慢性咳嗽患者，横轴位平扫 CT MIP 重建图像显示右肺上叶簇状的小叶中央结节➡️。慢性症状且影像上阴影无改变，行肺亚叶切除。
（右）同一患者低倍镜（HE 染色）显示细支气管周围被致密的淋巴组织细胞炎症➡️包绕。注意细支气管腔内的坏死碎片➡️。

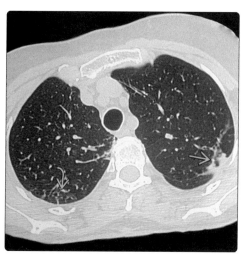

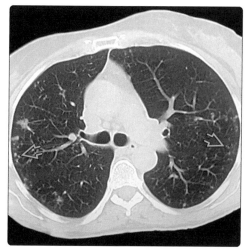

（左）支气管中心性肉芽肿病患者，横轴位平扫 CT 图像显示上叶为著的外周部实变和磨玻璃密度影➡️。（右）同一患者横轴位平扫 CT 图像显示散在的小叶中央微结节➡️。肺结节和实变是非哮喘患者支气管中心性肉芽肿的更常见的表现。另一方面，哮喘患者更常表现为支气管扩张和黏液栓。

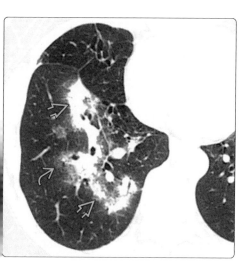

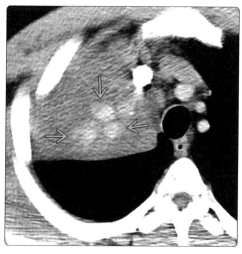

（左）46 岁女性，支气管中心性肉芽肿病患者，横轴位 HRCT 图像显示支气管血管束周围实变➡️，周围为磨玻璃密度影➡️。（右）35 岁男性，哮喘和变应性支气管肺曲霉菌病患者，横轴位增强 CT 图像显示右肺上叶的实变伴有广泛的高密度，代表浓缩的黏液➡️。变应性支气管肺曲霉菌病，高密度的黏液通常与钙盐沉积有关。

（翻译：李涛，审校：聂永康）

第四章

小气道疾病

简介

很多种疾病过程可能会累及小气道,包括肿瘤、感染、炎症、医源性疾病及先天性异常。累及小气道疾病会导致局限性、弥漫性或区域性气道异常,患者可能出现非特异性临床症状,例如咳嗽和呼吸困难。与累及大气道疾病不同,喘息、哮鸣音不常见。影像检查在评估小气道疾病中起着很重要的作用,结合患者临床症状,通常可以作出正确诊断。

影像学

评估有症状的小气道疾病患者,胸片通常是首选影像检查方法。在很多病例中,病变较细微,X线胸片则不能发现。而如阻塞性肺不张、肺炎和肺实变,以及伴发的肿块、淋巴结肿大及胸腔积液在X线胸片上更易发现。然而,可以选择薄层CT作为评估气道疾病影像方法。图像后处理技术不断发展,很多先进的后处理方法可用于评价气道,如仿真支气管镜、容积重建及表面遮盖显示可使气道外壁及管腔呈现3D视图效果。

总体上,累及小气道的疾病可分为感染、炎症及抗原暴露引起的细支气管炎,以及累及肺和气道的病变,如过敏性肺炎(HP)和肿瘤。这里仅就几种疾病进行讨论。在大多数病例中,肺部结节是主要异常。

感染性细支气管炎

感染性细支气管炎是一种细胞性细支气管炎,由细菌、真菌和病毒引起。在HRCT/CT上,最常见表现为小叶中央微结节(直径≤3mm),这些结节在胸膜下区无分布。这些结节是次级肺小叶中央细支气管填充而形成。肺部慢性病变典型的是非结核分枝杆菌(NTMB)和铜绿假单胞菌感染并导致中叶和舌段支气管扩张;或结核和空洞型非结核分枝杆菌感染引起的上叶为著的异常,包括空洞、树芽征、结节、肿块和/或实变。

弥漫性误吸性细支气管炎

弥漫性误吸性细支气管炎是由于反复误吸异物颗粒而继发的慢性细支气管炎症。易导致患者误吸的几个确切的危险因素包括:食管因素(如贲门失弛缓症、食管炎、食管切除术后、食管动力障碍、胃食管反流、食管裂孔疝),神经系统因素(如脑血管意外、脑外伤、帕金森疾病、多发性硬化、肌萎缩侧索硬化、强直性肌营养不良、痴呆),以及胃部因素(如胃轻瘫、胃束带术)。

在HRCT/CT上,弥漫性误吸性细支气管炎表现为小叶中央结节和/或树芽征,大部分表现为实性密度,但是磨玻璃密度结节也可能出现。这些结节在

肺部重力依赖区最明显,但由于误吸物质的播散,非重力依赖区也可出现。其他表现包括散在的磨玻璃影、慢性炎症所致的支气管壁增厚和/或柱状支气管扩张、马赛克密度及呼气性空气潴留和气道内误吸的物质。

呼吸性细支气管炎

呼吸性细支气管炎(RB)是一种吸烟相关性肺疾病,但也是当前吸烟者或既往吸烟者的一种常见伴发的组织病理学表现。就定义来看,患者没有症状。在HRCT/CT上,RB表现为边界不清和磨玻璃密度的小叶中央微结节。胸膜下及小叶间隔无分布,戒烟后病灶可改善或持续存在。其他表现包括上叶分布为著的磨玻璃影、支气管壁增厚和呼气性空气潴留。

过敏性肺炎

过敏性肺炎(HP)是肺实质和气道对吸入的有机抗原产生的过敏性炎性反应。根据临床表现、影像及病理特点,常规可分为急性、亚急性及慢性。结合临床、影像及病理学表现,一种新的分类方案将其分为2种类型(即1型和2型)。1型的特征是抗原暴露后几个小时发生的症状,症状可能呈复发性。2型的特征是慢性体征和症状,如杵状指、低氧血症及吸气性爆裂音。

在HRCT/CT上,1型过敏性肺炎表现为弥漫的磨玻璃影、小叶间隔增厚和胸腔积液,也可表现为小叶中央磨玻璃结节、马赛克密度、空气潴留。2型过敏性肺炎表现为支气管血管束周围和/或胸膜下网格±蜂窝。原有的网状或蜂窝状影中出现新发弥漫性阴影±新的牵拉性支气管扩张/细支气管扩张时,应怀疑病变急性加重。

弥漫性特发性肺神经内分泌细胞增生

弥漫性特发性肺神经内分泌细胞增生(DIPNECH)是与缩窄性细支气管炎、肺微小瘤、类癌相关的神经内分泌细胞增生。DIPNECH综合征定义为有症状的神经内分泌细胞增生和临床上的缩窄性细支气管炎。因其累及小气道,表现出来的临床症状易被误认为是哮喘。

在HRCT/CT上,通常典型的表现为肺部多发结节,大多数直径<5mm,可呈实性密度或磨玻璃密度,呈细支气管中央性分布。吸气影像上的马赛克密度可能与呼气影像上的多发空气潴留相一致。

部分参考文献

1. Elicker BM et al: Multidisciplinary approach to hypersensitivity pneumonitis. J Thorac Imaging. 31(2):92-103, 2016
2. Abbott GF et al: Imaging of small airways disease. J Thorac Imaging. 24(4):285-98, 2009

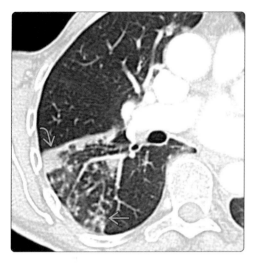
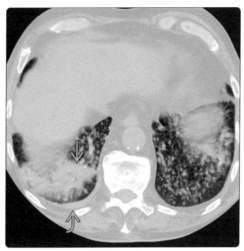

(左)感染性细支气管炎患者,横轴位增强CT显示右肺下叶小叶中央结节及树芽征➡️以及相邻亚段的肺不张或实变➡️。(右)弥漫性误吸性细支气管炎患者,横轴位平扫CT显示由于反复误吸及肺炎所致下叶多发小结节、右肺下叶实变➡️、右侧胸腔少量积液➡️。肺部异常表现为肺部重力依赖区易发。

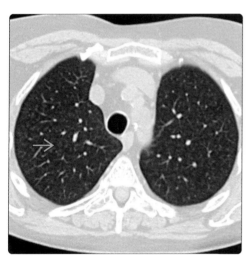
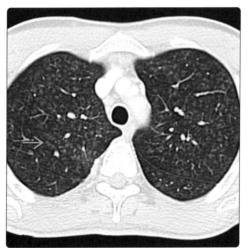

(左)长期吸烟无症状患者,横轴位平扫CT显示双肺上叶多发边界不清的小叶中央磨玻璃微结节➡️,符合呼吸性细支气管炎。(右)过敏性肺炎患者,横轴位增强CT显示双肺上叶多发边界不清的小叶中央微结节➡️。这些表现是1型过敏性肺炎特征。

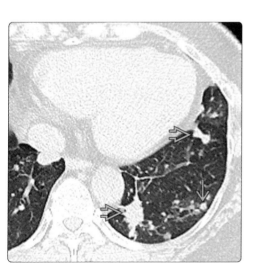
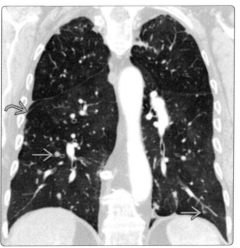

(左)弥漫性特发性肺神经内分泌细胞增生患者,横轴位平扫CT显示左肺下叶多发结节➡️。较大的结节活检证实为类癌➡️。(右)弥漫性特发性肺神经内分泌细胞细胞增生患者,冠状位增强CT显示双肺多发小结节➡️伴有马赛克密度➡️。综合一系列影像表现能作出诊断。

要 点

术语

- 由细菌、真菌、病毒感染引起的细胞性细支气管炎

影像

- 小叶中央结节：≤3mm 规则的气腔结节，胸膜下无分布，代表次级肺小叶中央细支气管的填充。
- 急性期
  - 小叶中央结节
    - 实性、分散，伴树芽征
  - 支气管壁增厚
  - ±磨玻璃影或实变
  - ±空气潴留
- 慢性期
  - 非结核分枝杆菌和铜绿假单胞菌
    - 支气管扩张
    - 中叶及舌段病灶更严重
  - 结核和空洞型非结核分枝杆菌

- 上叶受累为著
- 树芽状结节+空洞+结节、肿块或实变

主要鉴别诊断

- 误吸性细支气管炎
- 弥漫性泛细支气管炎

病理

- 急性细支气管损伤、上皮细胞坏死、细支气管壁炎症和水肿、管腔内渗出

临床

- 急性期：临床症状类似于急性肺炎
- 慢性期
  - 非结核分枝杆菌感染：通常无症状或者慢性咳嗽
  - 肺结核：慢性咳嗽、体重减轻、发热
- 治疗：支持治疗、抗菌治疗

（左）继发呼吸道合胞病毒的急性感染性细支气管炎患者，后前位胸片显示双肺边界不清的网状结节影。（右）同一患者冠状位 HRCT 显示双肺弥漫性树芽状结节和上叶散在磨玻璃影➡。呼吸道合胞病毒是最常见导致急性感染性细支气管炎的病毒。儿童呼吸道合胞病毒感染会增加哮喘的发生率。

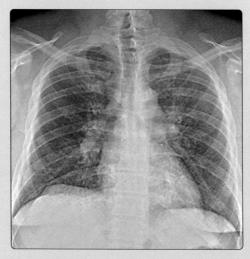
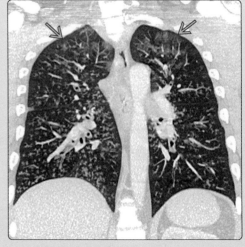

（左）肺炎支原体感染所致的急性感染性细支气管炎患者，前后位胸片显示双肺边界不清的阴影，主要累及右肺中间区域➡。（右）同一患者横轴位 HRCT 的 MIP 重建显示双肺树芽征➡和磨玻璃影➡。树芽征是社区获得性支原体肺炎最常见的表现。这些阴影最终可融合成明显的肺实变。

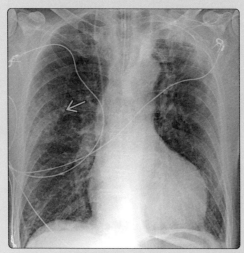
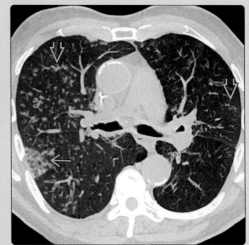

术语

缩略词
- 非结核分枝杆菌（NTMB）
- 呼吸道合胞病毒（RSV）

定义
- 由细菌、真菌或病毒感染引起的细胞性细支气管炎

影像

总体特征
- 最佳诊断线索
  - CT：小叶中央和/或树芽状结节
- 形态学
  - 小叶中央结节，通常为实性
    - 病毒性细支气管炎可能出现磨玻璃结节

平片表现
- 急性期
  - 可能正常
  - 从肺正常至肺容积增加
  - 结节或网状结节影
  - 支气管壁增厚
- 慢性期
  - 非结核分枝杆菌和铜绿假单胞菌：网状结节影
  - 肺结核（继发性）及空洞型非结核分枝杆菌：上叶空洞性结节、肿块或实变

CT 表现
- 小叶中央结节：≤3mm 规则的气腔结节，胸膜下无分布，代表次级肺小叶中央细支气管的充填。
  - 树芽征：小叶中央结节一种类型，其中小叶中央结节和 X、Y 形分支状影共同存在
- 急性
  - 小叶中央结节
    - 常为实性、散在的，常合并树芽征
    - 可表现为磨玻璃密度
  - 支气管壁增厚
  - ±磨玻璃影或实变
    - 可为小叶性，尤其是肺炎支原体感染时
    - 实变，常见于腺病毒、肺炎支原体、分枝杆菌感染
  - ±空气潴留
    - 常见于病毒感染，尤其是呼吸道合胞病毒
- 慢性
  - 非结核分枝杆菌和铜绿假单胞菌
    - 支气管扩张
    - 马赛克密度、空气潴留
    - 中叶及舌段病灶更重
  - 结核及空洞型非结核分枝杆菌
    - 主要累及上叶
    - 树芽状结节+空洞+结节、肿块或实变

鉴别诊断

误吸性细支气管炎
- 通常与感染性细支气管炎难以鉴别
- 误吸性危险因素（如食管动力障碍、神经系统损伤、头和颈部恶性肿瘤）
- 肺部重力依赖区为著

弥漫性泛细支气管炎
- 常见的临床背景：亚洲患者（如日本人或韩国人）

病理

总体特征
- 病因学
  - 急性
    - 病毒性（如呼吸道合胞病毒、副流感病毒、鼻病毒、变性肺病毒）
    - 细菌性（如肺炎支原体、流感嗜血杆菌）
    - 免疫抑制：真菌（烟曲霉菌）
  - 慢性
    - 分枝杆菌（结核和非结核分枝杆菌）
    - 假单胞菌种

大体病理和外科特点
- 组织病理学：急性细支气管损伤、上皮细胞坏死、细支气管壁炎症和水肿、管腔内渗出
- ±黏膜损伤、细支气管壁纤维化

临床

临床表现
- 最常见的体征/症状
  - 急性：类似于急性肺炎
  - 慢性
    - 非结核分枝杆菌：通常没有症状，慢性咳嗽
    - 结核：慢性咳嗽、体重减轻、发热

流行病学
- 美国婴儿住院最常见的原因
- 成年人的病变随免疫状态变化而不同
  - 免疫正常：细菌（支原体）、病毒（副流感病毒）、分枝杆菌（结核和非结核分枝杆菌）
  - 人类免疫缺陷病毒感染的免疫功能低下患者：真菌（烟曲霉菌）、结核
  - 干细胞移植所致免疫功能低下：病毒（呼吸道合胞病毒、副流感病毒）

治疗
- 支持治疗、抗菌治疗

部分参考文献

1. Ketai L et al: Imaging infection. Clin Chest Med. 36(2):197-217, viii, 2015
2. Hasegawa K et al: Infectious pathogens and bronchiolitis outcomes. Expert Rev Anti Infect Ther. 12(7):817-28, 2014
3. Franquet T: Imaging of pulmonary viral pneumonia. Radiology. Jul;260(1):18-39, 2011
4. Abbott GF et al: Imaging of small airways disease. J Thorac Imaging. 24(4):285-98, 2009

（左）继发性肺结核患者，前后位胸片显示：右肺上叶病变较左侧严重，表现为混杂密度阴影伴内部透亮区，为空洞➡️。
（右）同一患者横轴位平扫 CT 图像显示双肺广泛树芽征及右肺上叶空洞实变➡️。这是继发性肺结核典型表现。患者应立即被隔离直到排除结核，以避免疾病的传播。

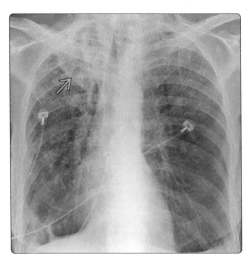
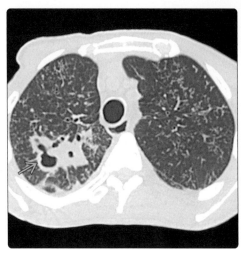

（左）空洞型（或经典型）非结核分枝杆菌感染患者，横轴位增强 CT 图像显示肺气肿背景➡️下双肺上叶多发空洞➡️。
（右）同一患者横轴位增强 CT MIP 重建图像显示双肺小叶中央及树芽状结节。空洞型非结核分枝杆菌感染在影像上与继发性肺结核很难鉴别。常见的相关的分枝杆菌包括鸟分枝杆菌复合体及堪萨斯分枝杆菌。

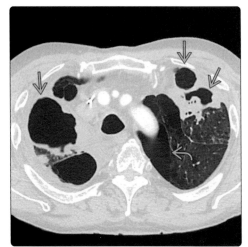
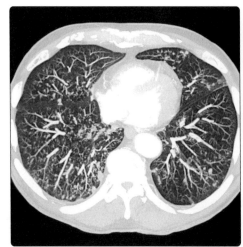

（左）支气管扩张型（或非经典）非结核分枝杆菌感染患者，后前位胸片显示左肺网状阴影较右肺中、下叶严重，注意右、左心缘模糊分别提示中叶及舌段受累。（右）同一患者横轴位 HRCT 图像显示中叶➡️及舌段➡️广泛支气管扩张、肺容积缩小，双肺下叶多发树芽征➡️。

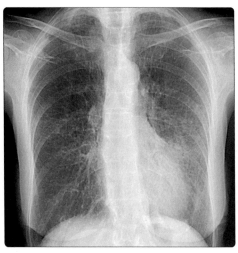
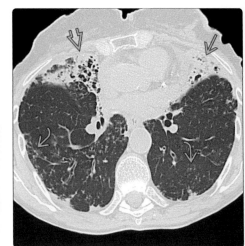

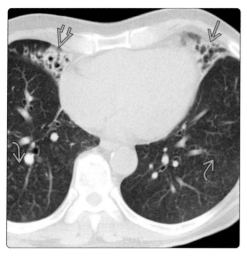

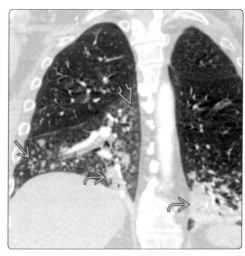

（左）慢性支气管扩张型非结核分枝杆菌感染患者，横轴位平扫 CT 图像显示中叶➡及舌段➡支气管扩张和实变、双肺下叶小叶中央结节➡，其中部分呈分支树芽状形态。（右）急性肺炎支原体肺炎患者，冠状位增强 CT 图像显示实性➡及磨玻璃密度➡小叶中央结节，双肺下叶多发结节状实变➡。

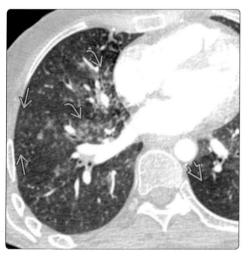

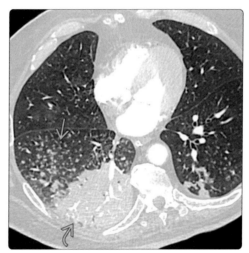

（左）急性疱疹病毒性细支气管炎患者，横轴位增强 CT 图像显示多发点状边界不清小叶中央结节➡和较淡磨玻璃密度影➡。注意透亮区➡提示空气潴留。空气潴留是小气道疾病的常见标志，常见于病毒感染性细支气管炎。（右）腺病毒肺部感染患者，横轴位增强 CT 图像显示右肺下叶致密实变影➡，周围见多发小叶中央微结节➡。

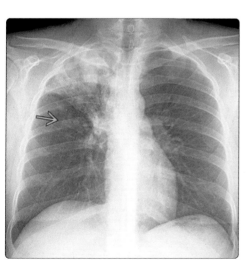

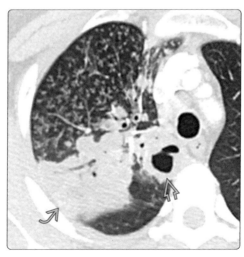

（左）年轻女性，继发性肺结核患者，后前位胸片显示右肺上叶不均匀实变和肺容积减小。注意邻近边界不清的右下肺结节影➡。（右）同一患者横轴位增强 CT MIP 重建图像显示右上肺叶树芽状阴影、实变➡及一厚壁空洞➡，这是继发性肺结核特征。树芽状结节的存在常为活动性肺结核感染。

要　点

术语

- 反复误吸异物颗粒而继发的慢性细支气管炎症

影像

- 在肺部重力依赖区出现有树芽征的小叶中央结节
- 食管异常或食管裂孔疝

主要鉴别诊断

- 感染性细支气管炎
- 非结核分枝杆菌感染
- 弥漫性泛细支气管炎

病理

- 细支气管管壁的淋巴细胞浸润
- 细支气管管腔内异物、异物肉芽肿和多核巨细胞
- 误吸豆类(扁豆):肉芽肿性细支气管炎

临床

- 症状:慢性咳嗽、呼吸困难、咳痰
- 体征:哮鸣,±发热,±一氧化碳弥散能力降低(DLCO),±阻塞性肺功能障碍
- 约50%患者无症状(隐性误吸)
- 危险因素
  - 食管因素(如贲门失弛缓症、食管炎、食管切除术后、食管动力障碍、胃食管反流、食管裂孔疝)
  - 神经系统因素(如脑血管意外、脑外伤、帕金森病、多发性硬化、肌萎缩侧索硬化、强直性肌营养不良、痴呆)
  - 胃部因素(如胃轻瘫、胃束带术后)
- 针对潜在疾病进行治疗

诊断备忘

- 肺部重力依赖区小叶中央结节±误吸危险因素,应考虑弥漫性误吸性细支气管炎

(左)扁豆误吸性肺炎患者,后前位胸片显示右下肺区域实变�。误吸性细支气管炎胸片表现通常没有特异性。(右)同一患者横轴位HRCT图像显示双肺弥漫性微结节,呈特征性小叶中央分布,胸膜下区及叶间裂无分布。扁豆误吸性肺炎是弥漫性误吸性肺炎的一种亚型,特指误吸豆类后引起的一种肉芽肿性反应。

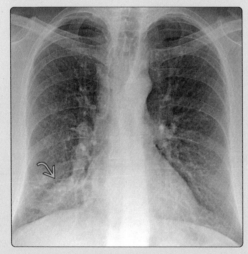
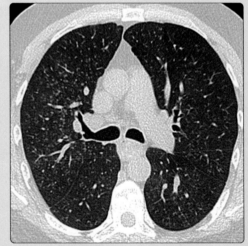

(左)同一患者横轴位HRCT图像显示中叶实变➚和双肺下叶小叶中央微结节➚。(右)同一患者低倍光镜下(HE染色)图像显示细支气管中央非干酪样坏死性肉芽肿➚围绕着中央豆类淀粉颗粒。因为弥漫性误吸性细支气管炎与感染性细支气管炎或滤泡性细支气管炎相似,其诊断具有挑战性,通常需要开胸活检确定诊断。

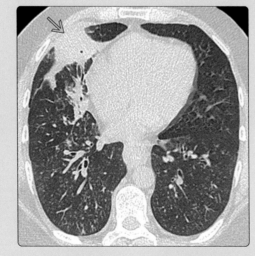
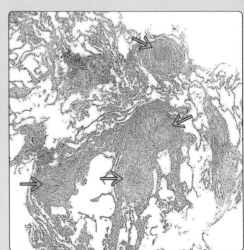

弥漫性误吸性细支气管炎

术语

缩略词
- 弥漫性误吸性细支气管炎（DAB）

同义词
- 误吸性细支气管炎

定义
- 反复误吸异物颗粒继发的慢性细支气管炎症
- 扁豆性肺炎指的是误吸豆类（如豌豆、扁豆等）引起的肉芽肿性反应

影像

总体特征
- 最佳诊断线索
  - 具有误吸危险因素患者出现小叶中央或树芽状结节

平片表现
- 肺部重力依赖区出现小结节影，最常见于双肺下叶

CT 表现
- 小叶中央或树芽状结节
  - 多数常为实性结节，少见可磨玻璃密度结节
  - 可局限性或弥漫性
  - 多发生于肺部重力依赖区
    - 因为咳嗽可使误吸物质发生扩散，结节也可发生于肺部非重力依赖区
- 散在的磨玻璃密度影
- 继发于慢性炎症的支气管壁增厚和/或柱状支气管扩张
- 中央支气管内可见误吸的异物碎片
- 马赛克密度和呼气性空气潴留
- 局限性实变（罕见）
- 食管异常（如食管扩张、气-液平面、肿块、贲门失弛缓症、食管裂孔疝）
- 扁豆误吸性肺炎
  - 小叶中央结节，常发生于肺重力依赖区
  - 从微结节到 1cm 大小结节

成像推荐
- 最佳成像工具
  - CT 可显示小叶中央结节，也可能显示食管异常
  - MIP 重建结节显示更明显
- 扫描方案推荐
  - HRCT 或薄层 CT
  - MIP 重建有利于显示小叶中央结节

鉴别诊断

感染性细支气管炎
- 急性感染患者可有发热
- 临床和 CT 特征可能与弥漫性误吸性细支气管炎完全相同
- 临床上有误吸的危险因素和重力依赖性分布，支持弥漫性误吸性细支气管炎

弥漫性泛细支气管炎
- 弥漫性泛细支气管炎几乎完全见于亚洲人

非结核分枝杆菌感染
- 支气管扩张型与弥漫性误吸性细支气管炎相似，两者可共同存在
- 更易累及中叶及舌段

病理

镜下特征
- 细支气管壁慢性炎症
  - 细支气管壁淋巴细胞浸润
- 细支气管管腔内异物、异物肉芽肿及多核巨细胞
  - 偏振光可更好地观察异物
- 豆类的误吸（亦称为扁豆性肺炎）
  - 肉芽肿性细支气管炎

临床

临床表现
- 最常见体征/症状
  - 慢性咳嗽、呼吸困难、咳痰
  - 哮鸣、±发热、±一氧化碳弥散能力降低（DLCO），±阻塞性肺功能障碍
  - 约 50% 患者无症状（隐性误吸）
- 临床资料
  - 危险因素
    - 食管因素（如贲门失弛缓症、食管炎、食管切除术后、食管动力障碍、胃食管反流、食管裂孔疝）
    - 神经系统因素（如脑血管意外、脑外伤、帕金森病、多发性硬化、肌萎缩侧索硬化、强直性肌营养不良、痴呆）
    - 胃部因素（如胃轻瘫、胃束带术）
    - 其他（如长期卧床、高龄）

人口统计学
- 最常见于老年人，由于误吸危险因素增加
- 可能发生于不怀疑胃食管反流及隐性误吸的年轻人

自然病程和预后
- 未诊断的弥漫性误吸性细支气管炎可能导致慢性肺纤维化
- 典型的是在停止误吸异物后，CT 异常（小叶中央结节、磨玻璃密度影）可恢复正常

治疗
- 针对潜在危险因素治疗，如胃食管反流或食管异常

诊断备忘

考虑
- 高度怀疑弥漫性误吸性细支气管炎患者应进行误吸的评估（如吞钡、pH 探针检查）

部分参考文献

1. Hu X et al: Diffuse aspiration bronchiolitis: analysis of 20 consecutive patients. J Bras Pneumol. 41(2):161-6, 2015
2. Prather AD et al: Aspiration-related lung diseases. J Thorac Imaging. 29(5):304-9, 2014
3. Marik PE: Pulmonary aspiration syndromes. Curr Opin Pulm Med. 17(3):148-54, 2011

（左）继发于贲门失弛缓症的弥漫性误吸性细支气管炎患者，食管钡餐图像显示食管明显扩张，对比剂不能顺行流动。

（右）同一患者横轴位平扫CT MIP重建图像显示双肺重力依赖区及非重力依赖区树芽状结节➡及食管明显扩张➡。MIP重建图像可使小结节显示更明显。食管扩张提示弥漫性误吸性细支气管炎诊断。

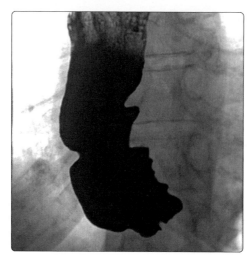
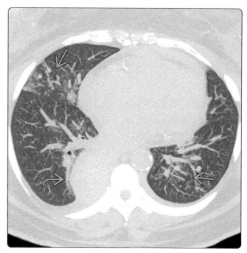

（左）弥漫性误吸性细支气管炎患者，横轴位HRCT图像显示大的食管裂孔疝➡，是误吸的潜在病因。（右）同一患者横轴位HRCT图像显示散在的树芽状结节➡、一些区域支气管壁增厚及柱状支气管扩张➡。推测肺部非重力依赖区异常代表咳嗽或误吸使病变通过支气管播散，发生在夜间患者不同体位变化时。

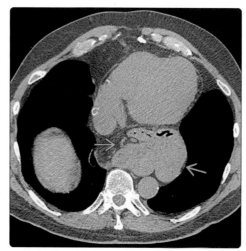
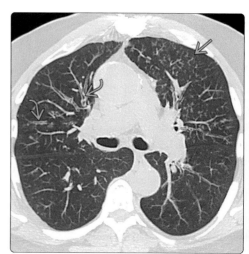

（左）胃束带术➡继发弥漫性误吸性细支气管炎患者，正位胸片显示遍布左肺的边界不清结节影。（右）同一患者平扫CT冠状位MIP重建图像显示左肺边界不清的小叶中央结节和磨玻璃密度影，左肺下叶较为明显。弥漫性误吸性细支气管炎是减肥手术常见的并发症，在这种情况下出现肺实质的异常应该予以怀疑。

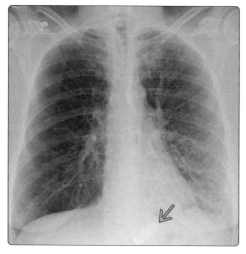
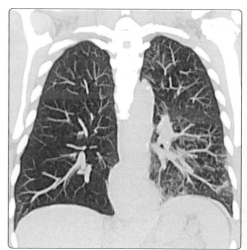

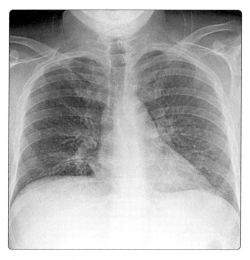

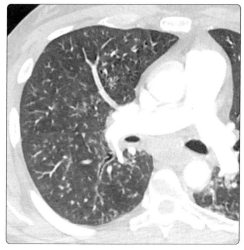

（左）严重胃轻瘫患者。正位胸片显示双肺多发边界不清的微结节影。（右）同一患者横轴位增强CT图像显示散在遍布右肺的小叶中央结节。注意这些微结节呈小叶中央分布，胸膜下区无分布。食管异常，以及头/颈部、胃部及神经系统疾病易使患者出现慢性误吸。

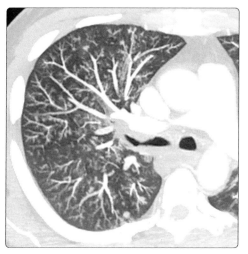

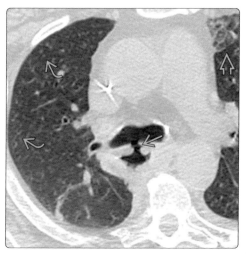

（左）同一患者横轴位增强CT MIP重建图像显示小叶中央结节。MIP重建图像有利于区别小叶中央结节与粟粒状或淋巴管周围结节。（右）食管支气管瘘患者，横轴位平扫CT图像显示右肺上叶小叶中央结节➡、左肺上叶磨玻璃密度影➡及食管支气管瘘➡。肺前部阴影可能是因为俯卧体位或误吸的异物经咳嗽播散所导致。

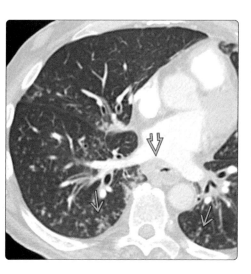

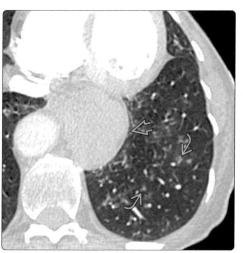

（左）食管癌继发的弥漫性误吸性细支气管炎患者，横轴位增强CT图像显示双肺小叶中央结节➡，双肺下叶后基底段最为明显。注意肿瘤累及处食管壁增厚➡。（右）继发于中度食管裂孔疝➡的慢性咳嗽和弥漫性误吸性细支气管炎患者，横轴位增强CT图像显示左肺下叶实性和半实性➡小叶中央结节。

呼吸性细支气管炎

要 点

术语

- 呼吸性细支气管炎（RB）
- 是现吸烟者或既往吸烟者伴随的组织病理学表现
  - 几乎所有吸烟者都存在

影像

- 平片：通常正常
- CT
  - 小叶中央微结节
    - 边界不清、磨玻璃密度
    - 胸膜下区及小叶间隔无分布
    - 戒烟后可改善或持续存在
  - MIP 重建有利于增加微结节的显示
  - 磨玻璃密度影
    - 上叶为著
  - 呼气相 CT：空气潴留（小叶性）
  - 中心或外周支气管壁增厚

主要鉴别诊断

- 呼吸性细支气管炎间质性肺病
- 脱屑性间质性肺炎
- 过敏性肺炎，1 型

病理

- 呼吸性细支气管炎、呼吸性细支气管炎间质性肺病及脱屑性间质性肺炎是一系列吸烟相关的炎性肺疾病
- 镜下特征
  - 呼吸性细支气管及肺泡腔内着色的巨噬细胞聚积
  - 非特异性支气管周围的肺泡间隔轻度增厚

临床

- 无症状患者，30~50 岁
- 肺功能检测正常或轻度异常

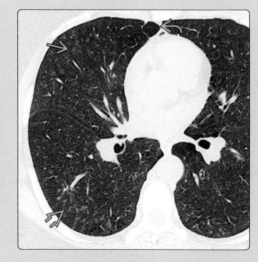
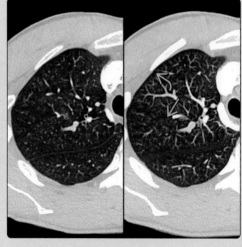

（左）29 岁女性，呼吸性支气管炎患者，有烟草和可卡因混合使用史，横轴位 HRCT 图像显示磨玻璃密度小叶中央微结节➡、树芽状结节➡、肺气肿➡。（右）呼吸性细支气管炎患者，横轴位增强 CT（左）及横轴位 MIP 重建增强 CT（右）混合图像显示磨玻璃密度小叶中央结节➡，在 MIP 重建图像上更明显。注意胸膜下区无结节影➡，提示这些结节位于小叶中央。

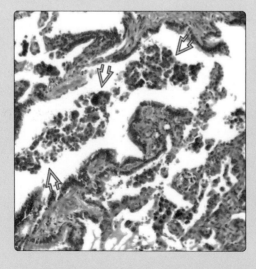
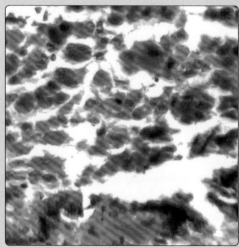

（左）低倍显微镜下（HE 染色）图像显示细支气管及邻近肺泡腔内轻度着色的巨噬细胞➡聚积，是呼吸性细支气管炎的特征。细支气管和肺泡管慢性炎症、间质性炎症及纤维化是常见的组织学表现。（右）同一标本高倍显微镜下（HE 染色）图像显示细支气管腔内聚积了包含典型的胞浆内黑-黄色颗粒的着色的簇状巨噬细胞。

术语

缩略词
- 呼吸性细支气管炎(RB)

同义词
- 吸烟者细支气管炎

定义
- 是现吸烟者或既往吸烟者伴随的组织病理学表现

影像

总体特征
- 最佳诊断线索
  - 小叶中央微结节

平片表现
- 通常胸片正常

CT 表现
- HRCT
  - 微结节
    - 分布
      - □ 小叶中央
      - □ 胸膜下区及小叶间隔无分布
    - 密度
      - □ 磨玻璃密度
    - 轮廓
      - □ 边界不清
    - 戒烟后可改善或持续存在
  - MIP 重建有利于提高微结节的可视度
  - 磨玻璃密度影
    - 弥漫性
    - 上叶为著
  - 呼气相 CT
    - 空气潴留(小叶性)
  - 中央及外周支气管壁增厚

成像推荐
- 最佳成像工具
  - HRCT

鉴别诊断

呼吸性细支气管炎间质性肺病
- 症状:哮鸣和持续性干咳
- 中央和外周支气管壁增厚
- 小叶中央微结节
- 上叶为著的磨玻璃密度影
- 小叶中央肺气肿
- 小叶内间隔线/网状影

脱屑性间质性肺炎
- 弥漫磨玻璃密度影
  - 双肺,可对称性分布
  - 中、下肺区域为著

- 小叶内间隔线/网状影和囊腔
- 牵拉性支气管扩张
- 通常无蜂窝

1 型过敏性肺炎
- 可能难以鉴别,病变更为广泛
- 弥漫磨玻璃密度影
- 小叶中央磨玻璃密度微结节
- 马赛克密度和空气潴留
- 上叶网状影提示 2 型过敏性肺炎

误吸性细支气管炎
- 小叶中央和树芽状微结节
- 支气管壁增厚、支气管扩张和马赛克密度
- 危险因素:神经系统疾病、食管裂孔疝、胃食管反流

病理

总体特征
- 呼吸性细支气管炎、呼吸性细支气管炎间质性肺病(RB-ILD)和脱屑性间质性肺炎是吸烟相关的炎性肺疾病谱中的一部分
- 呼吸性细支气管炎间质性肺病患者具有呼吸性细支气管炎合并肺间质异常的组织病理学表现+呼吸症状

镜下特征
- 细支气管周围轻到中度慢性炎症及纤维化,累及邻近肺泡间隔
- 呼吸性细支气管和肺泡内着色的巨噬细胞(吸烟者的巨噬细胞)聚积
  - 巨噬细胞内含有细小的颗粒状金棕色色素,铁染色(+)
- 轻度非特异性细支气管周围肺泡间隔增厚
- 其他表现:如慢性支气管炎和肺气肿常见

临床

临床表现
- 最常见体征/症状
  - 无症状
  - 肺功能检测正常或轻度异常,无相关临床表现

人口统计学
- 30~50 岁人群

诊断备忘

影像解释要点
- 无症状吸烟者中发现小叶中央结节

部分参考文献

1. Madan R et al: Spectrum of smoking-related lung diseases: imaging review and update. J Thorac Imaging. 31(2):78-91, 2016
2. Margaritopoulos GA et al: Smoking-related idiopathic interstitial pneumonia: a review. Respirology. 21(1):57-64, 2016
3. Margaritopoulos GA et al: Smoking and interstitial lung diseases. Eur Respir Rev. 24(137):428-35, 2015
4. Portnoy J et al: Respiratory bronchiolitis-interstitial lung disease: long-term outcome. Chest. 131(3):664-71, 2007

要 点

术语

- 滤泡性细支气管炎(FB)
- 以沿支气管壁的伴生发中心的淋巴滤泡为特征的病理过程

影像

- CT
  - 小叶中央结节,可能弥漫分布,直径<3mm
    - 树芽征
  - 磨玻璃密度影
  - 马赛克密度和呼气性空气潴留

主要鉴别诊断

- 淋巴细胞间质性肺炎
- 呼吸性细支气管炎
- 弥漫性误吸性细支气管炎
- 过敏性肺炎
- 病毒性细支气管炎

病理

- 原发性或特发性滤泡性细支气管炎
- 继发性滤泡性细支气管炎更常见,可伴发:
  - 结缔组织病
  - 免疫缺陷
  - 过敏反应
  - 感染

临床

- 基础的结缔组织病:进行性加重的呼吸困难(最常见的症状)
- 免疫缺陷:复发性肺炎及呼吸困难
- 特发性:咳嗽

诊断备忘

- 结缔组织病患者,临床上没有感染证据,CT 上存在小叶中央微结节时考虑滤泡性细支气管炎

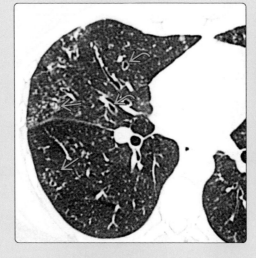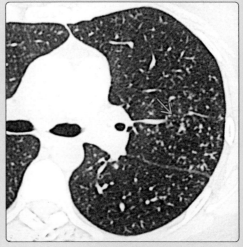

(左) 50 岁男性,类风湿关节炎和滤泡性细支气管炎患者,横轴位 HRCT 图像显示伴有树芽征的小叶中央结节➡及支气管壁增厚➡。(右)同一患者横轴位 HRCT 图像显示左肺上叶小叶中央微结节➡。滤泡性细支气管炎影像表现无特异性,影像上存在小叶中央微结节,没有肺部感染症状时,应高度怀疑滤泡性细支气管炎。

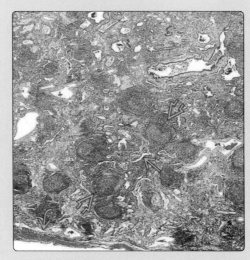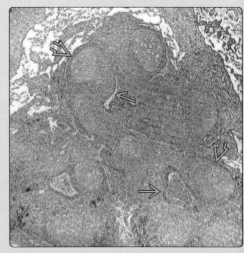

(左)低倍显微镜下(HE 染色)图像显示滤泡性细支气管炎,以细支气管➡周围的生发中心➡为特征。这些生发中心与 HRCT 上小叶中央微结节相关。注意胸膜➡没有病灶是小叶中央分布的特征。(右)低倍显微镜下(HE 染色)图像显示滤泡性细支气管炎,以淋巴滤泡伴生发中心➡包绕并使邻近细支气管狭窄为特征➡。

滤泡性细支气管炎

术语

缩略词
- 滤泡性细支气管炎(FB)

同义词
- 细支气管结节状淋巴组织增生
- 支气管相关淋巴组织(BALT)增生

定义
- 以沿支气管壁的伴生发中心的淋巴滤泡为特征的病理过程

影像

总体特征
- 最佳诊断线索
  - CT:小叶中央微结节
- 大小
  - 微结节直径<3mm
- 形态
  - 以小叶中央微结节为特征气道中心病变
    - 相对而言,淋巴细胞间质性肺炎(LIP)的微结节更弥漫
- 可伴发其他模式的弥漫性肺疾病
  - 小叶中央微结节可能不是主要表现
  - 继发性滤泡性细支气管炎:主要表现为基础疾病征象

平片表现
- 胸片通常正常
- 异常表现为非特异性
  - 肺过度充气
  - 支气管壁增厚
  - 边界不清的小结节

CT 表现
- HRCT
  - 结节
    - 分布
      - 小叶中央(最常见):双肺、弥漫
      - 支气管血管束周围和胸膜下(不常见)
      - 下叶为著
      - 微结节在磨玻璃密度区域更多
    - 大小
      - <3mm(即微结节)(常见)
      - 3~10mm
      - >10mm(少见)
    - 密度
      - 磨玻璃或软组织密度
  - 磨玻璃密度影
    - 非节段性
  - 树芽征
  - 少见表现
    - 支气管扩张
    - 支气管壁增厚
    - 马赛克密度

- 呼气相 CT 空气潴留
- 囊腔:部分阻塞的细支气管以外的肺泡腔过度充气膨胀所致
- 纵隔或肺门淋巴结肿大

鉴别诊断

淋巴细胞间质性肺炎
- 小叶中央微结节
- 磨玻璃密度影
- 弥漫间质受累
- 淋巴细胞间质性肺炎(LIP)与滤泡性细支气管炎(FB)对比
  - LIP 和 FB 可同时存在
  - 肺内囊腔在 LIP 中更常见
  - 鉴别需活检

呼吸性细支气管炎和呼吸性细支气管炎间质性肺病
- 小叶中央结节
- 磨玻璃密度影
- 上肺区域为著
- 网状影[呼吸性细支气管炎间质性肺病(RB-ILD)]
- 外周支气管壁增厚(RB-ILD)
- 吸烟史

弥漫性误吸性细支气管炎
- 树芽征和小叶中央微结节
- 支气管扩张
- 危险因素
  - 食管疾病(食管裂孔疝、贲门失弛缓症、胃食管反流病)
  - 影响吞咽和食管动力的神经系统损伤

过敏性肺炎
- 磨玻璃密度影
- 边界不清、小叶中央磨玻璃结节
- 马赛克密度、呼气相空气潴留
  - 肉冻征:同时存在空气潴留、正常肺组织和磨玻璃密度影
- 支气管及细支气管壁增厚
- 囊腔
- 上叶区域为著的网状影(2 型)
- 不吸烟者

肺朗格汉斯细胞组织细胞增生症
- 不规则星状结节
- 上叶为著
- 空洞性结节
- 囊腔:形状怪异,结节状囊壁
- 吸烟相关(95%)

病毒性细支气管炎
- 小叶中央微结节
- 实变
- 急性呼吸道感染的临床特征

弥漫性泛细支气管炎
- 树芽征
- 支气管扩张和细支气管扩张

- 基底部及外周为著
- 严重的全组鼻窦炎
- 亚洲患者(尤其是韩国和日本)

缩窄性细支气管炎
- 支气管扩张
- 马赛克密度
- 呼气性空气潴留
- 偶发小叶中央微结节

病理

总体特征
- 病因
  - 抗原刺激支气管相关淋巴组织产生多克隆淋巴组织增生
    - 原发或特发性滤泡性细支气管炎
      - 发病率差异大
    - 继发性滤泡性细支气管炎
      - 结缔组织病(类风湿关节炎、系统性红斑狼疮、干燥综合征)
      - 其他免疫性疾病[Evans 综合征(自身免疫性溶血性贫血和免疫性血小板减少症)、恶性贫血]
      - 免疫缺陷(AIDS、常见的各种免疫缺陷)
      - 高敏反应
      - 感染(耶氏肺孢子菌肺炎、军团菌肺炎、活动性肝炎)
      - 非特异性气道中心炎症(支气管扩张)
      - 尼龙、聚乙烯接触史
      - 肉芽肿性淋巴间质性肺病:细胞性间质性肺炎(肉芽肿性和淋巴组织增生性疾病组合,可能包括滤泡性细支气管炎)
    - 伴发的继发性组织病理学成分
      - 机化性肺炎(OP)
      - 非特异性间质性肺炎(NSIP)
      - 寻常性间质性肺炎(UIP)
- 病理学
  - 支气管相关淋巴组织(BALT)
    - 属于黏膜相关淋巴组织(MALT)的亚型
    - 正常肺组织中可不存在
    - 其发生依赖抗原刺激
  - 多克隆增殖与良性病变一致
  - 单克隆淋巴细胞增殖与淋巴瘤一致

镜下特征
- 增生的淋巴滤泡伴反应性细支气管周围生发中心
  - 少量间质成分
- 与淋巴细胞间质性肺炎相似,但肺泡间隔及间质内淋巴细胞浸润范围更广泛
- 基于免疫组织化学的多克隆淋巴细胞
- 小叶间隔及脏层胸膜可见增生的淋巴滤泡
- 气道阻塞可导致肺炎、机化性肺炎或细支气管腔内中性粒细胞渗出

- 反应性淋巴滤泡染色显示泛 B 细胞标记物(CD20、CD79a)阳性
- 存在间质成分时泛 T 细胞标记物(CD3、CD5)染色阳性
- Bcl-2 在反应性生发中心染色缺失,但存在于间质 T 细胞中
- 基因重排(IgH-R)的聚合酶链反应(PCR)中存在多克隆模式

临床

临床表现
- 最常见体征/症状
  - 基础结缔组织病
    - 进行性加重的呼吸困难(最常见的症状)
    - 结缔组织病的诊断通常在呼吸道症状出现之前
  - 免疫缺陷(先天性或获得性)
    - 复发性肺炎
    - 呼吸困难
  - 特发性滤泡性细支气管炎
    - 咳嗽
    - 外周嗜酸性粒细胞增多
- 其他体征/症状
  - 肺功能检测呈限制性、阻塞性或者混合性肺功能障碍

人口统计学
- 年龄
  - 根据临床表现(原发或继发)
    - 结缔组织病:40~50 岁
    - 免疫缺陷:青年或青少年
    - 特发性滤泡性细支气管炎:中年或老年患者

自然病程和预后
- 总体预后良好
- 年龄及基础疾病决定预后情况

治疗
- 特发性滤泡性细支气管炎
  - 对皮质类固醇反应好
- 继发性滤泡性细支气管炎
  - 涉及基础疾病的治疗
- 停用皮质类固醇后可能复发

诊断备忘

影像解释要点
- 结缔组织病患者,临床上没有感染证据,CT 上存在小叶中央微结节时考虑滤泡性细支气管炎

部分参考文献

1. Tashtoush B et al: Follicular bronchiolitis: a literature review. J Clin Diagn Res. 9(9):OE01-5, 2015
2. Carrillo J et al: Lymphoproliferative lung disorders: a radiologic-pathologic overview. Part I: Reactive disorders. Semin Ultrasound CT MR. 34(6):525-34, 2013
3. Aerni MR et al: Follicular bronchiolitis in surgical lung biopsies: clinical implications in 12 patients. Respir Med. 102(2):307-12, 2008

滤泡性细支气管炎

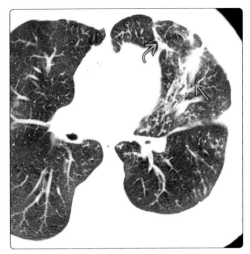

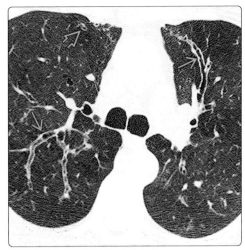

(左)滤泡性细支气管炎患者,横轴位 HRCT 图像显示支气管血管束周围阴影➡️及实质带➡️。(右)50 岁男性,滤泡性细支气管炎患者,横轴位 HRCT 图像显示双肺上叶支气管扩张➡️及细支气管扩张➡️。小叶中央微结节是滤泡性细支气管炎一种常见的影像异常,而支气管壁增厚和支气管扩张是非特异性和不常见的表现。

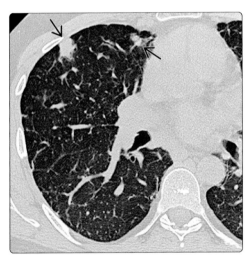

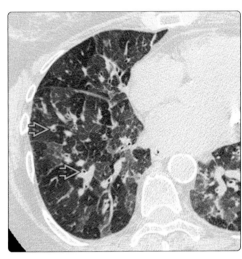

(左)45 岁女性,滤泡性细支气管炎患者,横轴位 HRCT 图像显示右肺上叶胸膜下结节➡️。直径>1cm 的结节是滤泡性细支气管炎患者不常见的 CT 表现。(右)42 岁女性,滤泡性细支气管炎患者,横轴位 HRCT 图像显示支气管壁增厚➡️及小叶性空气潴留。和任何其他的细支气管炎一样,滤泡性细支气管炎通常伴有吸气相 HRCT 上马赛克密度和呼气相 HRCT 上空气潴留。

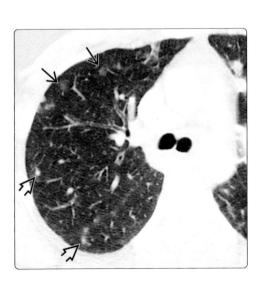

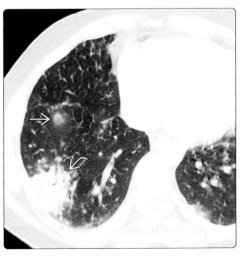

(左)中年男性,滤泡性细支气管炎及机化性肺炎患者,横轴位 HRCT 图像显示右肺上叶小的实性结节➡️和磨玻璃密度结节➡️。(右)年轻男性,滤泡性细支气管炎及机化性肺炎患者,横轴位 HRCT 图像显示右肺上叶胸膜下区肿块样实变➡️和肺结节伴晕征➡️。肿块或实变是滤泡性细支气管炎不常见的表现。

过敏性肺炎

要 点

术语

- 肺实质和气道对吸入性有机抗原或半抗原的过敏性炎性反应
- 过去分为急性、亚急性和慢性：影像学和病理表现被推断符合临床表现，但是没有统计学证实
- 结合临床、影像、病理表现，新分类提出 2 种分型
  - 1 型：症状发生在暴露几个小时后，可能复发
  - 2 型：慢性症状（如杵状指、低氧血症、吸气性爆裂音）

影像

- HRCT/CT
  - 1 型：弥漫性磨玻璃密度影、小叶间隔增厚和胸腔积液
    - 小叶中央磨玻璃密度结节
    - 马赛克密度、空气潴留、肉冻征
  - 2 型：支气管血管束周围和/或胸膜下网状影±

蜂窝
- 薄壁、充气囊腔（少见）
- 急性加重：先存的网状或蜂窝+新发弥漫密度增高影±新发牵拉性支气管扩张/细支气管扩张

主要鉴别诊断

- 急性间质性肺炎
- 呼吸性细支气管炎
- 特发性肺纤维化
- 非特异性间质性肺炎

临床

- 1 型：复发性全身性症状（如寒战、发热、盗汗、肌肉疼痛）
- 2 型：慢性症状（如呼吸困难、咳嗽）、杵状指、低氧血症、吸气性爆裂音
- 治疗：避免接触，皮质激素

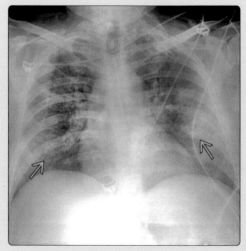
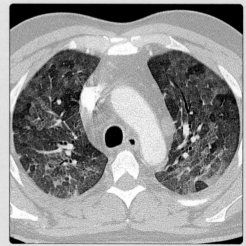

（左）57 岁男性，1 型过敏性肺炎（养鸟人肺），前后位胸片显示双肺边界不清、密度不均匀气腔影 ➡。（右）同一患者横轴位增强 CT 图像显示双肺磨玻璃密度影及在低密度区（马赛克密度）中小叶间隔增厚。磨玻璃密度影是 1 型过敏性肺炎非特异性影像表现。高度怀疑时应提示诊断。

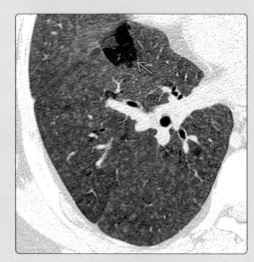
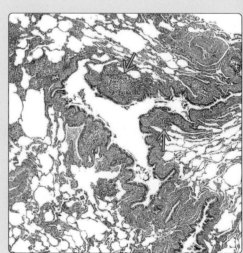

（左）1 型过敏性肺炎患者，横轴位 HRCT 图像显示弥漫小叶中央磨玻璃密度结节及局限性小叶性空气潴留 ➡。小叶中央磨玻璃结节是 1 型过敏性肺炎特征性 CT 表现。其他很少存在类似表现（如呼吸性细支气管炎极少出现）。（右）1 型过敏性肺炎标本低倍显微镜下（HE 染色）图像显示细支气管周围间质性炎症及淋巴细胞浸润 ➡

过敏性肺炎

术语

缩略词

- 过敏性肺炎(HP)
- 特发性肺纤维化(IPF)

同义词

- 外源性过敏性肺泡炎

定义

- 肺实质和气道对吸入性有机抗原或半抗原(如低分子量无机分子)的过敏炎性反应
- 过去分为急性、亚急性和慢性(Richerson 分类)
  - 优先应用 HRCT 检查
  - 影像学和病理结果被推测符合临床表现,但是没有统计学证实
- 结合临床、影像、病理表现,新分类提出 2 种分型
  - 1 型:症状发生在暴露几个小时后,可能复发
  - 2 型:慢性症状(例如杵状指、低氧血症、吸气性爆裂音)

影像

总体特征

- 最佳诊断线索
  - 1 型:小叶中央磨玻璃密度结节及空气潴留
  - 2 型:上叶支气管血管束周围纤维化

平片表现

- 1 型
  - 胸片表现通常正常
  - 非特异性表现:边界不清阴影
- 2 型
  - 胸片表现通常正常
  - 上叶支气管血管束周围网状影和/或蜂窝影
  - 呈下肺分布的胸膜下蜂窝,与寻常性间质性肺炎(UIP)相同
  - 过敏性肺炎的急性加重与特发性纤维化急性加重相似(即在原先网状阴影基础上出现弥漫阴影;需要排除心源性肺水肿)

CT 表现

- 1 型
  - 可能与弥漫性肺泡损伤渗出期相同(急性间质性肺炎)
    - Richerson 分类中的急性过敏性肺炎
    - 弥漫性磨玻璃密度影
    - 小叶间隔增厚
    - 胸腔积液
  - 小叶中央磨玻璃密度结节
    - Richerson 分类中的亚急性过敏性肺炎
  - 马赛克密度、空气潴留
  - 肉冻征
    - 磨玻璃密度影、空气潴留和正常肺组织的混合

- 2 型
  - Richerson 分类中的慢性过敏性肺炎
  - 支气管血管束周围和/或胸膜下区网状影±蜂窝
    - 结构扭曲
    - 牵拉性支气管扩张
    - 与 1 型过敏性肺炎表现有重叠之处
    - 胸膜下异常与非特异性间质性肺炎或寻常性间质性肺炎相同
  - 薄壁充气囊腔(少见)
  - 肺气肿(少见):可能发生于从未吸烟者
  - 机化性肺炎(OP)(少见):周围片状阴影(系列成像中病变可呈游走性),反晕征和/或环礁征
  - 过敏性肺炎急性加重
    - 先存的网状影或蜂窝影+新发弥漫性阴影±新发牵拉性支气管扩张/细支气管扩张

成像推荐

- 最佳成像工具
  - HRCT/CT
- 扫描方案推荐
  - 呼气性 HRCT 对空气潴留的确定很关键
  - 俯卧位 HRCT 对鉴别重力依赖性肺不张和轻微的胸膜下异常很关键

鉴别诊断

急性间质性肺炎

- 与 1 型过敏性肺炎难以鉴别
- 弥漫性磨玻璃密度影
- 诊断常需组织学

呼吸性细支气管炎

- 与 1 型过敏性肺炎难以鉴别
- 小叶中央磨玻璃密度微结节与空气潴留在 1 型过敏性肺炎中更严重
- 鉴别诊断需组织学检查

特发性肺纤维化

- 可能与 2 型过敏性肺炎难以鉴别
- 合适的临床病史是关键
- 诊断通常需病理学

非特异性间质性肺炎

- 可能与 2 型过敏性肺炎难以鉴别
- 蜂窝影不常见
- 合适的临床病史是关键
- 诊断通常需病理学

淋巴细胞间质性肺炎

- 伴有囊腔的 1 型过敏性肺炎与 LIP 相似
- 干燥综合征病史
- 鉴别诊断通常需要病理学

结节病

- 上叶为著的支气管血管束周围纤维化
- 过敏性肺炎与结节病可能难以鉴别
- 特征性淋巴管周围结节(即沿叶间裂)

病理

总体特征

- 病因
  - 吸入抗原和/或半抗原沉积在细支气管和肺泡上皮,通过 III 型和 IV 型免疫过敏反应引起肺泡炎和细胞性细支气管炎
    - 细菌、酵母或鸟类相关抗原
    - 肉眼可见的真菌孢子
    - 化学半抗原:异氰酸酯、锌、墨水、染料
    - 其他抗原:病毒、内毒素、β-葡聚糖、炭疽疫苗
    - 其他:多黏菌素、儿茶酚(绿茶提取而成)和异丁烯酸甲酯

分期、分级和分类

- 过去基于临床因素、影像及病理学表现将其分为急性、亚急性和慢性(Richerson 分类),但没有统计学证实
  - Richerson 分类
    - 急性
      - 临床表现:类似于流感症状,抗原暴露后 6~24 小时发病
      - HRCT:弥漫磨玻璃密度影、小叶间隔增厚及胸腔积液
    - 亚急性
      - 临床表现:咳嗽、呼吸困难、缓慢起病(几天到几个星期)
      - HRCT:特异性表现;小叶中央磨玻璃密度结节和斑片小叶性空气潴留
    - 慢性
      - 临床表现:咳嗽、呼吸困难、乏力、体重降低、杵状指
      - HRCT:非特异性表现;与伴有蜂窝影和牵拉性支气管扩张的肺纤维化表现相似
- 结合临床、影像、组织学表现近期推出了新分类
  - 1 型(包括之前分类中的大多数急性和亚急性过敏性肺炎)
  - 2 型(包括大多数慢性过敏性肺炎)

镜下特征

- 1 型
  - 肺泡腔内中性粒细胞及嗜酸性粒细胞浸润、小血管炎
  - 淋巴细胞间质浸润,形成不良的非坏死性肉芽肿,细胞性细支气管炎
  - 弥漫性肺泡损伤
- 2 型
  - 形成不良的支气管周围非干酪性肉芽肿±多核巨细胞
  - 细支气管中心性淋巴细胞和浆细胞肺泡壁浸润
  - 细支气管周围纤维化
  - 缩窄性细支气管炎
  - 寻常性间质性肺炎(UIP)、非特异性间质性肺炎(NSIP)、机化性肺炎(OP)的组织学特点和小叶中央纤维化、桥接纤维化(小叶中央和胸膜下连续纤维化)
  - 过敏性肺炎急性加重表现为弥漫性肺泡损伤及叠加的纤维化

临床

临床表现

- 最常见体征/症状
  - 1 型
    - 暴露几个小时后出现症状,可复发
      - 全身性或类似于流感症状:寒战、发热、盗汗、肌肉疼痛
      - 胸部紧迫感
      - 咳嗽、呼吸困难
    - 复发性全身性症状
  - 2 型
    - 慢性症状:呼吸困难、咳嗽
    - 其他:杵状指、低氧血症、吸气性爆裂音
- 其他体征/症状
  - 支气管肺泡灌洗(BAL)液:淋巴细胞升高,CD8 细胞多于 CD4 细胞
  - 肺功能检测:限制性功能障碍,一氧化碳弥漫能力(DLCO)降低
  - 热浴肺:临床、组织病理学、影像特征呈 1 型过敏性肺炎的特征
    - 支气管肺泡灌洗(BAL)液培养显示非结核分枝杆菌
  - 2 型过敏性肺炎急性加重
    - 快速进行性呼吸困难(几天到几周)
    - 咳嗽、发热、类似于流感症状
  - 夏季型过敏性肺炎
    - 此型过敏性肺炎大多数流行于日本,发生于夏天,可持续几年反复发作
    - 家中发生症状,表明具有家族性发病
- 对过敏性肺炎诊断的临床预测
  - 暴露于已知的致病抗原
  - 沉淀抗体阳性
  - 反复发作的症状
  - 吸气性爆裂音
  - 抗原暴露后 4~8 小时发生症状
  - 体重减低

人口统计学

- 占间质性肺疾病的 4%~15%
- 农民中 0.5%~3% 出现过敏性肺炎

自然病程和预后

- 可能进展为纤维化,几年内死亡
- 慢性过敏性肺炎预后不良的相关因素
  - 长期抗原暴露(养鸟人肺)
  - 组织学表现为纤维性 NSIP 或 UIP
  - 杵状指
  - 老年
  - CT 上出现广泛支气管扩张或蜂窝影
- 农民和农业产业中个体的死亡率增加

治疗

- 通常对治疗有反应
  - 远离抗原暴露,类固醇激素

部分参考文献

1. Elicker BM et al: Multidisciplinary approach to hypersensitivity pneumonitis. J Thorac Imaging. 31(2):92-103, 2016

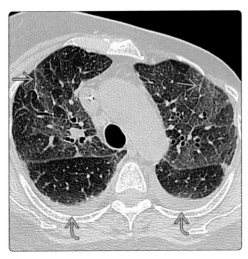

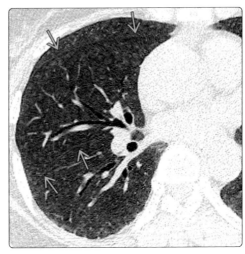

（左）1 型过敏性肺炎患者，横轴位 HRCT 图像显示双肺磨玻璃密度影、小叶间隔增厚➡及胸腔积液↗，类似于肺水肿。高度怀疑过敏性肺炎，需外科活检确诊。（右）1 型过敏性肺炎患者，横轴位 HRCT 图像显示弥漫、边界不清小叶中央磨玻璃密度结节。注意叶间裂周围➡未见分布，与病变呈小叶中央分布一致。

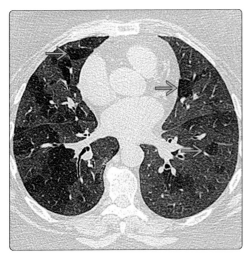

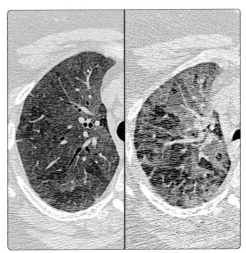

（左）1 型过敏性肺炎患者，横轴位 HRCT 图像显示马赛克密度及小叶性空气潴留➡。其影像表现没有特异性，小叶性空气潴留是过敏性肺炎的特征。（右）1 型过敏性肺炎患者，横轴位吸气（左）和呼气（右）HRCT 混合图像显示了马赛克密度和肉冻征。虽然没有特异性，但后者是过敏性肺炎常见的 CT 表现。

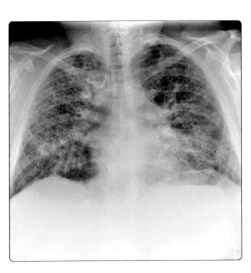

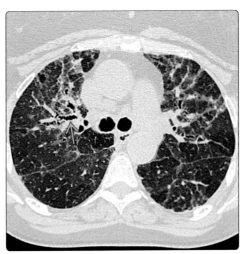

（左）2 型过敏性肺炎患者，后前位胸片显示肺容积降低，中、上肺野广泛网状影。（右）同一患者横轴位 HRCT 图像显示支气管血管束周围磨玻璃和网状影及伴发的牵拉性支气管扩张➡。过敏性肺炎是导致支气管血管束周围纤维化肺疾病的典型例子，可能会进展为蜂窝。

（左）2 型过敏性肺炎患者，横轴位 HRCT 图像显示上叶为著的支气管血管束周围及胸膜下区网状影➡️和蜂窝影，以及散在的牵拉性支气管扩张➡️。（右）2 型过敏性肺炎标本低倍镜（HE 染色）图片显示时间同质性肺间质纤维化区➡️。注意细支气管周围疏松的肉芽肿➡️。

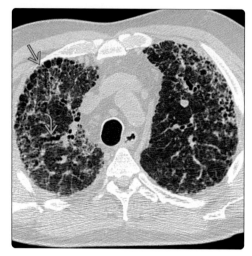
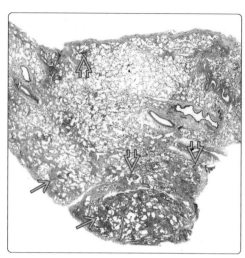

（左）2 型过敏性肺炎患者，横轴位 HRCT 图像显示胸膜下纤维化➡️和牵拉性支气管扩张➡️，可类似于其他间质性肺炎。同时存在呼气性空气潴留和小叶中央结节提示过敏性肺炎，但通常需要组织学确诊。（右）2 型过敏性肺炎患者，横轴位 HRCT 俯卧位图像显示胸膜下磨玻璃密度影➡️。俯卧位成像可与重力依赖性肺不张鉴别。

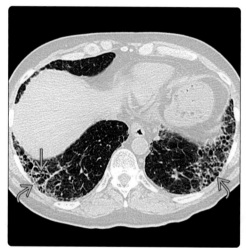
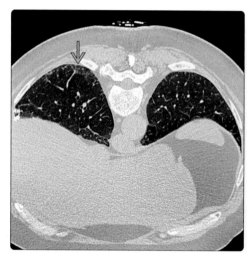

（左）2 型过敏性肺炎标本低倍镜（HE 染色）图片显示淋巴细胞和巨噬细胞➡️浸润所致的肺泡壁增厚，肺泡腔内充满成纤维细胞和黏液样基质➡️和细支气管壁增厚➡️。（右）同一标本高倍镜（HE 染色）图片显示细支气管周围肉芽肿➡️及代表机化性肺炎的远端气道腔内➡️疏松结缔组织栓塞。

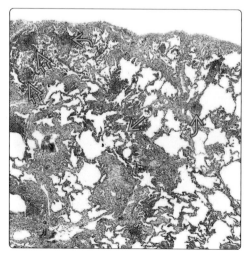
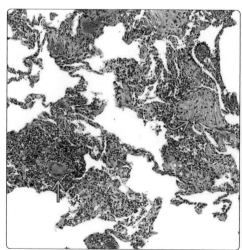

过敏性肺炎

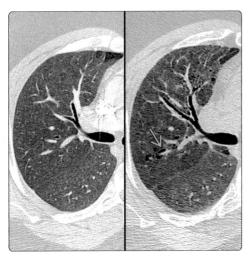
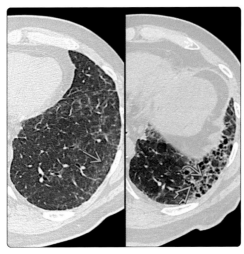

(左) 过敏性肺炎患者，横轴位 HRCT 基线 (左) 和 4 年后 (右) 混合图像显示了从弥漫性磨玻璃密度影到支气管血管束周围纤维化伴有牵拉性支气管扩张 ➡ 的演变过程。(右) 过敏性肺炎患者，横轴位吸气相 HRCT 基线 (左) 和 5 年后 (右) 混合图像显示了从轻微的胸膜下磨玻璃密度影 ➡ 到明显的纤维化 ➡ 伴牵拉性支气管扩张 ➡ 的演变。

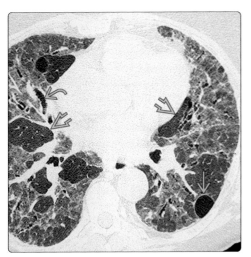
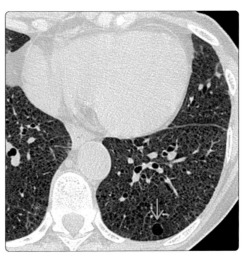

(左) 2 型过敏性肺炎患者，横轴位 HRCT 图像显示肺囊腔 ➡、空气潴留 ➡ 及支气管血管束周围纤维化伴有网状影及牵拉性支气管扩张 ➡。(右) 过敏性肺炎患者，横轴位 HRCT 图像显示在肺气肿背景下出现薄壁囊腔 ➡。囊腔少见，但却是过敏性肺炎的表现。肺气肿也少见，甚至可能发生在从未吸烟的患者。

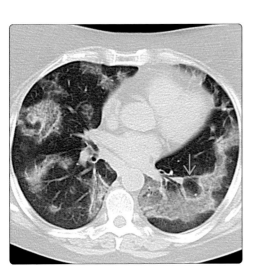
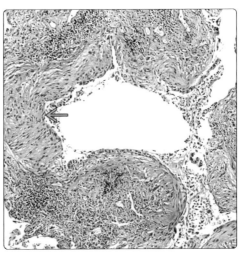

(左) 过敏性肺炎和机化性肺炎患者，横轴位平扫 CT 图像显示多发性阴影，很多表现为反晕征 ➡ 及环礁征。这种影像表现在过敏性肺炎中不常见，但机化性肺炎却是组织学上常见的辅助表现。(右) 同一患者的标本中倍镜 (HE 染色) 图片显示树芽状的纤维灶 ➡ 突入肺泡管和细支气管管腔内。

弥漫性泛细支气管炎

要　点

术语

- 弥漫性泛细支气管炎:不明原因引起的以细胞性细支气管炎和慢性鼻窦炎为特征的少见综合征

影像

- 平片
  - 直径≤5mm 弥漫性小结节
  - 中、下肺野网状结节状影
- CT
  - 早期:小叶中央微结节及树芽征
  - 随疾病的进展而出现细支气管扩张/支气管扩张及马赛克密度

主要鉴别诊断

- 非结核分枝杆菌感染
- 原发纤毛运动障碍
- 原发免疫缺陷综合征
- 炎性肠病

病理

- 淋巴细胞、浆细胞、泡沫组织细胞在呼吸性细支气管壁浸润

临床

- 症状
  - 早期:慢性咳嗽、劳累性呼吸困难、喘息及低氧血症
  - 进展期:发热,铜绿假单胞菌感染
  - 晚期:大量脓性痰和最终的呼吸衰竭
- 人口统计学
  - 平均年龄:40 岁;男性为主
  - 东亚患者(即日本人、韩国人、中国人);世界范围内散发

诊断备忘

- 伴有慢性鼻窦炎、树芽征和/或支气管扩张/细支气管扩张的东亚人应考虑弥漫性泛细支气管炎

(左)东亚女性,弥漫性泛细支气管炎患者,后前位胸片显示双肺弥漫性网状结节影。(右)同一患者横轴位 HRCT 图像显示马赛克密度、散在的树芽征 ➨、支气管扩张、支气管壁增厚 ➨。这一系列影像表现在弥漫泛细支气管炎中最为常见。但也可出现在其他细胞性细支气管炎中,如非结核分枝杆菌感染及弥漫性误吸性细支气管炎。

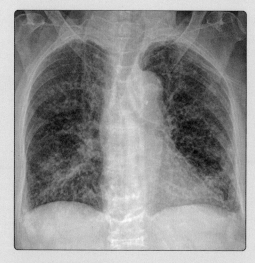
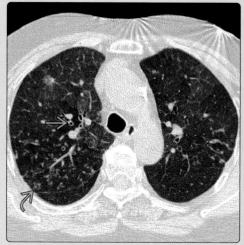

(左)56 岁韩国男性,弥漫性泛细支气管炎患者,横轴位增强 CT 图像显示双肺多发支气管扩张 ➨、支气管壁增厚、黏液栓 ➨、支气管周围实变 ➨ 及轻度马赛克密度。痰培养见铜绿假单胞菌生长。(右)弥漫性泛细支气管炎标本在低倍镜下(HE 染色)显示广泛透壁的支气管周围炎症浸润 ➨ 和肺泡轻度受累 ➨。

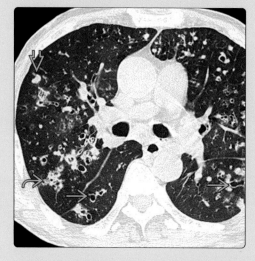
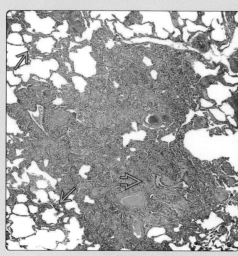

术语

缩略词

- 弥漫性泛细支气管炎(DPB)

定义

- 不明原因引起的以细胞性细支气管炎和慢性鼻窦炎为特征的少见综合征
  - 弥漫性:累及双肺
  - 泛细支气管炎:累及呼吸性细支气管壁全层

影像

总体特征

- 最佳诊断线索
  - 树芽征、支气管扩张/细支气管扩张及外周马赛克密度

平片表现

- 直径≤5mm 弥漫性小结节
- 中、下肺野为著的网状结节影
- 肺过度充气
- 支气管壁增厚、支气管扩张(进展病例)

CT 表现

- 早期:小叶中央微结节和树芽征
- 随着病情进展出现双肺树芽征、支气管扩张、细支气管扩张和马赛克密度

成像推荐

- 最佳成像工具
  - HRCT/CT

鉴别诊断

非结核分枝杆菌感染

- 支气管扩张与弥漫性泛细支气管炎相似,但弥漫性差,有不受累区
- 中叶及舌段病变更为严重
- 可出现散在空洞和非空洞性结节

原发纤毛运动障碍

- 慢性鼻腔鼻窦炎及支气管扩张
- 症状和体征较早发生

原发性免疫缺陷综合征

- 先天性免疫球蛋白(IgM、IgG、IgA)缺陷
- 慢性鼻腔鼻窦炎和支气管扩张

炎性肠病

- 弥漫性支气管扩张
- 腹部受累病史

病理

镜下特点

- 淋巴细胞、浆细胞及泡沫组织细胞在呼吸性细支气管壁浸润
- 继发近端终末细支气管扩张,与呼吸性细支气管

的狭窄和收缩有关

临床

临床表现

- 最常见体征/症状
  - 慢性鼻窦炎可先于肺部症状出现几年或几十年
  - 早期:慢性咳嗽、劳累性呼吸困难、喘息及低氧血症
  - 进展期:黄痰、发热及铜绿假单胞菌感染
  - 晚期:支气管扩张致大量脓痰及终末期呼吸衰竭
- 临床资料
  - 肺功能检测
    - 阻塞性功能障碍
    - 气道高反应程度低于慢性阻塞性肺疾病或哮喘
    - 一氧化碳弥漫能力减低
    - 低氧血症
  - 遗传因素
    - 日本为 *HLA-B45*、韩国为 *HLA-A11*
  - 环境因素:很少发生于居住在国外的亚裔人群
  - 基础系统性疾病:肺移植术后复发病例

人口统计学

- 年龄
  - 平均年龄:40 岁
- 性别
  - 男性为主
- 种族
  - 东亚人:日本人、韩国人及中国人;世界范围内散发
  - 西方国家 1/2 病例来自亚洲移民
- 流行病学
  - 2/3 患者不吸烟,没有毒烟吸入史

自然病程和预后

- 没有治疗过的弥漫性泛细支气管炎会进展成支气管扩张、细支气管扩张、呼吸衰竭、心脏并发症(如肺动脉高压和右心衰竭)

治疗

- 大环内酯类抗生素(如红霉素)
- 肺移植

诊断备忘

考虑

- 伴有慢性鼻窦炎、树芽征,和/或支气管扩张/细支气管扩张的东亚人(如日本人、韩国人及中国人)应考虑弥漫性泛细支气管炎

部分参考文献

1. Sugimoto S et al: Lung transplantation for diffuse panbronchiolitis: 5 cases from a single centre. Interact Cardiovasc Thorac Surg. 22(5):679-81, 2016
2. Kudoh S et al: Diffuse panbronchiolitis. Clin Chest Med. 33(2):297-305, 2012
3. Poletti V et al: Diffuse panbronchiolitis. Eur Respir J. 28(4):862-71, 2006
4. Akira M et al: Diffuse panbronchiolitis: follow-up CT examination. Radiology. 189(2):559-62, 1993

特发性缩窄性细支气管炎

要　点

术语

- 特发性缩窄性细支气管炎：非特异性不可逆过程，特点是
  - 解剖学上位于细支气管上皮与黏膜肌层之间向心性纤维化
  - 累及终末及呼吸性细支气管导致细支气管管腔狭窄和/或闭塞
  - 小细支气管及细支气管周围慢性炎症

影像

- 平片
  - 正常或过度充气
- HRCT
  - 吸气相：正常或马赛克密度
  - 呼气相
    - 可存在马赛克密度和多发边界清晰的密度减低区
    - 在吸气相 HRCT 上密度减低区更加明确

主要鉴别诊断

- 感染、肺移植、造血干细胞移植的并发症
- 吸入性损伤
- 结缔组织病
- 弥漫性特发性肺神经内分泌细胞增生
- 肺动脉高压
- 哮喘

临床

- 呼吸困难、乏力、疲劳、干咳、哮鸣
- 肺功能检测呈阻塞性功能障碍
- 成年或老年女性

诊断备忘

- 特发性缩窄性细支气管炎与各种病因引起的缩窄性细支气管炎难以鉴别，因而需排除性诊断。

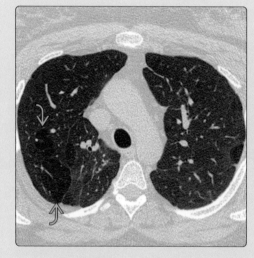
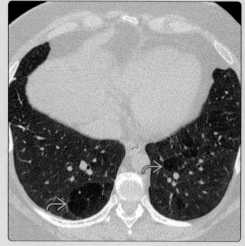

（左）41 岁女性患者，慢性呼吸困难和哮鸣，经活检证实为特发性缩窄性细支气管炎，横轴位平扫CT 图像显示肺实质马赛克密度，其特征为正常肺组织之间可见多发异常透亮区➡。（右）同一患者横轴位平扫CT 图像显示肺基底部透亮区，伴有少量内径较小的血管➡。此类患者在呼气相CT 上通常存在低密度区或空气潴留。

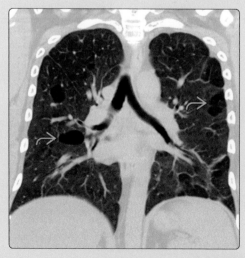
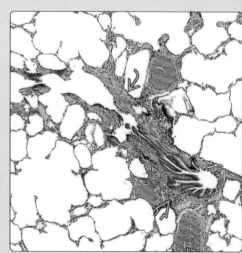

（左）同一患者冠状位平扫CT 图像显示多发肺部透亮区➡，伴随血管管径及血管纹理减少。特发性缩窄性细支气管炎的诊断需要排除导致这种形态学异常的其他已知的病因。（右）同一患者活检标本在中倍镜下（HE 染色）图片显示细支气管壁炎症及管壁增厚➡，以及继发于平滑肌增生的肺泡管壁增厚➡。

术语

同义词

- 纤维性细支气管炎
- 闭塞性细支气管炎
- 细支气管炎性闭塞

定义

- 特发性缩窄性细支气管炎
  ○ 非特异性、不可逆过程
  ○ 解剖学位于细支气管上皮与黏膜肌层之间的向心性纤维化
  ○ 累及终末及呼吸性细支气管导致细支气管管腔狭窄和/或闭塞
  ○ 小细支气管及细支气管周围慢性炎症，缺乏肉芽组织息肉
- 排除诊断：排除已知病因的缩窄性细支气管炎
- 缩窄性细支气管炎不能与闭塞性细支气管炎机化性肺炎（BOOP）相混淆，如果是特发性，最好称为机化性肺炎或隐源性机化性肺炎

影像

总体特征

- 最佳诊断线索
  ○ CT/HRCT 上表现为马赛克密度，伴呼气性空气潴留
- 位置
  ○ 片状分布
- 大小
  ○ 累及范围不同
- 形态
  ○ 低密度区或空气潴留，呈地图样分布

平片表现

- 胸片
  ○ 正常
  ○ 可过度充气

CT 表现

- 平扫 CT
  ○ 用力吸气时可正常
  ○ 肺实质马赛克密度
    - 不均匀肺实质：异常低密度区间杂正常稍高密度区，呈边界清晰地图样分布
  ○ 可出现中央或周围支气管扩张/细支气管扩张
  ○ 由于病变区域以外的血液分流，致肺部血管直径减小、灌注减低
- HRCT
  ○ 吸气相 HRCT
    - 可正常
    - 可呈马赛克密度，即多发边界清晰密度减低区
    - 可出现支气管扩张/细支气管扩张及支气管壁增厚

- 罕见小叶中央阴影
  ○ 呼气相 HRCT
    - 呼气性空气潴留，表现为多发边界清晰的低密度区
      □ 与吸气相图像相比，病变区域的密度相对无改变
      □ 受小气道阻塞的影响，肺泡腔内的气体排出受阻
    - 吸气相 HRCT 可见地图样分布的低密度区
    - 在呼气相上，高密度区代表正常肺实质
    - 低密度区代表异常肺实质

成像推荐

- 最佳成像工具
  ○ 仰卧位吸气相及呼气相 HRCT
- 扫描方案推荐
  ○ 最小密度投影重建可显示马赛克密度和/或空气潴留
- 胸片
  ○ 在评估缩窄性细支气管炎作用有限
  ○ 帮助排除其他病变，如肺炎

鉴别诊断

感染并发的缩窄性细支气管炎

- 常见于儿童肺部感染，罕见于成年人感染
- 常见感染病因
  ○ 腺病毒
  ○ 呼吸道合胞病毒
  ○ 支原体
- 影像
  ○ 马赛克密度及呼气相空气潴留
  ○ 罕见小叶中央结节和树芽征
  ○ 可表现为 Swyer-James-Macleod 综合征
    - 肺泡和肺血管发育中断（8 岁之前），典型上源于儿童腺病毒感染
    - 通常累及双肺
    - 空气潴留可呈段、叶性或整个肺
    - 受累肺部可出现容积减低、透亮、血管减少、支气管扩张

肺移植并发的缩窄性细支气管炎

- 闭塞性细支气管炎综合征：肺移植术后引起的缩窄性细支气管炎
  ○ 闭塞性细支气管炎综合征指疾病有临床症状而没有组织学改变
  ○ 慢性移植排斥反应表现
- 多达 50% 肺移植患者受累及，发生于移植术后至少 3 个月
- 影像
  ○ 马赛克密度和呼气相空气潴留
  ○ 细支气管扩张和支气管壁增厚
- 预后不良

造血干细胞移植并发的缩窄性细支气管炎

- 10%造血干细胞移植受者有慢性移植物抗宿主病表现
- 有移植物抗宿主病累及其他器官表现
- 影像
  - HRCT 上表现出马赛克密度和呼气相空气潴留

继发于吸入性损伤的缩窄性细支气管炎

- 与各种化学物质密切相关
  - 亚硝酸和氧化亚氮化学化合物
  - 房屋或建筑物火灾中烟雾吸入
  - 爆米花香精生产相关尘肺（双乙酰暴露）
- 影像
  - HRCT 上呼气相空气潴留
  - 可能出现支气管扩张及支气管壁增厚

结缔组织病相关的缩窄性细支气管炎

- 与进展期类风湿关节炎有关
- 严重进行性呼吸困难和咳嗽的女性患者
- 可与药物治疗有关（如青霉胺）
- 影像
  - 马赛克密度和呼气性空气潴留
  - 可同时存在间质性肺疾病

弥漫性特发性肺神经内分泌细胞增生

- 细支气管上皮的神经内分泌细胞增生累及基底膜，导致细支气管管腔狭窄和/或闭塞
- 中年或老年女性
- 无症状或咳嗽、呼吸困难或哮喘
- 影像
  - HRCT 上表现马赛克密度及呼气性空气潴留
  - 伴发的肺部小结节与类癌微瘤、小类癌相一致

肺动脉高压

- 肺动脉干及中央肺动脉扩张，右心室增大、肥厚
- 马赛克灌注所致的马赛克密度
  - 相对正常（高）密度区的血管相比，低密度区肺血管较小
  - 总体上，呼气相上弥漫性密度增加以区别于小气道疾病
- 病因
  - 原发性肺动脉高压
  - 慢性肺血栓栓塞

哮喘

- 可逆性气道阻塞、炎症、高反应性
- 咳嗽、呼吸困难、喘息、胸部不适
- 影像
  - 胸片：过度充气、肺不张、肺炎
  - CT：支气管扩张、马赛克密度、呼气性空气潴留

病理

总体特征

- 缩窄性细支气管炎：由于小气道病变引起的临床

气流阻塞的一系列组织学改变的描述词

镜下特征

- 黏膜下及外膜瘢痕
- 瘢痕导致细支气管管腔向心性狭窄和/或闭塞
- 小的细支气管/细支气管周围慢性炎症
- 也有上皮化生及平滑肌肥厚
- 特征的轻微组织学异常，在标本中仅少数气道管腔狭窄/闭塞

临床

临床表现

- 最常见体征/症状
  - 呼吸困难、乏力、疲劳、咳嗽、喘息
- 其他体征/症状
  - 肺功能检测呈阻塞性功能障碍

人口统计学

- 成年或老年女性

自然病程和预后

- 预后不良，病程进展缓慢，数月到数年
- 可出现病程快速进展

治疗

- 对糖皮质激素、大环内酯类抗生素、支气管扩张剂反应不同
- 最终需肺移植

诊断备忘

考虑

- 特发性缩窄性细支气管炎在组织学上与各种病因引起的缩窄性细支气管炎难以鉴别，因而需排除性诊断

影像解释要点

- 呼气性空气潴留是小气道疾病间接征象，可见于缩窄性细支气管炎。相反，小叶中央结节和树芽征是小气道疾病直接征象，见于细胞性细支气管炎
- 细胞性细支气管炎很少见伴发缩窄性细支气管炎

报告小贴示

- 小叶性呼气性空气潴留（几个相邻小叶）可见于正常人
- 各种原因引起的多发磨玻璃密度影可与马赛克密度相似

部分参考文献

1. Berniker AV et al: Imaging of small airways diseases. Radiol Clin North Am. 54(6):1165-1181, 2016
2. Edwards RM et al: Imaging of small airways and emphysema. Clin Chest Med. 36(2):335-47, x, 2015
3. Kligerman SJ et al: Mosaic attenuation: etiology, methods of differentiation, and pitfalls. Radiographics. 35(5):1360-80, 2015

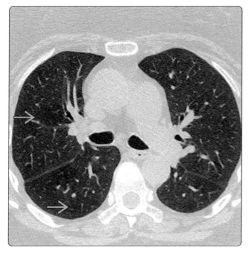
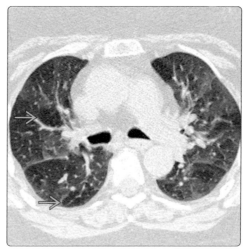

(左)65 岁女性,缩窄性细支气管炎患者,横轴位(用力吸气相)HRCT 图像显示非常轻微的马赛克密度,以异常低密度肺实质➡️与稍高密度正常肺相邻为特征。吸气相 CT 上,缩窄性细支气管炎患者肺部密度接近正常。(右)同一患者横轴位(用力呼气相)HRCT 图像显示缩窄性细支气管炎特征性呼气性空气潴留➡️。

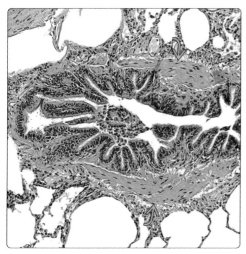
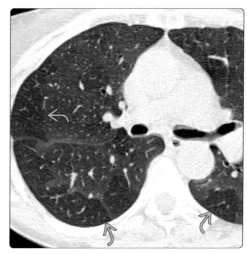

(左)缩窄性细支气管炎患者标本高倍镜(HE 染色)图片显示明显的向心性平滑肌肥厚➡️导致小细支气管管壁增厚及管腔狭窄。(右)68 岁女性,缩窄性细支气管炎患者,横轴位呼气相 HRCT 图像显示空气潴留➡️,以细支气管气流阻塞继发的地图样低密度区为其特征。

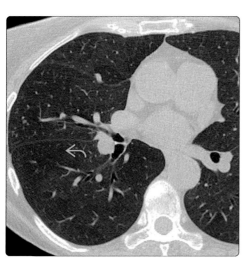
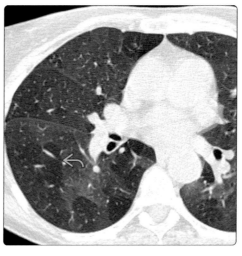

(左)同一患者横轴位(用力吸气相)HRCT 图像显示轻微的马赛克密度伴地图样分布的异常低密度区➡️,与稍高密度的正常肺相邻。在吸气相 HRCT 上马赛克密度较轻微。(右)同一患者横轴位用力呼气相 HRCT 图像显示继发于空气潴留的低密度区➡️。邻近正常肺组织呈稍高密度,不要与磨玻璃密度混淆。

要点

术语

- 继发于儿童感染性细支气管炎的缩窄性细支气管炎
- 缩窄性细支气管炎:不可逆小气道阻塞性疾病;黏膜下及细支气管周围纤维化伴小气道破坏及瘢痕形成

影像

- 平片
  ○ 单侧小或正常大小的透明肺
  ○ 透亮区域肺血管纹理减少
- CT
  ○ 透亮肺组织伴随较小肺部血管
    – 通常累及双侧
    – 可累及整个肺或肺叶、几个肺段
  ○ 马赛克密度(灌注)
  ○ 呼气性空气潴留
  ○ 常见支气管扩张

主要鉴别诊断

- 哮喘
- 支气管扩张
- 单侧原发性肺发育不全

病理

- 下呼吸道感染所致的上皮损伤→细支气管周围纤维化→小气道和毛细血管床阻塞

临床

- 通常无症状
- 喘鸣、咳嗽、劳力性呼吸困难
- 典型的儿童呼吸道感染病史,但大部分患者在成年后才被诊断

诊断备忘

- CT 上表现为肺部多发透亮区、支气管扩张、空气潴留,临床上没症状的患者,应考虑 Swyer-James-Macleod 综合征。

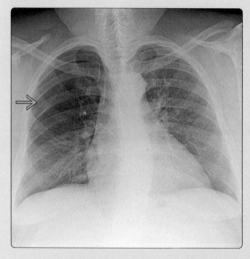
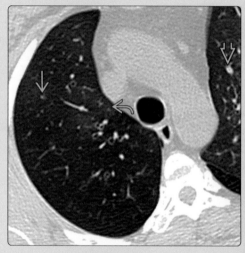

(左) Swyer-James-Macleod 综合征无症状患者,后前位胸片显示右上肺透亮区➡,伴肺血管纹理减少。左肺正常。
(右) 同一患者横轴位 HRCT 图像显示右肺上叶透亮区,与胸片异常区域一致,其间散在相对正常肺密度区➡。与左肺上叶血管➡相比,右肺上叶肺血管➡减小。

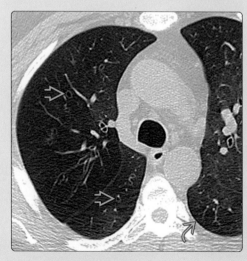
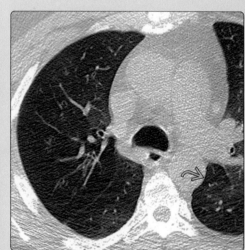

(左) 同一患者横轴位 HRCT 图像显示右肺上叶及下叶透亮区,伴支气管扩张➡和肺血管直径减小。左肺相对正常,左肺下叶背段见小透亮区➡。(右) 同一患者横轴位呼气相 HRCT 图像显示肺部透亮区密度没有明显的增加[包括左肺下叶背段➡],与空气潴留相一致。通常 CT 显示双肺受累。

术语

同义词

- Swyer-James 综合征
- Macleod 综合征
- 用相关人名命名为综合征存在争议
  - 1952 年 2 月,Macleod 在伦敦举行的英国胸科协会上报道了 9 例患者,其一侧肺放射线透过异常,肺容积小或正常
  - 1954 年,Swyer 和 James 报道了 1 例单侧肺气肿病例
  - 1954 年,Macleod 发表了他的研究结果

定义

- 继发于儿童感染性细支气管炎的缩窄性细支气管炎(典型上源于腺病毒的感染)
- 缩窄性细支气管炎:不可逆小气道阻塞性疾病,其特征为黏膜下及细支气管周围纤维化所致小气道破坏及闭塞性瘢痕

影像

总体特征

- 最佳诊断线索
  - 单侧肺组织缩小或正常
  - 肺血管减少
  - 呼气性空气潴留
  - 支气管扩张
  - 支气管壁增厚
- 位置
  - 可累及整个肺
  - 可局限于肺叶
  - 可累及 1 个或多个肺段
  - 累及双肺
  - 胸片通常表现为单侧肺异常
    - CT 上通常可见双侧肺异常
- 形态
  - 1953 年,Swyer 和 James 最先发表了描述
    - 单侧透明肺
    - 同侧肺血管较小
    - 支气管造影显示同侧外周细支气管内对比剂不完全充填
  - 患侧肺动脉分支大小和数量减少
  - 常见支气管扩张

平片表现

- 单侧肺体积缩小或正常,存在弥漫性或局限性透亮区为其特征
- 呼气相上患侧肺透亮区的大小及透亮度无改变
- 透亮区肺血管纹理减少
- 同侧肺动脉减小

CT 表现

- 透亮区伴有小的血管结构
  - 透亮灶主要累及一侧肺组织
  - 累及双肺较小的受累肺区域
- 马赛克密度(灌注)
  - 具有较大肺血管的肺部高密度区与具有较小肺血管的肺部低密度区相邻
- 呼气相空气潴留
- 支气管扩张常见
  - 囊状支气管扩张
- ±支气管狭窄或管腔闭塞

核医学表现

- 锝-99m(TC-99m)MAA 灌注成像
  - 摄取减低区
    - 细支气管炎症急性早期缺氧性血管收缩
    - 慢性晚期微血管阻塞
- TC-99m DTPA 通气显像
  - 摄取减低区
    - 细支气管炎症急性早期水肿所致小气道狭窄
    - 慢性晚期细支气管闭塞

成像推荐

- 最佳成像工具
  - HRCT 最敏感评估和确定
    - 马赛克密度
    - 空气潴留
    - 支气管扩张
- 成像方案推荐
  - 吸气相和呼气相 HRCT
    - 呼气相 HRCT 是识别空气潴留的关键

鉴别诊断

哮喘

- 双肺弥漫受累
- CT 上可存在轻度马赛克密度
- 哮喘可出现柱状支气管扩张
  - 囊状支气管扩张支持 Swyer-James-Macleod 综合征

支气管扩张

- 囊性纤维化、原发纤毛运动障碍、免疫缺陷
- 细支气管扩张可与透明肺和小血管导致的缺氧性血管收缩有关
- 扩张的细支气管内黏液栓或感染常导致明显的树芽状小叶中央结节
- 通常呈弥漫性、双肺受累

原发单侧肺发育不全

- 肺体积及同侧肺血管减小
- 无空气潴留

全小叶型肺气肿

- 下叶为著的肺部透亮区,其内小而少的肺血管
- 与 α-1 抗胰蛋白酶缺乏有关
- 可出现轻度柱状支气管扩张

先天性肺叶气肿

- 常累及单个肺叶
  - 左肺上叶最常受累
- 原发性支气管异常所致的管腔狭窄和空气潴留
  - 透亮及过度膨胀的肺组织
  - 对纵隔形成肿块效应
  - 邻近肺肿块效应及不张
- 患者常在婴儿期出现呼吸窘迫
  - 50%患者在出生后 2 天内出现症状
- 15%患者可合并先天性心脏病

病理

总体特征

- 可能的发病机制
  - 微生物(如病毒、支原体)所致的下呼吸道感染引起的上皮损伤
  - 严重损伤的上皮细胞释放出白介素 8 和其他促炎症反应介质
    - 中性粒细胞及其他炎症细胞聚积于小气道
    - 支气管肺泡灌洗液
      - □ 中性粒细胞增高
      - □ 白介素 8 增高
  - 炎症细胞释放出细胞因子和介质导致
    - 基质降解
    - 胶原沉积
    - 成纤维细胞增殖
    - 支气管周围纤维化
  - 细支气管周围肺泡间隔纤维化导致肺毛细血管床阻塞
    - 受累肺动脉段血流减少
- 上皮细胞损伤及炎症程度决定临床症状的严重程度
- 不明确 CT 上形态学异常程度是否直接与肺功能检测损害程度相关

分期、分级和分类

- 缺乏组织病理标本时,诊断依赖于临床标准
  - 儿童期严重的呼吸道感染史,尤其是儿童早期
  - 肺功能检测存在持续性气道阻塞
  - 气道阻塞对系统性类固醇激素及支气管舒张剂无反应
  - CT 表现为透亮影、马赛克密度、空气潴留±支气管扩张
  - 排除其他慢性肺疾病

临床

临床表现

- 最常见体征/症状
  - 多数患者无症状
  - 症状的严重程度取决于累及肺实质的百分比
  - 慢性喘鸣、咳痰、劳力性呼吸困难
  - 肺功能检测:在用力肺活量 25%~75%时,用力呼气流量下降,与小气道阻塞一致。
- 其他体征/症状
  - 咯血(罕见)
  - 反复感染(罕见)

人口统计学

- 呼吸道感染通常发生于儿童时期,尤其是儿童早期
  - 相关病原体:腺病毒、麻疹病毒、流感病毒、呼吸道合胞病毒、肺炎支原体
- 大多数患者在成人后确诊
  - 常为影像学偶然发现

自然病程和预后

- 最早可在感染后 9 个月 CT 上可表现为缩窄性细支气管炎
- 因大多数患者没有临床症状,预后良好
- 肺部大面积受累时可出现慢性间歇性喘鸣、慢性咳嗽
- 支气管扩张是缩窄性细支气管炎终末期表现,可能容易反复感染

治疗

- 喘鸣、慢性咳嗽可全身用药或吸入糖皮质激素
- 很少需要手术:由支气管扩张所致的反复感染可保留手术机会

诊断备忘

考虑

- 胸片上表现为单侧透明肺及 CT 上表现为肺部多发透亮区、支气管扩张、空气潴留,而临床上没有症状的患者,应考虑 Swyer-James-Macleod 综合征

部分参考文献

1. Milanese G et al: Lung volume reduction of pulmonary emphysema: the radiologist task. Curr Opin Pulm Med. 22(2):179-86, 2016
2. Yu J: Postinfectious bronchiolitis obliterans in children: lessons from bronchiolitis obliterans after lung transplantation and hematopoietic stem cell transplantation. Korean J Pediatr. 58(12):459-65, 2015
3. Mosquera RA et al: Dysanaptic growth of lung and airway in children with post-infectious bronchiolitis obliterans. Clin Respir J. 8(1):63-71, 2014
4. Xie BQ et al: Ventilation/perfusion scintigraphy in children with post-infectious bronchiolitis obliterans: a pilot study. PLoS One. 9(5):e98381, 2014
5. Wasilewska E et al: Unilateral hyperlucent lung in children. AJR Am J Roentgenol. 198(5):W400-14, 2012
6. Champs NS et al: Post-infectious bronchiolitis obliterans in children. J Pediatr (Rio J). 87(3):187-98, 2011
7. Dillman JR et al: Expanding upon the unilateral hyperlucent hemithorax in children. Radiographics. 31(3):723-41, 2011
8. Müller NL: Unilateral hyperlucent lung: MacLeod versus Swyer-James. Clin Radiol. 59(11):1048, 2004
9. Lucaya J et al: Spectrum of manifestations of Swyer-James-MacLeod syndrome. J Comput Assist Tomogr. 22(4):592-7, 1998

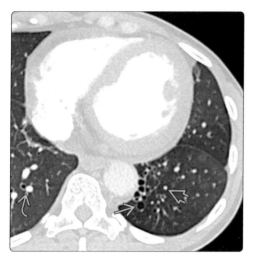

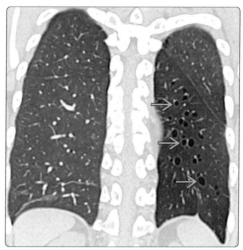

（左）Swyer-James-Macleod 综合征患者，横轴位增强 CT 图像显示左肺下叶透亮区，其内见支气管扩张⊇。左肺下叶血管⊇较右肺下叶血管⊇小。（右）同一患者冠状位增强 CT 图像显示左肺下叶透亮区，其内支气管扩张⊇，肺血管管径减小。患者儿童期严重肺部感染，恢复以后就有慢性咳嗽及哮喘样症状病史。

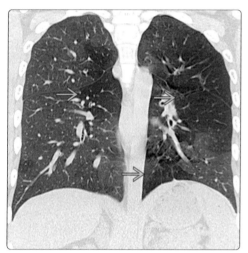

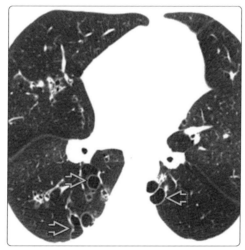

（左）18 岁无症状患者，婴儿期呼吸道合胞病毒感染病史，冠状位平扫 CT 图像显示多发双肺透亮区⊇，其内肺血管较小。推测诊断 Swyer-James-Macleod 综合征。（右）Swyer-James-Macleod 综合征患者，儿童时期严重肺部感染病史，横轴位 HRCT 图像显示多发肺部透亮区及双肺囊状支气管扩张⊇。

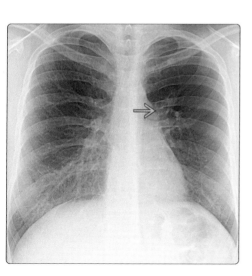

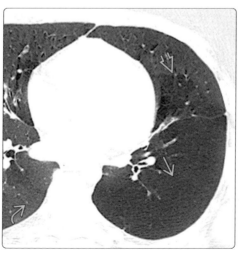

（左）严重的新生儿肺炎所致的 Swyer-James-Macleod 综合征患者，出现慢性咳嗽，后前位胸片显示轻微的左肺中野透亮区⊇及其内肺血管纹理减少。（右）同一患者横轴位 HRCT 最小密度投影重建图像显示左下肺重度透亮区⊇及内部肺血管明显减少。注意舌段⊇及右肺下叶⊇轻度透亮区。

要 点

术语

- 慢性肺移植物功能障碍(CLAD):包括所有类型肺移植术后慢性肺功能障碍
- CLAD 表型
  - 限制性移植物综合征(RAS)
  - 闭塞性细支气管炎综合征(BOS)
    - 可逆性中性粒细胞性移植物功能障碍(NRAD)
    - 纤维性闭塞性细支气管炎综合征

影像

- BOS
  - 马赛克密度、呼气相空气潴留、支气管壁增厚、支气管扩张
- NRAD
  - 小叶中央微结节及树芽征
  - 呼气相空气潴留
- 纤维性闭塞性细支气管炎综合征(fBOS)
  - 呼气相空气潴留、实变

主要鉴别诊断

- 感染性细支气管炎
- 弥漫误吸性细支气管炎
- 缩窄性细支气管炎

病理

- BOS:缩窄性细支气管炎
  - 因纤维化/炎症过程所致片状细支气管管腔向心性狭窄或闭塞

临床

- 50%肺移植患者术后 5 年发展为慢性肺移植物功能障碍
- 对于 BOS 无有效的治疗,NRAD 患者对阿奇霉素治疗有反应

诊断备忘

- 肺移植受者肺功能下降,CT/HRCT 上表现为马赛克密度及呼气相空气潴留,考虑慢性肺移植物功能障碍

(左) 33 岁男性,闭塞性细支气管炎综合征患者,造血干细胞移植病史,临床表现为进行性呼吸困难,后前位胸片显示肺容积增加及双肺中、下肺野外周肺血管减少 ➡️。(右) 同一患者横轴位呼气相 HRCT 图像显示散在的空气潴留 ➡️,透亮区血管减少。这是组织学上缩窄性细支气管炎典型影像表现。

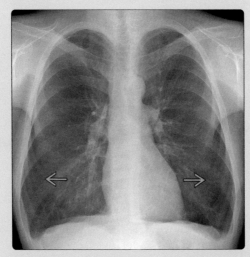
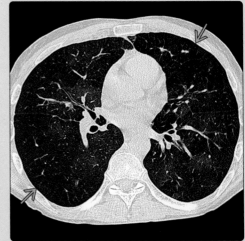

(左) 32 岁女性,闭塞性细支气管炎综合征患者,双肺移植病史,横轴位 HRCT 图像显示片状磨玻璃密度影,散在马赛克密度及肺结节 ➡️。(右) 25 岁男性,继发于烟雾吸入的缩窄性细支气管炎患者,横轴位呼气相增强 CT 图像显示磨玻璃密度影及空气潴留区 ➡️。缩窄性细支气管炎可能发生于其他疾病,包括吸入性损伤和自身免疫性疾病。

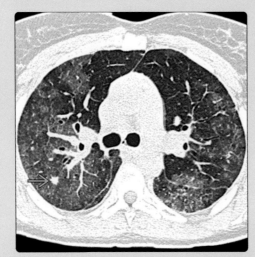
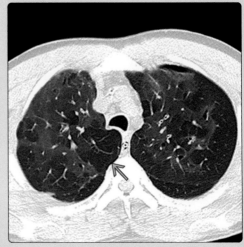

术语

缩略词
- 肺移植
  - 慢性肺移植物功能障碍(CLAD)
  - 闭塞性细支气管炎综合征(BOS)
  - 限制性移植物综合征(RAS)
  - 可逆性中性粒细胞性移植物功能障碍(NRAD)
  - 纤维性闭塞性细支气管炎综合征(fBOS)
- 造血干细胞移植(HSCT):BOS、移植物抗宿主病(GVHD)
- 弥漫性肺泡损伤(DAD)

定义
- BOS:最常用及最知名的词,经常误用于表示慢性排斥反应
  - 疾病演变证据表明 BOS 是 CLAD 的一种形式
- CLAD:广泛用于描述肺移植受者出现一系列不均质慢性肺部异常改变
  - 表型
    - RAS:限制性肺功能障碍
      □ 后期新发弥漫性肺泡损伤(移植后>3 个月)提示不久的将来会发展为限制性移植物综合征
    - BOS:发病机制包括慢性排斥在内的同种免疫的独立因素(胃食管反流病、误吸和感染)
      □ NRAD:该移植物功能障碍特征是阿奇霉素治疗有效的可逆性气道中性粒细胞增多
      □ fBOS:闭塞性细支气管炎综合征的亚型,对阿奇霉素治疗无效
- HSCT:在此种情况下,BOS 指的是新发的阻塞性肺功能障碍
  - 与肺移植后 BOS 组织学表现相同

影像

总体特征
- 最佳诊断线索
  - BOS:马赛克密度、空气潴留、支气管壁增厚、支气管扩张

平片表现
- 胸片通常正常
- 常为非特异性异常表现

CT 表现
- RAS
  - 早期磨玻璃密度影
  - 网状影
  - 外周实变
  - 间隔增厚
  - 胸膜增厚
- BOS(肺移植及造血干细胞移植)
  - 马赛克密度
  - 呼气相空气潴留
  - 支气管壁增厚及支气管扩张
- NRAD
  - 小叶中央微结节及树芽征(常见)
  - 空气潴留(常见)
  - 黏液栓塞
  - 气道壁增厚
  - 支气管壁增厚
  - 支气管扩张
  - 实变
  - 治疗期间:支气管扩张、实变及空气潴留会有好转
- fBOS
  - 呼气性空气潴留、实变

成像推荐
- 最佳成像工具
  - HRCT
- 扫描方案推荐
  - 呼气相 HRCT 对评估空气潴留很关键

鉴别诊断

感染性细支气管炎
- 感染的临床证据
- 小叶中央结节和树芽征
- 抗生素治疗效果好

弥漫性误吸性细支气管炎
- 小叶中央结节和树芽征
- 应对误吸因素进行进一步评估

缩窄性细支气管炎
- 马赛克密度、呼气相空气潴留
- 特发性或与自身免疫、吸入性肺疾病、药物毒性相关

机化性肺炎
- "闭塞性细支气管炎伴机化性肺炎"一词已不再使用
- 与 BOS 无关

复发性基础肺部疾病
- 多种疾病,包括慢性阻塞性肺疾病、弥漫性泛细支气管炎、朗格汉斯细胞组织细胞增生症、淋巴管平滑肌瘤病、结节病
- CT 可显示特异性表现,但常需组织学确诊

病理

总体特征
- 早发(移植术后<3 个月)弥漫性肺泡损伤与 BOS 相关性不大
- 迟发(移植术后>3 个月)弥漫肺泡损伤与 RAS 相关
- 推断 BOS 是小气道炎症、破坏及纤维化导致的缩窄性细支气管炎的结果

镜下特征
- RAS:可能晚于迟发弥漫性肺泡损伤
  - 外周肺组织炎症及肺泡、胸膜、小叶间隔纤维化
- BOS
  - 缩窄性细支气管炎
    - 累及终末及呼吸性细支气管,远端肺实质不受累
    - 纤维化/炎症过程所致细支气管管腔向心性狭窄或闭塞

- 辅助表现:细支气管周围炎症、气道管腔的扩张及扭曲、黏液滞积、细支气管平滑肌增生及支气管扩张
  - 因为组织学上病变呈不均匀分布,所以经支气管活检对诊断不敏感
- NRAD
  ○ 气道中性粒细胞增多
  ○ 淋巴细胞性细支气管炎
- fBOS:纤维性缩窄性细支气管炎伴有轻微或没有炎症

临床

临床表现
- 最常见体征/症状
  ○ 非特异性:呼吸困难、干咳
- 其他体征/症状
  ○ 当第一秒用力呼气量(FEV$_1$)≤90%基线和/或用力呼气中段流量(FEF25%~75%)≤75%基线时,一般在早期可推测 BOS
- 临床资料
  ○ 肺功能检测
    - RAS:限制性功能障碍
      □ 肺总量<90%基线
    - BOS:阻塞性功能障碍
      □ 不存在限制性的生理机制
      □ 肺总量>90%基线
      □ 移植术后至少 3 周后连续 2 次获得测量 FEV$_1$≤80%的最佳值
    - NRAD
      □ 没有感染的情况下支气管肺泡灌洗显示中性粒细胞≥15%
      □ 阿奇霉素治疗后肺功能损害可以恢复(与 FEV$_1$ 在开始治疗后至少 3 周后 2 次分别测量值比较,首次阿奇霉素治疗后 3~6 个月的 FEV$_1$ 增加≥10%)
    - fBOS
      □ 对阿奇霉素治疗无反应
  ○ HSCT 中的 BOS
    - FEV$_1$/总容量<0.7 或预测的第 5 百分位
    - FEV$_1$<75%预测值且 2 年内下降≥10%
    - 没有呼吸道感染
    - 2 个 BOS 支持特征之一
      □ CT 表现为呼气相空气潴留或支气管壁增厚/支气管扩张
      □ 肺功能检测出现空气潴留
- 危险因素
  ○ CLAD(包括 BOS)
    - 淋巴细胞性细支气管炎
    - 难治性急性排斥反应

- 抗体介导排斥反应
- 同种免疫独立因素是 BOS 发病机制
  □ 胃食管反流病
  □ 感染:巨细胞病毒(CMV)和其他病毒感染、细菌定植
○ RAS
  - CMV 和其他病毒感染
  - 后期新发弥漫性肺泡损伤
○ NRAD
  - 铜绿假单胞菌定植
  - 气道中性粒细胞增多
○ HSCT 中的 BOS
  - 老年
  - 急性或慢性移植物抗宿主病病史
  - 移植术后早期呼吸道病毒感染

人口统计学
- 流行病
  ○ 50%肺移植患者术后 5 年出现 CLAD
  ○ RAS 占所有 CLAD 的 25%~35%
  ○ BOS 占所有 CLAD 的 75%~85%
  ○ NRAD 占 BOS 的 50%
  ○ fBOS 占 BOS 的 50%
  ○ BOS 是 HSCT 术后最常见的长期非感染性肺部并发症
    - 占所有同种异基因 HSCT 移植受者的 2%~3%,6%患者发展为慢性移植物抗宿主病

自然病程和预后
- RAS:预后差,尽管治疗也会出现不可逆恶化
- BOS:预后不同
  ○ NRAD:良性病程,可能进展为 fBOS
  ○ fBOS:进展迅速
  ○ BOS:病程变化大
    - 中位生存期:发病后 3~4 年(范围:0~9 年)
    - 移植术后 2 年内 BOS 死亡率较高

治疗
- BOS:无有效治疗;免疫抑制是主要治疗方法
- NRAD:通常对阿奇霉素治疗有效

诊断备忘

考虑
- 肺移植受者出现 CLAD 及肺功能下降,HRCT 上表现为马赛克密度或呼气相空气潴留

影像解释要点
- 胸片诊断 CLAD 缺乏敏感性和特异性

部分参考文献

1. Royer PJ et al: Chronic lung allograft dysfunction: A systematic review of mechanisms. Transplantation. 100(9):1803-14, 2016
2. Bergeron A et al: Bronchiolitis obliterans syndrome after allogeneic hematopoietic SCT: phenotypes and prognosis. Bone Marrow Transplant. 48(6):819-24, 2013
3. Sato M: Chronic lung allograft dysfunction after lung transplantation: the moving target. Gen Thorac Cardiovasc Surg. 61(2):67-78, 2013

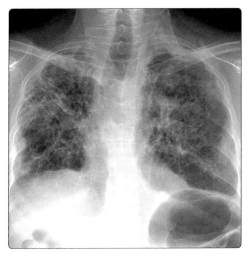
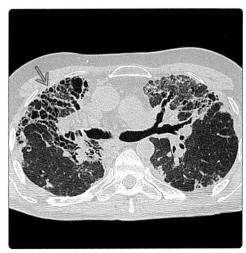

（左）造血干细胞移植术后并发闭塞性细支气管炎综合征患者，后前位胸片显示双肺容积减小及双上肺为著的弥漫性粗网状影。（右）同一患者横轴位 HRCT 图像显示双上肺为著的广泛、严重的支气管扩张➡。正如此病例所示，严重的支气管扩张可能发生于闭塞性细支气管炎综合征晚期阶段。

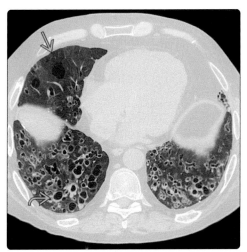
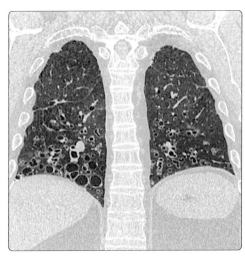

（左）双肺移植术后继发闭塞性细支气管炎综合征患者，横轴位平扫 CT 图像显示下叶为著的广泛的支气管扩张➡、支气管壁增厚、管腔内液体及散在空气潴留➡。（右）同一患者冠状位平扫 CT 图像证实下叶为著支气管扩张及支气管壁增厚。一些扩张的支气管内有残存的分泌物及黏液栓塞。

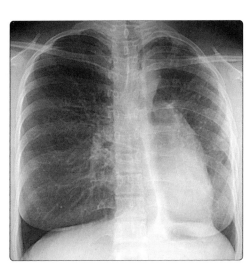
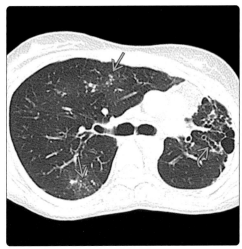

（左）21 岁女性，造血干细胞移植术后继发闭塞性细支气管炎综合征患者，后前位胸片显示右肺过度膨胀致肺容积增大，导致纵隔左移。（右）同一患者横轴位 HRCT 图像显示散在马赛克密度、支气管扩张➡、树芽征➡。闭塞性细支气管炎综合征累及终末及呼吸性细支气管，外周肺实质不受累。

要　点

术语

- 神经内分泌细胞（NEC）增生（NECH）：支气管/细支气管上皮内神经内分泌细胞增生
- 弥漫性特发性肺神经内分泌细胞增生（DIPNECH）：神经内分泌细胞增生与缩窄性细支气管炎、微小瘤和类癌
- DIPNECH综合征：症状性神经内分泌细胞增生和临床上缩窄性细支气管炎

影像

- 平片
  - 正常或多发肺结节
- CT/HRCT
  - 多发肺部微结节或直径<5mm结节
    - 可呈细支气管中心性分布
    - 大的或显著的结节提示类癌
  - 支气管壁增厚
  - 吸气相上马赛克密度
  - 多发呼气相空气潴留

主要鉴别诊断

- 细胞性细支气管炎
- 肺部转移瘤
- 弥漫性肺脑膜内皮样结节

病理

- DIPNECH：肺部神经内分泌细胞增生；伴发细支气管周围纤维化，可致缩窄性细支气管炎

临床

- 女：男＝10：1，不吸烟者
- 发病年龄50~70岁，平均年龄58岁
- 可没有症状（多达50%的病例）
- 干咳、劳力性呼吸困难、喘鸣

诊断备忘

- 中年女性、多发肺部结节、呼气相空气潴留，考虑DIPNECH

（左）56岁女性，慢性呼吸困难，弥漫性特发性肺神经内分泌细胞增生患者，横轴位平扫CT图像显示至少右肺上叶1个实性结节➡️及弥漫性马赛克密度。（右）同一患者横轴位平扫CT MIP重建图像更好地显示双肺多发结节➡️。MIP重建图像突显了高密度的结构，如结节和血管，影像中马赛克密度依旧存在。

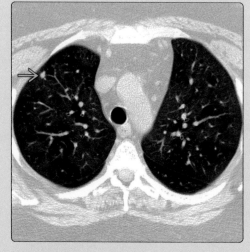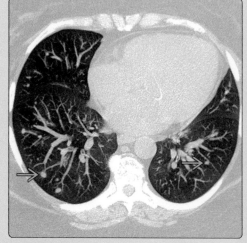

（左）弥漫性特发性肺神经内分泌细胞增生标本在低倍镜下（HE染色）图片显示片状肺部神经内分泌细胞增生➡️，伴细支气管轻度化生及纤维化➡️。（右）同一患者横轴位平扫CT最小密度投影重建图像更好地显示肺实质马赛克密度，最小密度投影重建突显了低密度结构。

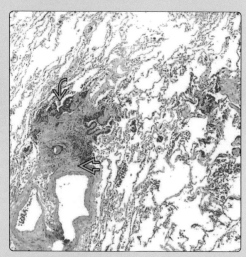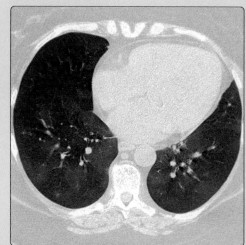

弥漫性特发性肺神经内分泌细胞增生(DIPNECH)

术语

缩略词
- 弥漫性特发性肺神经内分泌细胞增生(DIPNECH)
- 神经内分泌细胞(NEC)

定义
- 神经内分泌细胞(NEC):呼吸道上皮正常成分
- 神经内分泌小体:较小的神经内分泌细胞聚积
- 神经内分泌细胞增生(NECH):支气管/细支气管上皮内神经内分泌细胞增生
  - DIPNECH:神经内分泌细胞增生与缩窄性细支气管炎、微小瘤、类癌有关
  - 反应性神经内分泌细胞增生:伴发慢性肺部疾病,可能是对肺部损伤和缺氧的反应
  - 神经内分泌细胞增生近似于类癌,偶发组织学表现
- DIPNECH 综合征:指症状性神经内分泌细胞增生及临床上缩窄性细支气管炎

影像

平片表现
- 正常或多发肺部小结节

CT 表现
- 多发肺部微结节(<3mm)或直径<5mm 结节
  - 大的或显著的结节提示类癌
- 马赛克密度
- 支气管壁增厚

HRCT
- 多发肺部微结节(实性或磨玻璃密度影)
  - 可呈细支气管中心性分布
- 吸气相上呈马赛克密度
- 呼气相多发空气潴留

成像推荐
- 最佳成像工具
  - 呼气相 HRCT

鉴别诊断

细胞性细支气管炎
- 感染性细支气管炎
  - 小叶中央结节和树芽征
  - 病毒、细菌、分枝杆菌和真菌感染
- 误吸性细支气管炎
  - 基底部为著的小叶中央结节和树芽征
  - 误吸危险因素
- 滤泡性细支气管炎
  - 多发小叶中央结节
  - 呼气相空气潴留

肺部转移瘤
- 恶性肿瘤病史
- 可表现为随机分布的肺结节

弥漫性肺脑膜内皮样结节
- 血管周围分布
- 随机肺部微结节±中心透亮

病理

总体特征
- DIPNECH:被认为是一种癌前病变

镜下特征
- 神经内分泌细胞增生通常发生于外周气道的支气管上皮
  - DIPNECH:神经内分泌细胞增生,神经内分泌小体、线性神经内分泌细胞增生
    - 细支气管周围纤维化导致缩窄性细支气管炎
- 微小瘤:神经内分泌细胞增生浸润细支气管基底膜,直径<5mm
- 类癌:肿瘤性神经内分泌细胞增生浸润基底膜,直径≥5mm
  - 典型类癌:低度恶性神经内分泌肿瘤,每 10 个高倍视野(HPF)<2 个有丝分裂
  - 非典型类癌:中度恶性神经内分泌肿瘤,每 10 个高倍视野(HPF)2~10 个有丝分裂

临床

临床表现
- 最常见体征/症状
  - 可没有症状(多达 50%的患者)
  - 疾病隐匿,表现为干咳、劳力性呼吸困难、喘鸣
  - 可能误诊为哮喘
- 其他体征/症状
  - 咳痰、咯血、胸痛
  - 阻塞性或限制性/阻塞性混合型肺功能异常

人口统计学
- 女:男 = 10:1,不吸烟者
- 好发于 50~70 岁,平均年龄 58 岁

自然病程和预后
- 通常病程进展缓慢
- <10%病例可快速进展威胁生命
- 预后差异大

治疗
- 吸入或口服糖皮质激素
- 具有生长抑素受体的患者可用奥曲肽治疗
- 呼吸衰竭患者可进行肺移植
- 切除同时存在的类癌

诊断备忘

考虑
- 中年女性,存在肺部多发微结节及呼气相空气潴留,应考虑 DIPNECH

部分参考文献

1. Rossi G et al: Diffuse idiopathic pulmonary neuroendocrine cell hyperplasia syndrome. Eur Respir J. 47(6):1829-41, 2016
2. Benson RE et al: Spectrum of pulmonary neuroendocrine proliferations and neoplasms. Radiographics. 33(6):1631-49, 2013

(左) 64 岁女性,慢性咳嗽、呼吸困难,弥漫性特发性神经内分泌细胞增生患者,后前位胸片显示左上肺野较淡的结节➡️。(右)同一患者冠状位平扫 CT MIP 重建图像更好地显示了左肺上叶显著的结节➡️。也可见双肺每个叶多发小结节➡️。这些结节为神经内分泌细胞增生和微小瘤。

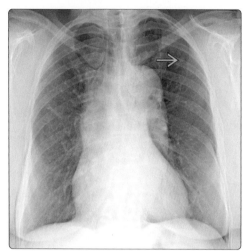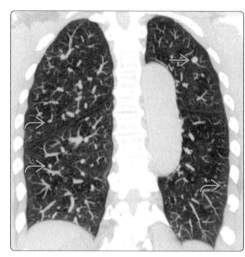

(左)同一患者横轴位平扫 CT 图像显示轻度马赛克密度背景下双肺基底部小结节➡️。这些小结节可类似其他病变,如细胞性细支气管炎和肺转移瘤。(右)同一患者混合图像,横轴位吸气相(左)及呼吸相(右) HRCT 显示轻度马赛克密度,这在呼气相影像上更明显。这种表现与细支气管周围纤维化一致,可导致缩窄性细支气管炎相关的临床症状。

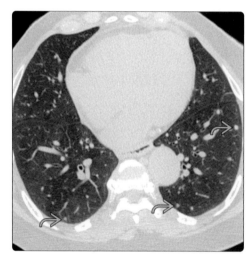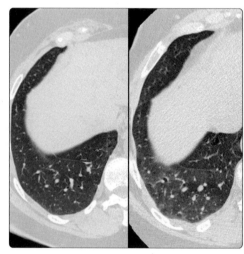

(左) 68 岁女性,偶然发现肺部孤立性结节,横轴位平扫 CT 图像显示右肺下叶双分叶结节➡️及马赛克密度。(右)同一患者横轴位 FDG PET/CT 图像显示结节的后部分 FDG 明显摄取。切除性活检显示右肺下叶典型类癌及结节周围炎症➡️。组织学表现也有报道弥漫性特发性肺神经内分泌细胞增生。

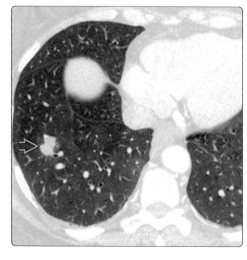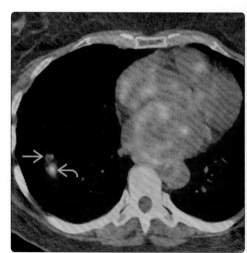

弥漫性特发性肺神经内分泌细胞增生（DIPNECH）

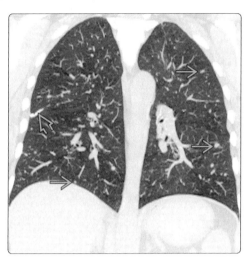
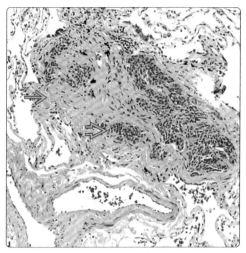

（左）弥漫性特发性肺神经内分泌细胞增生，有症状患者，冠状位平扫CT MIP重建图像显示肺部多发小结节➡️，以前的亚叶切除术➡️已确定诊断。患者用奥曲肽进行治疗后一直无症状。

（右）弥漫性特发性肺神经内分泌细胞增生标本高倍镜下（HE染色）图片显示类癌微小瘤，其包含纤维化组织➡️中多个神经内分泌细胞巢➡️。

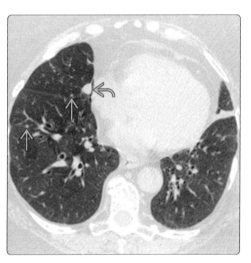
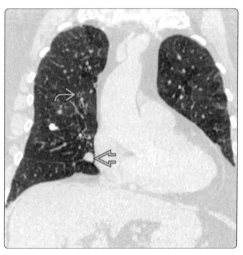

（左）78岁女性，弥漫性特发性肺神经内分泌细胞增生患者，横轴位平扫CT图像显示马赛克密度、多发小结节➡️、较大的右肺中叶结节➡️，鉴于病变大小应怀疑类癌。

（右）同一患者冠状位平扫CT图像显示马赛克密度、支气管壁增厚➡️、明显的右肺中叶结节➡️。对该病灶行亚叶切除术，术后显示典型类癌，周围多发微小瘤及缩窄性细支气管炎。

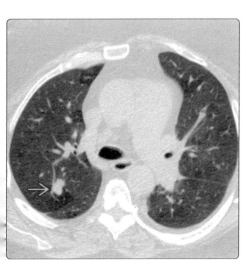
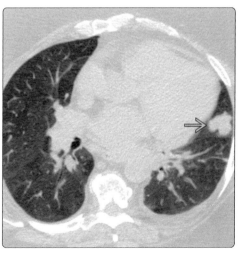

（左）68岁女性，怀疑弥漫性特发性肺神经内分泌细胞增生，横轴位平扫CT图像显示右肺下叶多分叶的软组织密度结节➡️及轻度马赛克密度。

（右）同一患者横轴位平扫CT图像显示多分叶的舌段结节➡️及马赛克密度。手术切除显示典型类癌和弥漫性特发性肺神经内分泌细胞增生。患者肺部出现大的结节应高度怀疑类癌。

（翻译：方瑞，审校：赵绍宏）

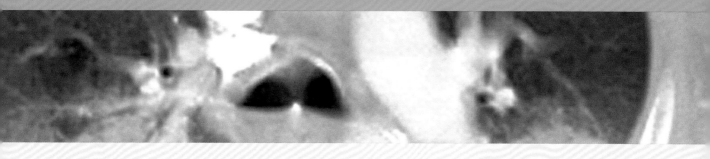

第五章
感　染

简介

肺炎通常定义为由各种病原菌引起的肺感染,包括病毒、细菌、真菌及寄生虫。是一种常见的肺部疾病,也是患者急诊就诊的常见原因。实际上,肺炎是全球儿童死亡最常见的感染原因,占 5 岁以下儿童死亡原因的 16%。患者通常有提示性的症状和体征,包括咳嗽、呼吸困难和发热。

成人肺炎分为社区获得性肺炎(CAP)、医疗保健相关肺炎(HCAP)、医院获得性肺炎(HAP),以及呼吸机相关肺炎。CAP 的定义为在社区获得的急性肺部感染,年发病率为(5.16~6.11)/1 000。2005年,在美国,CAP 合并流感是引起死亡的第 8 位最常见的原因。肺炎链球菌和病毒是常见的病原菌。

HCAP 是指在医院外获得的肺部感染,但与卫生保健相关的危险因素相关,例如免疫抑制状态、居家护理、血液透析、以及既往住院史。患者有感染多药耐药微生物的风险。

HAP 是指发生在患者入院 48 小时以后的肺部感染,而在入院时并不明显。VAP 属于 HAP 的亚型,发生在气管插管后 48~72 小时。

影像

平片

肺炎影像常用后前位(PA)和侧位胸片。便携式或床旁胸片可用于重症或虚弱的患者,但是能够行动的患者最好选择后前位和侧位胸片。尽管有些肺部感染患者的胸片可表现正常,但是典型表现为肺野密度异常,可见肺野密度增高和实变。其他表现包括浅淡多发的簇状微结节,代表细胞性细支气管炎。

细菌性肺炎的典型表现为叶、段或多个叶的实变。大叶性肺炎通常可见空气支气管征。胸腔积液也常见。支气管肺炎最初累及气道及其周围间质,可表现为多灶的小叶性或气腔病变的融合。病毒性肺炎可以表现为间质病变。真菌性肺炎可伴有胸腔内淋巴结肿大,类似于恶性肿瘤。

肺部感染可以合并脓肿和空洞。累及胸膜可以引起脓胸,有可能造成向气管支气管树的引流(支气管胸膜瘘)或向胸壁的引流(自溃性脓胸)。

需要注意的是,有些肺疾病可以类似肺炎的影像表现。包括非肿瘤性及肿瘤性病变,例如,肺出血、肺水肿、肺栓塞合并肺梗死、非感染性炎性病变、原发性肺癌,以及肺转移瘤等。因此,当临床症状不支持肺炎诊断时,放射科医生必须根据已知的信息和影像异常努力找到准确的病因。

CT

肺部感染的患者通常最初不会使用 CT,而 CT 非常有助于评价特殊情况下的肺炎。不消散的肺炎和在同一解剖部位反复发生的肺炎,要考虑到肿瘤阻塞气管的可能性,CT 能够很容易排除这种可能性。CT 在评价肺炎合并症方面也很有价值,包括脓肿形成、空洞,以及对肺外结构的累及。

CT 能够显示结核患者的微小的空洞性病变,通过显示空洞与伴随的细胞性细支气管炎(是感染沿支气管播散的指征),提示活动性感染。这些征象支持活动性病变的诊断,但对于诊断和治疗,痰或组织中发现微生物仍是"金标准"。

支气管扩张型非结核分枝杆菌感染的患者通常需要胸部 CT 进行评价,CT 能够很好地显示中叶和舌段的支气管扩张伴支气管壁增厚、黏液栓,以及细胞性细支气管炎等特征。然而用 CT 监测这些患者还存在争议,由于这种疾病影像表现的多变性。在影像随访过程中,出现新发的肺部阴影很常见,通常需要额外的影像检查以记录稳定或消散。为了控制这些患者的辐射剂量,CT 的使用仅局限用于那些症状有变化或对抗菌治疗无反应的患者。

HRCT

虽然胸部 CT 可以用来评价肺部感染的患者,但是几乎没有 HRCT 的应用指征。多排 CT 的广泛应用使得所有病例都能得到薄层图像以显示轻微的异常。但是在疑诊肺炎或评价急性病例时,很少采用呼气相和俯卧位图像。

呼气相图像有助于评价肺部感染的并发症,如缩窄性细支气管炎。例如,Swyer-James-MacLeod 综合征的患者可以完全无症状,但咳嗽、呼吸困难和喘鸣等症状可能在肺广泛受累时才发生。这些患者可产生缩窄性细支气管炎,继发于儿童期的各种病原体的感染,包括腺病毒、流感病毒、呼吸道合胞病毒、以及肺炎支原体。在这些病例中,HRCT 对于显示马赛克密度很敏感,呼气相 HRCT 有助于显示代表小气道病变的空气潴留,尤其是在有喘鸣病史的患者中。

放射科医生的作用

总体

有肺部症状的患者通常都会行胸片检查。因为肺部感染的症状和体征可能是非特异性的,在临床不考虑肺炎的患者发现肺炎的影像表现并不奇怪。事实上,可能是放射科医生最先提出肺炎诊断。在有些病例中,肺炎的拟诊与影像表现不相符,与内科医生讨论有助于发现其他疾病,包括非典型微生物的感染。仔细回顾临床病史,分析临床症状和/或实验室结果支持或不支持肺炎的诊断。

由于肺炎的治疗需要明确感染的病原体,放射科医生提供的任何可能病原菌或支持临床诊断的信息都是非常有价值的。不典型的和意外的影像表现都应该明确报告并与临床团队讨论。例如,上叶实变内出现空洞应提示结核的可能性。这种表现必须立即与主诊医生沟通,允许采取痰分析、隔离措施,并保护那些可能会接触患者的非感染人群。因此,了解临床病史,包括明显的症状、暴露史以及免疫状态,在某些病例中有助于提示特异性病原体感染。

不典型或意外的胸片异常可能需要进一步的胸部 CT 进行评价。这适用于空洞性病变的评价,伴随淋巴结肿大的证实,以及胸膜病变的评价。在有些病例中,CT 检查是临床医生的要求,目的是在高危患者及对治疗没有达到预期疗效的患者中排除相关疾病或并发症。

根据美国感染性疾病协会/美国胸科协会的指南,疑诊肺炎但胸片阴性的住院患者可以接受经验性的抗生素治疗,24~48 小时后复查胸片。如果复查胸片仍为阴性,可以进一步通过 CT 检查来评价轻微的肺部病变。

要知道,各种临床病例都可能合并肺部感染,需要放射科医生提供鉴别诊断是否存在肺炎。另外,放射科医生应该提出恰当的管理建议,包括推荐进一步的影像学和/或实验室检查。

微生物及生物学标记物

对于怀疑 CAP 的门诊患者需要进行微生物病原学的实验室检查。而住院患者,尤其是那些 ICU 患者,要进行血培养、痰分析及培养、尿抗原试验,以及基于特定指标的 PCR 检测。

确定关键病原菌很重要,因为有些病原体的感染对经验性治疗无效。其中包括军团菌属、甲型和乙型流感病毒,以及社区相关的耐甲氧西林金葡菌。

降钙素原是降钙素的前体,组织对细菌毒素的反应释放。降钙素原水平决定是否对疑诊呼吸道感染的患者使用抗生素。降钙素原水平>0.25μg/L 的患者建议使用抗生素,>0.50μg/L 的患者强烈建议使用抗生素。降钙素原水平与肺感染严重程度相关,有助于预测菌血症,并有助于鉴别细菌和病毒性肺炎,尤其是在流感季节。**C 反应蛋白**也有助于预测细菌性肺炎,但是敏感性低于降钙素原。

放射科医生很容易通过电子病历获得患者的相关临床和实验室信息以支持诊断。同时,当临床和实验室信息与肺感染的诊断不符时,放射科医生可建议随诊复查影像以及补充额外的实验室检查以达到正确诊断。

免疫状态

怀疑肺感染的患者应该分为 2 类:免疫正常人群和免疫力低下人群。免疫正常的门诊患者肺部感染通常为 CAP,在免疫状态改变的人群,要考虑各种机遇性致病微生物。放射科医生必须熟悉各种免疫力低下状态以及受累患者的特征性的病原微生物。

获得性免疫缺陷综合征(AIDS)的患者有感染 CAP 的风险,也有机遇性感染的风险。耶氏肺孢子菌肺炎是 AIDS 患者最常见的致病原,通常发生在严重免疫抑制的患者,CD4 计数<200 个/mm^3,尤其是没有预防或无抗反转录病毒治疗的患者。起初,这些患者的胸片可能是正常的,胸部 CT 有助于显示轻微的磨玻璃影,提示活动性感染的存在。

另一组高危患者是同种异体造血干细胞移植受者,他们的特异性肺病原与移植后的时间有关。

部分参考文献

1. Bartlett JG. UpToDate: Diagnostic approach to community-acquired pneumonia. http://www.uptodate.com/contents/diagnostic-approach-to-community-acquired-pneumonia-in-adults Reviewed December 11, 2016. Accessed February 2, 2017.

2. Sax PE. UpToDate: Treatment and prevention of Pneumocystis infection in HIV infected patients. http://www.uptodate.com/contents/treatment-and-prevention-of-pneumocystis-infection-in-hiv-infected-patients. Reviewed December 11, 2016. Accessed February 2, 2017

3. Mandell LA et al: Infectious Diseases Society of America/American Thoracic Society consensus guidelines on the management of community-acquired pneumonia in adults. Clin Infect Dis. 44 Suppl 2:S27-72, 2007

4. Simon L et al: Serum procalcitonin and C-reactive protein levels as markers of bacterial infection: a systematic review and meta-analysis. Clin Infect Dis. 39(2):206-17, 2004

(左)37岁肥胖男性,甲型流感肺炎合并细菌感染患者,前后位胸片示右侧胸腔大量积液,右肺压迫性不张。(右)同一患者评价怀疑脓胸的冠状位平扫CT显示中叶实变,其内低密度为坏死➡️及空洞➡️。CT有助于肺感染并发症的评价,如脓胸、组织坏死及空洞。

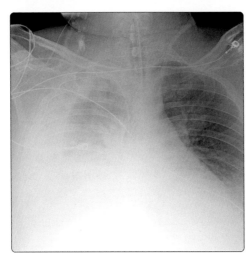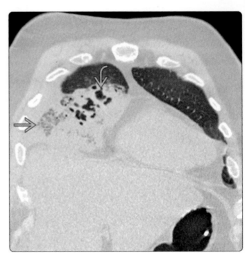

(左)71岁男性患者,怀疑多个肺叶肺炎住院治疗,后前位胸片示右肺上叶透光度减低提示右肺上叶体积缩小,并见中等量胸腔积液。放射科医生提出不同诊断意见,考虑恶性肿瘤。(右)同一患者冠状位增强CT证实巨大肿物占据右肺上叶➡️,右侧锁骨上➡️及对侧纵隔淋巴结➡️肿大,支持晚期肺癌的诊断。

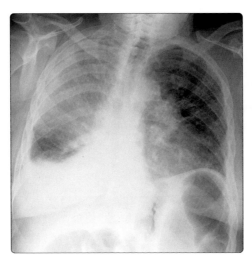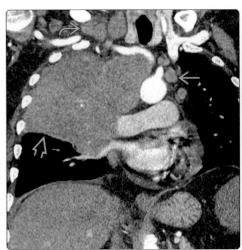

(左)86岁家庭护理患者,咳嗽,乏力,前后位胸片示双侧弥漫气腔病变,右侧较左侧明显,可见小空洞。注意右侧胸腔基底部包裹性胸腔积液➡️。(右)同一患者冠状位增强CT显示上叶为著的多发空洞区➡️以及周围的小叶中央微结节,与感染性细支气管和典型的活动性肺结核相一致。采取了隔离措施。

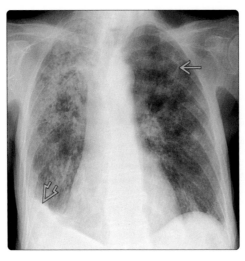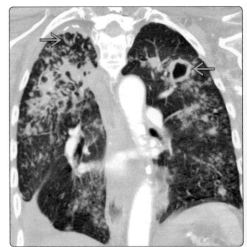

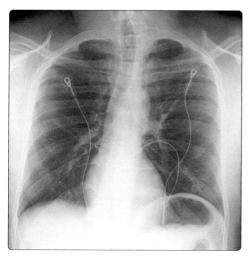

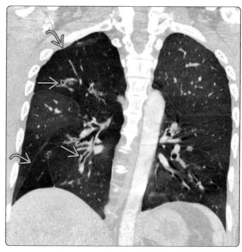

（左）39岁男性,慢性呼吸困难伴喘鸣患者,后前位胸片示右肺透光度增高,未见实变影。（右）同一患者冠状位平扫CT显示右肺马赛克密度。透亮区�““对应于胸片上的异常,散在的支气管扩张以及支气管壁增厚➡,表现符合Swyer-James-Macleod综合征,继发于缩窄性细支气管炎合并儿童期腺病毒感染。

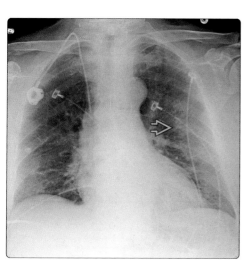

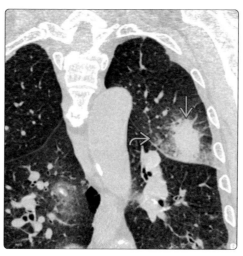

（左）80岁男性,白血病伴发热性中性粒细胞减少患者,后前位胸片显示左肺上叶非常轻微的片影➡,考虑肺感染。（右）同一患者冠状位平扫CT显示左肺上叶肿块➡,周围环绕磨玻璃密度➚(晕征),在这种特定的临床背景下,最可能的诊断是侵袭性曲霉菌引起的机遇性感染。患者接受经验性的抗真菌治疗后好转。

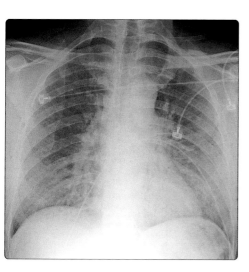

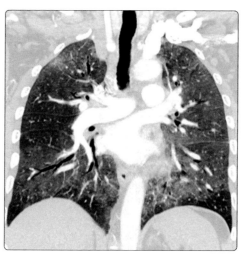

（左）62岁男性,人免疫缺陷病毒（HIV）感染患者,CD4细胞计数<200个/mm³,表现为严重的呼吸困难及发热。后前位胸片示双肺弥漫斑片影,无融合实变。（右）同一患者冠状位增强CT显示双肺弥漫磨玻璃密度影。根据临床病史、主诉及实验室结果、影像学表现,最可能的诊断是耶氏肺孢子菌肺炎。

要　点

术语

- 社区获得性肺炎(CAP)
  - 门诊患者诊断的肺炎或入院 48 小时内发生的肺炎
- 医院获得性(医源性)肺炎
  - 发生在入院 48 小时后
- 医疗保健相关性肺炎
  - 接受医疗保健的非住院患者,有多药耐药病原菌感染的风险
- 呼吸机相关肺炎
  - 发生在气管插管或机械通气 48 小时后

影像

- 胸片见实变,伴有脓液分泌物,发热>38℃,伴白细胞增多或减少
- 肺叶实变伴空气支气管征(多种表现):多灶、斑片、双侧

- 支气管肺炎:散在片状实变,通常在支气管血管束周围
- 空洞、肺气囊(金黄色葡萄球菌)、脓肿形成及坏疽(肺炎克雷伯杆菌)

主要鉴别诊断

- 病毒性肺炎
- 误吸性肺炎
- 机化性肺炎

病理

- 肺炎链球菌(肺炎球菌):引起 CAP 最常见的病原菌
- 甲氧西林耐药性葡萄球菌:多药耐药病原菌,死亡率逐渐升高(20%～50%)
- 肺炎克雷伯杆菌:酗酒者死亡率 50%～60%
- 铜绿假单胞菌:最常见的院内肺感染
- 放线菌种:能够通过组织平面

(左)45 岁男性,铜绿假单胞菌感染患者,冠状位增强 CT 显示双肺上叶多发实变➡️、磨玻璃密度➡️、小叶中央结节,以及右下叶树芽征影➡️。(右)肺炎链球菌肺炎患者,横轴位增强 CT 示典型大叶性肺炎,融合的右肺上叶实变伴空气支气管征➡️、小脓肿➡️,以及右侧胸腔积液➡️。

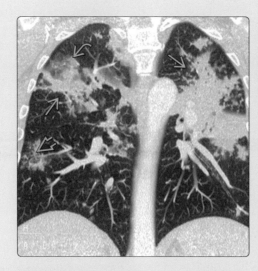
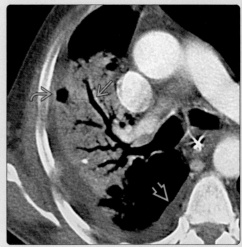

(左)年轻患者,高热,咳嗽咳痰,横轴位增强 CT 示双肺不均匀实变,磨玻璃密度,薄壁含气囊腔或气囊➡️。痰培养金黄色葡萄球菌阳性。(右)肺炎克雷伯杆菌肺炎患者,后前位胸片示右肺上叶实变伴空洞➡️并特征性的斜裂膨胀➡️,由大量炎性分泌物引起。

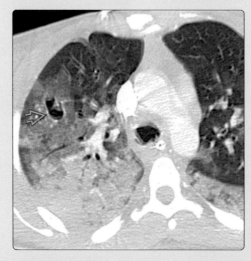
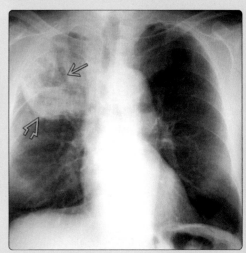

细菌性肺炎

术语

定义
- 细菌:单细胞微生物
- 通常根据它们的形态进行分类:球菌(球形)、杆菌(棒状)、弧菌(弧形)、螺旋菌(螺旋状)

肺炎分类及危险因素
- 社区获得性肺炎(CAP)
  - 门诊患者诊断的肺炎或入院48小时内发生的肺炎
- 医院获得性(医源性)肺炎
  - 发生在入院48小时后
- 医疗保健相关性肺炎
  - 接受医疗保健的非住院患者,有多药耐药病原感染的风险
- 呼吸机相关肺炎
  - 发生在气管插管或机械通气48小时后

影像

总体特征
- 最佳诊断线索
  - 胸片见实变,伴有脓性分泌物,发热(>38℃),白细胞升高或减少

平片表现
- 胸片
  - 肺叶实变伴空气支气管征(多种表现):多灶、斑片、双侧
    - 肺叶实变伴叶间裂膨突(肺炎克雷伯杆菌)(30%)
      - 大量的炎性渗出
  - 支气管肺炎:网状和/或结节影、空洞、胸腔积液
    - 原发性结核(TB):实变、淋巴结肿大、胸腔积液
    - 继发性结核:上叶不均匀的实变±空洞(45%)
  - 粟粒性结核:弥漫、双侧、边界清晰的结节(2~3mm),随机分布
  - 空洞及气囊形成

CT表现
- 用于选择性病例
- 实变(即气腔病变)
  - 段或亚段实变
  - 散在斑片实变,通常在支气管血管束周围(即支气管肺炎)
- 空洞、气囊(金黄色葡萄球菌),脓肿形成及坏疽(肺炎克雷伯杆菌)
- 分支或树芽征影
  - 分枝杆菌、细菌及病毒感染
  - 散在分布,累及所有肺叶,多与鸟胞内分枝杆菌感染高度相关
  - 误吸性:常见病因;重力区密度增高影,与食管病变相关
- 粟粒性(即微结节)
  - 双侧、弥漫、边界清晰的微结节(2~3mm),随机分布(血行播散)
  - TB(常见)、组织胞浆菌病、肺孢子菌肺炎(少见)
- 支气管扩张型非结核分枝杆菌感染(NTMB)
  - 中叶和舌段支气管扩张及树芽征;老年白人女性(温夫人综合征)
- 原发性结核:实变(段、叶、多灶、结节状、肿块样成分)伴淋巴结肿大
- 继发性结核及典型/空洞型NTMB:主要累及上叶
  - 不均匀实变:段、叶、多灶
  - 空洞(45%)
  - 支气管内播散:树芽征、小叶中央(2~4mm)及腺泡结节、小叶实变
  - 支气管狭窄、壁厚
- 反应性肺炎旁积液 vs. 脓胸
  - 肺炎旁积液
    - 常见于肺炎链球菌肺炎
    - 非包裹性胸腔积液
  - 脓胸伴有包裹、胸膜增厚、胸膜强化
    - 胸膜分离征指增厚强化的脏层和壁层胸膜被胸水分隔

超声表现
- 胸腔积液,可以是自由性或包裹性
- 渗出液可以显示内部分隔存在
- 通常用于引导胸腔穿刺和置管引流

鉴别诊断

病毒性肺炎
- 影像表现类似于细菌性肺炎

误吸性肺炎
- 肺的重力区
- 吞咽、食管或神经系统异常

机化性肺炎
- 胸膜下或支气管血管束周围实变
- 亚急性或慢性;患者通常经过时间不等的细菌性肺炎的治疗

病理

总体特征
- 病原学
  - 肺炎链球菌(肺炎球菌):革兰阳性球菌成对或短链生长
    - CAP最常见的病原菌
    - 尿抗原:敏感性70%~90%,特异性80%~100%
  - 金黄色葡萄球菌:革兰阳性球菌,簇状生长

- 耐甲氧西林金黄色葡萄球菌(MRSA)
  - 多药耐药(MDR)病原菌使死亡率提高(20%~50%)
  - 住院患者、家庭护理及长时间置管个体
- 社区相关 MRSA(CA-MRSA)
  - 社区中的个体,通常为健康年轻人,无危险因素或合并症
  - 金黄色葡萄球菌杀白细胞素(PVL)基因在85%CA-MRSA 坏死性肺炎中被发现
  - PVL 是引起白细胞破坏和组织坏死的细胞毒素
- 肺炎克雷伯杆菌:革兰阴性杆菌
  - 占所有肺炎病例的 0.5%~5.0%
    - 在酗酒者的死亡率:50%~60%
  - 通常感染老年人、衰弱患者及酗酒者
- 铜绿假单胞菌:革兰阴性杆菌
  - 医院肺部感染最常见的病原
  - 占 VAP 的 25%
- 肺炎军团菌:革兰阴性杆菌,正常存在于有水的环境中
  - 军团士兵疾病
- 流感嗜血杆菌:革兰阴性球杆菌,占 CAP 的 5%~20%
  - 使 COPD 恶化:流感嗜血杆菌、肺炎链球菌、莫拉克斯菌属及假单胞菌属
  - 影像表现从磨玻璃密度影到实变
- 星形奴卡菌:革兰阳性,分枝状、串珠状杆菌,弱抗酸性,普遍存在
  - 免疫受损患者坏死或空洞性肺炎
- 放线菌属:厌氧性革兰阳性菌
  - 酗酒者、口腔卫生差者,与牙齿疾病有关
  - 可以穿透组织平面:扩散至胸壁和纵隔
- 结核分枝杆菌:需氧不动杆菌;Ziehl-Neelsen 染色呈红色;抗酸(即用酸性酒精不能脱色)
  - 活动性结核感染:临床、影像或细菌学活动性病变的证据
- 非结核(不典型)分枝杆菌
  - 水是人类感染源;吸入、摄取或直接接种
  - 热浴肺病:对 NTMB 的过敏反应

临床

临床表现

- 最常见体征/症状
  - 临床表现与诊断很复杂
    - 典型症状:发热、无特征的乏力、咳嗽、咳痰、呼吸困难、胸膜痛及咯血
    - 不典型症状:受患者年龄、共患病状态、生活方式及病原的影响

人口统计学

- 流行病学

- 在美国每年 600 万病例
- CAP:肺炎链球菌是最常见的致病原
- 细菌性 HAP:在美国是第 2 位常见的院内感染
  - 占所有 ICU 感染的 25%
  - 死亡率 30%~70%
    - 铜绿假单胞菌或不动杆菌属
- 人类免疫缺陷病毒感染(HIV)患者的细菌性肺炎
  - 发达国家 HIV 感染者中最常见的肺部感染
  - 发病率是普通人群的 6 倍
  - 高活性的逆转录治疗(HAART):降低了细菌性肺炎的发生率
  - 进展期获得性免疫缺陷综合征(AIDS)的感染:星形奴卡菌、红球菌属及汉塞巴尔通体
- HCAP
  - MRSA
- VAP
  - 机械通气:在美国每年>80 万患者
  - 10%~30%发生在机械通气 48 小时内
    - 铜绿假单胞菌、不动杆菌属及 MRSA

自然病程和预后

- 肺炎旁胸腔积液:20%~60%细菌性肺炎的住院患者
  - 大部分胸腔积液是反应性,抗菌治疗后消失
- 空洞:提示细菌性肺炎而不是病毒或支原体肺炎
  - 金黄色葡萄球菌,革兰阴性菌及厌氧菌
- 肺坏疽(组织坏死)
  - 典型来自肺炎链球菌及克雷伯杆菌
  - 机制:肺血管的栓塞

诊断备忘

考虑

- 肺炎链球菌肺炎患者见肺叶实变及空气支气管征
- 肺炎克雷伯杆菌患者见肺叶实变伴叶间裂膨突
- HIV 感染患者、静脉注射药物滥用及流浪患者的 MRSA 肺炎可见双侧严重的实变、肺结构破坏及脓肿形成

影像解释要点

- 大叶性肺炎通常为细菌性起源(例如肺炎链球菌、肺炎克雷伯杆菌)

部分参考文献

1. Ash SY et al: Pneumococcus. Med Clin North Am. 97(4):647-66, x-xi, 2013
2. Miller WT Jr et al: Causes and imaging patterns of tree-in-bud opacities. Chest. 144(6):1883-92, 2013
3. Nguyen ET et al: Community-acquired methicillin-resistant Staphylococcus aureus pneumonia: radiographic and computed tomography findings. J Thorac Imaging. 23(1):13-9, 2008
4. Tarver RD et al: Radiology of community-acquired pneumonia. Radiol Clin North Am. 43(3):497-512, viii, 2005

细菌性肺炎

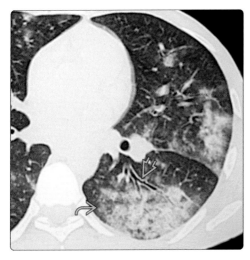 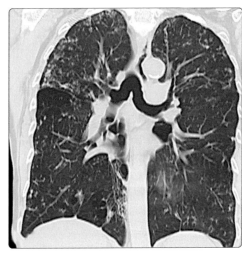

(左) 28 岁男性,金黄色葡萄球菌肺炎患者,横轴位平扫 CT 示多发斑片状气腔实变➡与支气管肺炎一致。注意伴发的支气管壁增厚➡。(右)冠状位平扫 CT 示典型的继发性肺结核的 CT 特点,双侧多发小叶中央结节及树芽征,代表疾病的支气管内播散。空洞常见于免疫力正常的患者。

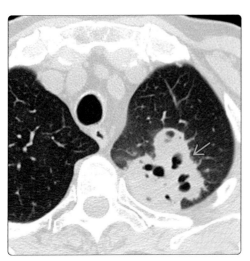 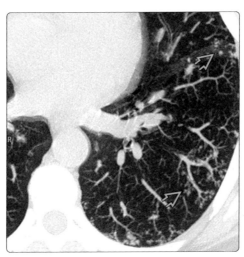

(左) 62 岁免疫抑制患者,奴卡菌肺炎,横轴位平扫 CT 示左肺上叶的肿块样实变➡并多发灶内空洞。通过支气管肺泡灌洗获得了奴卡菌感染诊断。(右)继发于细菌性肺炎的感染性细胞性细支气管炎患者,横轴位平扫 CT MIP 重建示左下叶多发簇状树芽征➡。

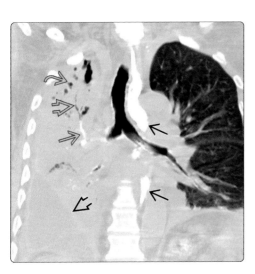 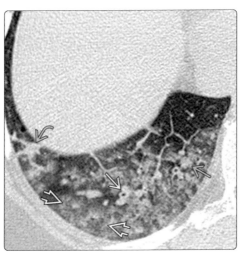

(左) 耐甲氧西林金黄色葡萄球菌肺炎患者,冠状位增强 CT 示右肺实变伴空气支气管征➡、空洞➡、误吸的对比剂➡、食管内对比剂➡,以及右侧包裹性胸腔积液➡。(右)肺炎支原体肺炎患者,横轴位平扫 CT 示小叶性实变➡、边缘模糊的小叶中央结节➡、磨玻璃密度影➡、伴发的支气管壁增厚➡。

要　点

○ 肺动脉高压

术语

- 寄生虫:从其他有机体(宿主)获得营养和庇护的有机体
- 专性寄生虫:只能生活在宿主中
- 兼性寄生虫:既能活在宿主中,又能独立存活

影像

- HRCT/CT
  - 实变
  - 一过性的气腔影
  - 结节/肿块;空洞/局灶性脓肿
  - 粟粒结节
  - 间质阴影
  - 支气管肺炎及片状气腔密度增高影
  - 环状囊腔代表支气管扩张
  - 胸腔积液

主要鉴别诊断

- 急性呼吸窘迫综合征
- 慢性坏死性曲霉菌病
- 肺炎

临床

- 疟原虫:传播最广的人类疟疾;世界上有 25 亿人面临感染风险
- 类圆线虫病:全世界慢性感染>10 亿人;严重感染可发生于免疫抑制的个体
- 丝虫:热带、亚热带地区,8 类感染>1.5 亿人
- 十二指肠虫(十二指肠钩虫):占世界感染人口的 25%
- 血吸虫病:2 亿人感染,1.2 亿出现症状,2 000 万有严重疾病
- 细粒棘球绦虫:人包虫病的常见原因

(左)75 岁类圆线虫病(高度感染综合征)并慢性淋巴细胞性白血病患者,横轴位增强 CT 示双侧边缘模糊的磨玻璃密度影。(右)同一患者 ICU 住院期间前后位胸片示继发于高度感染综合征的气腔病变的进展。后者是类圆线虫病的独特表现,由幼虫再感染肺引起,在癌症或皮质激素应用所致免疫损伤患者中很常见。

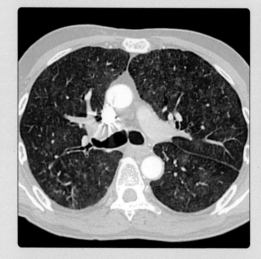
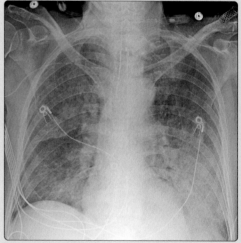

(左)同一患者横轴位增强 CT 示双侧广泛、弥漫性磨玻璃密度影及实变区➡,对比起初的胸部 CT 有进展。(右)同一患者支气管肺泡灌洗液的高倍显微镜(巴氏染色)示类圆线虫幼虫➡。幼虫侵入肠壁并通过血行到达肺,在肺内完成它们的生命周期,最终经吞咽进入胃肠道。

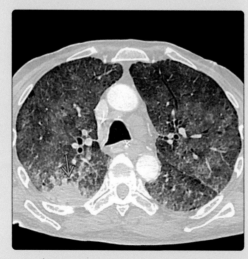
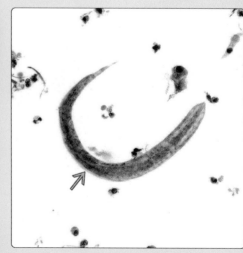

术语

定义

- 寄生虫:从其他有机体(宿主)获得营养和庇护的有机体
  - 专性寄生虫:只能生活在宿主中
  - 兼性寄生虫:既能活在宿主中,又能独立存活
- 可以引起局灶或弥漫的肺部病变

引起肺部病理改变的寄生虫分类

- 原虫
  - 阿米巴病:溶组织内变形虫属
  - 弓形虫病:刚地弓形体属
  - 疟疾:疟原虫属(恶性疟原虫、日间疟原虫、卵形疟原虫、三日疟原虫)
  - 锥虫病(查格斯病):克氏锥虫
- 线虫
  - 蛔虫病:蛔虫属
  - 十二指肠虫感染:十二指肠钩口线虫属
  - 类圆线虫病:粪类圆线虫属
  - 丝虫感染:Wuchereria 丝虫,布鲁丝虫属及帝汶布鲁丝虫
  - 恶丝虫病:恶丝虫
  - 毛线虫病:脓索毛线虫属
  - 内脏幼虫迁移感染(弓蛔虫病):犬弓蛔虫属和猫弓蛔虫属
- 绦虫
  - 包虫病:细粒棘球绦虫和多房棘球绦虫
- 吸虫类
  - 肺吸虫病:卫氏并殖吸虫属在全世界流行最广,猫肺并殖吸虫在美国流行最广
  - 血吸虫病:曼森血吸虫属

影像

平片表现

- 肺结节±空洞
- 实变±空洞
- 气胸和胸腔积液:卫氏并殖吸虫
- 弥漫不均匀密度影:疟疾和类圆线虫
- 严重的心脏增大和肺静脉高压:查格斯病
  - 间隔线、肺水肿及胸腔积液
- 单发或多发的境界清楚的圆形或椭圆形肿块(其内可见气体或液体):细粒棘球绦虫

CT 表现

- 实变:热带肺嗜酸性粒细胞增多症(TPE)
- 一过性气腔密度增高影:蛔虫[如蛔虫病、十二指肠虫病(十二指肠钩口线虫)]
- 肺结节/肿块:恶丝虫病、细粒棘球绦虫感染
  - 边界清晰的液性囊肿;复杂病变可以出现空气新月征或睡莲征:细粒棘球绦虫感染
- 空洞/脓肿:阿米巴病、类圆线虫病及肺吸虫病
- 粟粒结节:类圆线虫病、弓形虫病及 TPE
- 间质病变:淋巴管丝虫病、内脏幼虫迁移感染(线虫病)
- 支气管肺炎及片状气腔影
- 环形囊腔代表支气管扩张,毗邻胸膜的线样通道:卫氏并殖吸虫
- 胸腔积液:阿米巴病
- 肺动脉高压:慢性血吸虫病

鉴别诊断

急性呼吸窘迫综合征(ARDS)

- 伴有已知病因(直接或间接肺损害)
- 实变较磨玻璃密度常见

慢性坏死性曲霉菌病

- 发生在免疫力下降的患者
- 上叶异常密度影→空气新月征→空洞±霉菌球
- 邻近胸膜增厚

社区获得性肺炎

- 可与寄生虫感染难以鉴别,也可合并存在

病理

总体特征

- 寄生虫有机体大小不等而且复杂
  - 简单的单细胞原虫:阿米巴
  - 复杂的多细胞有机体:蠕虫、吸虫

大体病理及外科特征

- 阿米巴病:坏死性脓肿,通常毗邻肝脏
- 包虫病:细粒棘球绦虫
  - 内囊:内生殖层
  - 外囊:外部层状壳质层
  - 囊周:外囊周围的肺反应

镜下特征

- 弓形虫病:间质性肺炎
- 疟疾:ARDS
- 蛔虫:炎症反应、毛细血管和肺泡壁的破坏、水肿、出血及细胞脱屑
- 类圆线虫病:支气管肺炎、肺水肿、广泛的肺泡出血及 ARDS

临床

临床表现

- 最常见的体征/症状
  - 阿米巴病
    - 胸膜肺的受累
      - 最常见的肠外表现
    - 肝支气管或支气管胆管瘘
    - 心包受累:占所有胸部并发症的<2%
      - 肝左叶受累时更常见
      - 疼痛、心包填塞、脓毒症
  - 弓形虫病
    - 人类是偶然宿主
    - 刚地弓形虫肺炎
      - 免疫力健全的个体

□ 有人类免疫缺陷病毒（HIV）感染的患者 CD4 计数<100 个/mm³

□ 临床症状：咳嗽、呼吸困难、发热

○ 疟疾

- 疟蚊：传播疟原虫至人类的载体

- 临床症状：发热、寒战、大汗、贫血、白细胞减少、脾大

□ 原发肺部表现：非心源性肺水肿（即 ARDS）

□ 嗜酸性粒细胞肺炎：继发于抗疟药（如乙胺嘧啶）

○ 锥虫病（查格斯病）

- 患者通常在慢性期得到诊断

□ 急性锥虫病可能会致命，但是很少诊断

□ 查格斯心肌病：>90%的病例

□ 心肌炎±心包积液

○ 蛔虫病

- 全世界最常见的寄生虫感染

- Löffler 综合征（即单纯性肺嗜酸性粒细胞增多症）

□ 游走性肺异常密度影及嗜酸性粒细胞增多症，与幼虫在肺内的迁徙路径一致

□ 干咳、烧灼性胸骨下/胸膜痛、呼吸困难，偶见轻度咯血

○ 十二指肠虫（十二指肠钩口线虫）感染

- 症状取决于寄生虫的位置

□ 大部分患者临床症状不明显

- Löffler 综合征与蛔虫病引起的相似

○ 类圆线虫病

- 不复杂的类圆线虫病

□ 症状：咳嗽、呼吸困难，在迁徙阶段有支气管痉挛

- 高度感染综合征：再感染造成的高蠕虫负担

□ 可以类似肺栓塞、ARDS、哮喘或慢性阻塞性肺疾病急性加重

- 播散性类圆线虫病：正常迁移途径外的器官受累；大便、痰、皮肤发现幼虫

□ 广泛肺泡出血

○ 丝虫感染

- Wuchereria 丝虫，布鲁丝虫属及帝汶布鲁丝虫定植于淋巴管

□ 淋巴管阻塞：象皮病、阴囊水肿

□ TPE

○ 恶丝虫病

- 感染通常无症状

- 皮下结节样病变：尾丝虫病

- 人类肺恶丝虫病：犬丝虫病

□ 偶然发现的孤立性肺结节

○ 内脏幼虫迁移感染（弓蛔虫病）

- 常见症状：慢性咳嗽（发作性的且夜间加重），喘鸣

- 慢性嗜酸性粒细胞肺炎及非空洞性肺结节

○ 包虫病

- 全球分布；在地中海地区、南美及美洲中部、俄罗斯高发

- 细粒棘球绦虫：更常引起人类疾病（即包虫病）

- 多房棘球绦虫

- 囊破裂（气管支气管树或胸膜）

□ 咳出囊碎片

□ 过敏反应：过敏性荨麻疹或喘鸣

○ 肺吸虫病

- 人在食入感染的生的或未煮熟的甲壳类动物后被感染

- 急性期（食入后数小时内）

□ 非特异性腹痛、发热及腹泻

- 膈肌穿孔（2～3 周内）：胸膜腔及肺组织受累

- 慢性期：可以在肺内存活多年

□ 肺实质空洞

○ 血吸虫病

- 穿透皮肤或小肠壁，进入体静脉，迁徙入肺

- 急性感染（钉螺热）

□ 发热、气短、喘鸣、寒战、呼吸困难、干咳、乏力、腹泻、腹痛

- 慢性：引起肺动脉高压

人口统计学

● 疟原虫：传播最广泛的人类疟疾，全球 25 亿人口存在感染风险

● 类圆线虫病：全球>1 亿人口存在慢性感染

○ 在美国东南部有 0.4%～6%的人口

● 弓形虫病：0.28%～0.45%干细胞移植后的患者

● 丝虫病：热带和亚热带 1.5 亿人口 8 个种属的感染

● 十二指肠虫（十二指肠钩口线虫属）：约世界人口的 25%感染

● 血吸虫病：2 亿人感染，1.2 亿有症状，2 000 万存在严重疾病

● 阿米巴病：2%～7%侵入性阿米巴病有肺部病变

● 内脏幼虫迁移感染：肺部症状（33%～86%）

自然病程和预后

● 阿米巴病

○ 肝脓肿直接扩散至胸部（6%～40%）

○ 血行播散及误吸

● 疟疾

○ 在流行地区每年数百万人死亡

○ 原发肺表现：ARDS

● 类圆形线虫病

○ 高度感染或播散造成的死亡率：70%

○ 合并继发感染：80%

部分参考文献

1. Cottin V: Eosinophilic lung diseases. Clin Chest Med. 37(3):535-56, 2016

2. Price M et al: Imaging of eosinophilic lung diseases. Radiol Clin North Am. 54(6):1151-1164, 2016

3. Skalski JH et al: Fungal, viral, and parasitic pneumonias associated with human immunodeficiency virus. Semin Respir Crit Care Med. 37(2):257-66, 2016

4. Henry TS et al: Role of imaging in the diagnosis and management of parasitic infections. Curr Opin Pulm Med. 19(3):310-7, 2013

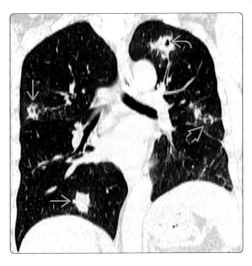

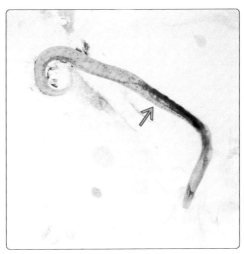

（左）类圆线虫病患者，冠状位平扫CT示多发肺结节➡，可见毛刺，边界不清，部分病灶内见空洞➡。还可见部分区域结节状实变及树芽征➡。
（右）同一患者支气管灌洗标本的高倍显微镜（亚甲蓝染色）示类圆线虫幼虫➡。

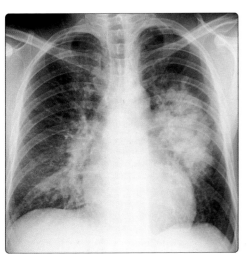

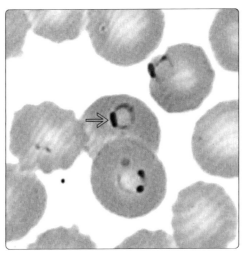

（左）恶性疟原虫感染致ARDS患者，后前位胸片示双肺不均匀实变，最大者位于左肺，ARDS是严重的恶性疟原虫感染时肺疟疾的主要表现。
（右）同一患者高倍显微镜（瑞特染色）示薄层血涂片内细胞内环形恶性疟原虫➡。

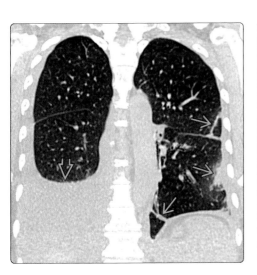

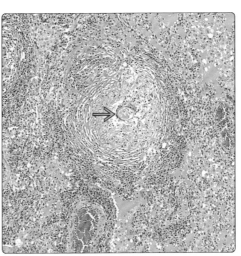

（左）38岁女性，由猫肺并殖吸虫所致肺吸虫病患者，冠状位平扫CT示右侧胸腔积液➡及毗邻胸膜的线影➡，是寄生虫从胸膜到肺内的通道。猫肺并殖吸虫可见于密西西比河，由于食用未煮熟或生的小龙虾感染。
（右）同一患者样本低倍显微镜（HE染色）显示肉芽组织中心的微生物➡。

(左)年轻男性,肺吸虫病患者,横轴位增强 CT 示舌段簇状边缘毛刺的肺结节➡、邻近的线样影➡,以及极少的左侧胸腔积液➡。(右)同一患者标本高倍显微镜(HE 染色)显示严重的慢性炎症伴嗜酸性粒细胞微脓肿➡。大部分寄生虫肺感染会导致嗜酸性粒细胞反应,这是重要的组织学表现,也是病理诊断线索。

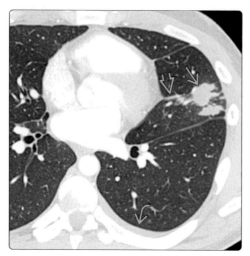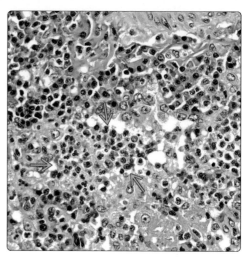

(左)蛔虫病所致单纯性肺嗜酸性粒细胞增多症患者,急性发病时(左侧)及 1 个月后(右侧)横轴位 HRCT 组合图像示斑片状磨玻璃影➡在复查图像上几乎消散,像其他的圆虫一样,蛔虫病累及肺有一个生命周期。(右)61 岁女性,肺弓形虫病患者,横轴位增强 CT 显示大量的肺小结节类似粟粒结节。

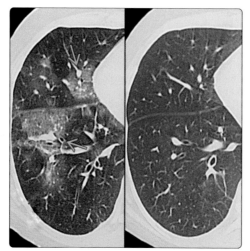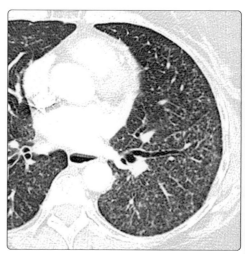

(左)急性锥虫病并快速性心律失常迅速进展为肺水肿死亡患者,前后位胸片示广泛的双侧肺实变。尸检诊断为急性寄生虫性心肌炎。(右)同一患者高倍显微镜(瑞特染色)示克鲁斯锥虫鞭毛体➡。可见严重的急性心肌炎(未显示),为锥虫病少见的表现。

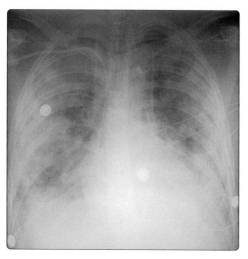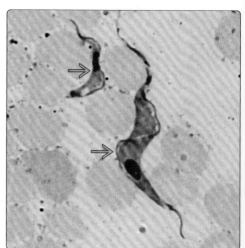

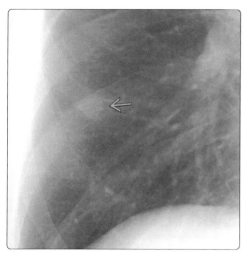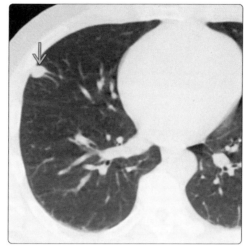

（左）恶丝虫病患者，低聚焦后前位胸片示右下肺野边缘模糊的结节➡️。（N. Patz Jr.，MD 供图。）（右）同一患者横轴位平扫CT示中叶胸膜下实性结节➡️。切除结节，组织学示恶丝虫巨细胞。这是通过蚊子叮咬获得的感染，蚊子通过被感染的狗获得寄生虫。（N. Patz Jr.，MD 供图。）

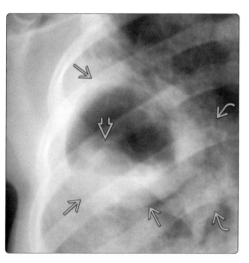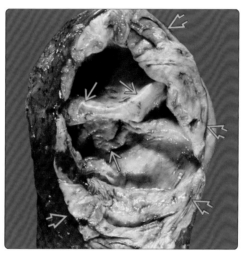

（左）包虫病患者，低聚焦正位胸片示厚壁空洞性病变➡️内见不规则物质，代表塌陷的包膜➡️。注意空洞周围的肺组织实变➡️。（右）同一患者切除大体标本照片示多发皱褶的囊内包膜➡️及囊壁外层（囊周）➡️由含有密集的纤维血管性肺组织伴不同数量的炎细胞构成。

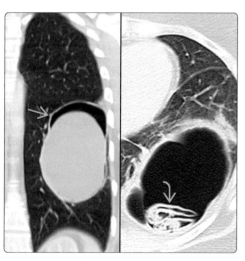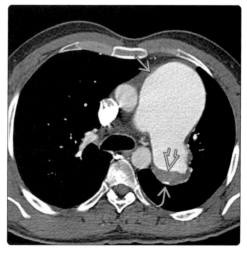

（左）包虫病患者，冠状位（左侧）和横轴位（右侧）平扫CT组合图像分别显示新月征➡️及水上浮莲征➡️，表明疾病从囊即将破裂发展至囊破裂塌陷。（P. Boiselle，MD 供图。）（右）慢性血吸虫病患者横轴位增强CT示肺动脉高压所致肺动脉干显著扩张。注意慢性的腔内血栓➡️以及动脉粥样硬化➡️。（D. Jasinowodolinski，MD 供图。）

要　点

术语

- 病毒通常侵犯呼吸道上皮

影像

- 平片
  - 就诊时可正常(20%)
  - 局灶或多灶性实变
- CT/HRCT
  - 马赛克密度及呼气相空气潴留
  - 磨玻璃影及实变
  - 结节、微结节及树芽征
- 小叶间隔增厚
- 支气管和/或细支气管壁增厚

主要鉴别诊断

- 细菌性肺炎
- 误吸

- 弥漫性肺泡出血
- 机化性肺炎

临床

- 感冒:上呼吸道症状(扁桃体炎、咽炎、会厌炎、鼻窦炎、中耳炎、结膜炎)
- 流感综合征:突发发热、头痛、肌痛、全身乏力
- 婴儿及儿童急性细支气管炎:喘鸣伴呼吸道病毒感染体征
- 社区获得性肺炎患者病毒感染高发(2%~35%)

诊断备忘

- 诊断根据临床疑诊:宿主危险因素,临床表现,接触史
- 肺叶实变在病毒性肺炎少见
- <10mm 的结节可以出现 CT 晕征,而不表现为空洞
- 分支状或小叶中央结节及马赛克灌注常见于病毒性肺炎

(左)继发于呼吸道合胞病毒(RSV)的急性感染性细支气管炎患者,冠状位 HRCT 示双侧弥漫的树芽样结节及上叶的磨玻璃密度影。RSV 是引起急性感染性细支气管炎的常见原因,与儿童哮喘有关。(右)52 岁女性,鼻病毒肺炎患者,冠状位 HRCT 示双侧多发磨玻璃影。鼻病毒为普通感冒最常见的病原,偶尔引起病毒性肺炎。

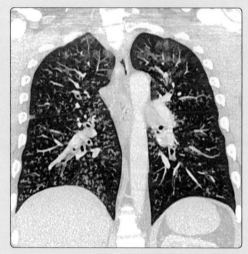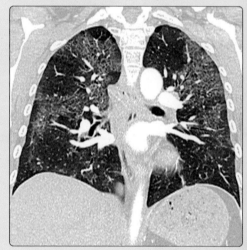

(左)75 岁男性,单纯疱疹病毒肺炎患者,横轴位平扫 CT 示多发磨玻璃影及实变影。疱疹病毒肺炎很少见,但可以发生在烧伤、移植、怀孕、恶性肿瘤及人类免疫缺陷病毒(HIV)感染的人群。(右)71 岁女性,人类偏肺病毒性肺炎患者,横轴位增强 CT 示双肺实变➡及右侧少量胸腔积液➡。人类偏肺病毒是病毒性肺炎的常见病原。

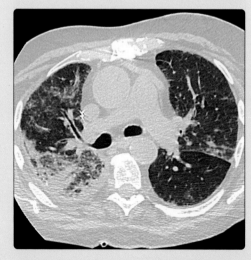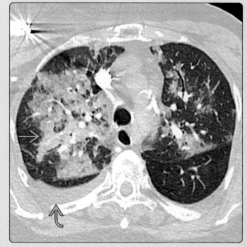

术语

定义

- 肺病毒感染通常累及从气管到终末细支气管的呼吸上皮
  - 很少累及肺泡,但是通常较严重且进展迅速

RNA 病毒相关疾病

- 流感
  - 季节性的社区感染、地方性传染、不可预知的大范围流行
  - 甲型流感:在发病率和死亡率上,影响普通人群,最重要的呼吸道病毒
  - 免疫抑制宿主呼吸系统疾病的主要原因
- 禽流感(H5N1)
  - 与感染鸟类尤其是家禽接触
  - 所有病例死亡率超过 60%
- 猪流感(H1N1)
  - 21 世纪流行最广,最早见于墨西哥报道(2009年春)
  - 在人类高度传染,但是毒性并不比季节性流感强
- 副流感病毒
  - 成人和儿童季节性上呼吸道感染最常见原因
  - 副流感病毒 3 型:免疫抑制宿主和实质脏器移植受者呼吸系统疾病
- 呼吸道合胞病毒(RSV)
  - 呼吸系统感染的普通原因
  - 婴儿下呼吸道感染最常见的病毒
- 人类偏肺病毒(hMPV)
  - 引起 4%~21% 的婴儿急性细支气管炎
    - 临床症状与呼吸道合胞病毒性肺炎不能鉴别
  - 4% 的病例为社区获得性肺炎(CAP)患者或慢性阻塞性肺病(COPD)急性加重患者
- 麻疹
  - 全球三大传染病之一
    - 每年 150 万儿童死亡
- 柯萨奇病毒、埃可病毒及肠道病毒
  - 偶发下呼吸道感染,通常不引起肺炎
- 人类 T 淋巴细胞病毒 1 型(HTLV-1)
  - 引起成人 T 细胞白血病或淋巴瘤的反转录病毒
    - 与脊髓病变、干燥综合征及淋巴细胞性肺炎有关
- 汉坦病毒
  - 啮齿类动物携带的动物传染性疾病
    - 汉坦病毒肺综合征:严重的急性呼吸窘迫综合征(ARDS),临床快速进展,死亡率高
- 严重急性呼吸窘迫综合征(SARS)
  - SARS 相关的冠状病毒(SARS-CoV)引起的非典型性肺炎
- 中东呼吸综合征(MERS)
  - 由最近命名的新型 MERS 冠状病毒(MERS-CoV)引起的急性病毒性呼吸系统疾病

DNA 病毒

- 腺病毒
  - 5%~10% 婴儿及儿童急性呼吸系统感染,但在成人<1%
  - Swyer-James-MacLeod 综合征:由于儿童期腺病毒感染所致获得性缩窄性细支气管炎
- 水痘-带状疱疹病毒
  - 儿童常见的接触性传染病,在成人发病逐渐提高
    - 水痘肺炎:每 400 例成年水痘感染病例中就有 1 例
- 巨细胞病毒(CMV)
  - CMV 感染:>70% 造血干细胞移植受者(HSCT);约 1/3 发生 CMV 肺炎
    - 移植后(移植后 30~100 天)感染
- EB 病毒(EBV)
  - 首次感染表现为传染性单核细胞增多症
  - EB 病毒性肺炎在免疫力正常和免疫力受损的个体均少见
  - 与伯基特淋巴瘤、霍奇金淋巴瘤、鼻咽癌有关

影像

平片表现

- 多种多样且相互重叠
  - 表现正常(20%)
- 气管支气管炎
  - 支气管壁增厚
  - 肺不张:盘状至段性(黏液栓)
- 肺炎
  - 局灶性实变:周边、中下肺野(40%)
  - 单侧或双侧的片状实变区
  - 弥漫性实变
- 并发症
  - 细菌的二重感染:突然恶化,空洞或胸腔积液增多
- 不常见表现
  - 肺门或纵隔淋巴结肿大:麻疹及传染性单核细胞增多症
  - 脾大:传染性单核细胞增多症
- 心脏增大(心包积液):汉坦病毒
- 胸腔积液
  - 除腺病毒、麻疹、汉坦病毒、HSV-1 外,少见

CT 表现

- 多种实质影
  - 片状不均匀肺密度增高影(马赛克密度)
    - 细支气管阻塞(炎症或瘢痕)或继发性血管收缩
      - 吸气相/呼气相 CT:鉴别细支气管与肺血管病变
      - 细支气管病变(空气潴留):吸气相密度减低,呼气相更显著
      - 血管病变:密度轻度增加或体积轻度减少

- 磨玻璃密度及实变
  - 间质增厚与部分气腔充填并存
  - 实变:斑片状边缘模糊的(支气管肺炎) vs. 局灶的边界清晰的(大叶性肺炎)
- 结节、微结节及树芽征
  - 1~10mm 的结节常见于病毒性肺炎
    - 小叶中央结节
      - 炎症、渗出、间质及肺泡周围的纤维化
    - 树芽征:提示小气道病变
      - 小叶中央细支气管扩张,伴管腔被黏液、液体或脓液填塞
    - 分支状或小叶中央结节及马赛克灌注:常见于病毒性细支气管炎
    - 粟粒结节
      - 几乎每种生物体;典型的结核、真菌、水痘带状疱疹病毒
- 小叶间隔增厚
  - 广泛分布伴 ARDS
- 支气管和/或细支气管壁增厚
  - 炎性渗出及水肿或平滑肌增生引起的细支气管壁增厚

鉴别诊断

细菌性肺炎
- 实变,细胞性细支气管炎
- 可出现空洞

误吸
- 肺基底部为著的细胞性细支气管炎
- 食管病变,神经系统和吞咽异常

弥漫性肺泡出血
- 磨玻璃密度±小叶间隔增厚(碎石路征)
- 没有感染的症状和体征

机化性肺炎
- 外周或支气管周围实变
- 游走性肺内阴影
- 反晕征

病理

镜下特征
- 结节包含伴有胞浆包涵体的感染细胞:巨细胞病毒、腺病毒、疱疹病毒
- 坏死性支气管炎和/或细支气管炎和弥漫性肺泡损伤(DAD):流感病毒、RSV、副流感病毒
- 细支气管炎和支气管扩张症:腺病毒
- 坏死性支气管肺炎,多中心出血区(以气道为中心):单纯疱疹病毒

- 急性间质性肺炎
  - 由肺水肿及单核细胞所致弥漫性肺泡增厚,气腔纤维素性渗出物和/或透明膜
  - CMV、汉坦病毒(汉坦病毒性肺炎综合征)、SARS、MERS
- 小血管内皮损伤(灶性出血性坏死、肺泡壁单核细胞浸润和肺泡纤维渗出):水痘-带状疱疹病毒

临床

临床表现
- 最常见的体征/症状
  - 临床综合征
    - 感冒:上呼吸道症状(咽扁桃体炎、咽炎、会厌炎、鼻窦炎、中耳炎以及结膜炎)
    - 流感综合征:突发高热、头痛、肌痛、全身乏力
  - 婴儿和儿童急性细支气管炎:喘息伴呼吸道病毒感染的症状
    - RSV(最常见)、腺病毒、流感和副流感病毒
  - CAP:咳嗽、咳痰、呼吸困难伴发热,查体异常(干啰音和啰音)
    - 流感和 RSV
      - 共患病或危险因素:吸烟、COPD、哮喘、糖尿病、恶性肿瘤、心力衰竭、神经系统疾病、麻醉剂和酒精使用,以及慢性肝病
- 临床资料
  - 生物标记的作用
    - 降钙素原:病毒感染降低,细菌感染升高
  - 诊断检测的较好质量提高了多个病毒的检测能力

人口统计学
- 世界范围内逐渐增加的肺部疾病常见病因
- CAP 患者病毒感染率高(2%~35%)
  - 流感,hMPV 及 RSV:CAP 患者占所有病毒病原菌的 2/3

自然病程和预后
- 预后多变
  - 在免疫正常的个体完全吸收

诊断备忘

影像解读要点
- 病毒性肺炎肺叶实变少见
- 结节<10mm,CT 可出现晕征;不出现空洞
- 分支状或小叶中央结节和马赛克灌注/密度常见于病毒性肺炎

部分参考文献

1. Franquet T: Imaging of pulmonary viral pneumonia. Radiology. Jul;260(1):18-39, 2011
2. Kim EA et al: Viral pneumonias in adults: radiologic and pathologic findings. Radiographics. 22 Spec No:S137-49, 2002

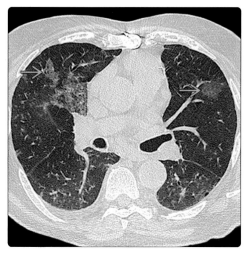
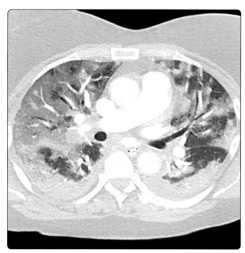

（左）骨髓移植受者，感染副流感病毒 3 型肺炎，横轴位 HRCT 显示双侧散在的磨玻璃影➡。流感、呼吸道合胞病毒、鼻病毒和副流感病毒是该类人群中最常见的病原体。（右）女性患者，甲型流感病毒肺炎，横轴位增强 CT 显示双侧广泛、外周分布的磨玻璃影和实变。这种表现令人想起机化性肺炎，通常为组织学表现。

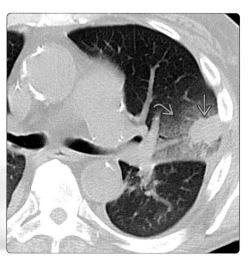
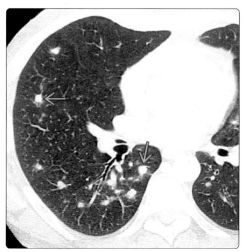

（左）双肺移植病史的患者，巨细胞病毒性肺炎，横轴位平扫 CT 显示左肺上叶结节➡伴有周围磨玻璃密度影➡，即所谓的 CT 晕征，常与病灶周围的出血相一致。（右）造血干细胞移植受者巨细胞病毒感染，横轴位平扫 CT 显示多发随机分布的肺结节，大小＜10mm，其周围见磨玻璃影➡。这些表现高度提示病毒感染。

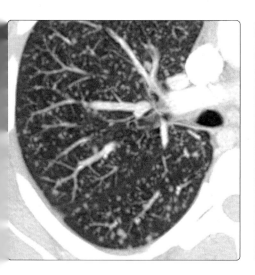
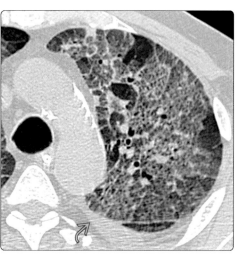

（左）28 岁男性，由于水痘-带状疱疹病毒感染引起发热、皮疹，横轴位增强 CT 显示全肺大量的粟粒状结节，大小 1~2mm。（右）汉坦病毒肺综合征患者，横轴位平扫 CT 显示弥漫性对称性磨玻璃影叠加线性和网状影，表现为碎石路征以及双侧少量的胸腔积液➡。这些表现与弥漫性肺泡损伤有关。（ A. S. Sousa, MD 供图。）

术语

- 由空气传播的腐生的丝状真菌（通常是烟曲霉菌）引起的感染
- 血管侵袭性曲霉菌病：最常见的类型
  - 由真菌菌丝所引起的小到中型肺动脉的阻塞
- 气道侵袭性曲霉菌病：罕见类型
  - 在气道基底膜外的真菌菌丝的存在

影像

- CT
  - 血管侵袭性曲霉菌病
    - 单发或多发肺结节/肿块；实变
    - CT晕征：围绕着结节/肿块的磨玻璃影
    - 其他征象：闭塞血管征、低密度征
      - 空气新月征：提示恢复阶段
  - 气道侵袭性曲霉菌病
    - 气道壁增厚；黏膜坏疽
    - 细支气管炎：树芽征
    - 支气管肺炎：支气管血管束周围异常密度影

主要鉴别诊断

- 其他真菌感染
- 分枝杆菌感染
- 细菌性肺炎
- 肉芽肿性多血管炎
- 肺梗死
- 非小细胞肺癌

临床

- 严重的/迁延的中性粒细胞减少症（最重要的危险因素）
- 治疗：伏立康唑；大量咯血则手术治疗

诊断备忘

- 中性粒细胞减少症患者发热、肺结节、肿块或实变，要考虑到侵袭性曲霉菌病。

（左）54岁男性，急性髓性白血病并发血管侵袭性曲霉菌病患者，横轴位平扫CT显示左上叶肿块➘，中央低密度坏死区⊿。注意左侧中等量胸腔积液⊿和血管前淋巴结肿大➡。（右）同一患者的横轴位增强CT证实肿块内的中央低密度区⊿，与坏死一致。注意其他的小坏死灶⊿。低密度征为早期侵袭性曲霉菌病的典型表现。

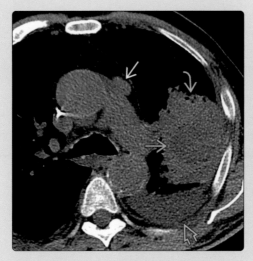 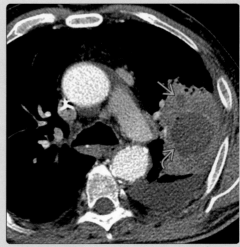

（左）治疗前（左）和治疗后（右）的平扫CT组合图像显示侵袭性曲霉菌病，特征为多发有晕征的结节➘，治疗后形成空气新月征➘。后者与中性粒细胞的恢复有关。（右）侵袭性曲霉菌病标本低倍显微镜（HE染色）显示血管扩张、壁破坏、内部坏死碎片和纤维蛋白➘，延伸至相邻的肺泡腔➘。（摘自DP：Thoracic，第2版）

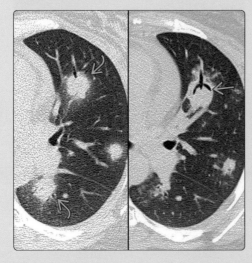 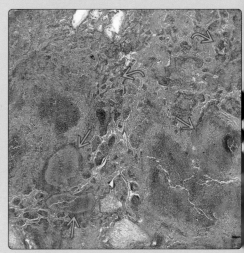

侵袭性曲霉菌病

术语

同义词
- 侵袭性肺曲霉菌病

定义
- 由空气传播的腐生的普遍存在的丝状真菌曲霉菌属(通常为烟曲霉菌)引起的感染
  - 其他菌属:黄曲霉菌、黑曲霉菌
  - 几乎只感染免疫力低下伴严重中性粒细胞减少患者:中性粒细胞绝对计数<500 个/μl
- 血管侵袭性曲霉菌病
  - 侵袭性曲霉菌病的最常见类型
  - 由真菌菌丝引起小到中型肺动脉的阻塞
  - 胸膜下楔形实变对应的是出血性肺梗死
- 气道侵袭性曲霉菌病
  - 侵袭性曲霉菌病的少见类型
  - 呼吸道基底膜外的真菌菌丝

影像

总体特征
- 最佳诊断线索
  - 侵袭性曲霉菌病:发热的中性粒细胞减少症患者暴发性肺疾病

平片表现
- 血管侵袭性曲霉菌病
  - 胸片对检出早期病变不敏感
  - 肺结节或实变可快速进展
  - 空气新月征:肺结节/肿块内新月形透亮影,可出现在治疗开始后或免疫系统恢复后(恢复阶段)
- 气道侵袭性曲霉菌病
  - 成簇的结节
  - 片状实变影

CT 表现
- 血管侵袭性曲霉菌病
  - 结节、肿块或实变
    - 孤立或多发结节/肿块
      - 数量<10 个
      - 6mm~3cm
    - CT 晕征(早期征象)
      - 结节或肿块周围磨玻璃影
      - 在适当的临床情况下高度提示血管侵袭性曲霉菌病
      - 在其他实验室检查证实前提示抗真菌治疗
      - 病理上代表侵袭性曲霉菌病灶周围出血
    - 血管闭塞征
      - 在 CT 肺动脉成像(CTPA)显示
      - 病灶边缘的外周肺段血管闭塞
      - 可以是部分(血管直径不规则缩小)或全部(截断)
      - 病灶内血管不强化(缺乏血管造影征)
      - MIP 重建显示最佳
    - 低密度征(早期征象)
      - 结节、肿块或实变,由于梗死形成的中心低密度;敏感性低,特异性高
      - 疑诊血管侵袭性曲霉菌病的第一个 CT 表现;通常可见于平扫 CT
      - 通常累及病灶的 50% 以上
      - 在空洞及空气新月征形成之前出现
    - 反晕征
      - 见于不到 1%的血管侵袭性曲霉菌病患者
    - 空气新月征(晚期征象)
      - 结节、肿块或实变内新月形气体聚积:将空洞壁与内部肿块(坏死的肺)分隔开;梗死的肺随后收缩
      - 诊断应用的局限性:见于约 50%恢复期和中性粒细胞计数恢复的患者;典型者见于治疗开始后 2~3 周
- 气道侵袭性曲霉菌病
  - 气管或支气管壁增厚
    - 沿气道壁的线样透亮影勾画出坏疽的黏膜
  - 细支气管炎:树芽影
  - 支气管肺炎:支气管血管束周围片状阴影

成像推荐
- 最佳成像工具
  - HRCT/CT 用于显示:CT 晕征、低密度、反晕征,以及空气新月征
  - 增强 CT(CTPA)用于显示血管闭塞征

鉴别诊断

其他真菌感染
- 毛霉菌病和念珠菌病
- 可形成血管侵袭性病变

分枝杆菌感染
- 可出现实变
- 可见 CT 晕征和空洞

细菌性肺炎
- 肺脓肿可形成空洞
- 空洞性病变可类似血管侵袭性曲霉菌病

肉芽肿性多血管炎
- 多发结节、肿块、实变
- 可出现空洞和 CT 晕征

肺梗死
- 外周实变或肿块伴低密度
- 血栓性或化脓性肺栓子

非小细胞肺癌
- 空洞性肺癌与霉菌球相似
- 肿瘤可以引起血管侵袭及肺梗死

病理

总体特征

- 病原学
  - 重度中性粒细胞减少症(主要危险因素)
    - 最高风险:急性白血病、造血干细胞移植(HSCT)
    - 持续很久的激素治疗,实质性脏器移植
  - 无其他易患因素的艾滋病患者不会增加患病风险
  - 大部分感染由曲霉菌属引起,通常为烟曲霉菌
  - 侵袭性曲霉菌在大量吸入后也可感染正常宿主:原发性曲霉菌病
- 在正常宿主,吸入的孢子迅速被吞噬清除
- 在免疫缺陷宿主,吸入的孢子变为菌丝,造成组织侵袭
  - 血管侵袭(70%)
  - 气道侵袭(30%)

大体病理及外科特征

- 晕征
  - 灰黄坏死中心圆形梗死
  - 外周出血的薄边
- 真菌浸润肺组织
  - 真菌菌丝侵入小型至中型动脉
    - 血管闭塞
    - 频繁的梗死
- 大动脉闭塞造成楔形梗死
- 空气新月征
  - 梗死导致进行性空洞
  - 无先前存在的空洞
  - 中性粒细胞坏死组织的再吸收
    - 空洞内球状坏死失活的肺组织
      □ 碎屑
      □ 类似曲菌球

临床

临床表现

- 最常见的体征/症状
  - 类似细菌性支气管肺炎
    - 发热、咳嗽、呼吸困难
    - 胸膜炎性胸痛
    - 咯血
- 临床资料
  - 危险因素
    - 严重的或长期的中性粒细胞减少(最重要因素)
    - 大剂量糖皮质激素
    - 损伤细胞免疫的其他药物或疾病
  - 无预先存在的肺损害
  - 诊断选项
    - 被证实的侵袭性曲霉菌病
      □ 通过组织采样获得组织病理学证实
      □ 从正常无菌位置获得阳性培养物
    - 支气管肺泡灌洗:诊断率低(敏感率30%)
    - 曲霉菌半乳甘露聚糖检测试验
      □ 曲霉菌半乳甘露聚糖,多聚糖细胞壁成分
    - 支气管肺泡灌洗曲霉菌半乳甘露聚糖较血清试验的敏感性高
      □ 敏感性>90%

人口统计学

- 年龄
  - 任何年龄,与潜在的致病因素有关
- 流行病学
  - 免疫受损患者真菌性肺炎的60%由曲霉菌引起

自然病程和预后

- 免疫系统严重受损的患者常见的死亡原因
  - 死亡率
    - 在中性粒细胞减少症的患者中>50%
    - 在 HSCT 受者为90%
    - 在自体 HSCT 受者风险较低
  - 人类免疫缺陷病毒(HIV)阳性患者预后不良
  - 早期诊断和积极治疗可以改善预后
    - 开始时出现 CT 晕征:对治疗反应更好,生存率更高
- 侵袭性曲霉菌病在几天到几周内进展

治疗

- 药物治疗
  - 伏立康唑比两性霉素 B 更有效
    - 生存率:71% vs. 58%
- 在某些情况下可能需要手术治疗,尤其是对大量咯血患者的处置
  - 适用于单侧局灶性病变
  - 术后风险包括出血、支气管胸膜瘘及脓胸

诊断备忘

考虑

- 中性粒细胞减少症患者发热、肺结节、肿块或实变,考虑血管侵袭性曲霉菌病

影像解释要点

- HRCT 显示早期征象:即低密度征及晕征
- CTPA 显示血管闭塞征

部分参考文献

1. Prasad A et al: Pulmonary aspergillosis: what CT can offer before it is too late! J Clin Diagn Res. 10(4):TE01-5, 2016
2. Chabi ML et al: Pulmonary aspergillosis. Diagn Interv Imaging. 96(5):435-42, 2015
3. Stanzani M et al: High resolution computed tomography angiography improves the radiographic diagnosis of invasive mold disease in patients with hematological malignancies. Clin Infect Dis. 60(11):1603-10, 2015
4. Walsh S et al: Importance of the reversed halo sign for the diagnosis of angioinvasive pulmonary aspergillosis. Respir Med. 108(8):1240, 2014
5. Althoff Souza C et al: Pulmonary invasive aspergillosis and candidiasis in immunocompromised patients: a comparative study of the high-resolution CT findings. J Thorac Imaging. 21(3):184-9, 2006
6. Franquet T et al: Spectrum of pulmonary aspergillosis: histologic, clinical, and radiologic findings. Radiographics. 21(4):825-37, 2001

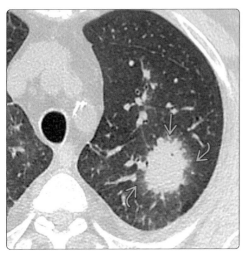
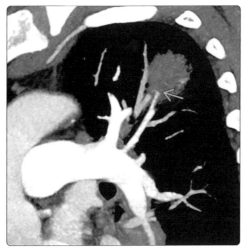

（左）59 岁男性，急性髓性白血病患者，骨髓移植后侵袭性曲霉菌病，横轴位平扫 CT 显示左上叶致密肿块➡，周边可见磨玻璃影，即所谓的晕征➡，与病变周围出血相一致。（右）同一患者增强 CT 冠状位 MIP 重建图像显示病灶的供血血管完全闭塞➡，病灶内未见血管影（血管闭塞征）。（C. Sassi，MD 供图。）

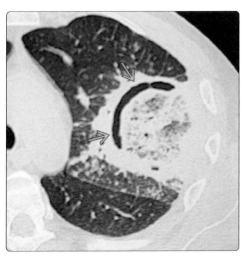
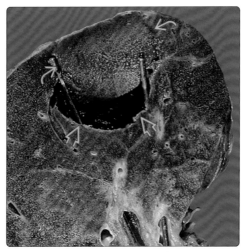

（左）侵袭性曲霉菌病患者，横轴位 HRCT 显示左上叶肿块伴空洞，表现为空气新月征➡，病变呈现中央肿块样磨玻璃影（代表坏死的肺）以及周边的实变。这通常发生在治疗后或免疫功能改善后。（右）同一患者的大体标本显示新月形空洞➡沿着病灶的下部部分包围收缩坏死的肺组织➡。

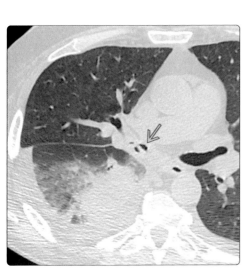
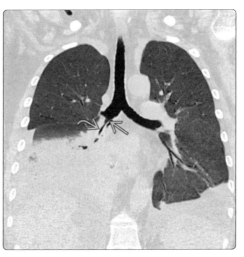

（左）肾移植术后长期使用糖皮质激素的 51 岁患者，横轴位平扫 CT 显示侵袭性曲霉菌病，表现为右下叶实变伴周围磨玻璃影，代表支气管肺炎。同侧的胸腔积液提示脓胸。注意中间段支气管狭窄和不规则。（右）同一患者冠状位平扫 CT 显示中间段支气管显著狭窄➡，以及线样坏疽的黏膜➡。

肺部高分辨率 CT

要 点

术语

- 肺孢子菌肺炎（PCP）：发生于免疫受损个体的危及生命的呼吸道感染
  - 由真菌性耶氏肺孢子菌引起

影像

- HRCT
  - 磨玻璃影
  - 肺囊腔
  - 碎石路征
  - 弥漫性实变
  - 小叶内线影及小叶间隔增厚
  - 自发性气胸
  - 少见表现：肺结节、肿块、肺叶实变、纵隔肺门淋巴结肿大、胸腔积液
  - 慢性 PCP：结构扭曲，牵拉性支气管扩张

主要鉴别诊断

- 巨细胞病毒性肺炎
- 弥漫性肺泡出血
- 淋巴细胞性间质性肺炎

病理

- 肺泡内包含肺孢子菌有机体的泡沫样渗出及间质性炎症

临床

- 人免疫缺陷病毒（HIV）感染者
  - 年轻患者
  - 亚急性临床过程
- 非 HIV 感染者：年纪较大，突发呼吸功能不全

诊断备忘

- HIV 感染患者伴严重免疫抑制状态、亚急性呼吸系统症状及双肺磨玻璃影，应考虑 PCP

（左）42 岁肾移植受者，咳嗽、呼吸困难，横轴位 HRCT 显示双肺弥漫磨玻璃影，与肺孢子菌肺炎有关。（右）同一患者冠状位 HRCT 显示双肺广泛磨玻璃影，不受累肺实质呈地图样分布。虽然非特异性，但这些表现为免疫受损患者肺孢子菌肺炎的特征，并且应该在适当的临床情况下考虑。

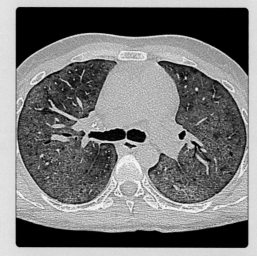
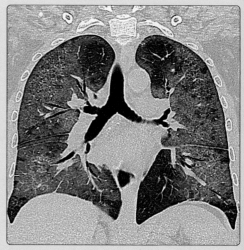

（左）同一患者标本的高倍显微镜（HE 染色）显示泡沫样的嗜酸性粒细胞的渗出 ➡ 充满肺泡腔以及继发于炎性浸润的肺泡间隔增厚 ➡。（右）高倍显微镜（GMS 染色）显示成簇的黑染的由耶氏肺孢子菌有机体形成的囊状形态 ➡。受累患者通常为 HIV 感染以及免疫受损或慢性免疫抑制治疗。

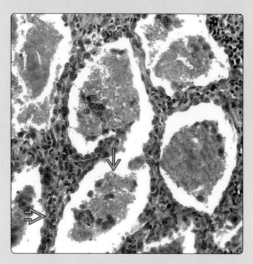
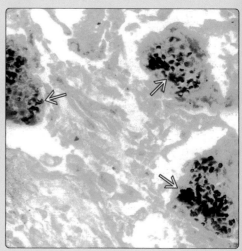

肺孢子菌肺炎

术语

缩略词
- 肺孢子菌肺炎(PCP)

同义词
- 耶氏肺孢子菌肺炎

定义
- 发生在免疫受损个体的危及生命的呼吸道感染
  - 如人类免疫缺陷病毒(HIV)感染,免疫抑制治疗
  - 由真菌性耶氏肺孢子菌引起(以前称为卡氏肺孢子菌)

影像

总体特征
- 最佳诊断线索
  - 双肺弥漫磨玻璃影
    - 在 HIV 感染患者和非 HIV 感染患者中均可出现
- 部位
  - 弥漫性
- 在 PCP 中出现不典型影像表现提示有伴随疾病(如感染性或肿瘤性病变)

平片表现
- 正常(30%)
- 双侧肺门旁或弥漫性对称性边缘模糊或网状阴影
- 多叶的实变
  - 继发于疾病进展或急性呼吸窘迫综合征(ARDS)的发生

CT 表现
- HRCT
  - 磨玻璃密度影(92%)
    - 肺泡被泡沫样渗出物充填(表面活性物质、纤维蛋白及细胞碎屑)
    - 多种多样分布:中央分布,外周相对较少(41%),马赛克密度(29%),弥漫受累(24%)
  - 碎石路征
    - 磨玻璃影合并小叶内线影和/或小叶间隔增厚
  - 肺囊腔(10%~34%)
    - 组织浸润和继发性坏死
    - 上叶为著
    - 大小不一
    - 囊壁厚度多变
    - 未感染 HIV 的患者发病率低
  - 弥漫性实变
    - 疾病进展或 ARDS 的发生
  - 小叶内线
  - 小叶间隔增厚
  - 自发性气胸
    - 与胸膜下肺气囊破裂有关
- 少见表现
  - 结节:与肉芽肿形成有关
    - 通常为多发
    - 大小不一(1~10mm);粟粒样结节
  - 肿块(3~7cm)
  - 肺叶实变(11%)
    - 上叶为著
  - 纵隔及肺门淋巴结肿大(22%)
  - 胸腔积液(少见)
  - 沿胸膜表面的点状钙化
  - 马赛克密度
    - 与缩窄性细支气管炎有关
- 慢性 PCP
  - 不规则线样影
  - 牵拉性支气管扩张
  - 肺结构扭曲
  - 大结节

成像推荐
- 最佳成像工具
  - HRCT

鉴别诊断

巨细胞病毒性肺炎
- 肺实变
- 磨玻璃密度影
- 结节<10mm
- 树芽征
- 获得性免疫缺陷综合征(AIDS)患者可见致密实变或肿块样影
- 免疫受损患者
  - 骨髓及实质脏器移植后
  - AIDS

弥漫性肺泡出血
- 磨玻璃密度影
- 肺实变
- 碎石路征
- 呼吸困难、咳嗽、咯血,以及新发气腔病变
- 免疫抑制伴 AIDS 患者
  - 与播散性血管内凝血和肝功能障碍相关的血小板减少症,凝血障碍
  - 可能与卡波西肉瘤或淋巴瘤有关
- 免疫抑制不伴 AIDS
  - 血液系统肿瘤、造血干细胞移植、药物反应、感染(侵袭性曲霉菌病)

淋巴细胞间质性肺炎
- 小叶中央结节
- 磨玻璃密度影
- 肺囊腔
- 肺实变
- 支气管血管束增厚
- 小叶间隔增厚
- 胸膜下小结节

病理

总体特征
- 耶氏肺孢子菌:普遍存在的真核微生物
- 核糖体 RNA 与真菌同源支持分类为真菌

- 血清学研究显示2岁时几乎普遍性肺孢子菌血清学阳性
- 病理生理学不明:可能与潜伏儿童感染的重新激活、易感宿主之间的有机体传播或与环境中获取有关
- HIV/AIDS和PCP患者比没有感染HIV的患者有更大的肺孢子菌微生物负荷和较少的中性粒细胞减少

镜下特征

- 各种各样的疾病模式
  - 典型模式
    - 包含肺孢子菌有机体的肺泡内泡沫样渗出
    - 间质性炎症
  - 不典型模式
    - 间质性肺炎
    - 机化性肺炎
    - 弥漫性肺泡出血
    - 肉芽肿性炎
    - 空洞性肺病变
    - 钙化
    - 血管炎
    - 肺泡蛋白沉着症样改变
- 特征性表现
  - 肺泡内泡沫样渗出
  - 间质慢性炎症
  - Ⅱ型肺泡细胞增生
  - 在肺泡渗出液内检出耶氏肺孢子菌
    - GMS染色囊显示最理想
- 少见征象
  - 间质纤维化
  - 肉芽肿
  - 透明膜形成

临床

临床表现

- 最常见的体征/症状
  - 进行性呼吸困难
  - 干咳
  - 低热
- 其他体征/症状
  - 急性胸痛
    - 可能与气胸有关
  - 呼吸急促
  - 心动过速
  - 咯血(3%)
  - 无症状(3%)
  - 听诊正常
- 临床资料
  - AIDS是PCP首要的危险因素

- 其他危险因素:恶性肿瘤化疗、免疫抑制治疗、先天性免疫异常
- HIV感染患者
  - 年轻
  - 亚急性临床病程
  - 从出现症状到诊断的中位间隔:28天
  - CD4(+)细胞计数<200个/μl
- 无HIV感染患者
  - 年龄较大
  - 突发呼吸功能不全
  - 从出现症状到诊断的中位间隔:5天
- 诊断
  - 高渗生理盐水痰液诱导:诊断率50%~90%
  - 支气管肺泡灌洗:各种染色确认有机体
    - 营养型:改良的巴氏染色、瑞特-吉姆萨染色、革兰染色
    - 囊型:GMS,甲苯胺蓝染色
  - 单克隆抗体:诱导痰液标本较传统染色的敏感性及特异性均高
  - PCR:敏感性及特异性均高于支气管肺泡灌洗及诱导痰液

人口统计学

- 男女无差别
- 在采用高活性抗反转录病毒治疗和广泛的PCP预防措施后,艾滋病人群的发病率降低

自然病程和预后

- HIV感染患者
  - 初次感染死亡率10%~20%
  - 需要机械通气的患者,死亡率增加
  - 少量的炎症细胞与较好的氧合和存活率提高相关
- 无HIV感染的患者
  - 死亡率30%~60%
  - 癌症患者死亡风险更大

治疗

- 治疗选择:复方新诺明联合糖皮质激素治疗(抑制严重感染患者肺部炎症)
- 感染HIV病毒的成年人,当CD4<200个/μl时,应开始预防PCP
- 对曾经感染PCP的患者进行终身预防

诊断备忘

考虑

- HIV感染患者中,有严重的免疫抑制、亚急性呼吸道症状和双肺磨玻璃影,应考虑PCP。

部分参考文献

1. Bienvenu AL et al: Pneumocystis pneumonia suspected cases in 604 non-HIV and HIV patients. Int J Infect Dis. 46:11-7, 2016
2. Lu PX et al: Correlation between imaging features of Pneumocystis Jiroveci pneumonitis (PCP), CD(4) (+) T lymphocyte count, and plasma HIV viral load: A study in 50 consecutive AIDS patients. Quant Imaging Med Surg. 2(2):124-9, 2012

肺孢子菌肺炎

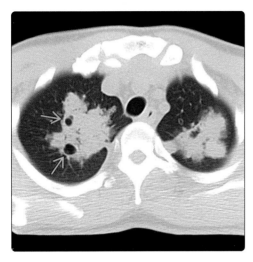
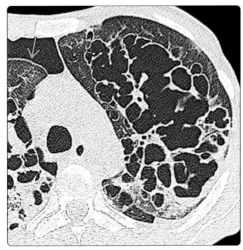

（左）肺孢子菌肺炎患者，横轴位平扫 CT 显示双肺尖致密实变内见囊腔➡。囊腔见于 10%～30% 肺孢子菌肺炎患者，代表坏死和空洞。（右）31 岁男性，肺孢子菌肺炎并 AIDS，横轴位 HRCT 显示上叶融合性肺气囊和右侧气胸➡。这样的肺囊腔通常代表肺气囊，气胸使其更复杂。

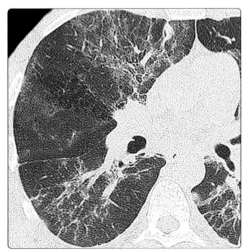
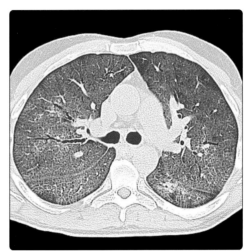

（左）25 岁患者，AIDS 合并肺孢子菌肺炎，横轴位 HRCT 显示多发磨玻璃密度影、实质带以及不规则线状影。少见影像表现包括孤立的或多发的结节及粟粒样肺结节。（右）HIV 及肺孢子菌肺炎患者，横轴位 HRCT 显示网状影背景下的双侧弥漫磨玻璃密度影（所谓的碎石路征）。

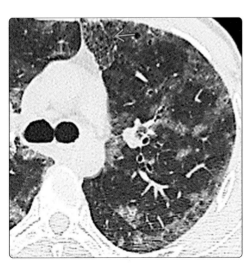
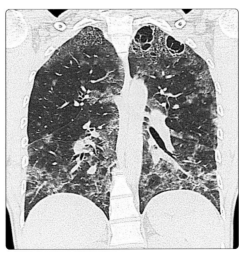

（左）27 岁男性，AIDS 合并肺孢子菌肺炎患者，横轴位 HRCT 显示双侧散在磨玻璃密度影及胸膜下网状影➡。（右）同一患者冠状位 HRCT 显示双肺磨玻璃密度影、左上叶胸膜下囊腔、左下叶实质带。肺孢子菌肺炎通常累及 AIDS 及 CD4 计数<200 个/μl 的患者。

要　点

术语

- 结核(TB)
- 获得性免疫缺陷综合征(AIDS)
- 结核分枝杆菌(MTB)
- MTB:需氧、不动的、非孢子形成的杆菌
- Ghon 病灶(冈氏病灶):肺结核的原发部位
- Ranke 综合征:Ghon 病灶+受累的淋巴结

影像

- 平片
  - 实变,结节和/或肿块±空洞
  - 上叶和/或下叶背段
- CT
  - 小叶中央结节及分支状影(即树芽),最常见
  - 空洞性结节、肿块和/或实变
  - 结核性淋巴结炎

- 中心低密度,周边(边缘)强化
- 人类免疫缺陷病毒(HIV)阳性
  - 淋巴结肿大,累及多组淋巴结
  - 在严重的免疫受损合并 AIDS(CD4<200 个/mm³)的患者表现为实变
- 粟粒性 TB
  - 弥漫性、随机、双侧分布的粟粒大小的结节

主要鉴别诊断

- 非结核分枝杆菌肺疾病
- 支气管肺炎
- 坏死性淋巴结炎
- 肺癌

临床

- 体征及症状:慢性咳嗽、咯血
- 首选治疗:异烟肼、利福平、乙胺丁醇、吡嗪酰胺

(左) 54 岁男性, AIDS (CD4: 327 个/mm³) 合并结核患者,后前位胸片显示右肺上叶实变伴内部空洞➡。注意左上及右中肺野成簇的结节影➡。
(右) 同一患者,横轴位 HRCT 显示右肺上叶实变内见空洞➡、小叶性实变➡及树芽征➡。树芽征是活动性肺结核最常见的 CT 征象。

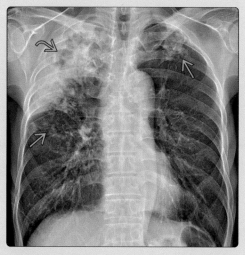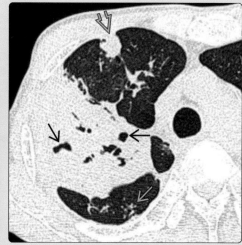

(左) 同一患者横轴位 HRCT 显示右肺上叶实变➡伴邻近的树芽征➡。AIDS 且免疫系统相对保持的患者通常会出现上叶空洞性病变,类似于免疫力健全的患者。
(右) 56 岁女性,结核性支气管肺炎患者,横轴位 HRCT 显示左上叶不均匀的结节状实变、中等大小的气道内分支管状病灶➡及树芽征➡。

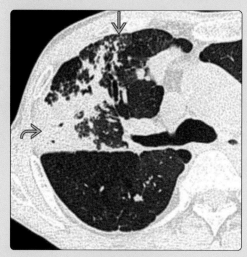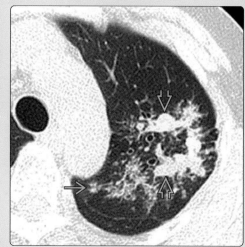

术语

缩略词

- 结核(TB)
- 结核分枝杆菌(MTB)

定义

- MTB:通过包含微生物的液滴在人与人之间经空气传播的感染
- 肉芽肿:由淋巴细胞包围的上皮样组织细胞,包括朗汉斯巨细胞
- Ghon 病灶(冈氏病灶):肺结核的原发部位
- Ranke 综合征:Ghon 病灶+受累淋巴结

影像

平片表现

- 肺 TB
  - 实变,结节和/或肿块±空洞
  - 上叶和/或下叶背段
  - 在高度免疫受损合并 TB 淋巴结炎的患者中常出现段或亚段实变
- TB 淋巴结炎
  - 纵隔和/或肺门淋巴结肿大
  - 可类似恶性肿瘤
- 粟粒性 TB
  - 粟粒大小(<3mm)微结节
  - 可表现为散在的模糊影
- 结核瘤
  - 软组织或钙化结节
  - 周围卫星结节(常见)
- 胸膜结核
  - 游离的或包裹的胸腔积液
  - 液气胸提示支气管胸膜瘘

CT 表现

- 肺 TB
  - 小叶中央结节及分支影(即树芽征)(最常见)
    - CT 银河系征指结节被小的卫星结节包围
  - 空洞性结节、肿块和/或实变
    - 空洞(20%~45%)
  - 小叶实变
    - 局灶或片状不均匀实变
    - 部位:上叶尖段、后段及下叶背段
  - 支气管壁增厚
  - 边缘模糊的结节和线影(25%)
  - 结核瘤(局灶性结节/肿块)(5%)
- TB 淋巴结炎
  - 中心低密度伴外周(边缘)强化
  - 单侧肺门和/或气管旁淋巴结肿大为典型表现
- 人类免疫缺陷病毒(HIV)阳性
  - 淋巴结肿大,累及多组淋巴结
  - 严重的免疫受损者[获得性免疫缺陷综合征(AIDS)CD4<200 个/mm^3]可见实变
  - 广泛的肺实质、胸外淋巴结及胸外脏器受累

- 粟粒性肺结核
  - 弥漫、随机、双侧分布的粟粒大小结节
    - 无数的 1~3mm 微结节
  - 占原发 TB 的 2%~6%;常见于结核复燃
  - 小叶间隔增厚及小叶内线影(常见)
  - 弥漫或局灶磨玻璃影
- 胸膜结核
  - 胸腔积液;可包裹
  - 胸膜增厚、强化、钙化
  - 伴有实质结核(常见)
    - 胸膜下及支气管血管束周围微结节;小叶间隔增厚
    - 可类似恶性肿瘤
    - 矛盾反应:治疗开始有效后,肺结节增大
  - 胸腔积液与受累的肺同侧
  - 支气管胸膜瘘
    - 液气胸;可以很有张力
  - 自溃性脓胸
    - 液体和软组织从胸膜腔延伸到胸壁软组织±皮肤瘘管

核医学表现

- PET/CT
  - 结核累及软组织,表现为典型的 FDG 高摄取

鉴别诊断

非结核分枝杆菌肺疾病

- 鸟-胞内分枝杆菌复合菌组(MAC),堪萨斯分枝杆菌及其他
- 典型的或空洞性病变,在影像上与空洞性肺结核无法鉴别
  - 证实为其他疾病之前,推定诊断为结核
  - 需要痰培养和/或其他实验室检查

支气管肺炎

- 小叶中央微结节和/或树芽影
- 上叶或下叶背段受累且伴有空洞,支持结核

坏死性淋巴结增大

- 中心坏死及边缘强化
  - 其他感染:真菌感染
  - 转移性淋巴结增大:肺癌、头颈鳞状细胞癌

粟粒性微结节

- 粟粒性真菌感染
- 粟粒性转移
  - 甲状腺乳头状癌
- 经支气管活检可产生特定的诊断结果

肺癌

- 可形成空洞(如鳞状细胞癌)
- 树芽影,不是典型表现

结节病

- 可出现 CT 银河系征
- 更广泛及对称的纵隔和双肺门淋巴结肿大
- 空洞性结节罕见
- 需要活检,以与结核进行鉴别

病理

总体特征

- 小叶中央微结节和树芽影:干酪样坏死和肉芽肿性炎充填/包绕终末/呼吸性细支气管和肺泡管
- 小叶性或段性实变:肺泡腔内纤维性渗出间包含微脓肿的肉芽肿性结节和周围的上皮样组织细胞
- 空洞:小叶中央空洞可以进行性融合形成更大的空洞
  - 空洞壁:干酪样坏死、上皮样细胞伴多核巨细胞、肉芽组织及纤维包膜
- 粟粒样结节:黄白色,包含干酪样坏死;位于肺泡壁、小叶间隔及胸膜下肺组织
- 结核瘤:边缘清晰的结节性实质结核
  - 中心:干酪样坏死
  - 周边:上皮样组织细胞及多核巨细胞伴程度不等的胶原蛋白

大体病理及外科特征

- 空洞性病变
  - 实质肺结核与气道相通,继而引流坏死物质排出
- 结核性淋巴结炎
  - 肉芽肿性炎及淋巴结肿大

微生物学

- MTB:分枝杆菌科家族的专属病原,结核病的病原体
- 高度需氧,需要较高的氧气水平
- 抗酸染色

临床

临床表现

- 最常见的体征/症状
  - 慢性咳嗽(>3 周)
  - 胸痛
  - 咯血
  - 乏力及体重减轻
  - 发热、寒战、盗汗
- 临床资料
  - 原发性与继发性结核,旧概念已过时
    - 健康个体发展为继发性结核(即空洞性病变),即使以前从未感染过
    - 免疫受损患者发展为原发结核[即实变和/或淋巴结肿大],即使以前感染过
- 聚合酶链反应(PCR)
  - 敏感性和特异性:74%~85%和88%~93%
  - 痰涂片阴性患者:敏感度53%~73%
- 潜伏性结核
  - 应对结核高风险个体进行筛查
  - 纯化蛋白衍生物(PPD)或 γ 干扰素释放试验
  (IGRA)阳性
  - 阳性病例:异烟肼 6 个月
- 痰涂片及培养
  - 检测抗药性
  - 痰涂片或支气管肺泡灌洗(BAL)的抗酸杆菌可表现为 NTM;通过培养明确诊断
- 影像
  - 胸片可供选择
    - 阴性预测值高

人口统计学

- 流行病学
  - 全球流行;在东南亚、西太平洋亚洲与非洲:分别有 58%和 28%的新病例
  - 在 2014 年
    - 960 万新发病例
      □ 120 万(12%)感染的患者有 AIDS
    - 150 万人死亡
    - 3.3%新发结核患者为多重耐药结核

自然病程和预后

- 痰涂片阳性未经治疗的结核死亡率约 70%
- 培养阳性,涂片阴性未经治疗的结核死亡率约 20%
- HIV 阳性未经治疗的结核迅速致命(平均生存期 <6 个月)

治疗

- 治疗原则
  - 基于敏感性的多药;首选治疗方法:异烟肼、利福平、乙胺丁醇及吡嗪酰胺

预后

- 治疗成功率约 80%
- 死亡高危因素
  - HIV 感染
  - 痰涂片阳性结核
  - 多重耐药结核
  - 既往结核史

诊断备忘

考虑

- 对上叶伴空洞的肺炎进行积极评价,因为它可能提示活动性结核
  - 如果有可疑的上叶空洞性病变,CT 可以帮助确认
  - 对上肺空洞性病变的患者进行隔离,直到结核被排除

部分参考文献

1. Rozenshtein A et al: Radiographic appearance of pulmonary tuberculosis: dogma disproved. AJR Am J Roentgenol. 204(5):974-8, 2015
2. Ko JM et al: Pulmonary changes of pleural TB: up-to-date CT imaging. Chest. 146(6):1604-11, 2014
3. Lee JY et al: Pulmonary tuberculosis: CT and pathologic correlation. J Comput Assist Tomogr. 24(5):691-8, 2000

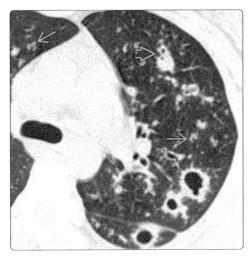

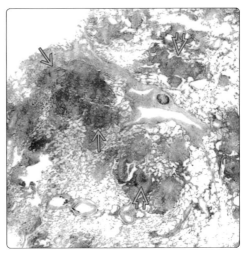

(左) 16 岁女孩, 耐药性空洞性肺结核患者, 横轴位平扫 CT 显示多发空洞性结节和树芽影➡。注意在小叶性结节状实变周边的早期空洞➡。(右) 同一患者标本的低倍显微镜 (HE 染色) 显示沿细支气管➡及细支气管周围肺泡壁➡的肉芽肿, 对应 CT 上的树芽影。

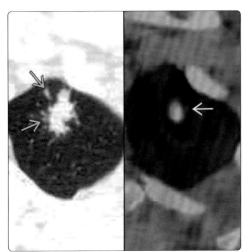

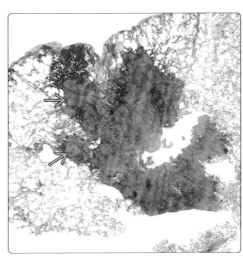

(左) 肺结核患者, 横轴位 HRCT (左) 与横轴位 FDG PET/CT (右) 组合图像显示左上叶 FDG 高代谢结节➡周围可见卫星灶➡。结核在影像上可以类似肺癌。卫星灶出现常见于结核。(右) 同一患者标本低倍显微镜 (HE 染色) 显示融合的肉芽肿, 中央干酪样坏死➡。

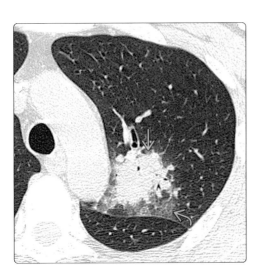

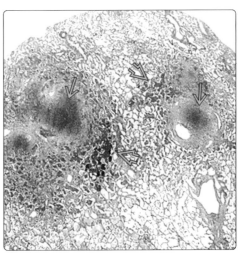

(左) 37 岁男性, 急性髓性白血病并结核患者, 横轴位 HRCT 显示左上叶肿块样实变➡伴周围磨玻璃影➡, 这种影像表现常见于免疫抑制伴结核患者。(右) 同一患者标本的低倍显微镜 (HE 染色) 显示内部干酪样坏死的肉芽肿➡, 以及纤维素性渗出➡散布在肉芽肿之间。

（左）27 岁男性，粟粒性肺结核患者，横轴位 HRCR 显示随机的粟粒性结节及磨玻璃影。粟粒性结核更常见于结核复燃。没有适当的治疗病死率为 100%。（右）同一患者，横轴位 HRCT 显示广泛的磨玻璃影，使粟粒性结节变得模糊。粟粒性结节是在没有分离出微生物的情况下进行经验性治疗的一个标志，因为这样能够提高生存率。

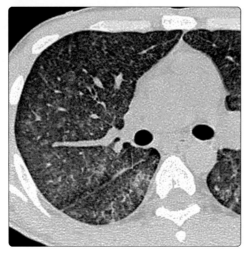
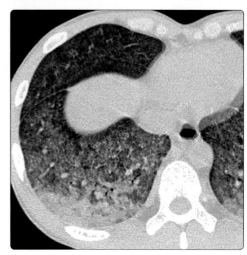

（左）同一患者低倍显微镜（HE 染色）显示沿着支气管血管束➡、肺泡壁▱以及胸膜下间质➡随机分布的肉芽肿。（右）肺结核病变的大体标本示病灶内干酪样坏死，与显微镜下所见坏死一致。

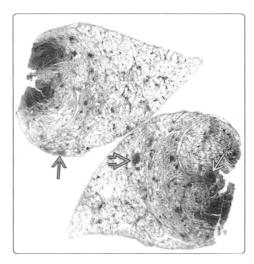
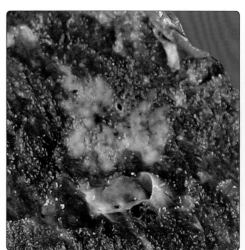

（左）22 岁女性，结核性淋巴结炎患者，增强 CT 的组合图像显示肿大的纵隔淋巴结▱伴边缘强化和坏死所致中央低密度。（右）同一患者，纵隔镜活检标本高倍显微镜显示增大的淋巴结被肉芽肿性炎及干酪样坏死区➡代替。

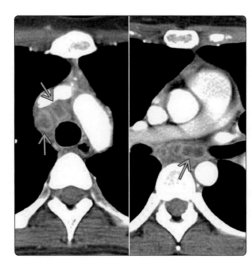
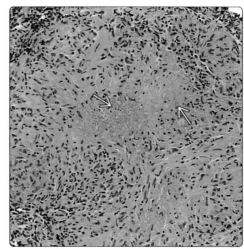

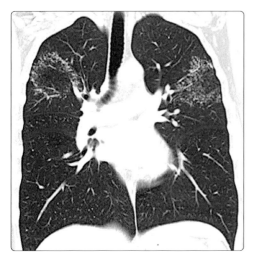

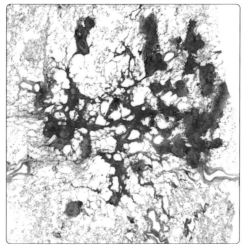

（左）结核患者，冠状位增强 CT 显示双肺微结节，表现为 CT 银河系征，是指多发的小结节围绕较大的结节。尽管在这一病例中没有较大的中心结节，成簇多发的微结节提示结核的诊断。（右）同一患者低倍显微镜（HE 染色）显示小的、成簇的、干酪性的肺肉芽肿，与 CT 银河系征相一致。

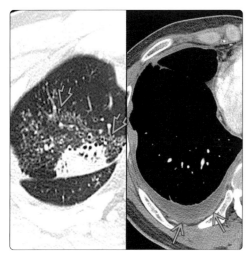

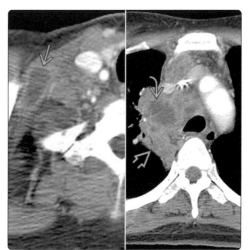

（左）年轻男性，肺结核患者，横轴位增强 CT 肺窗（左）和软组织窗（右）组合图像显示右上叶实变被树芽影⇨包绕。注意同侧的胸腔积液及胸膜增厚，壁层胸膜⇨强化。（右）29 岁女性，AIDS（CD4 计数 142 个／mm³）并发肺结核患者，横轴位增强 CT 组合图像显示坏死的锁骨上淋巴结⇨，以及纵隔淋巴结肿大⇨累及邻近的右肺⇨。

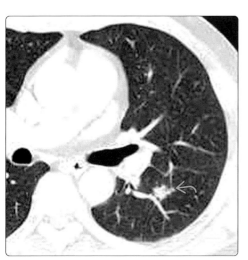

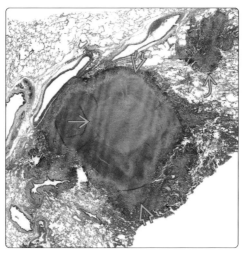

（左）53 岁男性，肺结核患者，横轴位平扫 CT 显示结核瘤表现为不规则软组织结节⇨。结核瘤在形态学上和 PET/CT FDG 高摄取均与原发性肺癌相似。（右）同一患者标本低倍显微镜（HE 染色）显示结核瘤中心坏死⇨，周围肉芽肿性炎，以及数量不等的胶原蛋白⇨。注意卫星灶干酪性肉芽肿⇨。

要　点

术语

- 非结核分枝杆菌(NTM)
- 非结核分枝杆菌感染(NTMB)
- NTM肺感染:惰性或缓慢进展的疾病

影像

- 支气管扩张型:中叶/舌段支气管扩张伴细胞性细支气管炎
- 纤维空洞型:上叶空洞性病变伴胸膜增厚
- 热浴肺:弥漫的小叶中央磨玻璃微结节
- 免疫受损患者
  - 实变、结节或肿块
  - 纵隔/肺门淋巴结肿大
- 孤立性结节或肿块
  - 类似肺癌;可以出现毛刺
- NTMB病灶在PET/CT上为FDG高摄取

主要鉴别诊断

- 结核
- 弥漫性误吸性细支气管炎
- 过敏性肺炎
- 肺癌

病理

- 肉芽肿性炎、坏死及纤维化

临床

- 症状:咳嗽、咳痰、乏力

诊断备忘

- 老年女性,影像表现为中叶/舌段支气管扩张及细胞性细支气管炎,应考虑NTMB
- 纤维空洞性NTMB可与结核表现相似
- 在CD4计数非常低及淋巴结肿大的患者,要考虑播散性NTMB
- 诊断:满足临床和微生物学的标准

(左)72岁女性,支气管扩张性非结核分枝杆菌感染,后前位胸片显示中叶和舌段不均匀异常密度影⊇,使心缘模糊。
(右)同一患者横轴位平扫CT显示广泛的支气管扩张以及中叶和舌段的体积减小⊇。注意双下叶多发的细胞性细支气管炎和支气管扩张⊇较轻。这些是支气管扩张型非结核分枝杆菌感染的经典影像表现。

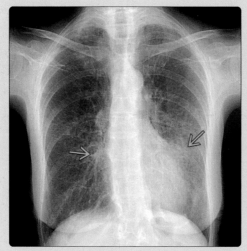
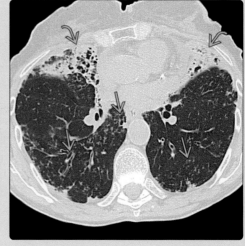

(左)支气管扩张型非结核分枝杆菌感染患者,中叶切除标本低倍显微镜(HE染色)显示数个扩张的支气管⊇,内含管腔内渗出及黏膜肉芽肿⊇。(右)同一标本的低倍显微镜(HE染色)显示与CT所见小结节及分支样结节一致,代表与细支气管⊇相邻的肉芽肿⊇。注意邻近的支气管扩张⊇。

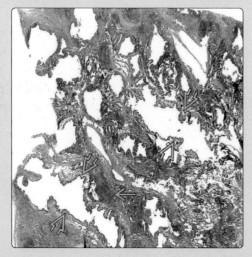
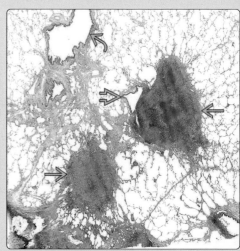

非结核分枝杆菌感染

术语

缩略词

- 非结核分枝杆菌(NTM)
- 非结核分枝杆菌感染(NTMB)
- 鸟复合分枝杆菌(MAC)

同义词

- 除结核外的分枝杆菌(MOTT)
- 温夫人综合征
  - 结节性支气管扩张型 NTMB 的最初描述

定义

- NTM 肺感染
  - 别名:环境分枝杆菌、不典型分枝杆菌或 MOTT
  - 无人与人的传播(不需要隔离受感染的患者)
  - 从环境来源获得(供水水管或污染的土壤)
  - 惰性或缓慢进展的疾病

影像

总体特征

- 最佳诊断线索
  - 支气管扩张型:中叶/舌段支气管扩张及细胞性细支气管炎
  - 纤维空洞型:上叶空洞性病变及胸膜增厚
  - 热浴肺:弥漫的小叶中央磨玻璃微结节

平片表现

- 纤维空洞型:
  - 上叶薄壁空洞性病变
  - 肺尖胸膜增厚
- 支气管扩张型
  - 中叶及舌段网状影或不均匀阴影
  - 中叶及舌段体积减小并支气管扩张
- 孤立性结节/肿块(可类似肺癌)
- 免疫受损宿主
  - 实变、结节或肿块
  - 纵隔/肺门淋巴结肿大

CT 表现

- 纤维空洞型
  - 上叶空洞伴体积减小及顶部胸膜增厚
    - 典型的薄壁空洞;轻度壁增厚和空洞壁结节也有描述
  - 辅助表现
    - 肺气肿(常见)
    - 间质性肺病
- 支气管扩张型
  - 经典为中叶和舌段受累,但可累及任何肺叶
  - 支气管扩张、支气管壁增厚、黏液栓
  - 小叶中央微结节(通常为树芽样结节)
- 纤维空洞和支气管扩张混合型常见
- 热浴肺
  - 过敏性肺炎(1 型)
    - 小叶中央磨玻璃微结节
    - 马赛克密度及空气潴留
- 孤立性结节或肿块
  - 与肺癌相似,可出现毛刺样边缘
- 免疫受损患者
  - 实变、结节或肿块
  - 淋巴结肿大伴中心低密度

核医学表现

- PET/CT
  - NTMB 病灶通常为 FDG 高摄取
  - 孤立性结节/肿块形态学上可与肺癌相似,并表现为 FDG 高摄取

鉴别诊断

结核

- 与继发性结核(TB)难以鉴别:上叶空洞及树芽影
- 系列影像:NTMB 在几个月到几年的时间里进展,结核则在几周到几个月的时间里进展

弥漫性误吸性细支气管炎

- 可与支气管扩张型 NTMB 难以鉴别
- 误吸的危险因素:贲门失迟缓症、食管梗阻、食管运动功能障碍、束带手术、胃食管反流、神经系统状态(如痴呆)等

过敏性肺炎

- 热浴肺:HP 的特殊类型,与 HP(1 型)的其他类型难以鉴别

肺癌

- 在 CT 和/或 PET/CT 上表现为孤立性结节或肿块时,可在形态学上与 NTMB 难以鉴别

病理

镜下特征

- 总体特征
  - 与 TB 相似:不同程度的肉芽肿性炎、坏死及纤维化
  - 纤维空洞型:上叶大的坏死性空洞伴肺尖胸膜增厚
  - 支气管扩张型:小叶中央结节、分支状结节样病灶、细支气管扩张、细支气管壁增厚、中等气道黏液栓
- CT/组织病理学相关性
  - 空洞壁:干酪样坏死、上皮细胞、多核巨细胞、肉芽组织、纤维包膜
  - 支气管扩张型:小叶中央小结节±树芽影(终末或呼吸性细支气管的肉芽肿及干酪样坏死)
  - 直径>10mm 的结节及小叶实变:中心干酪性肉芽肿,边缘非特异性炎症及淋巴细胞渗出取代正常肺泡

临床

临床表现

- 最常见的体征/症状
  - 咳嗽、咳痰、乏力
  - 既存的肺部疾病（如慢性阻塞性肺病、囊性纤维化、支气管扩张、尘肺、肺纤维化、陈旧结核）
  - 热浴肺：呼吸困难、咳嗽、发热
  - 免疫受损患者
    - 人类免疫缺陷病毒（HIV）感染：发热、体重减轻、腹痛、腹泻、淋巴结肿大、肝脾肿大
    - 非 HIV 感染：发热、体重减轻、全身乏力
- 临床资料
  - 支气管扩张型：60~70 岁白人女性
    - 温夫人综合征
      □ 受感染的患者可能会主动抑制咳嗽，导致分泌物引流不良和 NTM 植入
  - 纤维空洞型：既存的肺疾病（如肺气肿及肺纤维化）
  - 热浴肺：MAC 可在热水系统内生长（如室内水池、室内热水浴缸）
    - 被猜想为对 MAC 的过敏性肺炎；但是 MAC 可从支气管肺泡灌洗液培养中被确认
  - 免疫受损宿主
    - HIV 感染
      □ CD4<200 个/mm³
      □ 播散性 NTMB 伴极低的 CD4（<50 个/μl，200 个/mm³）
    - 非 HIV 感染
      □ 化疗、实质脏器移植、长期糖皮质激素治疗、白血病/淋巴瘤

人口统计学

- 流行病学
  - 世界范围流行，缓慢增加
    - 在美国和加拿大多于结核
    - 在美国，从 1994—1996 年到 2004—2006 年，流行增加
      □ 女性，（4.5~7.5）/10 万；男性，（3.5~4.9）/10 万
    - 在加拿大，1995—2003 年，总患病率（3.2~4.6）/10 万

诊断

- NTMB 诊断的临床及微生物标准
  - 临床标准包括影像特征
- 美国胸科协会及传染病学会诊断标准
  - 临床标准（两者皆需要）
    - 肺部症状，胸片见结节或空洞或 CT/HRCT 见多发支气管扩张和小结节
    - 排除其他诊断
  - 微生物学标准
    - 2 个单独样本痰培养阳性（+），或
    - 至少 1 次支气管冲洗或灌洗培养阳性（+），

或
  - 经支气管或肺活检见肉芽肿性炎或抗酸杆菌（AFB），和 NTM 培养阳性，或活检见肉芽肿性炎或 AFB，和痰或支气管刷洗 NTM 培养 1 次或多次阳性
- 诊断热浴肺需经支气管肺活检
- 获得性免疫缺陷综合征（AIDS）患者的 NTM 需经皮或外科肺活检
- 辅助试验
  - 免疫组化
    - 针对结核分枝杆菌和其他分枝杆菌属的多克隆抗体（鸟型胞内分枝杆菌，草分枝杆菌，副偶发分枝杆菌）
    - 免疫活性杆菌的检测，尤其是在抗酸染色阴性的患者
  - 聚合酶链反应（PCR）
    - 扩增难溶物突变系统 PCR 和实时 PCR 方法快速检测单核苷酸多态性
    - 辨识胞内分枝杆菌和鸟型分枝杆菌，鉴别对克拉霉素耐药的 NTM 微生物

自然病程和预后

- 放射学进展±治疗在 50%MAC 肺部感染的患者
- 最初的 CT 就可见空洞或实变的患者更有可能进展并需要治疗
- 当复查 CT 显示病变进展时，要考虑抗生素治疗
- 预后
  - 根据对抗生素治疗的反应而不同
  - MAC 感染：胞内分枝杆菌感染较严重；低体重指数，更常见呼吸道症状和纤维空洞性病变，更高的痰检阳性率，CT 更广泛的病变，较鸟型分枝杆菌的预后更差

治疗

- MAC
  - 纤维空洞型：克拉霉素或阿奇霉素、乙胺丁醇、利福平和/或链霉素或阿米卡星
  - 支气管扩张型：克拉霉素或阿奇霉素、乙胺丁醇及利福平联合用药
- 脓肿分枝杆菌：治疗困难

诊断备忘

考虑

- 老年女性，影像学表现为中叶及舌段支气管扩张及细胞性细支气管炎，应考虑 NTMB

部分参考文献

1. Henkle E et al: Nontuberculous mycobacteria infections in immunosuppressed hosts. Clin Chest Med. 36(1):91-9, 2015
2. Lee G et al: Serial CT findings of nodular bronchiectatic Mycobacterium avium complex pulmonary disease with antibiotic treatment. AJR Am J Roentgenol. 201(4):764-72, 2013
3. Griffith DE et al: An official ATS/IDSA statement: diagnosis, treatment, and prevention of nontuberculous mycobacterial diseases. Am J Respir Crit Care Med. 2007 Feb 15;175(4):367-416. Review. Erratum in: Am J Respir Crit Care Med. 175(7):744-5, 2007
4. Martinez S et al: The many faces of pulmonary nontuberculous mycobacterial infection. AJR Am J Roentgenol. 189(1):177-86, 2007

非结核分枝杆菌感染

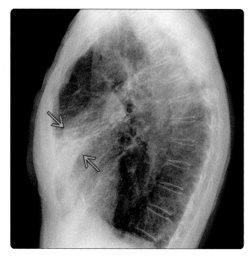 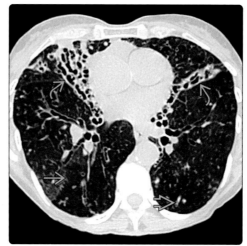

（左）56 岁女性，支气管扩张型非结核分枝杆菌感染患者，侧位胸片显示不均匀的网状影以及中叶和舌段体积缩小➡。（右）同一患者横轴位平扫 CT 显示广泛的支气管扩张及中叶和舌段体积缩小➡、多发细胞性细支气管炎、黏液栓➡，以及马赛克密度➡。支气管扩张型非结核分枝杆菌感染典型者累及老年白人女性。

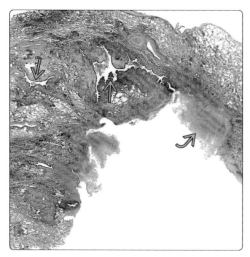 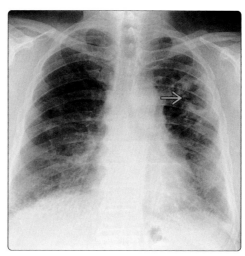

（左）支气管扩张型非结核分枝杆菌感染标本低倍显微镜（HE 染色）显示支气管扩张➡及坏死性气道壁结节➡。（右）特发性肺纤维化并纤维空洞型非结核分枝杆菌感染患者，后前位胸片显示肺底为著的网状影及左肺上叶空洞➡。纤维空洞型倾向于发生在有既存肺疾病的患者，如肺气肿、肺纤维化。

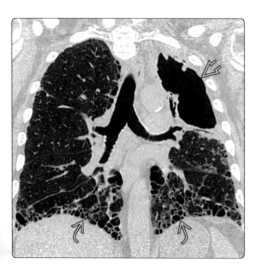 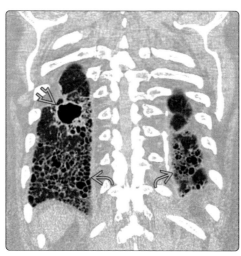

（左）同一患者冠状位平扫 CT 显示下叶蜂窝影➡（来自肺纤维化），以及左肺上叶大的空洞➡。纤维空洞型非结核分枝杆菌感染通常见于肺气肿。（右）同一患者冠状位平扫 CT 显示双肺下叶蜂窝➡（来自肺纤维化），以及右肺下叶小空洞➡。小空洞在胸片上可很难辨认，可能由于是同时存在的肺疾病。

(左) 37 岁男性,支气管扩张型和纤维空洞型混合型非结核分枝杆菌感染患者,后前位胸片显示双肺广泛的以上叶为著的不均匀密度影及结节影。(右) 同一患者横轴位增强 CT(左)和横轴位 MIP 重建(右)的组合图像显示右肺下叶空洞性病变➡以及广泛的右肺上叶细胞性细支气管炎(即小叶中央结节)➡。支气管扩张型及空洞型非结核分枝杆菌感染可在同一患者同时存在。

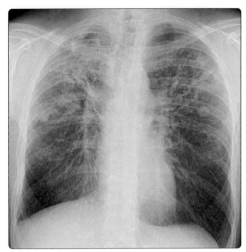
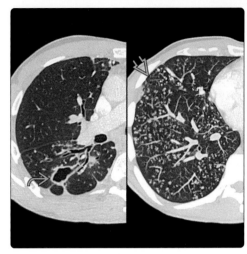

(左) 非结核分枝杆菌感染大体标本显示右肺上叶边缘空洞性病变➡,黄褐色、不规则形状。(右) 空洞型非结核分枝杆菌感染标本低倍显微镜(HE 染色)显示多发坏死性空洞性肉芽肿➡与大的支气管➡相邻,周围可见肉芽肿性支气管肺炎。

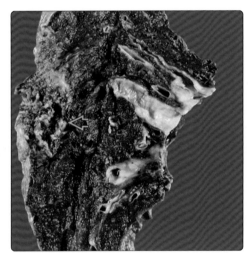
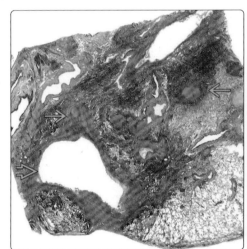

(左) 53 岁男性,肺气肿合并非结核分枝杆菌感染患者,后前位胸片显示右肺多发不均匀密度影及右肺尖空洞性病变➡。(右) 同一患者横轴位增强 CT 显示上叶小叶中央肺气肿以及右肺上叶厚壁空洞➡。这种疾病的空洞型通常累及有既存肺疾病的患者,包括肺气肿、间质性肺疾病、囊性纤维化。

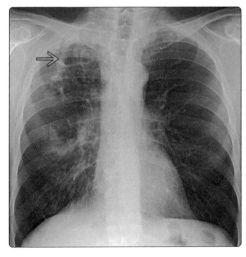
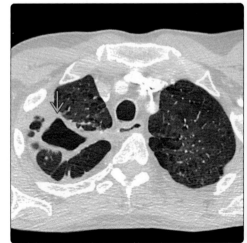

非结核分枝杆菌感染

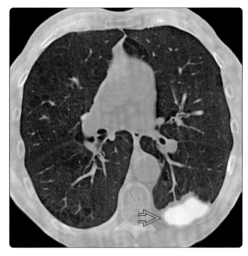

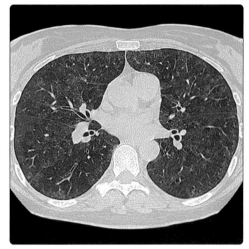

（左）肿块样非结核分枝杆菌感染患者，横轴位FDG PET/CT融合图像显示左下叶肿块➡呈FDG高摄取。非结核分枝杆菌感染可以表现为孤立性肺结节或肿块，在胸片、CT和PET/CT上与肺癌相似。（右）热浴肺患者，横轴位HRCT显示双肺弥漫磨玻璃影、微结节以及马赛克密度。这是1型过敏性肺炎常见的影像表现形式。

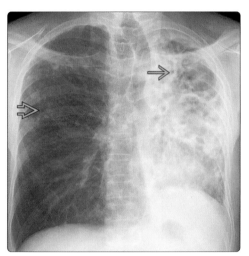

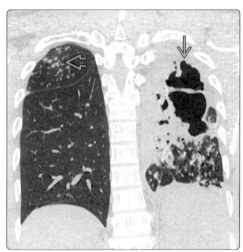

（左）37岁，人类免疫缺陷病毒（HIV）合并非结核分枝杆菌感染患者，后前位胸片显示左肺广泛不均匀实变，内见空洞➡及右肺上叶微小结节➡。（右）同一患者冠状位平扫CT显示右肺上叶簇状的微结节➡以及左肺广泛的空洞➡。空洞的形成提示宿主免疫力的部分存留。

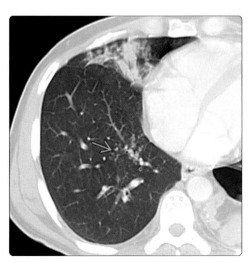

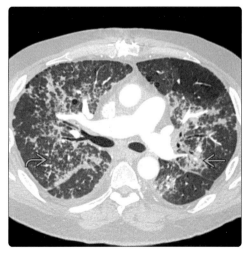

（左）32岁男性，人类免疫缺陷病毒（HIV）合并非结核分枝杆菌感染患者，横轴位增强CT显示中叶实变及右肺下叶微结节➡，符合感染性细支气管炎。（右）一名原位心脏移植和非结核分枝杆菌感染史的患者，横轴位增强CT显示双肺实变➡和周围微结节➡。免疫抑制患者通常会出现弥漫性和严重的肺部感染。

（翻译：邢宁，审校：聂永康）

第六章
肺尘埃沉着症

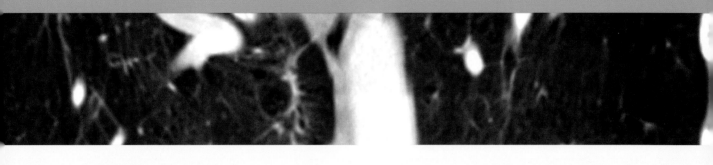

简介

肺尘埃沉着症是指因职业性接触而吸入粉尘所致的肺疾病(典型者为限制性生理学),根据吸入粉尘的不同来命名,包括石棉肺、煤工肺尘埃沉着症、矽肺、铍肺及铁尘肺,分别因为吸入了石棉、煤/炭、硅、铍、铁等。各种粉尘或颗粒的形态、大小、溶解度不同,肺组织所产生的反应也不同,因此形成了不同的临床和影像表现。不是所有的肺尘埃沉着症都由吸入粉尘所致,例如,吸入调味品中的化学物质,如制造人造黄油调味品时吸入二乙酰,可形成爆米花工人肺病,特征为缩窄性细支气管炎。美国国家职业安全与健康研究院(NIOSH)组建了疾病控制中心分部,主要承担研究工作,以减少职业相关疾病,提高工作场所安全性。NIOSH 负责限定短期或长期接触各种有害物质的上限水平,以及制定工作场所保护呼吸系统安全的标准。尽管研究工作和细致监测继续进行,但每年仍有近 2 600 人死于肺尘埃沉着症相关的疾病。

肺尘埃沉着症患者通常表现为咳嗽(±痰液产生)、胸闷、气短,且活动后加重。遇到此类非特异性症状,诊断只能依靠详细询问接触史来确定具体吸入的是哪一种粉尘颗粒,以及职业接触史的持续时间和停止接触的时间等。了解致病因素的潜伏期也很重要,潜伏期是指从接触开始到发生临床症状的时间。放射科医生在观片时可能无法获取患者的职业接触史信息,因此他们必须认识提示肺尘埃沉着症的特征性影像表现,从而推断出接触史,并推荐适合的临床和影像评估建议。

发病机制

吸入颗粒物类型不同,肺组织的反应也不同,例如,煤炭粉尘相对偏惰性(非致纤维化性),需要大量吸入才会出现临床症状。反之,石棉和硅是致纤维化的粉尘,少量接触即可导致肺疾病。大量吸入的颗粒滞留在大气道,并被黏膜纤毛运动排出。但到达外周气道的颗粒与肺泡的巨噬细胞相互作用,有害物质被吞噬、运输,继而形成的病变和病理过程包括:粉尘斑(充填粉尘的巨噬细胞位于呼吸性细支气管和肺泡管)、矿物粉尘气道病变(粉尘斑介导的纤维化)、粉尘的淋巴管清除(淋巴管周围分布的充满粉尘的巨噬细胞)、结节形成、间质纤维化(广泛的结构破坏)、进行性块样纤维化(纤维化区>1cm)。认识与此过程相关的影像表现有助于放射科医生提供适当的鉴别诊断,并对某些病例作出诊断。

肺尘埃沉着症的影像

平片

肺尘埃沉着症的平片国际分类是 1949 年国际劳工组织(ILO)建立的,旨在为肺尘埃沉着症相关的平片异常提供描述和记录的标准。病变的表现、分类、严重程度基于一整套的标准胸片。B 阅读者是熟练应用 ILO 胸片分类法评估肺尘埃沉着症患者的医生,他们通过了 B 阅读者考试并获得证书。B 鉴定者服务于国家肺尘埃沉着症研究计划,致力于流行病学研究、监督、随诊监测等项目。大约有 270 名 B 阅读者。

大多数放射科医生,包括大多数胸部放射科医生并非 B 阅读者,因此我们必须学习认识最常见肺尘埃沉着症,包括石棉肺、矽肺、煤工肺尘埃沉着症及铍肺等的特征性影像学异常,石棉相关胸膜疾病以及单纯和复杂矽肺、煤工肺尘埃沉着症的平片表现。

CT/HRCT 表现

尽管在美国联邦监督计划工作的专家 B 阅读者们采用胸片评估,毫无疑问的是,CT,特别是 HRCT 才是可显示肺尘埃沉着症患者影像异常的最敏感且无创工具。CT 和 HRCT 可发现和显示早期的小叶中央病变及致纤维化粉尘导致的胸膜下纤维化特征。俯卧位扫描对于鉴别生理性重力依赖的肺不张与早期间质纤维化非常重要。另外,CT 还可以区分特定类型的肺尘埃沉着症,例如,双肺多灶性不连续的胸膜结节样增厚、钙化,横膈中央肌腱区的胸膜斑块样钙化是胸膜斑(石棉相关胸膜疾病)的特征,是职业暴露石棉的影像。同样,怀疑矽肺患者 CT 显示典型的上肺分布为著的淋巴管周围结节和胸腔内淋巴结蛋壳样钙化,这些征象支持矽肺诊断。

CT 对于肺尘埃沉着症的特定合并症极具诊断价值。有石棉接触史的吸烟患者发现明显的或逐渐长大的肺结节,应高度怀疑原发肺癌。矽肺患者出现空洞性病变和细胞性细支气管炎提示应马上评估活动性结核或矽肺结核。认识矽肺的影像学特征表现,结合相关临床表现和接触史有助于放射科医生评估和管理此类患者。

部分参考文献

1. Akira M: Imaging of occupational and environmental lung diseases. Clin Chest Med. 29(1):117-31, vi, 2008
2. Travis WD et al: Occupational lung diseases and pneumoconioses. In: Atlas of Nontumor Pathology. Non-Neoplastic Disorders of the Lower Respiratory Tract. 1st ed. Washington DC:American Registry of Pathology. 793-856., 2002

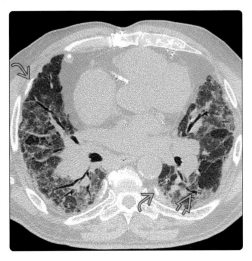

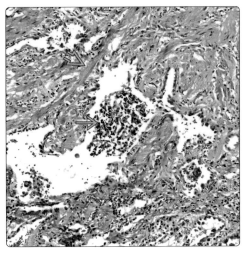

（左）造船厂工人，慢性呼吸困难，横轴位 HRCT 显示肺基底部为著的磨玻璃密度影和网状影，以及牵拉性支气管扩张 ➡️，与纤维化表现一致。胸膜钙化斑块 ➡️ 证实了石棉接触史，支持石棉肺的诊断。（右）中倍视野镜下（HE 染色）显示间质纤维化。位于气腔内 ➡️ 的石棉小体 ➡️，是石棉肺组织学诊断的重要征象。（摘自 DP：Thoracic，第 2 版。）

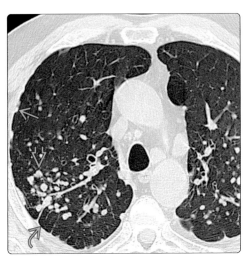

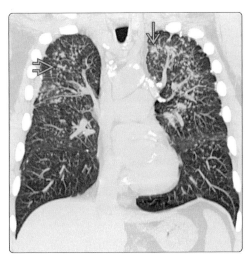

（左）65 岁男性，矽肺患者，横轴位 HRCT 显示簇状分布的小叶中央结节 ➡️、外周小结节及假性胸膜斑 ➡️，以及早期瘢痕旁肺气肿 ➡️。注意肺结节特征性背侧分布。（右）矽肺患者，冠状位平扫 CT 显示上肺分布为著的淋巴管周围微结节 ➡️ 以及融合大结节影 ➡️，代表了进行性块状纤维化的早期影像表现。

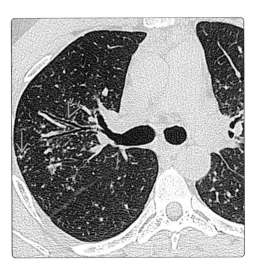

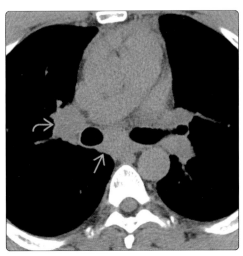

（左）51 岁男性，铍肺并呼吸困难患者，横轴位 HRCT 显示多发淋巴管周围分布微结节，结节沿血管支气管束 ➡️ 和小叶间隔 ➡️ 分布。（右）同一患者横轴位平扫 CT 显示右肺门 ➡️ 和纵隔 ➡️ 淋巴结肿大，是该病的特征性表现。铍肺的影像表现与结节病完全一致，正确诊断应该有铍接触史的支持。

要　点

术语

- 煤工肺尘埃沉着症（CWP）
- 进行性块状纤维化（PMF）
- 矽肺和 CWP：缘于无机矿物质粉尘的吸入

影像

- 平片表现
  - 1~3mm 圆形结节；可钙化
  - 上肺野分布为著
  - PMF：上叶结节融合成肿块
  - 急性矽肺蛋白沉着症：中央肺泡阴影伴有支气管充气征，类似于肺泡蛋白沉着症
- HRCT
  - 淋巴管周围微结节
  - 上叶肿块
  - 肺门/纵隔淋巴结肿大，可钙化（常见蛋壳样钙化）

主要鉴别诊断

- 结节病
- 结核
- 过敏性肺炎
- 肺癌

临床

- 职业：喷砂、采石、采矿、玻璃吹制、制陶
- 单纯型矽肺：无症状
- 复杂型矽肺（PMF）
  - 有症状
  - 死于呼吸衰竭、气胸、结核

诊断备忘

- 遇到任何上肺分布为著的结节状间质性病变的患者，要考虑详细的职业接触史回顾

（左）单纯型矽肺患者，后前位胸片显示双上肺野为著的微结节。（右）同一患者横轴位平扫 CT 显示弥漫性支气管血管束周围为著➡的微结节，部分结节沿叶间裂➡分布。结节位于支气管血管周围及胸膜下，属于淋巴管周围分布。结节病和癌性淋巴管炎也属于此类型分布。

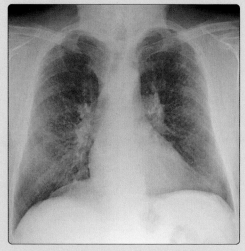
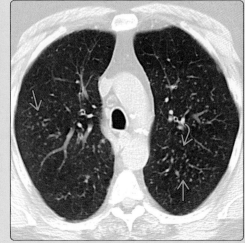

（左）复杂型矽肺（即进行性块状纤维化）患者，后前位胸片显示双上叶支气管血管周围肿块➡，边界不规则。（右）同一患者横轴位 HRCT 显示双肺上叶为著软组织密度肿块，周围可见多发支气管血管周围微结节。肿块由支气管血管周围微结节融合而来，可形成空洞，FDG 摄取增高，与肺癌表现相仿。

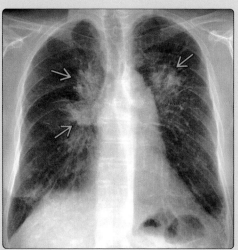
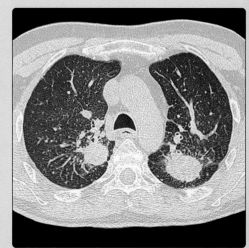

矽肺和煤工肺尘埃沉着症

术语

缩略词
- 煤工肺尘埃沉着症(CWP)

同义词
- 单纯型肺尘埃沉着症、复杂型肺尘埃沉着症、进行性块状纤维化(PMF)、炭末沉着症、煤矽肺

定义
- **矽肺和煤工肺尘埃沉着症**:无机矿物粉尘吸入所致肺疾病
- **单纯型或慢性肺尘埃沉着症**:肺结节<1cm,上肺野分布为著,常合并肺门/纵隔淋巴结肿大
- **复杂性肺尘埃沉着症(PMF)**:结节融合成较大病变,直径>1cm
- **急性矽肺蛋白沉着症**:类似肺泡蛋白沉着症,大量粉尘吸入后数周内形成
- **Caplan 综合征**:CWP+类风湿关节炎+渐进性坏死性结节
- **慢性间质性肺炎**:肺纤维化

影像

总体特征
- 最佳诊断线索
  - 上肺野为著的淋巴管周围分布微结节±PMF
- 部位
  - 球状粉尘主要累及上肺
    - 炭粉尘沉积在呼吸性细支气管
    - 矽粉尘沿着淋巴管沉积,在小叶中央和次级肺小叶的外周带
- 大小
  - 结节直径1~3mm

平片表现
- 粉尘接触后10~20年可见异常表现
- 矽肺和 CWP 相似,但 CWP 的肺病变常较轻
- 肺门和纵隔淋巴结肿大;可钙化(常见蛋壳样钙化)
- **单纯型肺尘埃沉着症**
  - 上叶分布为著的1~3mm结节;可钙化
- **复杂型肺尘埃沉着症(PMF)**
  - 结节直径>1cm
  - 部位
    - 常为双侧
    - 右>左
    - 肺背侧多见
    - 随时间逐渐向肺中央带发展
  - 可呈透镜状(正位胸片宽,侧位胸片窄)
  - PMF 外缘平行于胸壁,边缘锐利;内缘边界模糊
  - 结节总量减少,因结节融合成 PMF
  - 可见无固定形状的钙化灶
  - 可见空洞形成;空洞内可有霉菌球

- PMF 周围瘢痕旁肺气肿:有气胸危险
- 急性矽肺蛋白沉着症
  - 中央带"蝶翼样"肺泡内阴影,伴有支气管充气征
  - 常可见肺门/纵隔淋巴结肿大
  - 数月内快速进展
  - 进展为纤维化,伴严重的肺结构扭曲变形、肺大疱、气胸
- Caplan 综合征:类风湿关节炎合并肺尘埃沉着症
  - 多个大结节/肿块,直径<5cm(可见空洞形成或钙化)
  - 结节位于外周带和胸膜下
  - 空洞可导致气胸
  - 结节可快速进展或消失
  - 结节增大速度比矽肺 PMF 快
  - 类风湿关节炎骨骼改变:肱骨或锁骨骨质破坏;肺部异常可先于骨骼病变

CT 表现
- HRCT
  - 较胸片敏感
  - 淋巴管周围分布的微结节或结节<7mm
    - 上叶背侧更多,右侧>左侧
    - 矽肺结节较 CWP 结节边界更清楚
    - 可有钙化
    - 聚积的胸膜下结节可表现为假性胸膜斑
  - 小叶内线及小叶间隔增厚少见
  - 肿块(由微结节融合成 PMF 形成)
    - 呈不规则椭圆形,肿块周围合并肺气肿
    - >4cm,由于中央坏死可见特征性低密度区
  - 肺门和纵隔淋巴结肿大;可钙化(5%为蛋壳样钙化)
  - 慢性间质性肺炎(12%)
    - 蜂窝影及牵拉性支气管扩张
      - 寻常性间质性肺炎(UIP)表现或不符合 UIP 表现
      - 网状和/或蜂窝影可位于胸膜下或支气管血管束周围
      - 磨玻璃密度影

核医学表现
- PET/CT
  - PMF 可表现为 FDG 摄取增高,类似于肺癌

成像推荐
- 最佳成像工具
  - HRCT 对发现肺病变、发现/评估 PMF 较胸片更敏感

鉴别诊断

结节病
- 无职业接触史,PMF 少见
- 簇状分布的结节(银河系征)

结核

- 小叶中央结节或粟粒状结节;不融合成肿块

肺朗格汉斯细胞组织细胞增生症

- 胸膜下结节少见,无 PMF
- 囊腔影,形态常不规则,不见于尘肺

过敏性肺炎

- 小叶中央磨玻璃密度结节;无 PMF;主要累及中肺野
- HRCT 常见空气潴留,肺尘埃沉着症患者少见

肺癌

- 与 PMF 鉴别困难;可见空洞形成,PET/CT FDG 摄取增高
- 常需影像随诊或组织活检

病理

总体特征

- 病因
  - 吸入硅尘、二氧化硅(SiO_2)或煤尘;粉尘沉积在呼吸性细支气管;被巨噬细胞和淋巴管清除
  - 清除粉尘颗粒缓慢,单纯粉尘负荷半清理时间为 100 天
- 硅尘较煤尘更易导致纤维化
- 患结核概率增加

大体病理和外科特征

- 主要累及上肺野
- PMF 可进展为终末期肺纤维化
- 矽肺的硅含量一般为 2%~3%(可达 20%),正常硅含量为干肺的 0.1%

镜下特征

- 硅
  - 沿着细支气管、小血管和淋巴管以硅颗粒为中心,周围为同心圆层状胶原组织
  - 偏光显微镜可显示结节内的双折射的硅晶体($1~3\mu m$)
  - 吞噬硅的巨噬细胞携带颗粒进入肺门和纵隔淋巴结并形成肉芽肿
  - **矽肺蛋白沉着症**:大量硅聚积,肺泡内充满脂蛋白物质,与肺泡蛋白沉着症相似
- 煤
  - **煤斑**:含有黑色颗粒($1~5\mu m$)的巨噬细胞呈星芒状聚积在终末/呼吸性细支气管和胸膜淋巴管内,有少量或无胶原组织
  - 煤斑周围见灶状肺气肿

临床

临床表现

- 最常见的体征/症状
  - 症状
    - 单纯型矽肺无症状
    - 矿工常吸烟,可有细支气管炎或肺气肿
    - 咳嗽、呼吸困难,复杂型患者痰多
    - 煤炭工人可见黑痰
- 其他体征/症状
  - 晚期严重者合并肺心病
  - Caplan 综合征:类风湿关节炎表现
- 临床资料
  - 典型职业史:喷砂、采石、采矿、吹玻璃、制陶
  - 煤矿常含有硅
  - 急性矽肺蛋白沉着症:大量接触硅尘,常见于喷砂者
- 肺功能检查
  - **单纯型肺尘埃沉着症**:常正常
  - **复杂型肺尘埃沉着症**:弥散功能下降、肺体积减小、限制性功能障碍
  - 常表现为混合性功能障碍(阻塞性和限制性):吸烟合并间质性纤维化所致
  - 肺功能损害常与肺气肿的程度(CT 判断)密切相关,而非与大量结节有关

人口统计学

- 年龄
  - 单纯型和复杂型肺尘埃沉着症患者<50 岁者罕见
- 性别
  - 因职业关系多见于男性
- 流行病学
  - 肺疾病的危险性与剂量(接触强度)和时间(接触时间长短)相关
  - 约 15% 的矿工可进展为间质性纤维化

自然病程和预后

- 通常需要>20 年的接触
- 单纯型肺尘埃沉着症:正常的预期寿命
- 复杂型 PMF:死于呼吸衰竭、气胸、结核
- 矽肺蛋白沉着症:2~3 年内死亡
- 患癌风险是否升高仍有争议

治疗

- 预防:灰尘环境戴面罩,降低周围环境灰尘浓度
- 离开工作环境
- 戒烟
- 对肺尘埃沉着症尚无特殊治疗
- 存在结核风险:PMF 内出现空洞,需要痰培养
  - 结核皮试很重要

诊断备忘

考虑

- 遇到任何上叶分布为著的结节状间质性病变的患者,要考虑详细回顾职业接触史

部分参考文献

1. Expert Panel on Thoracic Imaging et al: ACR Appropriateness Criteria Review ACR Appropriateness Criteria® Occupational Lung Diseases. J Thorac Imaging. 31(1):W1-3, 2016
2. Sirajuddin A et al: Occupational lung disease. J Thorac Imaging. 24(4):310-20, 2009

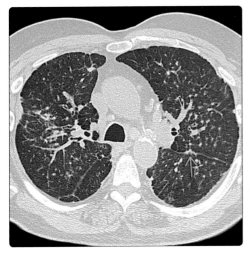

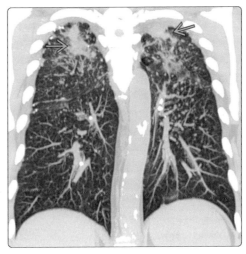

（左）复杂型矽肺（PMF）患者，横轴位 HRCT 显示双肺淋巴管周围结节，尽管大量结节位于小叶中央（即支气管血管周围），仍有一些结节沿小叶间隔➡️分布。（右）同一患者冠状位增强 CT 显示双上叶分布为著的软组织肿块，代表结节融合形成的进行性块状纤维化➡️。尽管结节病终末期也可见相似的影像表现，但患者无硅接触史。

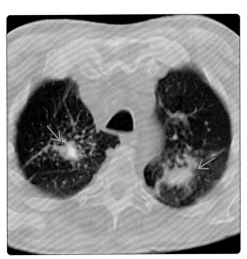

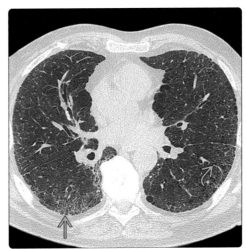

（左）复杂型矽肺（即 PMF）患者，横轴位 FDG PET/CT 显示上叶为著的 FDG 摄取增高的肿块➡️，在肺气肿和淋巴管周围分布微结节的背景上。（右）矽肺所致慢性间质性肺炎患者，横轴位 HRCT 显示双肺胸膜下磨玻璃密度影、网状影➡️和牵拉性支气管扩张➡️。慢性间质性肺炎可以是矽肺的一种表现，与特发性间质性肺炎表现相仿。

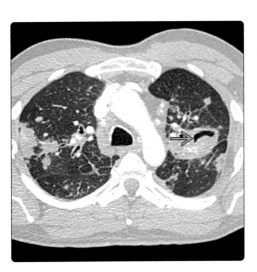

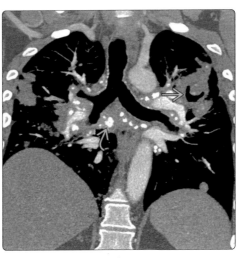

（左）复杂型矽肺患者，横轴位增强 CT 显示双肺上叶软组织肿块，注意左上叶肿块内空洞➡️，其内坠积性软组织影与霉菌球相符。空洞可常见于复杂型矽肺。（右）同一患者冠状位增强 CT 显示左肺上叶肿块并空洞➡️，双侧肺门及纵隔内可见钙化淋巴结➡️。淋巴结周围钙化就是指蛋壳样钙化。

要 点

术语
- 石棉肺:由于吸入石棉纤维所致的间质性肺病

影像
- CT/HRCT
  - 网状影(线影)为最常见表现
    - 小叶内线和/或小叶间隔增厚
  - 胸膜下点状(小叶中央)或分支状影,早期表现
  - 胸膜下弧线:平行于邻近胸壁
  - 肺实质带状影:垂直于胸膜
  - 胸膜下纤维化以下叶分布为著,晚期合并牵拉性支气管扩张和蜂窝影
    - 蜂窝影较特发性肺纤维化(IPF)少见
  - 小气道病变形成马赛克密度
  - 胸膜斑(80%~95%):石棉肺区别于IPF最可靠的表现

主要鉴别诊断
- 特发性肺纤维化

- 系统性硬化
- 类风湿关节炎
- 过敏性肺炎
- 药物引起的肺疾病
- 癌性淋巴管炎

病理
- 纤维化+石棉小体=石棉肺

临床
- 缓慢进展的呼吸困难和干咳
- 石棉是强效致癌物:石棉肺吸烟者患肺癌概率成倍增高

诊断备忘
- 肺基底部间质性病变合并胸膜斑的患者要考虑石棉肺的诊断

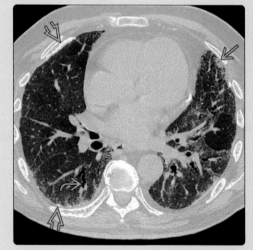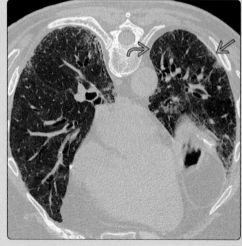

(左)83岁男性,有石棉职业接触史,进行性呼吸困难,横轴位HRCT显示双侧胸膜下网状影➡合并小叶间隔增厚和小叶内线影,可见牵拉性支气管扩张➡、马赛克密度以及钙化的胸膜斑➡。
(右)同一患者俯卧位横轴位HRCT显示胸膜下网状影➡和牵拉性支气管扩张➡。胸膜下纤维化合并胸膜斑是诊断石棉肺的重要征象。

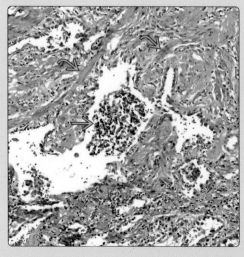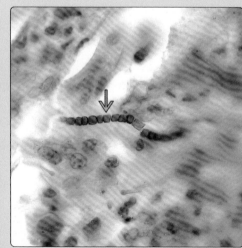

(左)石棉肺患者标本低倍视野显微镜(HE染色)显示气腔内无数石棉小体。背景内肺实质主要被致密的纤维结缔组织➡取代。(右)高倍视野显微镜(HE染色)显示典型的石棉小体➡,石棉小体由石棉纤维串起的锈橙色物质加上富铁物质组成的颗粒形成,富铁物质来源于含铁血黄素和铁蛋白。(摘自DP: Thoracic,第2版。)

石 棉 肺

术语

定义

- 吸入石棉纤维所致的间质性肺病

影像

总体特征

- 最佳诊断线索
  ○ 基底部间质纤维化和胸膜斑
- 部位
  ○ 后基底部胸膜下肺组织
- 形态学
  ○ 以呼吸性细支气管为中心的纤维化

平片表现

- 胸片
  ○ 可正常(10%~20%)
  ○ 胸膜斑(25%)
  ○ 国际劳工组织(ILO)分类,与标准平片 B 阅读的比较
    - 石棉肺:s、t 或 u 阴影
  ○ 晚期:基底部网状影,与蜂窝相关
  ○ 肺癌:结节或肿块±淋巴结肿大
    - 可表现为下肺分布为著,区别于以上肺为著的普通吸烟人群

CT 表现

- 网状影(线影)为最常见表现
  ○ 小叶间隔增厚和/或小叶内线
- 胸膜下点状(小叶中央)或分支状影,早期表现
  ○ 石棉纤维沉积导致小气道周围纤维化
- 胸膜下弧线
  ○ 胸膜下 1cm 内,平行于胸壁,5~10cm 长
  ○ 代表支气管周围融合的纤维化或阻塞呼吸细支气管伴发的不张
  ○ 非石棉肺特异表现
- 肺实质带垂直于胸膜
  ○ 2~5cm 长
  ○ 沿小叶间隔或支气管血管束的纤维化
- 石棉纤维沉积相关的纤维化所致的小气道病变
  ○ 可形成马赛克密度
- 晚期为纤维化,牵拉性支气管扩张和蜂窝影
  ○ 反映的是石棉纤维沉积的最初部位
  ○ 下叶外周带受累最常见
  ○ HRCT 上,可显示为寻常性间质性肺炎(UIP)的表现特点
- 胸膜斑(80%~95%):石棉肺区别于 IPF 最可靠的表现
  ○ 蜂窝影和牵拉性支气管扩张不如 IPF 常见

成像推荐

- 最佳成像工具

  ○ CT 有助于检出纤维化
  ○ CT 有助于评估肺结节、胸膜斑及球形肺不张
  ○ 石棉接触工人的筛查
    - 10%的石棉接触工人 CT 筛查有肺肿块
    - 临床石棉肺患者:80%胸片异常,96%HRCT 异常
    - 33%临床或胸片没有石棉肺证据的患者 HRCT 异常
    - 早期石棉肺假阴性率 25%
- 扫描方案建议
  ○ 俯卧位扫描可帮助鉴别间质性肺病和重力依赖性肺不张

鉴别诊断

特发性肺纤维化

- 肺基底部胸膜下网状影和蜂窝影,合并牵拉性支气管扩张/细支气管扩张
- 带状影和马赛克密度不常见
- 无胸膜斑

进行性系统性硬化

- 肺基底部胸膜下阴影
- 无胸膜斑;但胸膜增厚和假胸膜斑常见
- 食管扩张

类风湿关节炎

- 关节炎和关节侵蚀
- 肺基底部胸膜下磨玻璃密度影和网状影
- 无胸膜斑

过敏性肺炎

- 马赛克密度、空气潴留
- 上肺野纤维化,肺基底部较轻
- 无胸膜斑

药物引起的肺疾病

- 各种各样间质性纤维化表现
- 无胸膜斑

癌性淋巴管炎

- 小叶间隔和支气管血管束周围结节状增厚
- 常见胸水和淋巴结肿大
- 无胸膜斑

病理

总体特征

- 伴发异常
  ○ 石棉相关胸膜疾病
    - 多发不连续胸膜斑;横膈中央部胸膜受累具有特征性
    - 良性胸膜渗出、弥漫性胸膜增厚
  ○ 球形肺不张
  ○ 肺癌
  ○ 胸膜恶性间皮瘤

- 总体评述
  - 石棉的特性：耐热、高抗拉强度、柔软、耐用
    - 蛇纹石（温石棉或白石棉，90%是商业石棉）
      □ 波浪状纤维，长>100μm，直径 20~40μm
    - 角闪石
      □ 青石棉（蓝石棉）、铁石棉（棕石棉）、直闪石、透闪石、阳起石
      □ 直的硬纤维；长：宽＝3：1（纵横比）
    - 滞留：长、细纤维>短、粗纤维
  - 病理生理学
    - 由于重力和通气梯度，在下肺野纤维沉积增加
    - 纤维沉积在呼吸性细支气管
    - 非淋巴管清除；最大和最有害的石棉纤维太大以至于不能被巨噬细胞清除
- 流行病学
  - 长期石棉接触：石棉厂、隔热材料、造船厂、建筑行业
  - 剂量-反应关系
    - 通常粉尘浓度高
    - 典型的开始接触后 20 年，但潜伏期也可短至3 年
    - 积累剂量为 10 纤维年/ml 的患石棉肺的危险性为 1%
      □ 计算积累剂量：接触年限×纤维/ml（纤维/ml＝周围空气石棉浓度测量值）

大体病理和外科特征
- 下叶基底部分布为著的粗蜂窝和肺体积缩小

镜下特征
- 石棉肺
  - 早期纤维化：集中在呼吸性细支气管并离心性播散
    - 组织学与 IPF 的差异在于 IPF 合并气道变形（牵拉性支气管扩张）
  - 斑片状分布，严重的蜂窝不常见
  - 纤维化，伴>100 万纤维/g 的肺组织
- 石棉（含铁）小体：纤维被覆铁蛋白
  - 含铁血黄素包裹纤维（大多为角闪石）
  - 巨噬细胞不完全吞噬
  - 非石棉肺特征性
  - 被覆纤维较无被覆纤维少
  - 与纤维化无关
- 纤维化+石棉小体＝石棉肺

临床

临床表现
- 最常见的体征/症状
  - 逐渐起病的劳力性呼吸困难、干咳
  - 啰音（吸气末的爆裂音）

  - 1/3 患者有杵状指
- 其他体征/症状
  - 肺功能检查
    - 限制性呼吸功能障碍、弥散能力下降
    - 小气道流率下降

人口统计学
- 性别
  - 男性，常由于职业接触

诊断
- 在支气管肺泡灌洗液中的石棉小体对于诊断石棉肺具有高度特异性
- 经支气管镜活检效果差
- 美国胸科协会 2003 年诊断石棉肺的总标准
  - 结构病理证据与石棉肺的影像或组织学改变相一致
  - 诱因证据，如有记录的职业史和接触史
    - 包括胸膜斑和石棉小体
  - 排除引起表现的其他可能原因

自然病程和预后
- 潜伏期：20~30 年
- 缓慢进展，不会缩小
- 随纤维化严重性的增加，致死率增加
- 石棉是强致癌物
  - 石棉肺吸烟者患肺癌概率成倍增高，并高比例死于肺癌（1/4）
- 患胸膜、腹腔恶性间皮瘤的危险性增高
- 患口咽、喉、肾、胃肠癌和白血病的危险性增高

治疗
- 无治疗方法
- 戒烟
- 控制和调整工作环境的石棉含量

诊断备忘

考虑
- 肺基底部间质性病变合并胸膜斑的患者，要考虑石棉肺的诊断
- 吸烟的石棉肺患者需要定期筛查肺癌

部分参考文献

1. Arakawa H et al: Asbestosis and other pulmonary fibrosis in asbestos-exposed workers: high-resolution CT features with pathological correlations. Eur Radiol. 26(5):1485-92, 2016
2. Cha YK et al: Radiologic diagnosis of asbestosis in Korea. Korean J Radiol. 17(5):674-83, 2016
3. Norbel C el al: Asbestos-related lung disease: a pictorial review. Curr Probl Diagn Radiol. 44(4):371-82, 2015
4. Roggli VL et al: Pathology of asbestosis- an update of the diagnostic criteria: report of the asbestosis committee of the college of american pathologists and pulmonary pathology society. Arch Pathol Lab Med. 134(3):462-80, 2010
5. Akira M et al: High-resolution CT of asbestosis and idiopathic pulmonary fibrosis. AJR Am J Roentgenol. 181(1):163-9, 2003
6. Copley SJ et al: Asbestosis and idiopathic pulmonary fibrosis: comparison of thin-section CT features. Radiology. 229(3):731-6, 2003
7. Roach HD et al: Asbestos: when the dust settles an imaging review of asbestos-related disease. Radiographics. 22 Spec No:S167-84, 2002

石 棉 肺

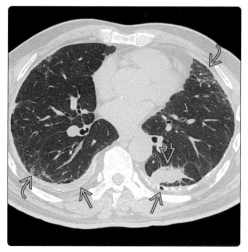
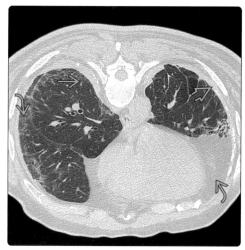

（左）65 岁男性，石棉肺患者，横轴位 HRCT 显示双侧背侧胸膜增厚并钙化➡、胸膜下网状影➡和左肺下叶毛刺肿块影➡伴体积缩小，表现为"彗星尾征"（未显示），代表球形肺不张。（右）同一患者俯卧位横轴位 HRCT 显示胸膜下磨玻璃密度影和网状影➡、肺实质带状影➡和胸膜下曲线➡。胸膜下曲线是石棉肺常见的 CT 征象，但非特异性。

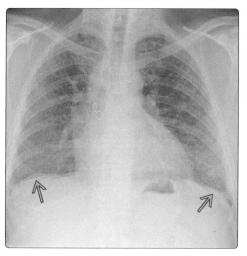
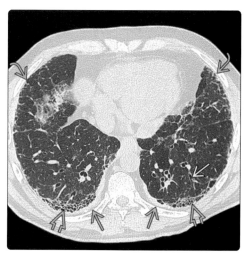

（左）55 岁男性，石棉肺患者，进行性加重的呼吸困难，后前位胸片显示肺体积缩小，双肺弥漫网状影。注意双侧膈肌中央区钙化胸膜斑➡。（右）同一患者横轴位 HRCT 图像显示双肺多发胸膜下网状影➡伴牵拉性细支气管扩张➡以及肺基底部胸膜下蜂窝➡，注意双侧椎旁钙化及非钙化胸膜斑➡。

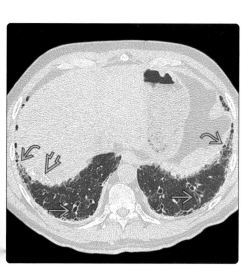
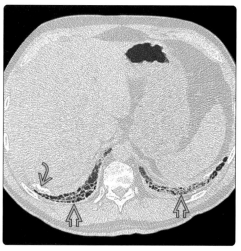

（左）同一患者横轴位 HRCT 显示双侧胸膜下网状影➡，双侧牵拉性支气管扩张和细支气管扩张➡。注意右侧膈胸膜部分钙化的胸膜斑➡。（右）同一患者横轴位 HRCT 显示双肺基底部胸膜下蜂窝。发现钙化胸膜斑➡支持石棉肺的诊断，而非特发性肺纤维化。

(左) 57 岁男性,石棉肺患者,横轴位增强 CT 显示右肺下叶肿块 ➡,为原发性肺癌。注意双侧不连续的钙化性胸膜斑 ➡,符合石棉相关性胸膜病变。石棉接触是发生肺癌和恶性胸膜间皮瘤的危险因素。(右) 79 岁吸烟者,石棉肺和原发性小细胞肺癌患者,横轴位增强 CT 显示双肺胸膜下蜂窝 ➡、钙化性胸膜斑 ➡ 和左侧少量胸腔积液。

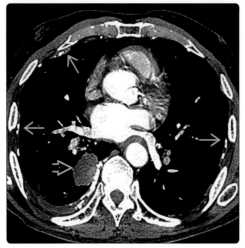
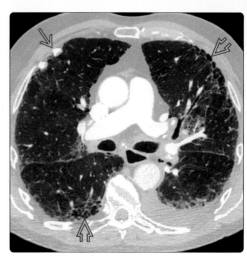

(左) 同一患者冠状位增强 CT 显示胸膜下网状影和蜂窝、胸膜斑 ➡,可见左肺上叶肿块 ➡,为原发性肺癌,并见左上尖段结节状实性胸膜转移 ➡。(右) 冠状位 FDG PET/CT 显示左肺上叶肺癌 ➡、左上胸膜实性转移 ➡、双侧肺门 ➡ 和纵隔 ➡ 转移性肿大淋巴结,均呈 FDG 高摄取。石棉接触使吸烟者患原发肺癌概率成倍增高。

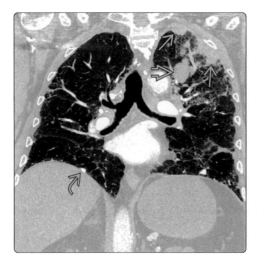
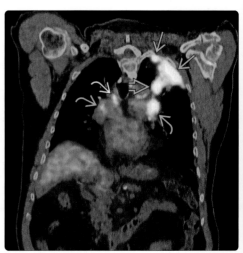

(左) 石棉肺患者,横轴位增强 CT 显示双肺胸膜下网状影和蜂窝 ➡,其内牵拉性支气管扩张 ➡,注意左侧膈胸膜中央区钙化胸膜斑 ➡。(右) 同一患者横轴位增强 CT 显示双肺基底部胸膜下网状影 ➡ 和蜂窝伴内部牵拉性细支气管扩张 ➡。进展期石棉肺 CT 表现与特发性肺纤维化相仿。

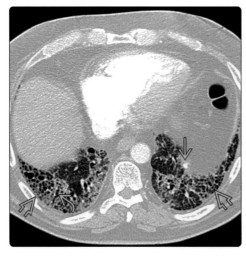
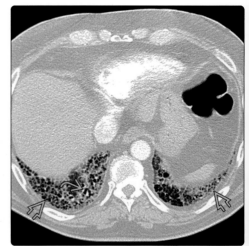

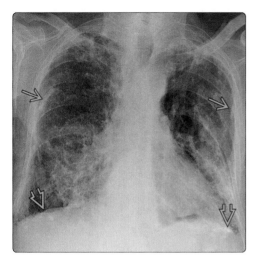

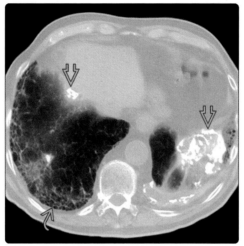

(左)石棉肺患者,后前位胸片显示双侧胸膜广泛分布不连续的钙化胸膜斑➡伴中央部膈胸膜受累➡,是石棉相关胸膜疾病的确诊征象。(右)同一患者横轴位平扫 CT 显示胸膜上密实钙化影➡,位于双侧膈肌中央区肌腱,还可见胸膜下网状影和蜂窝➡。以上表现可确诊石棉肺。

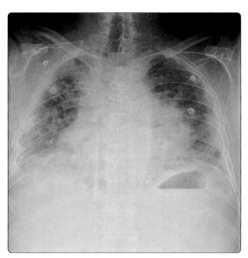

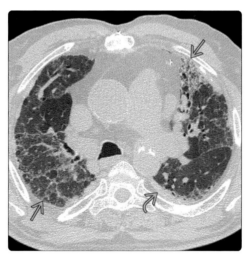

(左)石棉肺并严重进行性呼吸困难患者,前后位胸片显示双肺体积缩小,双肺广泛弥漫分布的网状影,肺基底部为著。(右)同一患者横轴位 HRCT 显示双肺多发的胸膜下网状影➡、胸膜斑➡,以及马赛克密度。马赛克密度由于合并小气道疾病形成。马赛克密度可见于石棉肺合并小气道病。

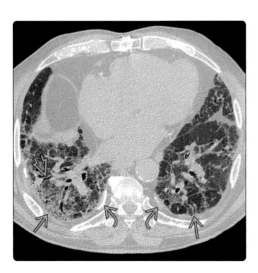

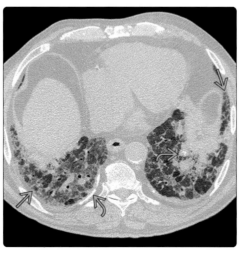

(左)同一患者横轴位 HRCT 显示双肺胸膜下网状影(伴小叶间隔增厚和小叶内线)➡、牵拉性细支气管扩张➡,以及马赛克密度。注意双侧椎旁钙化及非钙化胸膜斑➡。(右)同一患者横轴位 HRCT 显示弥漫性肺基底胸膜下网状影➡和多发钙化胸膜斑➡,部分位于膈胸膜中央部。对于晚期石棉肺尚无有效治疗方法。

术语

- 慢性铍疾病（CBD）
- 铍应用于多种工业
- 吸入后形成 2 种肺损伤
  - 急性化学性肺炎（不常见）
  - 慢性肉芽肿性肺病
- 诊断要求
  - 铍接触史
  - 铍特异性淋巴细胞增生试验阳性（血液或支气管肺泡灌洗液）
  - 组织学表现为非干酪性肉芽肿

影像

- 影像表现与结节病相同
  - 肺实质内结节并小叶间隔增厚
  - 纵隔和肺门淋巴结肿大
- 淋巴结肿大总伴有肺内疾病
- 上叶分布为著的慢性纤维化

主要鉴别诊断

- 结节病
- 矽肺
- 结核
- 过敏性肺炎（2 型）

病理

- 肺非干酪性肉芽肿
- 与结节病难以鉴别，除非显示铍特异性免疫反应

临床

- 初次接触后，约 10~20 年发展成为 CBD
  - CBD 发生于 2%~5% 接触铍的工人
- 肺为主要受累器官
- 肺外疾病罕见
  - 皮炎、溃疡、皮肤肉芽肿、肝脾肿大（肉芽肿性浸润）

（左）62 岁男性，铍接触史 15 年，后前位胸片显示慢性铍疾病典型表现，包括双肺小结节和肺门淋巴结肿大 ➡[国际劳工组织（ILO）分类 q]。胸片表现类似于结节病。（右）50 岁男性，铍职业接触史 20 年，横轴位增强 CT 显示融合的肺门旁纤维化 ➡，类似结节病和矽肺表现。

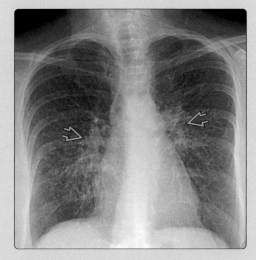
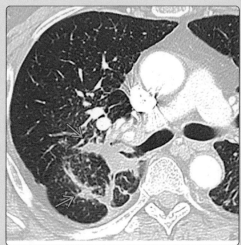

（左）52 岁女性，铍职业接触史 10 余年，横轴位增强 CT 显示多发淋巴管周围分布微结节，遍布全肺。注意沿左侧斜裂分布的结节 ➡ 是慢性铍疾病患者的典型表现。（右）同一患者横轴位增强 CT 显示肺门、纵隔多发钙化淋巴结 ➡。广泛淋巴结钙化见于近 10% 慢性铍疾病患者。

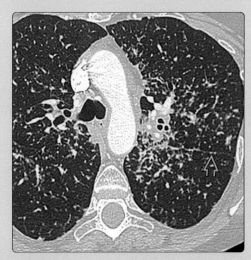
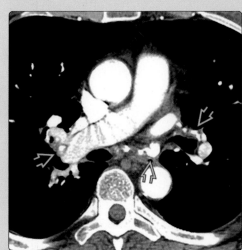

铍 肺

术语

缩略词
- 急性铍接触(ABE)
- 慢性铍疾病(CBD)
- 迟发型铍过敏(BES)

同义词
- Salem 结节病
  - 见于 20 世纪 40 年代,美国马萨诸塞州 Salem 从事荧光灯生产的年轻女性

定义
- 铍:灰色、质轻、高热、稳定性、导电性金属
  - 广泛应用于航空业、电信业、国防、计算机、医疗、核工业
- 吸入粉尘、气溶胶和烟,可导致 2 种肺损伤
  - 急性化学性肺炎(不常见)
  - 慢性肉芽肿性疾病
- 诊断要求
  - 铍接触史
  - 铍特异性淋巴细胞增生试验阳性(血液或支气管肺泡灌洗液)
  - 组织学表现为非干酪性肉芽肿

影像

总体特征
- 最佳诊断线索
  - 肺门和纵隔淋巴结肿大+肺实质异常
  - 影像表现与结节病相似
    - 肺实质(微)结节(57%,最常见)
- 部位
  - 中肺野分布淋巴管周围微结节(即,支气管血管束周围、小叶间隔、胸膜下)
  - 上肺野纤维化(进展期疾病)
- 大小
  - 微结节可聚积成融合性肿块(7%)
- 形态学
  - 影像表现与结节病相似
    - 微结节(57%)
    - 小叶间隔增厚(50%)
    - 磨玻璃影(32%)

平片表现
- 胸片
  - 急性接触(ABE)
    - 通常继发于单次大量接触
      - 急性非心源性肺水肿导致的弥漫性肺泡阴影
      - 病变缓慢吸收
  - 慢性疾病(CBD)
    - 早期胸片正常(约 50%)

- 胸片异常应采用国际劳工组织(ILO)B 阅读分类
    - 中上肺野弥漫结节影:ILO 分类 p(1.5mm)和 q(1.5~3.0mm)
    - 网状影:ILO 分类 s(宽度 1.5mm)和 t(宽度 1.5~3mm)
  - 肺结节可钙化
  - 纵隔和肺门淋巴结肿大
    - 可见蛋壳样钙化
  - 支气管血管束周围纤维化和融合性肿块
  - 自发性气胸(达 10%)

CT 表现
- HRCT
  - 肺
    - 肺实质微结节与小叶间隔增厚(最常见)
      - 肺实质微结节(57%)
      - 胸膜下微结节聚积,类似假性胸膜斑
      - 小叶间隔增厚和支气管血管束增粗(50%)
    - 融合性肿块
    - 磨玻璃影(32%),较结节病多见
    - 蜂窝(晚期)
    - 肺气肿
  - 肺门和纵隔淋巴结肿大(25%~40%)
    - 可见为不定形或蛋壳样钙化
  - 主肺动脉增粗(肺动脉高压)

成像推荐
- 最佳成像工具
  - HRCT

鉴别诊断

结节病
- 影像无法区别于铍肺
  - 双侧对称性肺门(90%)及右侧气管旁淋巴结肿大(60%)
    - 可无肺实质受累
  - 淋巴管周围分布微结节
- 外周淋巴结肿大(30%):颈部、腋窝、腹股沟
- 多器官病变
  - 手、足骨骼受累(30%,溶骨性或硬化性)
  - 眼(葡萄膜炎)和神经系统表现

矽肺
- 硅职业接触史
- 小叶中央和胸膜下微结节(可钙化)
  - 上叶分布为著
  - 结节可进展为进行性块样纤维化(PMF)
- 纵隔和肺门淋巴结钙化
- 瘢痕旁肺气肿

结核
- 散在分布小叶中央微结节和树芽征

- 实变
- 空洞
- 粟粒样结核:弥漫均匀分布 1~3mm 微结节

特发性肺纤维化
- 不规则网状影
- 牵拉性支气管扩张/细支气管扩张
- 胸膜下蜂窝影
- 下叶胸膜下分布为著

过敏性肺炎
- 持续或反复接触抗原/半抗原
- 中上肺野分布为著
- 1 型:磨玻璃密度影和小叶中央结节影
- 2 型:网状影、肺结构破坏、支气管扩张、蜂窝影
- 空气潴留

病理

总体特征
- 病因学
  - 接触铍粉尘、烟或气溶胶
  - 接触时间短(9 周)也可致敏
- 基因学
  - 97%CBD 患者 *HLA-DPB1*(Glu 69) 表达
    - 不能用于筛查,总体人群阳性率高(>30%)

分期、分级与分类
- ABE 导致急性化学性肺炎
- CBD 为慢性肉芽肿性疾病

大体病理与外科特征
- 肺非干酪性肉芽肿
- 与结节病难以鉴别,除非显示铍特异性免疫反应

临床

临床表现
- 最常见的体征/症状
  - ABE(单次大量接触)
    - 结膜炎
    - 咽炎
    - 喉气管支气管炎
    - 皮炎
  - 肺是主要受累器官
    - 呼吸困难
    - 咳嗽
    - 胸痛
    - 终末期肺疾病
      - 听诊爆裂音
      - 杵状指、发绀、肺心病
  - 全身性:发热、疲劳、食欲减退
  - 关节痛、肌痛
- 其他体征/症状
  - 肺外疾病罕见

- 皮肤表现:皮炎、溃疡、皮肤肉芽肿
- 淋巴结肿大、肝脾肿大(肉芽肿浸润)
- 高血钙,肾结石

人口统计学
- 流行病学
  - 接触铍的工人
    - 制陶业
    - 电子工业
    - 核武器制造业
    - 航空业
  - 在严格工业控制措施下,如今 ABE 很罕见
  - CBD 发生于 2%~5%接触铍的工人

自然病程和预后
- 初次接触铍后潜伏期为数月至 40 年
- CBD 通常在初次接触铍后 10~20 年
  - 接触铍的可疑患者可发展为 BES
    - 铍刺激肺组织增殖并促进铍特异性 T 细胞积聚
  - 少数 BES 发展为 CBD(2%~5%)
- 临床过程各种各样
  - 无症状患者可表现为胸片正常,肺功能正常
  - 有症状患者胸片及肺功能异常
    - 肺功能检查:限制性功能障碍、肺活量↓、肺容量↓、肺弥散功能↓
      - 活动时肺泡-动脉血氧梯度↑,是高敏指标
- 急性接触(非常罕见)
  - 致死率(10%)
  - 铍是公认的致肺癌物

治疗
- 停止接触铍
  - 提升肺功能
  - 是早期患者的确定性的治疗
- 有症状患者或肺功能异常患者使用皮质激素治疗
- 终末期肺病患者肺移植

诊断备忘

考虑
- 具有结节病影像表现患者应考虑排除铍接触史

影像解释要点
- 患者影像表现为纵隔/肺门淋巴结肿大合并淋巴管周围分布微结节时,应考虑铍肺诊断

部分参考文献

1. Mayer A et al: Beryllium and other metal-induced lung disease. Curr Opin Pulm Med. 21(2):178-84, 2015
2. Mayer AS et al: Sarcoidosis and chronic beryllium disease: similarities and differences. Semin Respir Crit Care Med. 35(3):316-29, 2014
3. Flors L et al: Uncommon occupational lung diseases: high-resolution CT findings. AJR Am J Roentgenol. 194(1):W20-6, 2010
4. Sharma N et al: Chronic beryllium disease: computed tomographic findings. J Comput Assist Tomogr. 34(6):945-8, 2010

铍 肺

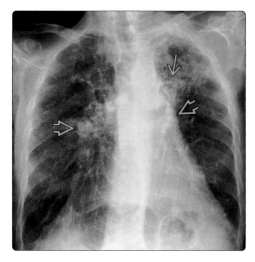 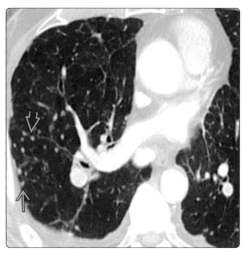

（左）64岁男性，有铍接触史，后前位胸片显示左肺上叶密度增高影，并左肺门向上牵拉➡️（ILO分类t），也可见肺门淋巴结钙化➡️，相似表现可见于结节病、硅肺和结核。（右）57岁男性，工作于电子工业，铍职业接触史超过10年，横轴位增强CT显示胸膜下➡️和支气管周围微结节➡️。

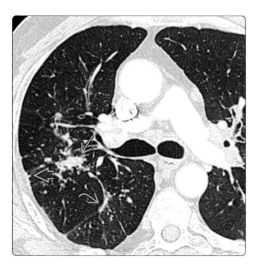 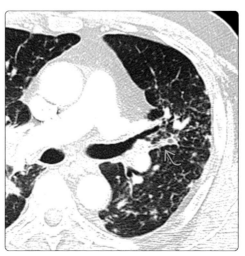

（左）50岁男性，结节病患者，横轴位增强CT显示多发融合微结节➡️，呈支气管血管周围分布，微结节也可见于胸膜下➡️和叶间裂周围➡️。（右）49岁女性，结节病患者，横轴位增强CT显示肺淋巴管周围分布微结节及支气管血管束增粗➡️。结合职业史非常重要，以鉴别结节病和铍肺。

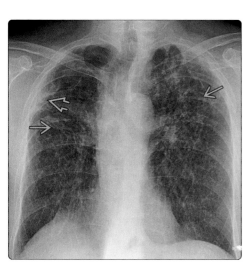 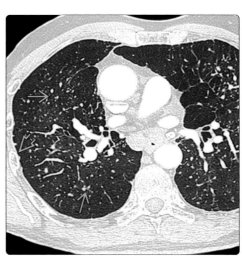

（左）60岁男性，长期硅尘接触史，后前位胸片显示中上肺野分布为著微结节➡️、胸膜下假性胸膜斑➡️和肺门牵拉（ILO分类q）。（右）同一患者横轴位增强CT显示淋巴管周围微结节，可见沿支气管血管束周围➡️和胸膜下分布➡️微结节。以上表现与铍肺表现相同。矽肺是非常常见的肺尘埃沉着症，诊断依靠硅接触史和影像表现。

195

滑 石 肺

术语

- 吸入性滑石肺＝滑石性肺尘埃沉着症
- 静脉性滑石肺＝滑石性肉芽肿病
- 4 种类型:吸入性 3 种,静脉性 1 种
  - 吸入性滑石肺(纯滑石接触)
  - 吸入性滑石矽肺
  - 吸入性滑石石棉肺
  - 静脉性滑石肺

影像

- HRCT/CT
  - 吸入性
    - 小叶中央和胸膜下结节,可钙化
    - 结节融合成肿块;弥漫钙化
    - 淋巴结肿大,可表现为高密度
  - 静脉性
    - 微结节:小叶中央分布、树芽征、叶间裂无受累
    - 磨玻璃密度影

主要鉴别诊断

- 结节病
- 肺转移性钙化
- 矽肺
- 纤维素性肉芽肿病

临床

- 体征与症状
  - 吸入性:干咳、慢性呼吸困难、肺心病
  - 静脉性:呼吸困难、肺动脉高压
- 治疗
  - 吸入性:无特殊治疗阻止肺尘埃沉着症进展
  - 静脉性:停止静脉内注射

诊断备忘

- 弥漫小叶中央磨玻璃密度结节影合并肺动脉高压的患者应考虑到纤维素性肉芽肿病诊断;询问相关病史很困难

(左)吸入性滑石肺患者,后前位胸片显示双侧中上肺野网状及结节影。
(右)同一患者冠状位增强 CT 显示双肺弥漫分布小叶中央微结节➡,上叶较明显,右肺上叶可见融合影➡。吸入性和静脉性滑石肺都形成进行性块状纤维化,吸入性滑石肺无肺气肿表现,可用于两者鉴别。

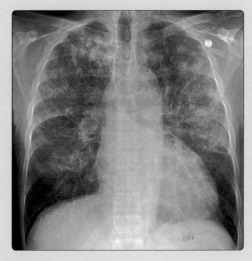
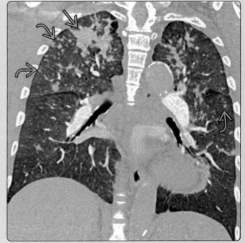

(左)同一患者冠状位增强 CT 显示双肺弥漫小叶中央分布微结节,上叶较明显,可见融合区➡。
(右)吸入性滑石肺患者,横轴位平扫 CT 显示上叶弥漫性钙化结节状及肿块样影➡。以上表现与矽肺进行性块状纤维化表现相同,矽肺的钙化多为点状,与滑石肺的弥漫不规则钙化相反。

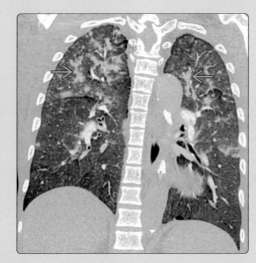
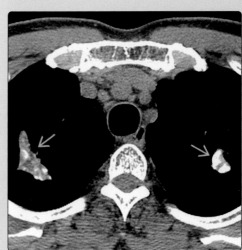

滑 石 肺

术语

同义词

- 吸入性滑石肺=滑石性肺尘埃沉着症
- 静脉性滑石肺=滑石性肉芽肿病或赋形剂肺疾病

定义

- 4 种类型:吸入性 3 种,静脉性 1 种
  - 吸入性滑石肺(纯滑石接触)
  - 吸入性滑石硅肺(接触滑石和硅)
  - 吸入性滑石石棉肺(接触滑石和石棉)
  - 静脉性滑石肺
    - 纯静脉性滑石肺
    - 静脉性滑石肺和哌甲酯(利他林)肺

影像

总体特征

- 最佳诊断线索
  - 弥漫清晰微结节和高密度进行性块状纤维化(PMF)
- 部位
  - 吸入性:上肺野结节
    - PMF 可见于全肺野
  - 静脉性:弥漫结节
    - 下叶肺气肿
    - PMF 位于肺门旁
- 形态
  - 磨玻璃密度影,常比清晰的结节范围广

平片表现

- 平片
  - 吸入性
    - 上肺野受累为著
    - 支气管血管束周围结节
      - 可进展为肺门旁 PMF
    - 国际劳工组织(ILO)B 鉴定分类 p
    - 下肺野胸膜下网状影或蜂窝合并不连续的部分钙化胸膜斑(见于合并石棉接触者)
    - 肺门淋巴结肿大并蛋壳样钙化(见于合并硅接触者)
    - 吸入性滑石肺患者肺气肿少见,但静脉性滑石肺患者多见
  - 静脉性
    - 微结节
      - 弥漫均匀分布,无肺野倾向
    - 淋巴结肿大(偶见)
    - 晚期:肺门旁 PMF
      - PMF 的钙化通常在平片中不可见
    - 肺气肿(见于合并哌甲酯接触者)
      - 典型者为下叶分布为著的全小叶型肺气肿(与 α_1 抗胰蛋白酶缺乏症表现相同)
      - 在一些静脉滥用哌甲酯的病例中,可作为

唯一影像表现
- 持续接触可发展为肺动脉高压和肺心病

CT 表现

- CT 平扫
  - PMF 典型表现为内部高密度
- HRCT
  - 吸入性
    - 小叶中央和胸膜下结节,可钙化
    - 结节融合成 PMF
      - 与矽肺表现相同;钙化较弥漫,而非点状
      - 邻近 PMF 肺组织结构扭曲
      - PMF 可累及全肺野
    - 胸膜及膈胸膜斑块与石棉肺一样(见于滑石石棉肺)
    - 淋巴结肿大可呈高密度
  - 静脉性
    - 微结节
      - 1~2mm
      - 小叶中央分布(即树芽征),特征为叶间裂不受累
      - 双肺弥漫均匀分布;肺气肿区不受累
    - 磨玻璃密度影
    - 肺气肿可以上肺或下肺为著(即使不吸烟)
    - 哌甲酯可导致重度全小叶型肺气肿,而不伴结节
    - 晚期见肺门旁 PMF
    - 肺动脉高压导致肺动脉干增粗

成像推荐

- 最佳成像工具
  - HRCT/CT 用于显示间质性肺疾病的特征及检出高密度融合肿块

鉴别诊断

结节病

- PMF 可以发生,但少见
- 结节常较大,呈簇状(银河系征)
- 淋巴管周围分布结节(即,支气管血管束周围、胸膜下)

肺转移性钙化

- 无 PMF
- 小叶中央结节较大,呈桑葚状,趋于呈簇状
- 主要为上肺受累

矽肺

- 职业接触史
- 结节常较滑石肺结节大
- PMF 常位于上肺野头侧,无内部高密度
- 滑石及硅石可共同致病
- 无胸膜斑

纤维素性肉芽肿病

- 口服药中纤维素充填剂被不合理应用于静脉内

- 纤维素颗粒阻滞于小动脉内而致血管中心性肉芽肿反应
- HRCT:小叶中央结节及树芽征
- 无PMF或肺气肿

淀粉样变性
- 亦可与静脉内药物滥用有关
- 结节型:多发散在小的肺结节
- 可钙化,但小结节的钙化罕见

病理

总体特征
- 病因学
  - 吸入性
    - 职业接触史:采矿、研磨、封装滑石
    - 化妆用常见(滑石粉),但因吸入而致病的非常罕见
  - 静脉性
    - 滑石为口服药的常用填充剂,可被不合理地经静脉注射应用
      □ 苯丙胺类、哌甲酯、氢吗啡酮、喷他佐辛、丙氧芬
    - 阻滞于小动脉内的微粒可造成梗死、缺血、肉芽肿性炎症
    - 毛细血管床的减少可导致全小叶型肺气肿;哌甲酯本身也可导致肺气肿
    - 现在的药物已逐渐减少或无滑石粉填充,而以纤维素、交聚维酮或其他物质取代;以上物质的赋形剂肺疾病仍会发展,但炎性反应通常较少
- 总体病理评述
  - 滑石:硅酸镁
    - 用于造纸、塑料、化妆品、建筑、橡胶及制药行业中
    - 致纤维化性不如硅及石棉
    - 吸入性及静脉性均导致肉芽肿形成

大体病理与外科特征
- 吸入性:淋巴管周围分布结节
- 静脉性:血管周围分布结节
  - 胸膜下肺野常不受累

镜下特征
- 吸入性和静脉性
  - 肉芽肿性间质性炎症
  - 双折射滑石颗粒,HE染色显示无色到暗黄色;强双折射针状或盘状晶体;5~15μm
- 吸入的
  - 间质纤维化或边界欠清的纤维性结节
  - 难以将滑石与硅和石棉污染物区分开来

临床

临床表现
- 最常见体征/症状

  - 吸入性:干咳,慢性呼吸困难,终末期进展为肺心病
  - 静脉性
    - 进行性呼吸困难,肺动脉高压
    - 患者常否认不合理静脉注射史,确诊需要组织样本
- 其他体征/症状
  - 肺功能检查
    - 阻塞性功能障碍(源于肺气肿)合并限制性性功能障碍(源于间质性肺疾病)
    - 弥散功能显著降低

人口统计学
- 年龄
  - 吸入性:中、老年
    - 30~60岁男性
  - 静脉性:年轻男性
- 性别
  - 吸入性和静脉性均多见于男性
- 流行病学
  - 吸入性的潜伏期约20年

自然病程和预后
- 滑石:非已知的致癌物
- 自然进程为从单纯结节至进行性块样纤维化,与矽肺相似
- 即使没有进一步的接触,仍缓慢进展
- 静脉性滑石肺可导致肺动脉高压和肺心病

治疗
- 吸入性
  - 尚无特异性治疗可阻止肺尘埃沉着症的进展
  - 预防:降低环境中粉尘浓度
  - 脱离污染环境或更换至粉尘较少的环境
- 静脉性
  - 停止不适当的静脉注射
  - 皮质类固醇激素可稳定PMF进展

诊断备忘

考虑
- 弥漫小叶中央磨玻璃密度结节合并肺动脉高压的患者应考虑纤维素性肉芽肿病诊断;询问相关病史很困难

影像解释要点
- PMF内高密度影提示吸入性滑石肺诊断
- 微结节、磨玻璃密度影、下叶肺气肿,应警惕静脉性滑石肺的可能性

部分参考文献

1. Nguyen VT et al: Pulmonary effects of i.v. injection of crushed oral tablets: "excipient lung disease". AJR Am J Roentgenol. 203(5):W506-15, 2014
2. Marchiori E et al: Pulmonary talcosis: imaging findings. Lung. 188(2):165-71, 2010

滑 石 肺

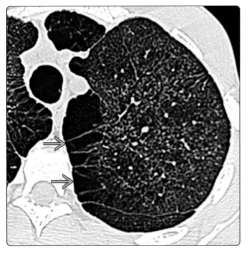
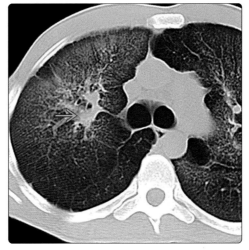

(左)45岁静脉内药物注射吸毒患者,进行性气短,曾有静脉注射哌甲酯(利他林)病史,横轴位HRCT显示肺气肿➡,无气肿的肺实质内见弥漫边界清楚的微结节。(右)同一患者横轴位平扫CT显示右侧中肺野融合的纤维化区➡,并在弥漫磨玻璃密度影和细小微结节影背景下。

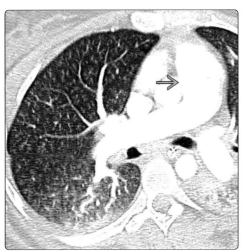
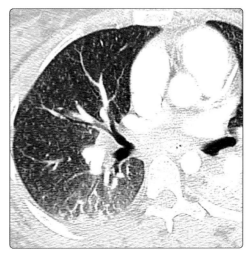

(左)静脉内滑石性肉芽肿病合并脓毒血症患者,横轴位增强CT显示大量小叶中央微结节和继发于肺动脉高压的肺动脉干扩张➡。此类疾病由于肺毛细血管阻塞,最终导致肺动脉高压、肺心病和死亡。(右)同一患者横轴位增强CT显示广泛分布的肺弥漫微结节及磨玻璃密度影。

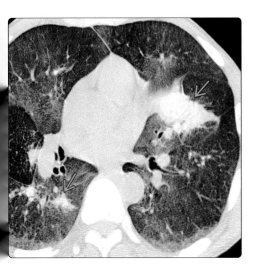
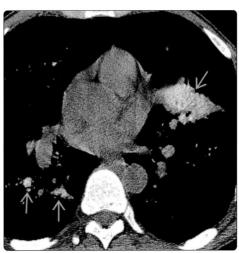

(左)静脉性滑石肺患者,横轴位HRCT显示双侧肺门大小不等的肿块影,继发于进行性块状纤维化➡,最大者表现为尖角状。(右)同一患者横轴位平扫CT显示双侧肺门旁肿块➡伴弥漫性高密度影。该弥漫性高密度影区别于点状钙化的矽肺PMF。

要　点

术语

- 巨细胞间质性肺炎（GIP）
- 吸入重金属后形成的肺尘埃沉着症
- 重金属：钴和钴合金（例如钨）
- 具有 GIP 组织学特征的过敏性反应

影像

- CT
  - 磨玻璃密度
    - 下叶分布为著
    - 在系列检查中可见改善
  - 网状影
    - 在系列检查中无变化
  - 实变
  - 小叶中央结节（少见）
  - 蜂窝（少见）；与寻常性间质性肺炎的形态和分布相同
  - 纵隔淋巴结肿大

主要鉴别诊断

- 特发性肺纤维化
- 纤维化性非特异性间质性肺炎
- 淋巴细胞性间质性肺炎
- 肺泡蛋白沉着症

病理

- 缩窄性细支气管炎（最早期表现）
- 间质增厚并纤维组织沉积、单核炎性细胞浸润
- 亚急性纤维化性肺泡炎：巨噬细胞和多核巨细胞聚积在肺泡腔内

临床

- 咳嗽、劳力性呼吸困难
- 一氧化碳弥散功能下降
- 接触工人的患病率低
- 治疗：避免接触，支气管舒张药，皮质激素

（左）47 岁男性，重金属肺尘埃沉着症患者，后前位胸片显示双肺下叶分布为著的斑片状气腔影➡。（右）同一患者横轴位 HRCT 显示双肺弥漫性小叶中央磨玻璃密度微结节➡及斑片状磨玻璃密度影➡。磨玻璃密度影和网状影是重金属肺尘埃沉着症的典型表现，但也可见实变、小叶中央结节、蜂窝和淋巴结肿大。

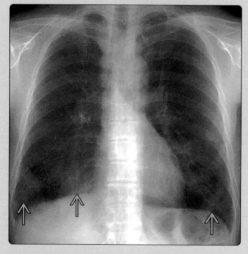
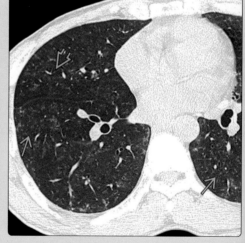

（左）同一患者横轴位 HRCT 显示右肺下叶斑片状磨玻璃密度影➡及细微的网状影➡。（右）同一患者横轴位 HRCT 显示小叶中央磨玻璃密度微结节➡、斑片状磨玻璃密度影➡及轻度胸膜下网状影➡。患者常于接触后 10～20 年表现出咳嗽、气短、体重下降、疲劳、典型的弥散功能受损和限制性呼吸功能障碍。活检可见巨细胞间质性肺炎表现。

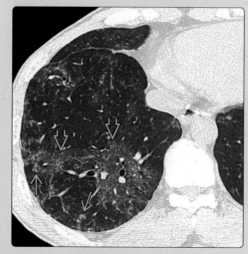
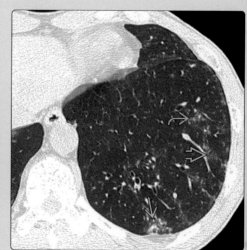

重金属肺尘埃沉着症

术语

同义词
- 巨细胞间质性肺炎（GIP）

定义
- 重金属肺尘埃沉着症是吸入重金属后形成的
  - 重金属：钴和钴合金（如钨）
  - 具有 GIP 组织学特征的过敏性反应

影像

总体特征
- 最佳诊断线索
  - 接触重金属
  - HRCT 表现为双侧网状影±磨玻璃密度影
- 部位
  - 下肺为著
  - 双侧受累

平片表现
- 网状影±模糊影
- 下肺野为著的网状影
- 随机分布模糊影

CT 表现
- HRCT
  - 磨玻璃密度影
    - 下叶分布为著
    - 在系列检查中可见改善
  - 网状影
    - 在系列检查中无变化
  - 实变
  - 小叶中央微结节（少见）
  - 蜂窝（少见）；与寻常性间质性肺炎（UIP）的形态和分布相同
  - 纵隔淋巴结肿大

成像推荐
- 最佳成像工具
  - HRCT

鉴别诊断

特发性肺纤维化
- 肺基底部胸膜下蜂窝伴 UIP 表现
- 无职业接触史

纤维化性非特异性间质性肺炎
- 肺基底部胸膜下纤维化
- 无职业接触史

淋巴细胞间质性肺炎
- 肺囊腔，磨玻璃密度影
- 自身免疫性疾病病史（如干燥综合征、类风湿关节炎）

肺泡蛋白沉着症
- 小叶间隔增厚和小叶内线背景下的磨玻璃密度影；所谓碎石路征

病理

总体特征
- GIP 代表过敏性反应

分期，分级与分类
- 随疾病进展可形成肺实质重构和蜂窝

镜下特征
- 缩窄性细支气管炎（最早期表现）
- 间质增厚并纤维组织沉积、单核炎性细胞浸润
- 亚急性纤维化性肺泡炎：巨噬细胞和多核巨细胞聚积在肺泡腔内
- 接触多年后可形成间质性纤维化和肺气囊，少见
- 原子吸收光谱测定或离子耦合等离子体光谱测定显示患者体内重金属浓度高，是正常人群的 10 倍

临床

临床表现
- 最常见体征/症状
  - 咳嗽、劳力性呼吸困难、疲劳、体重下降
- 其他体征/症状
  - 一氧化碳弥散功能下降
  - 肺功能检测为限制性或限制性和阻塞性混合类型
- 临床资料
  - 职业接触包括重金属工业和钻石加工行业
  - 钴来源可不明确

人口统计学
- 接触工人患病率低
  - 1 039 名工人中约 11% 有与工作相关的哮喘；0.7% 有间质性肺疾病的影像学证据
  - 45% 有影像学间质性肺疾病的患者可见疾病随时间缓慢进展

自然病程和预后
- 接触后 10 ~ 12 年出现症状（潜伏期最短可为 2 年）

治疗
- 急性和亚急性期
  - 避免接触
  - 支气管舒张药物和吸入皮质激素
- 纤维化期
  - 系统性皮质激素治疗

部分参考文献

1. Khoor A et al: Giant cell interstitial pneumonia in patients without hard metal exposure: analysis of 3 cases and review of the literature. Hum Pathol. 50:176-82, 2016
2. Choi JW et al: Giant cell interstitial pneumonia: high-resolution CT and pathologic findings in four adult patients. AJR Am J Roentgenol. 184(1):268-72, 2005
3. Dunlop P et al: Hard metal lung disease: high resolution CT and histologic correlation of the initial findings and demonstration of interval improvement. J Thorac Imaging. 20(4):301-4, 2005

（翻译：吴坚，审校：聂永康）

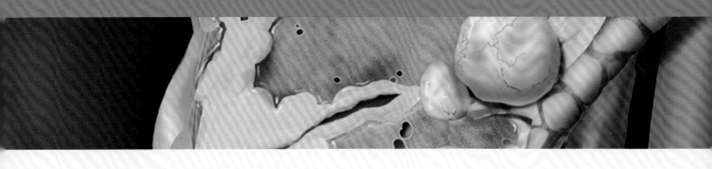

第七章

肿　瘤

简介

很多肿瘤病变可累及胸部及其不同解剖位置，包括肺实质和间质。很多病例表现出来的临床体征和症状没有特异性，可包括胸痛、咳嗽及呼吸困难，对负责评估患者的主诊临床医生来说，这在诊断上是一项严峻的挑战。从患者的病史、临床体征和症状可得到大量的信息。结合体检表现、相关实验室检查及影像异常表现可推测诊断。尽管胸片是肿瘤病变常见的首选检查方法，但更先进的 CT、FDG PET/CT 以及部分病例的 MRI 检查对于病变的鉴别诊断和指导（处理）通常是必要的。

影像

胸片和 CT 可用于大部分胸部肿瘤检查，CT 检查可获得进一步影像学异常的特征及评价，并制订进一步干预计划，如影像引导活检或手术活检。FDG PET/CT 通常用于确诊为恶性病变患者的分期和再分期。MRI 也可以用于检查，但主要是作为解决问题的手段，可以更好地评价心脏和心包、血管结构、胸壁等肿瘤，另外，在患者因对比剂严重过敏或肾功能损害而不能进行增强 CT 检查时，MRI 也可以作为一种替代影像检查方法。

概述

肿瘤可累及肺实质和间质，在胸片和 CT 上会产生多种不同的影像学表现。一些病变［如浸润性黏液腺癌（IMA）和血行转移］可表现为 1 个或多个实性肺结节或肿块，其他（如癌性淋巴管炎）可表现为小叶间隔和支气管血管束结节状增厚，卡西波肉瘤（KS）可表现为独特的支气管血管束周围结节状阴影，呈火焰状，淋巴管平滑肌瘤病（LAM）可表现为多发的薄壁肺囊腔。认识这些疾病及其各种各样的影像学表现对放射科医生是必要的。

浸润性黏液腺癌

2015 年，WHO 发布的肺腺癌最新分类包括了一种新的分类——浸润性黏液腺癌，即之前 2004 年 WHO 分类中的黏液性细支气管肺泡癌。病变的特征是肿瘤细胞为具有丰富的胞浆黏液的杯状细胞或柱状细胞，常表现为贴壁生长且侵袭性小。

浸润性黏液腺癌（IMA）可表现为几种形式，最常见的一种为孤立肺结节或肿块，表现为实性或部分实性密度。另一种常见的影像特征为实变，可伴

有特征性影像学征象，如 CT 血管造影征和空气支气管征，前者表现为肺血管穿过无气体的低密度实变，后者表现为气道通向或包含在肺结节或病变内部。弥漫性浸润性黏液腺癌可表现为多发肺结节或肿块、多发磨玻璃密度影和/或实变，少数表现为碎石路征或磨玻璃密度影合并小叶间隔增厚。"形态-代谢分离"一词在 PET/CT 上用于描述 IMA，尽管在 CT 上为实性或肿块样表现，但在 PET/CT 上仅表现为低度 FDG 摄取。

癌性淋巴管炎

癌性淋巴管炎为肿瘤栓子继发的淋巴管浸润或受累淋巴结的肿瘤直接播散，是肺、乳腺、胃、胰腺及前列腺癌最常见的并发症。最常见的导致癌性淋巴管炎的肿瘤组织亚型是腺癌，可表现为单侧、双侧、局限、弥漫、对称性或非对称性。

CT 上癌性淋巴管炎特征性表现是小叶间隔、支气管血管束周围及小叶中央间质结节状或光滑增厚，同时保持次级肺小叶结构。其他伴发异常，如肺结节、淋巴结肿大、胸腔积液和远处转移，常可以提示放射科医生作出诊断。

卡波西肉瘤

KS 是一种血管和淋巴管起源的低度恶性间充质肿瘤，主要累及皮肤，但也可累及胸部。可分为几种类型，包括经典型或散发型 KS、地方性或非洲 KS、AIDS 相关 KS（最常见）及特发性 KS。

CT 上 KS 最常见的影像特征是火焰状肺结节，表现为双肺多发、边界不清，由双侧肺门向外辐射生长，呈支气管血管束周围分布。可伴有其他表现（如结节周围磨玻璃密度影和小叶间隔增厚）。放射科医生应该仔细评估患者的 CT 扫描是否有机遇性肺部感染的证据，如耶氏肺孢子菌肺炎。

淋巴管平滑肌瘤病

LAM 为肿瘤性平滑肌样细胞增生，可呈散发（LAM-S）或伴有结节性硬化（LAM-TS），结节性硬化是一种常染色体显性遗传性疾病，可产生多器官错构瘤、癫痫发作、认知障碍。

CT 上，LAM 特征性表现为弥漫、双肺薄壁囊肿，其间嵌插正常肺组织。也可表现为出血相关的磨玻璃密度影及淋巴管阻塞所致的间隔增厚。多发微结节肺细胞增生表现为实性或磨玻璃密度结节，可用于鉴别 LAM-S 和 LAM-TS，后者可有这些影像表现，而前者无。伴随的胸外表现，包括肾、肝及脾脏血管平滑肌脂肪瘤和其他异常。

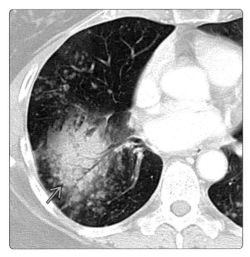

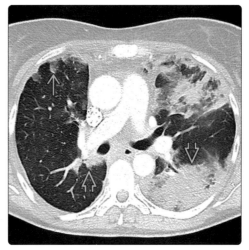

（左）浸润性黏液腺癌患者，横轴位增强 CT 显示肿块样实变➭伴有周围磨玻璃密度影以及邻近肺组织内小结节。（右）浸润性黏液腺癌患者，横轴位增强 CT 显示双肺多发实变➭和磨玻璃密度结节➭。黏液腺癌弥漫性可表现为多发结节、磨玻璃密度影和/或实变。

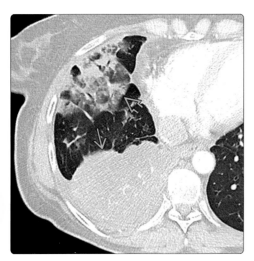

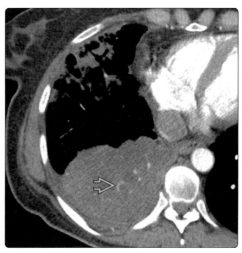

（左）浸润性黏液腺癌患者，横轴位增强 CT 显示右肺下叶较大的实性肿块➭以及邻近中叶肿块样、部分实性阴影➭。（右）同一患者横轴位增强 CT（软组织窗）显示右肺下叶大肿块内出现 CT 血管造影征，其特征为多发增强血管➭穿行于实性、密度均匀的肺部病变中。

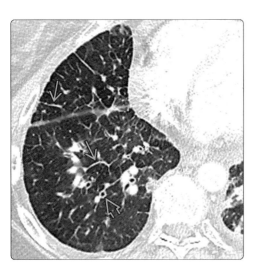

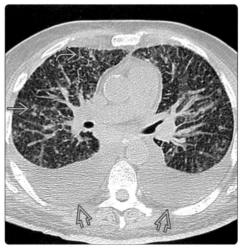

（左）肺癌及癌性淋巴管炎患者，横轴位增强 CT 显示右肺支气管血管束➭和小叶间隔➭增厚及斑片状磨玻璃密度影。这些表现是癌性淋巴管炎特征性影像表现。（右）转移性肾细胞癌患者，横轴位平扫 CT 显示广泛癌性淋巴管炎➭、双肺多发小结节➭及双侧中等量胸腔积液➭。

(左) 41 岁男性,转移性生殖细胞肿瘤患者,横轴位增强 CT 显示左肺多发实性转移瘤➡,其中一个病灶出现内部空洞➡。(右) 48 岁男性,肾细胞癌患者,横轴位增强 CT 图像显示右肺多发转移瘤➡。原发性恶性肿瘤转移出现出血(如肾细胞癌、甲状腺癌、黑色素瘤、绒毛膜癌及一些肉瘤)可表现为磨玻璃密度影。

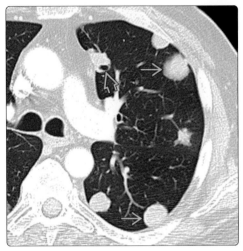
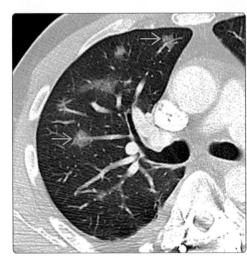

(左) 54 岁女性,肉瘤患者,横轴位增强 CT 图像显示胸膜多发结节和肿块➡,与转移瘤相符。(右) 39 岁女性,骨肉瘤患者,横轴位增强 CT 显示骨肉瘤转移➡所致右下胸膜增厚并内部钙化。原发恶性肿瘤(如骨肉瘤、肉瘤、黏液肿瘤)可导致转移瘤内钙化。

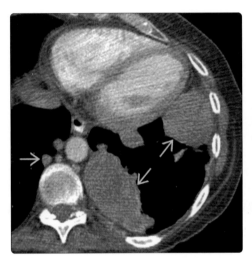
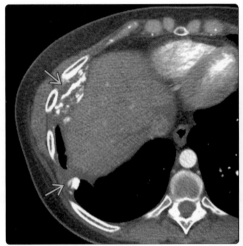

(左) 肾细胞癌患者,横轴位增强 CT 显示右肺下叶肺动脉呈不规则串珠状改变➡,与血管内肿瘤栓子相符。(右) 42 岁女性,肉瘤患者,横轴位增强 CT 显示双肺多发肺动脉分支串珠状改变➡,继发于血管内瘤栓。瘤栓的特征性影像学表现为受累肺动脉分支扩张与狭窄交替出现。

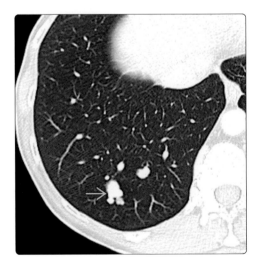
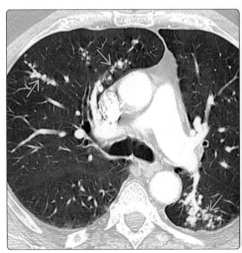

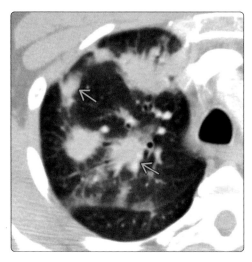

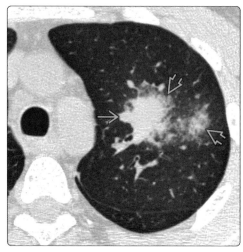

（左）37 岁男性，AIDS 和卡西波肉瘤（KS）患者，横轴位增强 CT 显示右肺上叶多发不规则结节和肿块➡，其中几个病灶呈火焰状。火焰状结节是自肺门向外辐射状发出、支气管血管束周围结节，是卡西波肉瘤的特征性表现。（右）43 岁男性，AIDS 患者，横轴位平扫 CT 显示左肺上叶肿块样实变➡伴周围磨玻璃密度影➡。活检证实为卡西波肉瘤。

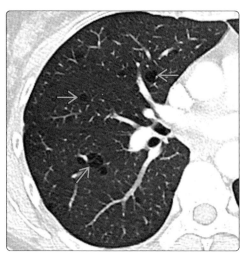

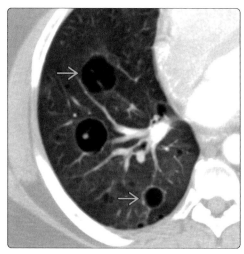

（左）39 岁女性，淋巴管平滑肌瘤病患者，横轴位增强 CT 显示右肺多发薄壁囊腔➡。（右）淋巴管平滑肌瘤病患者，横轴位增强 CT 显示在磨玻璃密度影背景下薄壁囊腔➡。淋巴管平滑肌瘤病典型表现为弥漫分布，随时间逐渐增大的薄壁肺囊腔。注意细微的磨玻璃密度背景，可能与肺泡出血有关。

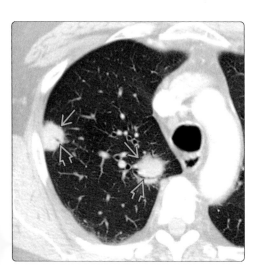

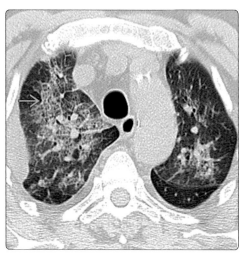

（左）黏膜相关淋巴组织淋巴瘤患者，横轴位增强 CT 显示右肺多发肿块样阴影➡，其内伴有空气支气管征➡。（右）胃肠道淋巴瘤继发肺部受累患者，横轴位平扫 CT 显示由磨玻璃密度影和小叶间隔增厚组成的碎石路征➡。继发肺部淋巴瘤较原发肺部淋巴瘤多见。

要　点

术语

- 浸润性黏液腺癌(IMA):2015 年 WHO 分类定义
  - 肿瘤细胞为具有丰富的胞浆黏液的杯状细胞或柱状细胞,常表现为贴壁生长为主,且侵袭性小

影像

- HRCT/CT
  - 肺结节或肿块
    - 实性或部分实性,周围>中央
  - 肺叶性实变
    - CT 血管造影征
    - CT 空气支气管征
  - 弥漫性
    - 多发肺结节
    - 多发磨玻璃密度影和/或实变
    - 碎石路征:在小叶间隔增厚背景上出现磨玻璃密度影
- FDG PET/CT:形态-代谢分离
  - 即使 IMA 在 CT 上表现为实性或部分实性病灶,但在 PET/CT 上典型表现为 FDG 低摄取

主要鉴别诊断

- 肺癌
- 肺部感染
- 机化性肺炎
- 淋巴组织增生性疾病
- 肺泡蛋白沉着症

临床

- 治疗
  - 局限性肿瘤(单发结节/肿块或实变):手术切除
  - 多结节型:化疗
- 总的生存期与中等级别非黏液腺癌患者相似

(左)59 岁男性,慢性咳嗽和支气管黏液溢,多发浸润性黏液腺癌患者,后前位胸片显示双肺弥漫网状结节状阴影和致密右肺下叶实变影。(右)同一患者冠状位平扫 CT 显示弥漫性不均匀磨玻璃密度影伴区域性碎石路征➡,内部透亮的小结节➡和致密的右肺下叶实变➡。浸润性黏液腺癌最初可表现为局限性或多发性病变。

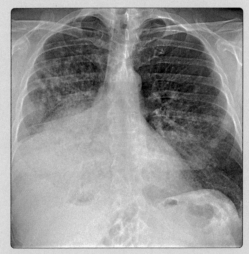
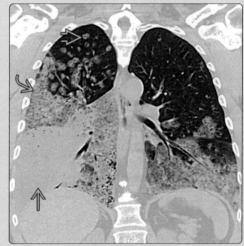

(左)同一患者横轴位 FDG PET/CT 融合图像显示肺实变内散在 FDG 摄取区➡。注意形态-代谢分离(即在 CT 上实性成分呈低度 FDG 摄取)。(右)浸润性黏液腺癌标本低倍镜(HE 染色)显示沿肺泡壁贴壁生长,没有基质、血管或胸膜浸润。影像上的内部透亮区对应于未累及的肺组织。

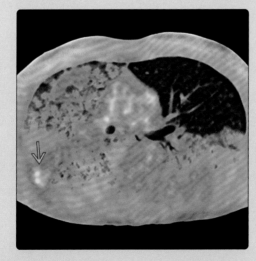
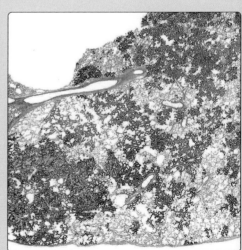

浸润性黏液腺癌(弥漫性)

术语

缩略词
- 浸润性黏液腺癌(IMA)
- 腺癌(ADC)

同义词
- 黏液性细支气管肺泡癌

定义
- 2015 年 WHO 分类
  - 肿瘤细胞为具有丰富的胞浆黏液的杯状细胞或柱状细胞,常表现为贴壁生长且侵袭性小
  - 贴壁生长:沿先存的肺泡结构限制性生长,无基质、血管或胸膜浸润
  - 之前 2004 年 WHO 分类中的黏液性细支气管肺泡癌

影像

平片表现
- 肺部结节或肿块
  - 单发或多发
- 肺段或叶性实变
  - 当实变在 4~6 周或适当治疗后没有好转,应怀疑 IMA
- 多发阴影和/或实变

CT 表现
- 肺部结节或肿块
  - 实性或部分实性
  - 周围>中央
- 肺叶性实变
  - 可出现 CT 血管造影征或空气支气管征
    - CT 血管造影征:在增强 CT 上表现为明显的肺部血管穿行于无空气的低密度实变中
    - CT 空气支气管征:支气管通向或进入孤立性肺结节或肿块内部
- 弥漫性
  - 多发肺结节
    - 可出现内部透亮影
  - 多发磨玻璃密度影和/或实变
  - 碎石路征:小叶间隔增厚的背景下出现磨玻璃密度影

MRI 表现
- 白肺征
  - 重 T_2WI 上,信号强度与静止的液体信号相等
  - 不常见,但为 IMA 特征性表现

核医学表现
- PET/CT
  - 形态-代谢分离
    - 即使 IMA 在 CT 上表现为实性或部分实性病灶,但在 PET/CT 上通常表现为 FDG 低摄取

（即假阴性）

成像推荐
- 最佳成像工具
  - CT 可评价病灶形态和范围

鉴别诊断

肺癌
- 非黏液性腺癌
  - 实性或部分实性肺结节/肿块
  - (与 IMA 对比)在 PET/CT 上大多数腺癌 FDG 摄取增高

肺转移瘤
- 多发、边界清晰的肺结节/肿块
- 大部分转移位于肺外周 1/3 处
- 血行转移结节可存在供血动脉

肺部感染
- 实性、非实性或部分实性结节
- 实变
- 肿块样实变、球形肺炎、肺脓肿

机化性肺炎
- 多发外周部阴影
- 类固醇治疗有效

淋巴组织增生性疾病
- 多发肺结节/肿块
- 肺门和/纵隔淋巴结肿大
- 肺叶性或段性实变
- 网状影和支气管血管束增厚

肺泡蛋白沉着症
- 影像上与弥漫性浸润性黏液腺癌相似
- 支气管镜肺泡灌洗可明确诊断

耶氏肺孢子菌肺炎
- 影像上与弥漫性浸润性黏液腺癌相似
- 免疫抑制病史(如人类免疫缺陷病毒 HIV 感染)
- 急性临床表现

病理

总体特征
- 2011 年国际肺癌研究协会(IASLC)/美国胸科协会(ATS)/欧洲呼吸协会(ERS)肺腺癌分类
  - IMA:被列为浸润性腺癌多种亚型中的一种
  - 其他浸润性腺癌:腺泡为主型、乳头状为主型、微乳头为主型、实性为主伴黏液产生型

分期、分级和分类
- IMA 的分期与非黏液腺癌相同(即 TNM)
  - T
    - T_0:无原发肿瘤证据
    - T_{is}:原位癌
    - T_1:肿瘤最大径≤3cm,周围为肺和脏层胸膜所环绕,支气管镜检查没有邻近叶支气管侵

犯的证据(即肿瘤不位于主支气管)

- □ $T_{1a}(mi)$:微浸润腺癌
- □ T_{1a}:肿瘤最大径≤1cm
- □ T_{1b}:1cm<肿瘤最大径≤2cm
- □ T_{1c}:2cm<肿瘤最大径≤3cm

- T_2:3cm<肿瘤最大径≤5cm 或肿瘤具有以下特征:主支气管受累,但不管距离隆突多远,无隆突受侵;脏层胸膜侵犯;肺不张或阻塞性肺炎扩展到肺门区域,累及部分或全肺
  - □ T_{2a}:3cm<肿瘤最大径≤4cm
  - □ T_{2b}:4cm<肿瘤最大径≤5cm
- T_3:5cm<肿瘤最大径≤7cm 或伴有同一肺叶内单发(或多发)原发肿瘤结节或直接侵犯下列任何结构:
  - □ 胸壁(包括壁层胸膜和肺上沟)、膈神经、心包壁层
- T_4:肿瘤最大径>7cm 或伴有同侧不同肺叶内单发(或多发)原发肿瘤结节或侵犯下列结构
  - □ 横膈、纵隔、心脏、大血管、气管、喉返神经、食管、椎体、隆突
- ○ N
  - N_0:无区域淋巴结转移
  - N_1:同侧支气管周围和/同侧肺门、肺内淋巴结转移,包括直接侵犯
  - N_2:同侧纵隔和/或隆突下淋巴结转移
  - N_3:对侧纵隔、对侧肺门、同侧或对侧斜角肌或锁骨上淋巴结转移
- ○ M
  - M_0:无远处转移
  - M_1:远处转移
    - □ M_{1a}:对侧肺肿瘤结节,肿瘤伴有胸膜或心包结节或伴有恶性胸腔或心包积液
    - □ M_{1b}:单发胸外转移
    - □ M_{1c}:1个或多个器官多发的胸外转移
- 分级和分类
  - ○ 贴壁、腺泡、乳头、微乳头和实性生长不均质混合体
    - 与2011年 IASLC/ATS/ERS 非黏液腺癌分类相同
  - ○ 2015年新分类重新定义了之前的黏液型细支气管肺泡癌
    - IMA 定义与2004年 WHO 定义的黏液型细支气管肺泡癌相同
    - 常为贴壁为主型生长

大体病理和外科特征
- 由于含有黏液成分,肿瘤表面呈微黄色
- 不同形式
  - ○ 肺结节或肿块
  - ○ 实变
  - ○ 弥漫肺受累
    - 多发肺结节或肿块

- 多发磨玻璃密度影或实变

镜下特征
- 肿瘤细胞呈杯状或柱状形态
  - ○ 丰富胞浆内黏液
  - ○ 常呈贴壁为主型生长(即肿瘤沿着先存的肺泡结构生长,无基质、血管或胸膜浸润)

临床

临床表现
- 最常见体征/症状
  - ○ 体重降低
  - ○ 支气管黏液溢
  - ○ 呼吸困难
  - ○ 胸痛
  - ○ 咯血
  - ○ 发热
  - ○ 咳嗽

人口统计学
- <10%切除的腺癌

自然病程和预后
- 局部缓慢生长
- 沿气道播散的多发结节
- 预后与生存期
  - ○ 浸润性黏液腺癌切除患者无病生存期在低级别(贴壁为主型)非黏液腺癌和中等级别(腺泡或乳头状为主型)非黏液腺癌之间
- 缓解无病生存期相关因素
  - ○ 大肿瘤以及较高的最大标准摄取值
- 大肿瘤为总生存期降低的预测指标

治疗
- 局部肿瘤(单发结节/肿块或实变)
  - ○ 手术切除
    - 亚叶切除、叶切除、双叶切除或肺切除
- 多发结节型:化疗

诊断备忘

考虑
- 在 HRCT/CT 上,IMA 患者表现为慢性多发肺结节/肿块或多灶性磨玻璃密度影和/或实变

影像解释要点
- 由于形态-代谢分离,FDG PET/CT 和 HRCT/CT 的对照非常重要

部分参考文献

1. Lee HY et al: Prognosis in resected invasive mucinous adenocarcinomas of the lung: related factors and comparison with resected nonmucinous adenocarcinomas. J Thorac Oncol. 11(7):1064-73, 2016
2. Travis WD et al: International association for the study of lung cancer/American Thoracic Society/European Respiratory Society international multidisciplinary classification of lung adenocarcinoma. J Thorac Oncol. 6(2):244-85, 2011
3. Lee HY et al: Mucinous versus nonmucinous solitary pulmonary nodular bronchioloalveolar carcinoma: CT and FDG PET findings and pathologic comparisons. Lung Cancer. 65(2):170-5, 2009

浸润性黏液腺癌(弥漫性)

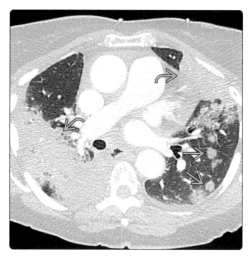
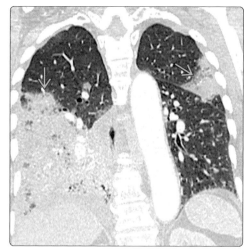

(左)91岁女性,浸润性黏液腺癌患者,横轴位增强CT显示双侧多发肺实变➡和肺结节➡。(右)同一患者冠状位增强CT显示双侧多发实变➡。这种表现类似于感染或炎性病变。浸润性黏液腺癌之前称为黏液性细支气管肺泡癌,目前已不再使用。

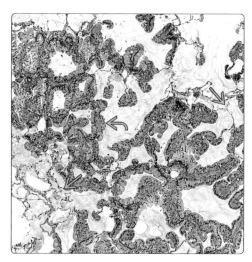
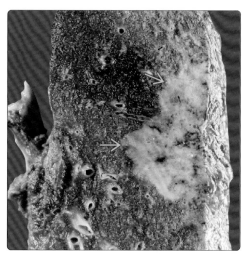

(左)同一患者标本低倍镜(HE染色)显示沿着肺泡间隔生长、分化良好的高柱状细胞➡,伴有丰富肺泡内黏液,保持完好的肺泡➡内充填黏液成分。"肿块效应"是由于黏液湖导致肺泡腔扩张所致。(右)浸润性黏液腺癌大体标本显示由于含有黏液成分而呈微黄色的肺部肿块➡

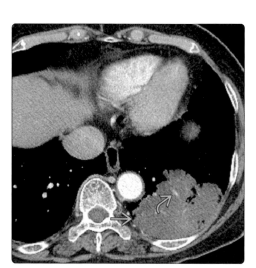
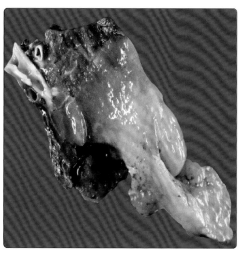

(左)浸润性黏液腺癌患者,横轴位增强CT显示左肺下叶低密度多分叶性肿块样实变➡。在增强CT上病灶内出现血管造影征反映了肺血管➡穿行于实变的肺实质,无肺的破坏。(右)浸润性黏液腺癌大体标本显示了一个象牙色病灶,提示肿瘤内含黏液的特性。

要　点

术语

- 癌性淋巴管炎（LC）
- 肿瘤栓子继发的淋巴管肿瘤浸润或受累淋巴结的直接播散
- 绝大多数癌性淋巴管炎继发于腺癌
- 癌性淋巴管炎可表现为单侧（50%）、双侧、局限、弥漫、对称性或非对称性
  - 肺癌中，单侧癌性淋巴管炎最常见

影像

- 平片
  - 胸片正常（约50%）
  - 累及外周间质（胸膜下及小叶间隔增厚）
  - 累及中轴间质（支气管血管束周围增厚）
- HRCT
  - 小叶间质、支气管血管束周围、小叶中央间质呈结节状或光滑增厚
  - 保持原有次级肺小叶结构

- 辅助发现
  - 肺部转移性结节、磨玻璃密度影（肺水肿或叠加感染）、淋巴结肿大、胸腔积液

主要鉴别诊断

- 肺水肿
- 结节病
- 特发性肺纤维化
- 矽肺
- 肺泡蛋白沉着症

临床

- 呼吸困难和咳嗽（最常见症状）
- 癌性淋巴管炎为肿瘤播散的标志，预后差

诊断备忘

- 胸外或胸内腺癌临床病史

（左）插图显示了癌性淋巴管炎典型的淋巴管周围分布，病变累及双侧外周➦和中轴➦间质的淋巴管，也常见胸腔积液➦及淋巴结肿大。（右）45岁男性，肺腺癌患者，后前位胸片显示原发肺部肿块➦，纵隔及肺门淋巴结肿大➦及双侧网状阴影。根据临床背景，这种表现应高度可疑癌性淋巴管炎。

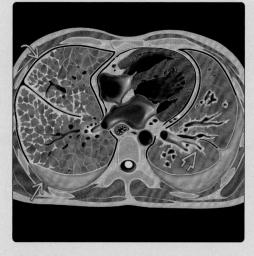
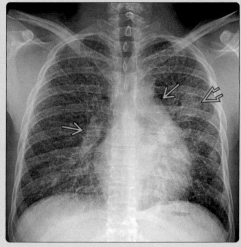

（左）同一患者横轴位增强CT显示左肺上叶原发肺癌➦、小叶间隔结节状增厚➦及支气管周围套袖征➦，与癌性淋巴管炎相符。（右）鳞状细胞肺癌及癌性淋巴管炎患者标本低倍镜（HE染色）显示小的肿瘤灶累及小叶中央➦、小叶间隔➦及胸膜下➦间质内淋巴管，与HRCT上典型异常表现相符。

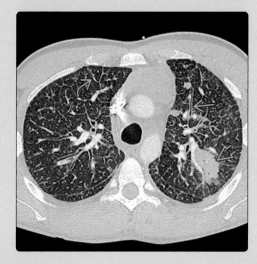
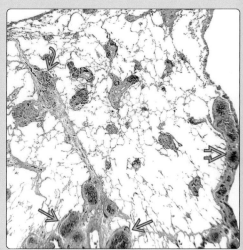

癌性淋巴管炎

术语

缩略词
- 癌性淋巴管炎(LC)

同义词
- 淋巴管播散
- 小叶间质=小叶间隔
  - 小叶间质增厚=间隔线=小叶间隔增厚

定义
- 肿瘤栓子浸润淋巴管(常见)或受累肺门淋巴结的直接逆行播散
- 癌性淋巴管炎主要来源于腺癌
  - 肺
  - 乳腺
  - 其他:胃、结肠、胰腺、前列腺
- 累及小叶间质和胸膜下间质内淋巴道(即周围间质)和/或支气管血管束和小叶中央间质内淋巴道(即中轴间质)

影像

总体特征
- 最佳诊断线索
  - 结节状或光滑间质增厚
- 分布
  - 单侧(50%)、双侧、局限、弥漫、对称性或非对称性
    - 肺癌中单侧累及最常见
- 大小
  - 不同程度的间质增厚
- 形态
  - 光滑或结节状

平片表现
- 平片
  - 胸片正常(约50%)
  - 累及周围间质
    - Kerley B 线(间隔线)
    - 叶间裂增厚
  - 累及中轴间质
    - 弥漫网状或网状结节状阴影
    - 支气管周围套袖征
  - 分布
    - 单侧:局灶性、弥漫性
    - 双侧:对称性或非对称性
  - 辅助表现
    - 胸腔积液(50%)
    - 纵隔和/或肺门淋巴结肿大(20%~50%)

CT 表现
- HRCT
  - 小叶间质、支气管血管束周围和/或小叶中央间质结节状或光滑增厚
    - 多边拱形[间隔增厚勾画出次级肺小叶(SPL)轮廓]
    - 叶间裂增厚

- 支气管血管束增粗
- 小叶中央分支状及 Y 形阴影(次级肺小叶中央)
  - 保持原有次级肺小叶结构
  - 辅助表现
    - 肺部转移性结节
    - 磨玻璃密度影,继发于伴随的肺水肿或叠加的感染
    - 纵隔和/或肺门淋巴结肿大
    - 胸腔积液(50%)
    - 可见原发肺癌或乳腺癌
    - 转移性病变

核医学表现
- PET/CT
  - 癌性淋巴管炎累及区域 FDG 摄取增高
    - 表现类型
      - 段性
      - 叶性
      - 弥漫
  - PET/CT 上,邻近原发肺癌的癌性淋巴管炎可被漏诊
- V/Q 扫描
  - 继发于癌性淋巴管炎或肿瘤微栓塞的灌注缺损

成像推荐
- 最佳成像工具
  - HRCT

鉴别诊断

肺水肿
- 急性发作
- 心脏增大
- 基底部为著的小叶间隔光滑增厚(Kerley B 线)
- 支气管周围(支气管血管束周围)套袖征
- 气腔影呈重力及中心性分布
- 双侧胸腔积液

结节病
- 多系统性肉芽肿性病变,可伴眼部、皮肤病变(结节性红斑、斑块或瘢痕)
- 肺部受累
  - 典型双侧受累
    - 淋巴管周围小的微结节
      - 小叶中央微结节
      - 叶间裂结节(高度特异性)
    - 大的结节、肿块或实变区
    - 上-中肺野
    - 结构扭曲(晚期)
  - 淋巴结肿大
    - 双侧肺门(90%)和右侧气管旁(60%)
    - 左侧肺门和主肺动脉窗(常见)
    - 部分淋巴结钙化(3%~20%)
      - 可出现蛋壳样钙化

特发性肺纤维化
- 缓慢进展
- 网状影
- 蜂窝及结构扭曲
- 胸膜下、下肺基底部为著
- 牵拉性支气管扩张/细支气管扩张
- 结节状间隔增厚及胸腔积液(不常见)

矽肺
- 职业性肺疾病
- 淋巴管周围结节
  - 弥漫分布,上叶及后部为著
- 多发结节/肿块
  - 融合肿块:进行性块样纤维化
- 异常淋巴结
  - 增大或正常大小±蛋壳样钙化

肺泡蛋白沉着症
- 90%的病例为特发性
- 可能与二氧化硅接触、感染和淋巴恶性肿瘤有关
- 碎石路征
  - 片状分布
  - 磨玻璃密度影
  - 光滑的小叶间隔增厚
- 实变

病理

总体特征
- 病因学
  - 尸检中,33%~50%实性恶性肿瘤患者肿瘤扩散的常见形式
  - 常见原发性恶性肿瘤
    - 肺
    - 乳腺
    - 胃
    - 胰腺
    - 前列腺
  - 绝大部分病例由血行播散到肺小动脉,伴有继发性肺间质和淋巴道受浸润
    - 淋巴结肿大不常见
  - 少数病例常由胸外肿瘤转移到纵隔和肺门淋巴结,进而沿淋巴道逆行播散至肺
    - 淋巴结肿大常见
  - 原发性肺癌可直接侵犯肺淋巴管
  - 典型病理组织学:腺癌

分期、分级和分类
- 小叶间隔和支气管血管束周围间质不同程度增厚
  - 小叶间隔增厚继发于
    - 促结缔组织反应增生
    - 水肿
    - 肿瘤细胞位于间质和淋巴管内

大体病理和外科特征
- 中轴间质和外周间质被肿瘤浸润而勾画出
- 多边拱形:SPL 被增厚的小叶间隔增厚而勾画出
- 支气管血管束和小叶中央间质肿瘤样增厚
- 肺活检(经支气管镜或开胸)为推荐的诊断手段

诊断
- 恶性肿瘤背景下,特征性影像学表现
- 在缺少已知原发性恶性肿瘤或如需要证实时
  - 活检(经支气管镜或开胸)
  - 进一步的诊断步骤
    - 痰液细胞学检查
    - 胸水细胞学检查

临床

临床表现
- 最常见体征/症状
  - 呼吸困难和咳嗽(最常见)
  - 体重减轻
  - 乏力
  - 咯血
  - 症状经常发生于出现异常影像表现前

人口统计学
- 发生率随着年龄增加而增长
- 与原发性肿瘤的初始表现年龄一致

自然病程和预后
- LC 为疾病播散的标志
  - 受累患者预后差
- 6 个月生存率约 15%

治疗
- 治疗原发肿瘤,全身化疗
- 一般支持性治疗

诊断备忘

考虑
- 表现为网状影、结节样小叶间隔增厚、肺结节及淋巴结肿大的患者,应考虑 LC

影像解释要点
- 出现结节样小叶间隔时必须考虑到 LC
  - 应与结节病鉴别

报告小贴士
- 胸内或胸外腺癌等临床病史

部分参考文献

1. Charest M et al: Prognostic implication of the lymphangitic carcinomatosis pattern on perfusion lung scan. Can Assoc Radiol J. 63(4):294-303, 2012
2. Prakash P et al: FDG PET/CT in assessment of pulmonary lymphangitic carcinomatosis. AJR Am J Roentgenol. 194(1):231-6, 2010
3. Digumarthy SR et al: Fluorodeoxyglucose positron emission tomography pattern of pulmonary lymphangitic carcinomatosis. J Comput Assist Tomogr. 29(3):346-9, 2005
4. Johkoh T et al: CT findings in lymphangitic carcinomatosis of the lung: correlation with histologic findings and pulmonary function tests. AJR Am J Roentgenol. 158(6):1217-22, 1992

癌性淋巴管炎

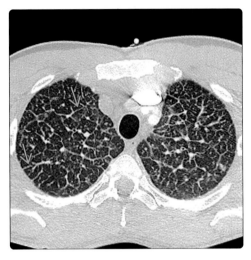

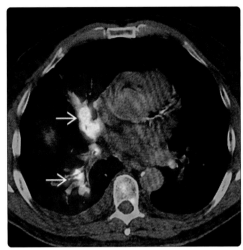

(左) 55 岁男性，晚期胃癌患者，横轴位增强 CT 显示双侧弥漫性小叶间隔结节样增厚➡️，符合癌性淋巴管炎。胸外恶性肿瘤患者的癌性淋巴管炎倾向于双侧且弥漫性。(右) 60 岁女性，癌性淋巴管炎患者，横轴位 FDG PET/CT 融合图像显示沿着增厚的支气管血管束周围间质 FDG 高摄取(➡️)。癌性淋巴管炎通常表现为 FDG 高代谢。

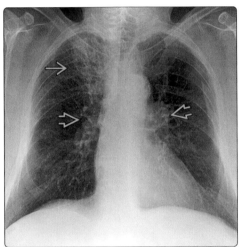

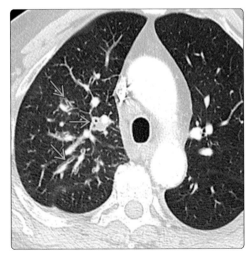

(左) 57 岁女性，乳腺癌伴癌性淋巴管炎患者，后前位胸片显示右肺上叶网状影➡️和双侧肺门淋巴结肿大➡️。(右) 同一患者横轴位增强 CT 显示支气管血管束周围（轴位）间质增厚➡️。癌性淋巴管炎可为肺段性、叶性或弥漫分布。单侧淋巴管播散尤其常见于晚期肺癌。

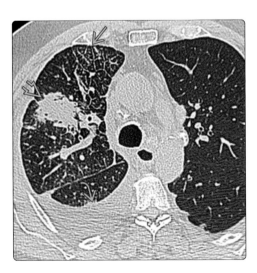

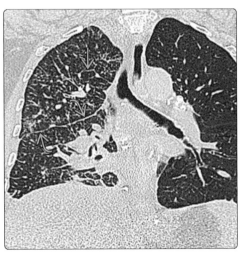

(左) 62 岁男性，癌性淋巴管炎患者，横轴位 HRCT 显示原发性肺癌➡️和小叶间隔增厚➡️，后者勾画出次级肺小叶，产生所谓的多边拱形。胸腔积液➡️见于约 50%的癌性淋巴管炎病例中。(右) 同一患者的冠状位 HRCT 显示水平裂➡️结节样增厚和多边拱形➡️，符合胸膜下间质和小叶间质分别受累的表现。

第七章 肿瘤

215

要　点

术语

- 癌症的远处播散,血行转移至肺

影像

- 肺为转移瘤最常见部位:见于50%的尸检中
- 平片
  - 多发肺结节/肿块,边缘清晰
  - 大小不等:粟粒样到炮弹样
  - 更倾向于累及肺基底部和外周部
- CT
  - 检出结节的敏感性高(>90%)
  - 多发肺结节/肿块,边缘清晰
  - 大部分转移瘤位于肺外周1/3处
  - 血行转移结节常可见供血动脉
  - 晕征为血行转移的典型征象
  - 串珠样、增粗的血管及分支状阴影提示肿瘤栓子

主要鉴别诊断

- 多发肺结节
  - 肉芽肿
  - 感染
  - 动静脉畸形(AVM)
  - 肉芽肿性多血管炎
- 慢性实变影
  - 腺癌
  - 机化性肺炎

临床

- 症状/体征:多种多样,可无症状
- 通常预后差

诊断备忘

- 恶性肿瘤患者多发肺结节、肿块或实变影的鉴别诊断应考虑到转移性疾病

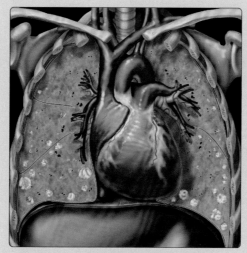
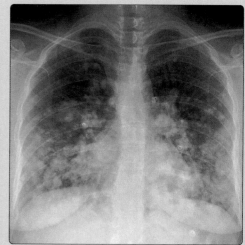

(左)插图示典型的肺血行转移的形态学特征,特征为多发肺结节、大小不等、外周下肺野为著。
(右)女性乳腺癌转移患者,后前位胸片显示以双肺中下野为著的多发结节和肿块。血行转移因肺内血流主导作用下,通常以下叶为著。

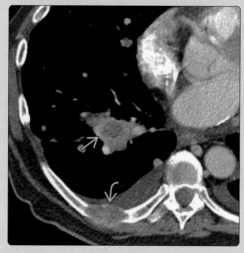
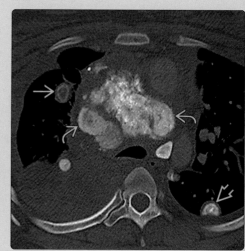

(左)71岁男性,肾细胞癌患者,横轴位增强CT显示不均匀增强肺转移➡和骨转移➡,也可见双侧少量胸腔积液。
(右)22岁男性,尤文肉瘤患者,横轴位增强CT(骨窗)显示肺➡、胸膜➡和纵隔内淋巴结的钙化转移瘤。钙化的转移瘤包括骨肉瘤、软骨肉瘤、甲状腺癌,以及个别治疗后的转移瘤。

术语

定义

- 癌症的远处播散,血行转移至肺

影像

总体特征

- 最佳诊断线索
  - 多发肺结节,边缘锐利
- 分布
  - 最常位于肺基底部和肺外周部
  - 肺为转移瘤最常见部位:见于50%的尸检中
  - 分支状阴影和支气管血管束周围的不规则结节提示肿瘤栓子

平片表现

- 多发肺结节、肿块或实变影
  - 局灶病变或单发结节罕见
- 大小不等:边缘清楚或模糊
- 下肺野更易受累
- 可表现为空洞
- 支气管内转移可表现为阻塞性肺不张或肺实变
- 纵隔/肺门淋巴结肿大和/或胸腔积液

CT表现

- 多发肺结节/肿块,边缘清晰
  - 孤立性转移:肾细胞癌、结肠癌、乳腺癌、肉瘤、黑色素瘤
- 大部分转移位于肺外周1/3处
  - 80%位于胸膜下2cm以内
- **血管转移类型**
  - 边界锐利、大小不等、球形肺结节
  - 边缘模糊的出血性转移(绒毛膜癌、肾细胞癌、黑色素瘤)
    - 晕征:结节周围磨玻璃密度影
  - 因重力作用和血流主导作用,下肺叶受累为著
  - 空洞常见于鳞状细胞癌和肉瘤
  - **粟粒样类型**:甲状腺髓样癌、黑色素瘤、肾细胞癌、卵巢癌
  - **炮弹样转移瘤**:结直肠癌、肾细胞癌、肉瘤、黑色素瘤
  - 一些转移瘤可**钙化**(骨肉瘤、软骨肉瘤、甲状腺),可类似肉芽肿表现
  - 偶尔伴有自发性气胸,尤其在肉瘤中
  - 血源性转移结节常可见供血动脉
- **支气管内转移类型**
  - 支气管源性气道播散或血源性播散到气道壁
  - 肺、叶、段性肺不张
  - 阻塞性肺炎:段、叶、肺
  - 腺癌、头/颈部基底细胞癌、乳腺癌、肾癌和肉瘤

- **胸膜转移类型**
  - 淋巴道或血源性转移
  - 胸腔积液:可大量、游离性或包裹性
  - 不连续的胸膜结节/肿块
- **淋巴管转移类型**
  - 淋巴管肿瘤播散
  - 非对称性间质结节样增厚,肺叶可不受累
  - 可伴有少量胸腔积液和/或肺门或纵隔内淋巴结肿大
- **实变类型**
  - 血源性转移
  - 类似于肺炎、肺外周实变影伴空气支气管征
  - 贴壁生长的肺腺癌
- **肿瘤栓子类型**
  - 血源性播散
  - **串珠样、增粗的血管或沿支气管血管束结构不规则、结节样阴影**
  - 血管或分支状病变形态
  - 肺梗死
- **淋巴结受累**:纵隔或肺门肿块
  - 血源性或淋巴管转移
  - 常见于泌尿生殖系统(前列腺、肾、卵巢、睾丸、移行上皮细胞)、头/颈部、乳腺癌和黑色素瘤

核医学表现

- PET/CT
  - 对结节和转移性病变的检出有高敏感度(>90%)

成像推荐

- 最佳成像工具
  - PET/CT为最敏感检查手段;最佳显示特征性表现和病变范围

鉴别诊断

多发肺结节

- 肉芽肿
  - 常表现为良性钙化征象
  - 伴有脾脏和/或肝脏内钙化
  - 原发性成骨性肿瘤转移可类似于肉芽肿
- 感染
  - 粟粒性肺结核、病毒性肺炎
  - 脓毒栓子常见空洞
- 动静脉畸形(AVM)
  - 供血动脉和引流静脉
- 肉芽肿性多血管炎
  - 常见空洞
  - 可伴有声门下狭窄和肺出血

支气管内肿块

- 肺癌
  - 伴有区域性淋巴结肿大
  - 较支气管内转移更常见

- ○ 吸烟史
- 支气管结石
  - ○ 支气管内钙化结节
- 异物
  - ○ 儿童最常见的支气管内病变

间质性肺疾病

- 结节病
  - ○ 淋巴管周围微小结节
  - ○ 淋巴结肿大常见
  - ○ 可见粟粒结节
- 矽肺
  - ○ 可表现为多发肺结节
- 硬皮病和其他胶原血管性疾病
  - ○ 间隔光滑,非串珠样
  - ○ 伴有骨改变(类风湿关节炎)或食管扩张(硬皮病)

慢性实变

- 腺癌
  - ○ 常不累及间隔
  - ○ 多个肺叶内小叶性磨玻璃密度融合成实变
- 机化性肺炎
  - ○ 胸膜下基底部分布
- 肺泡蛋白沉着症
  - ○ 地图样分布磨玻璃密度、小叶间隔和小叶内线(碎石路征)

原发性恶性肿瘤

- 肺癌
  - ○ 孤立性大肿块,可阻塞气道和血管结构
- 淋巴瘤
  - ○ 多发肺内结节±淋巴结肿大
  - ○ 人类免疫缺陷病毒(HIV)患者中常见

肺栓塞

- 暂时性、急性症状
- 不形成串珠样血管表现

肺动脉肉瘤

- 肺动脉干为常见部位
- 孤立性,非多发

病理

总体特征

- 病因学
  - ○ 病理学反映转移途径
  - ○ 转移模式
    - 机械系解剖学模型:转移瘤在第一个引流脏器滤过,常见于肺
    - 环境模式:由于适宜的分子和细胞环境,转移瘤易找到靶地点,癌细胞转移的"种子与土壤"假说
  - ○ 最可能的胸外恶性肿瘤:乳腺、结肠、子宫
  - ○ **肺转移率最高**:绒毛膜癌、骨肉瘤、睾丸肿瘤、黑色素瘤
- 伴随病变

- ○ 常见溶骨性或硬化性骨转移,与肿瘤范围和细胞类型有关

分期、分级和分类

- 通常被认为是多数恶性肿瘤分期的第 Ⅳ 期

大体病理和外科特征

- 贴壁生长(腺癌的典型特征)
  - ○ 末端细小动脉肿瘤种子,在间质和肺泡内生长
  - ○ 无结构扭曲变形
  - ○ 肿瘤沿着肺结构生长
- 以实体生长为主(血行转移的典型表现)
  - ○ 膨胀性生长
  - ○ 病灶同心圆性增大,形成实性结节或肿块

镜下特征

- 肿瘤细胞侵犯引流小静脉,进入静脉循环
- 原发性肿瘤的典型行为特征

临床

临床表现

- 最常见体征/症状
  - ○ 各种各样,由播散形式决定
  - ○ 可无症状

人口统计学

- 年龄
  - ○ 任何年龄,但更常见于成人
- 流行病学
  - ○ **转移瘤为最常见的肺肿瘤**
  - ○ 胸膜转移最常见于腺癌,尤其是肺和乳腺
  - ○ 实变转移特征最常见于胃肠道腺癌和淋巴瘤
  - ○ 肿瘤栓子转移特征常见于肝细胞癌、乳腺癌、肾细胞癌、绒毛膜癌和血管肉瘤
  - ○ 支气管内转移特征常见于腺癌(实变型)、头/颈部基底细胞癌(支气管内)

自然病程和预后

- 预后通常差,但取决于原发性肿瘤的治疗

治疗

- 取决于原发性肿瘤的组织类型;通常为姑息性放疗或化疗
- 如果仅仅肺受累,考虑转移瘤切除术,尤其是从原发性肿瘤切除术后至转移间隔>1 个月
  - ○ 骨肉瘤切除术后,单发并生长缓慢的转移瘤
- 经皮射频消融可作为姑息性治疗

诊断备忘

考虑

- 恶性肿瘤患者多发肺结节、肿块或实变影的鉴别诊断应考虑转移性疾病

部分参考文献

1. Eckardt J et al: Thoracoscopic versus open pulmonary metastasectomy: a prospective, sequentially controlled study. Chest. 142(6):1598-602, 2012

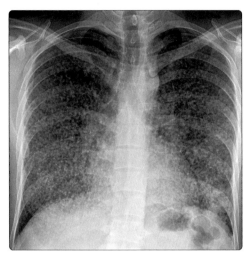

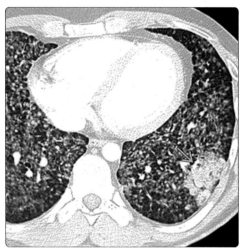

（左）肺腺癌转移患者，后前位胸片显示双肺弥漫多发肺小结节，符合粟粒性肺转移瘤。（右）同一患者的横轴位增强CT显示多发肺小结节，符合腺癌血行转移。原发性肺腺癌➡️亦可见。引起粟粒性转移瘤的常见的胸外原发性恶性肿瘤包括甲状腺髓样癌、肾细胞癌和黑色素瘤。

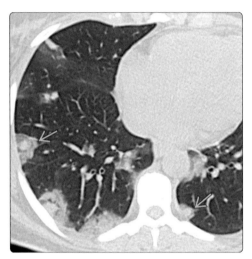

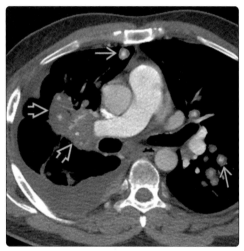

（左）女性绒毛膜癌患者，横轴位平扫CT显示多发实性肺转移➡️伴周围磨玻璃晕征，与病灶周围出血相符。出血性转移CT上可产生所谓晕征。（右）47岁男性，甲状腺乳头状癌患者，横轴位增强CT显示部分钙化的肺结节➡️和右肺门/肺门下淋巴结➡️转移。钙化的肺转移瘤可表现为不同程度钙化

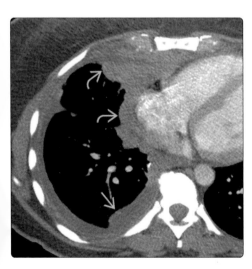

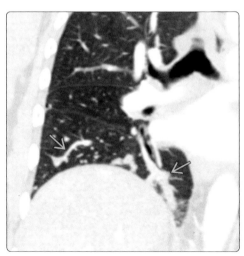

（左）41岁女性，乳腺癌患者，横轴位增强CT显示右侧胸腔积液➡️和右侧胸腔结节样胸膜增厚➡️。胸膜转移可缘于恶性肿瘤的淋巴道或血行转移。（右）肾细胞癌转移患者，冠状位增强CT显示右肺下叶扩张并呈轻度串珠样改变的肺动脉➡️，符合血管内肿瘤栓子。

要 点

术语

- 肿瘤栓子/碎片栓塞肺动脉

影像

- 外周肺动脉扩张和/或串珠样改变
  - 随着时间的推移可增加
- 树芽征不常见
- **增强CT**:检出血管内转移瘤和肿瘤栓子的成像方法
- MR 及 PET/CT
  - 较大栓子的特征
  - 具有鉴别单纯血栓和肿瘤栓子潜能

主要鉴别诊断

- 单纯静脉血栓栓塞
- 肺动脉肉瘤
- 黏液栓塞
- 肿瘤血管浸润

临床

- 肿瘤血栓对纤溶作用和抗凝作用的反应欠佳
- 可导致肺动脉高压,右心劳损和猝死可能
- 广泛的显微镜下的肿瘤栓子可引起肺肿瘤栓塞性微血管病(PTTM)

诊断备忘

- 血管内病灶增大支持血管内转移瘤和肿瘤栓子的诊断
- 肿瘤栓子的诊断应该进一步寻找原发性恶性肿瘤,除非已知原发性恶性肿瘤
  - 膈下恶性肿瘤的血管内延伸,评价右心房和下腔静脉状况
- 肿瘤栓子的诊断应该进一步评价肺动脉高压和右心室劳损。
  - 评价心肺受损情况:肺不张、肺梗死、水肿、胸腔/心包积液

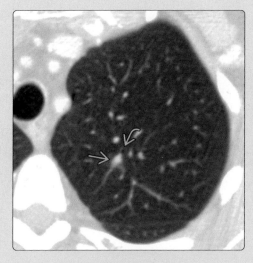
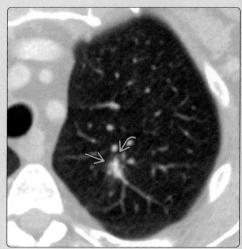

(左)肾细胞癌患者,横轴位增强 CT 显示左肺上叶肺动脉分支➡的局灶性扩张,邻近正常的充气支气管➡,提示血管内转移。(右)同一患者 1 年后的横轴位增强 CT 显示更加扩张的血管分支和同一肺叶内外周肺动脉分支新出现的串珠样改变➡,符合血管内转移。病灶由于延伸并累及到邻近的支气管,导致其充气的支气管管腔狭窄➡。

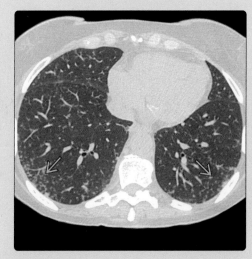
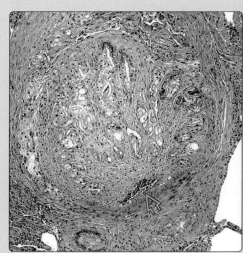

(左)57 岁女性,胰腺癌伴肿瘤栓子患者,横轴位平扫 CT 显示双侧胸膜下树芽征结节➡。(右)同一患者标本的高倍镜(HE 染色)显示肺动脉内明显的肿瘤负荷,导致血管管腔明显被压缩➡。良性肿瘤及恶性肿瘤均可以引起栓塞,但大部分病例属于后者。

术语

同义词
- 肿瘤栓子

定义
- 肿瘤碎片栓塞到肺动脉

影像

总体特征
- 最佳诊断线索
  - CT
    - 外周肺动脉扩张并串珠样改变
      □ "树芽"结节少见
      □ 串珠样改变和扩张随时间越来越明显
- 分布
  - 外周>中心
- 大小
  - 数毫米到数厘米;随时间而增大
- 形态学
  - 外周肺动脉的扩张和串珠样改变
  - "树芽"结节(增粗的小叶中央动脉)

平片表现
- 沿血管分布的结节和管状阴影
  - 可快速发展,随时间而增大
    - 多灶>局灶
    - 双侧>单侧
- 外周胸膜下楔形阴影提示肺梗死
  - 最常见位于肺下叶
- 伴随的肺动脉增粗应该提示肺动脉高压

CT 表现
- 平扫 CT
  - 扩张和/或串珠样肺动脉分支(邻近正常的充气支气管)
    - 亚段>段>叶>主肺动脉分支
    - 扩张/串珠样程度随时间增加
    - 树芽征表现:肿瘤栓子位于小叶中央肺动脉
- 增强 CT
  - 串珠样肺动脉分支内可见结节样充盈缺损
    - 亚段>段>叶>主肺动脉分支
    - 随时间增大
    - 可表现为对比增强
  - 下腔静脉腔内/右心腔内的结节/肿块来自于腹部肿瘤的血管内延伸
    - 可表现为对比增强
    - 可伴有单纯血栓
    - 评价伴随的腹腔内肿瘤

- 小叶中央结节和树芽征
- CTA
  - CT 肺血管造影为肺动脉充盈缺损的理想评价手段

MR 表现
- $T_1WI\ C+$
  - 增强后管腔内充盈缺损显示最佳
  - 心腔和肺动脉的评估
- 延迟增强
  - 血管内肿瘤可表现为延迟强化
    - 可鉴别肿瘤栓子和单纯血栓

血管造影表现
- 3~5 级血管减少
- 肺段动脉延迟充盈
- 亚段血管内充盈缺损

核医学表现
- 骨扫描
  - 来自肉瘤的肿瘤栓子可表现为 Tc-99m MDP 摄取
- PET/CT
  - 与单纯静脉血栓栓子比较,肿瘤栓子 FDG 摄取高
    - FDG 摄取常为线样
- V/Q 扫描
  - 肺动脉高压患者,降低大颗粒聚合白蛋白剂量至 100 000~200 000 微粒
  - 尤其适用于 CT 扫描正常和怀疑微血管病变的患者
    - 多发亚段的不匹配缺损

成像推荐
- 最佳成像工具
  - 增强 CT:评估血管内转移和肿瘤栓子的成像方法
  - MR:可用于对碘对比剂有禁忌证的患者
- 增强 CT:肺血管系统的理想评价手段
  - 实时团注对比剂评价感兴趣区血管(即肺栓塞扫描参数)
  - 考虑到评价下肢出现深静脉血栓状况
    - 结合增强 CT 或采用超声评估
- MR:减影图像显示肿瘤强化最佳
- 图像浏览:
  - 窗宽窗位设置(窗宽 600HU;窗位 100~150HU),用于检出血管内充盈缺损
  - 多平面重建图像用于确定肺动脉内的位置

鉴别诊断

单纯静脉血栓栓塞
- 与肿瘤栓子鉴别
  - PET/CT 上较少(或无)FDG 摄取
  - 比肿瘤栓子更为常见

- 随时间,单纯肺栓子收缩减小,而肿瘤栓子可增大

肺动脉肉瘤
- 通常累及中央肺动脉
- 血管内充盈缺损,表现为分叶状

黏液栓
- 阻塞气道,可表现为管状或分支管状形态
- 在多平面重建图像上可追踪到近端开放的气道

肿瘤侵犯血管
- 血管外为主肿块与血管内充盈缺损相延续

癌性淋巴管炎
- 肿瘤的淋巴道转移
- 小叶间隔光滑和/或串珠样增厚

肺实质转移
- 血行性转移
- 虽发生在邻近供血血管的末端,但位于肺实质内

产生树芽征的疾病
- 典型为小气道病变(细胞性细支气管炎)
  - 例如感染性、误吸性或滤泡性细支气管炎
- 血管性树芽征(少见)
  - 微血管性小动脉疾病
  - 滑石或纤维素性肉芽肿(又称赋形剂肺疾病)

病理

总体特征
- 肿瘤细胞栓塞肺动脉分支
  - 良性和恶性肿瘤均可发生栓塞

分期、分级和分类
- 显微镜下肿瘤栓子
  - 更常见
    - 尸检研究中2.5%的患者可有显微镜下肿瘤栓子
  - 广泛的显微镜下肿瘤栓子可引起肺肿瘤栓塞性微血管病(PTTM)
  - 肿瘤位于次级肺小叶小动脉
    - 癌性动脉内膜炎
- 肉眼可见的肿瘤栓子
  - 不常见;可侵犯血管壁
  - 亚段肺动脉分支的近端
    - 扩张并串珠样血管征

临床

临床表现
- 最常见体征/症状
  - 进行性气短和咳嗽±胸痛
  - 慢性进行性肺动脉高压体征
  - 可无症状
- 其他体征/症状

  - 低氧血症
  - 心动过速
- 临床资料
  - 患有已知或未知的恶性肿瘤
    - 典型者为乳腺癌、肺癌、前列腺癌、结肠癌、胃癌、肝癌和肾癌
    - 黑色素瘤、胰腺癌和肉瘤也有报道

自然病程和预后
- 与潜在恶性肿瘤进展有关
- 肺动脉高压
- 可导致死亡
  - 广泛的镜下肿瘤栓子可导致 PTTM

治疗
- 纤溶和抗凝治疗
- 大的肿瘤栓子和/或抗凝治疗禁忌证的患者
  - 血栓抽吸切除术、血栓碎裂和流变性血栓切除术
- 风险和并发症
  - 出血
  - 难治性血栓

诊断备忘

影像解释要点
- 肿瘤栓子应立即寻找潜在的原发恶性肿瘤
  - 对膈下恶性肿瘤的血管内延伸,评价右心房和下腔静脉状况
    - 肝细胞癌、肾癌和肾上腺皮质癌
- 肿瘤栓子的诊断应迅速评价肺动脉高压
  - 肺动脉干>29mm
  - 右心室劳损的体征
    - 室间隔弓向左心室
    - 右心室直径与左心室直径比值>1
    - 对比剂逆流至下腔静脉和肝静脉
- 评价心肺系统受损的其他并发症
  - 肺不张、肺栓塞、肺水肿、胸腔或心包积液

报告小贴士
- 评价伴随的心肺系统受损的征象
- 迅速与临床医生及时沟通相关征象,提醒潜在的血流动力学不稳定性状况

部分参考文献

1. Carter BW et al: Acquired abnormalities of the pulmonary arteries. AJR Am J Roentgenol. 202(5):W415-21, 2014
2. Sharma P et al: Imaging thrombus in cancer patients with FDG PET-CT. Jpn J Radiol. 30(2):95-104, 2012
3. Rossi SE et al: Tree-in-bud pattern at thin-section CT of the lungs: radiologic-pathologic overview. Radiographics. 25(3):789-801, 2005
4. Daehee Han et al: Thrombotic and Nonthrombotic Pulmonary Arterial Embolism: Spectrum of Imaging Findings RadioGraphics. 23: 1521, 2003
5. Roberts KE et al: Pulmonary tumor embolism: a review of the literature. Am J Med. 115(3):228-32, 2003
6. Seo JB et al: Atypical pulmonary metastases: spectrum of radiologic findings. Radiographics. 21(2):403-17, 2001

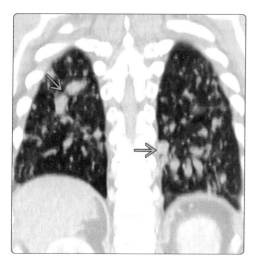

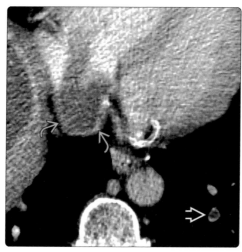

（左）45 岁女性，转移性肾细胞癌患者，冠状位增强 CT 显示多发扩张的肺动脉分支➡️，由广泛的双侧肿瘤栓子导致。（右）肝细胞癌患者，横轴位增强 CT 显示直接的胸内肿瘤延伸，表现为右心房肿块样充盈缺损➡️。左肺下叶肺动脉内可见单纯肺血栓栓子（➡️）。

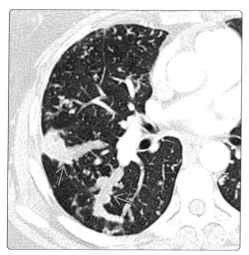

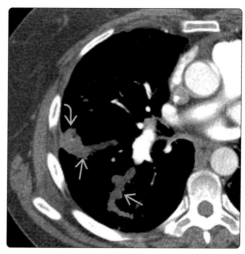

（左）41 岁女性，转移性骨肉瘤患者，横轴位增强 CT（肺窗）显示右肺下叶肺动脉呈串珠样表现➡️，呈扩张和收缩交替出现。（右）同一患者的横轴位增强 CT（软组织窗）显示肿瘤栓子轻度强化➡️，并使右肺下叶肺动脉闭塞➡️。增强 CT 为评价血管内转移和肿瘤栓子的成像方法。

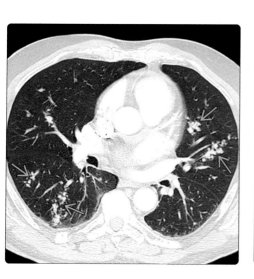

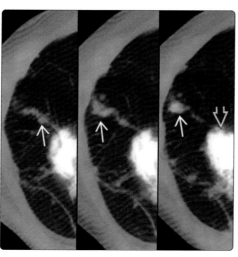

（左）52 岁女性，转移性肾细胞癌患者，横轴位增强 CT 显示多个肺动脉分支呈串珠样扩张➡️，此为肿瘤栓子的最常见征象。（右）横轴位 FDG PET/CT 组合图像显示外周右肺上叶肺动脉分支呈串珠样改变（➡️），伴有轻度 FDG 摄取，提示血管内转移。一个中心性 FDG 摄取明显增高的肿瘤肿块➡️，未完全显示。

要　点

术语

- 卡波西肉瘤(KS)
- 获得性免疫缺陷综合征伴卡波西肉瘤(AIDS-KS)
- 医源性卡波西肉瘤(IKS)
- 低级别血管和淋巴管间充质肿瘤,主要侵犯皮肤

影像

- AIDS-KS
  - 结节
    - 火焰状,直径>1cm
    - 支气管血管束周围,倾向于融合
    - CT 晕征
  - 支气管血管束周围和小叶间隔增厚
  - 叶间裂结节
  - 淋巴结肿大:纵隔、肺门、腋窝
  - 胸腔积液(常见)

主要鉴别诊断

- 结节病
- 淋巴瘤
- 癌性淋巴管炎
- 杆菌性血管瘤病

病理

- 人类疱疹病毒 8 型

临床

- 症状/体征:呼吸困难、咳嗽、CD4 淋巴细胞数（<150~200 个/mm³）
- 人口统计学
  - AIDS-KS:同性/双性恋男性伴 AIDS 者
  - IKS:罕见
- 治疗
  - AIDS-KS:高效抗逆转录病毒治疗±化疗
  - IKS:减少免疫抑制治疗

(左)插图显示肺卡波西肉瘤(KS)的典型形态学特征,肿瘤沿支气管血管束浸润,从肺门向肺外周延伸。(右)横轴位增强 CT 显示沿支气管血管束周围分布的边缘模糊的结节(部分结节有磨玻璃密度晕征),即所谓火焰征表现,是 AISD-KS 的典型征象。尽管感染可能性更大,但在此类人群中出现上述表现,KS 应该考虑。

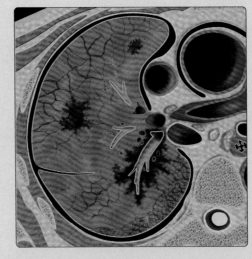
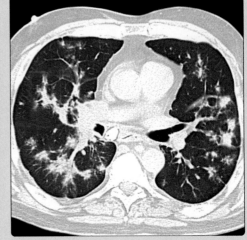

(左)AIDS-KS 患者,前后位胸片显示弥漫肺门周围边缘模糊阴影及小叶间隔增厚,为肺水肿表现。注意未见心影增大。在胸片上,高度提示 KS 诊断。(右)同一患者的横轴位增强 CT 显示支气管血管束周围气腔阴影、磨玻璃密度影、小叶间隔增厚➡和少量双侧胸腔积液。

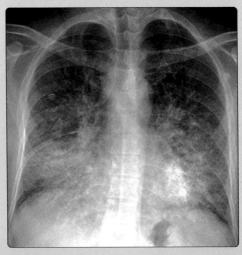
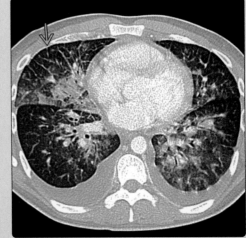

术语

缩略词

- 卡波西肉瘤（KS）
- 获得性免疫缺陷综合征伴卡波西肉瘤（AIDS-KS）：流行性 KS
- 医源性卡波西肉瘤（IKS）

定义

- 低级别血管和淋巴管间充质肿瘤，主要侵犯皮肤
- 可引起多个器官播散：淋巴系统、肺、气道、腹腔脏器等
- AIDS-KS：KS 与人类免疫缺陷病毒（HIV）/AIDS 有关
- IKS：KS 与免疫抑制有关

影像

总体特征

- 最佳诊断线索
  - AIDS-KS：支气管血管束周围边缘模糊的结节、淋巴结肿大和双侧胸腔积液共存

平片表现

- AIDS-KS
  - 中下肺野、肺门周围区域密度不均匀或网状结节影
  - 边缘模糊肺结节
  - 伴随机遇性感染时可发生空洞
- IKS
  - 散在分布的、边缘清晰的肺结节
  - 网状影或网状结节样阴影

CT 表现

- AIDS-KS
  - 结节
    - 双侧、对称、边缘模糊、自肺门向外周辐射（火焰状）
    - 支气管血管束周围结节倾向融合，通常直径>1cm
    - 结节周围磨玻璃密度影（CT 晕征）
    - 空洞结节常伴有机遇性感染，例如耶氏肺孢子菌肺炎
  - 支气管血管束周围和小叶间隔增厚
  - 叶间裂结节
  - 淋巴结肿大
    - 腋窝、纵隔、肺门
    - 增强后常见强化
  - 胸腔积液（常见）
    - 乳糜胸有描述
  - 胸膜种植（罕见）
  - 溶骨性病变：胸骨、胸椎
  - 皮肤和皮下软组织增厚
- IKS
  - 散在的肺结节
  - 淋巴结肿大
  - 胸腔积液

MR 表现

- 很少使用，但可用于评价骨和软组织受累
- T_1WI：高信号
- T_2WI：明显的低信号
- 注入钆对比剂后肿瘤明显强化

核医学表现

- PET/CT
  - AIDS-KS
    - AIDS-KS 的病灶 FDG 高摄取
    - 对隐匿性病灶的检出有帮助
    - 个别用于监测治疗反应
  - IKS
    - 高 FDG 摄取的肺结节和淋巴结肿大
- 镓-67 和铊显像
  - 结合此方法有助于鉴别流行性 KS 与感染和淋巴瘤
  - 镓-67：流行性 KS 阴性，但感染和淋巴瘤阳性
  - 铊：流行性 KS 和淋巴瘤阳性

鉴别诊断

肺水肿

- 与 KS 较难鉴别
- AIDS 或移植病史、出现皮肤病变可有帮助

结节病

- 支气管血管束增厚、肺结节、小叶间隔增厚（常为结节样）；可类似 KS
- 与 KS 相比，对称性淋巴结肿大更常见，但通常不强化

淋巴瘤

- 支气管血管周围束增厚和肺结节；可类似 KS
- 肺结节大小不等，但通常大于 KS 肺结节
- 与 KS 结节相比，空气支气管征更常见于淋巴瘤

癌性淋巴管炎

- 支气管血管束周围和小叶间隔增厚（常为结节样）；可类似于 AIDS-KS
- 与 KS 相比，原发性肺癌引起的癌性淋巴管炎更倾向于单侧分布

感染性细支气管炎

- 分枝杆菌和细菌感染
- 结节<1cm
- 小叶中央结节，常呈树芽征

杆菌性血管瘤病

- 由于巴东体属细菌感染，少见
- 皮肤病变、增强的淋巴结和肺结节；可类似于 KS
- 支气管血管束周围增厚不常见
- 异性恋艾滋病患者中考虑评价 AIDS-KS

病理

总体特征

- 病因学
  - 人类疱疹病毒 8 型（HHV8 或 KS 相关疱疹病毒）

- – 也伴有原发性渗出性淋巴瘤和多中心巨淋巴结增生症
  - ○ 其他协同因子
    - – 肿瘤坏死因子 A
    - – 白细胞介素 6
    - – 碱性成纤维细胞生长因子
    - – 血管内皮细胞生长因子
  - ○ 传播方式不完全清楚
    - – 成人男同性恋性行为（北美）
    - – 母婴传播和儿童间传播（非洲和南欧）
    - – 再激活可能在 IKS 中起作用
- 遗传
  - ○ 经典 KS
    - – 欧洲或地中海地区和德系犹太人患者
  - ○ 非洲 KS
    - – 东非和中非
    - – 在乌干达,占所有癌症患者的 9%
- 伴发异常
  - ○ 85% 肺受累的患者中可出现皮肤病变

分期、分级和分类

- 4 个不同类型
  - ○ 经典、散发或地中海 KS（第一次描述）
  - ○ 流行性或非洲 KS
  - ○ AIDS-KS（最常见）
  - ○ IKS
- AIDS-KS 分期
  - ○ 肿瘤范围(T)
    - – T_0(低风险):局灶肿瘤(例如,KS 仅累及皮肤和/或淋巴结,少许腭部疾病、口腔中扁平病灶)
    - – T_1(高风险):广泛的 KS
      - □ 1 个或多个如下病变:水肿、广泛口腔 KS、除淋巴结之外的脏器病灶
      - □ 肺 KS 预后差
  - ○ 免疫状态(I)
    - – I_0(低风险):CD4 细胞计数≥200 个/mm^3
    - – I_1(高风险):CD4 细胞计数<200 个/mm^3
  - ○ 全身疾病状态(S)
    - – S_0(低风险):无全身系统性疾病
      - □ 无机遇性感染或鹅口疮病史
      - □ 无 B 症状（例如,不明原因的发烧、盗汗、体重减轻、腹泻）
      - □ 生存质量评分标准(KPS)≥70
    - – S_1(高风险):1 个或多个如下全身系统性疾病
      - □ 机遇性感染或鹅口疮病史
      - □ 1 个或多个 B 症状
      - □ 生存质量评分标准(KPS)<70
      - □ 出现其他 HIV 相关疾病,例如神经系统疾病、淋巴瘤等

大体病理和外科特征

- AIDS-KS
  - ○ 皮肤病变不常见
  - ○ 内脏受累
    - – 淋巴结(72%)、肺(51%)
    - – 胃肠道(48%)、肝脏(34%)、脾脏(27%)
  - ○ 全部病例中,胸部受累 45%

镜下特征

- 纺锤形基质细胞
- 异常的血管内衬细胞
- 裂隙样间隙中外渗的红细胞

临床

临床表现

- 最常见体征/症状
  - ○ 呼吸困难、咳嗽
  - ○ CD4 淋巴细胞计数（<150~200 个/mm^3）
- 其他体征/症状
  - ○ 咯血

人口统计学

- 年龄
  - ○ 经典 KS:50~80 岁
  - ○ 非洲 KS:40~50 岁
- 性别
  - ○ 经典 KS:男∶女=10∶1~15∶1
  - ○ 非洲 KS:男性为主
  - ○ AIDS-KS:同性恋或双性恋艾滋病男性患者
- 流行病学
  - ○ 最常见 AIDS 相关肿瘤;高效抗逆转录病毒治疗（HAART）后发病率降低

自然病程和预后

- AIDS-KS 提示较短的生存期
  - ○ 白人同性恋男性患者的生存期较黑人女性静脉吸毒者长
  - ○ 前期或并存的机遇性感染
  - ○ 全身系统性症状（例如,不明原因发热>2 周、体重减轻>10%、腹泻或盗汗）
  - ○ CD4 淋巴细胞计数（<100~300 个/mm^3）
  - ○ 胸腔积液
- 机遇性感染为 80% AIDS-KS 患者的死因

治疗

- AIDS-KS:HAART±化疗
- IKS:减少免疫抑制治疗

诊断备忘

影像解释要点

- 在适当的临床背景下,CT 上火焰状结节高度提示 AIDS/KS

部分参考文献

1. Gasparetto TD et al: Pulmonary involvement in Kaposi sarcoma: correlation between imaging and pathology. Orphanet J Rare Dis. 4:18, 2009
2. Restrepo CS et al: Imaging manifestations of Kaposi sarcoma. Radiographics. 26(4):1169-85, 2006

卡波西肉瘤

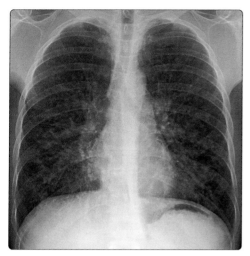
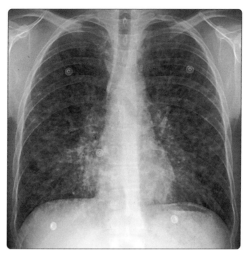

（左）37 岁男性，艾滋病患者伴有咳嗽，后前位胸片显示双肺弥漫不规则小结节。（右）同一患者4 个月之后，后前位胸片显示双肺结节明显增大增多。病变进展情况与该患者免疫抑制情况相一致。

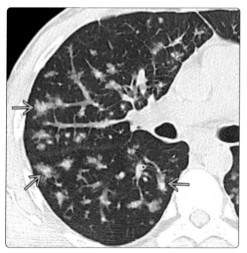
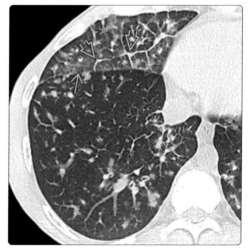

（左）同一患者的横轴位增强 CT 显示右肺大量不规则、边缘模糊的肺结节 ➡，伴有"火焰"状征象。支气管镜检查和活检确诊 AIDS-KS。（右）同一患者横轴位增强 CT 显示右肺小叶间隔光滑和结节样增厚 ➡，以及片状磨玻璃密度影。支气管血管束周围和/或小叶间隔增厚以及磨玻璃密度影等表现相对不常见。

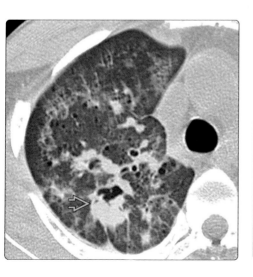
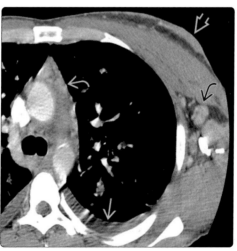

（左）AIDS-KS 同时合并肺孢子菌肺炎患者，横轴位平扫 CT 显示右肺上叶空洞性结节 ➡。空洞性病变常与重叠感染有关。（右）AIDS-KS 患者，横轴位增强 CT 显示双侧胸腔积液 ➡、明显的纵隔 ➡ 和腋窝（➡）强化的淋巴结、左前胸壁皮肤增厚 ➡。上述所有征象为 AIDS-KS 的特征性表现。

要　点

术语

- 淋巴管平滑肌瘤病（LAM）
- 结节性硬化症（TSC）
- LAM：肿瘤性平滑肌样细胞增生
  - 散发性 LAM（S-LAM）
  - 伴有结节性硬化的 LAM（TSC-LAM）

影像

- 平片
  - 肺容积正常或增大
  - 双侧弥漫网格样阴影
  - 气胸、胸腔积液
- CT/HRCT
  - 弥漫双肺薄壁囊腔；间杂正常肺组织
  - 磨玻璃密度影，与肺出血有关
  - 小叶间隔增厚，与淋巴道阻塞有关
  - 气胸、胸腔积液
  - 淋巴结肿大、肾血管平滑肌脂肪瘤

主要鉴别诊断

- 肺朗格汉斯细胞组织细胞增生症
- Birt-Hogg-Dubé 综合征
- 淋巴细胞间质性肺炎
- 轻链沉积病

病理

- 血管、细支气管、肺泡壁、淋巴管、囊腔壁周围肿瘤性平滑肌细胞增生

临床

- 育龄期女性；平均年龄 34 岁
- 进行性呼吸困难、胸痛、咳嗽、喘鸣、咯血
- 自发性气胸引起急性呼吸困难和胸痛

诊断备忘

- 女性出现双肺弥漫薄壁囊腔±气胸或胸腔积液，考虑 LAM

（左）54 岁女性，淋巴管平滑肌瘤病患者伴有慢性进行性呼吸困难，后前位胸片图像显示正常肺容积，肺实质未见异常。（右）同一患者的横轴位 HRCT 显示双肺大量的大小不等薄壁含气囊腔 ➡，并伴有至少一个较大肺囊腔 ➡。囊腔影均匀分布于整个肺，间杂正常肺组织。

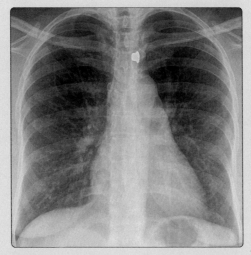
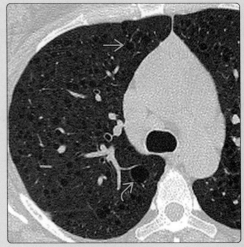

（左）同一患者的横轴位 HRCT 显示双肺多个薄壁囊腔 ➡，间杂正常肺组织。囊腔均匀分布于整个肺组织内，无肺尖肺底梯度，为淋巴管平滑肌瘤病的典型表现。（右）淋巴管平滑肌瘤病患者标本的高倍镜（HE 染色）显示肺囊腔壁的不典型平滑肌细胞增生 ➡ 以及肺出血灶 ➡。（摘自 DP：Thoracic，第 2 版。）

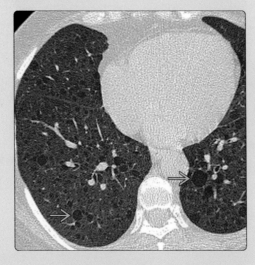
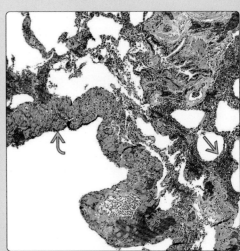

淋巴管平滑肌瘤病

术语

缩略词

- 淋巴管平滑肌瘤病(LAM)
- 结节性硬化症(TSC)

定义

- 肿瘤性平滑肌样细胞增生
  - 散发性 LAM(S-LAM)
  - 结节性硬化相关 LAM(TSC-LAM)
    - 神经皮肤综合征:多器官错构瘤、癫痫发作和认知障碍
  - TSC-LAM 更常见,为 S-LAM 的 5~10 倍

影像

总体特征

- 最佳诊断线索
  - 绝经前妇女,弥漫薄壁肺囊腔、自发性气胸和/或乳糜胸
- 位置
  - 双肺弥漫受累
- 大小
  - 囊腔 2~5mm,可大到 30mm;可融合

平片表现

- 肺正常或过度膨胀
- 双肺弥漫网格样阴影;无好发位置
- 气胸
- 10%~20%患者出现胸腔积液(乳糜);单侧或双侧

CT 表现

- 双侧弥漫薄壁囊腔;间杂正常肺组织
  - 通常为 2~5mm 囊腔;可见大囊肿主病灶
  - 球形或卵圆形囊腔;病变严重时可见多边形囊腔
  - 光滑、薄的囊壁
  - 初期肺轻度受累;随着疾病进展,广泛并严重
- 磨玻璃影,与肺出血有关
- 小叶间隔增厚,与淋巴管阻塞有关
- 多灶性微结节性肺泡细胞增生:实性或磨玻璃密度结节(1~10mm);S-LAM 女性患者中有报道
- 气胸、胸腔积液(乳糜)、液气胸
- 胸导管扩张
- 心包积液(乳糜)
- 淋巴结肿大:胸腔、腹腔、盆腔
- 淋巴管平滑肌瘤:胸腔、腹腔、盆腔
  - 包裹性肿块,伴囊性成分
- 32%的 S-LAM 患者可见肾血管平滑肌脂肪瘤(AML)
- 其他:肝/脾 AML、腹水(乳糜)

成像推荐

- 最佳成像工具
  - CT/HRCT 较胸片更敏感性
- 扫描方案推荐
  - 冠状位重建可确定肺弥漫受累范围
- 筛选推荐(CT)
  - 患 TSC 的女性患者:18 岁之后 1 次;每 5~10 年 1 次
  - 不吸烟的年轻/中年女性伴气胸
  - 女性偶然发现 AML、腹部 CT 检查发现肺基底部囊腔或乳糜胸水/腹水
  - 不能解释的进行性呼吸困难的女性患者

鉴别诊断

肺朗格汉斯细胞组织细胞增生症

- 男=女;吸烟者
- 上肺野受累为著
- 小囊腔、怪异形状、囊壁结节
- 肺不规则小结节(≤10mm)

Birt-Hogg-Dubé 综合征

- 遗传性疾病:肺囊腔、肾和皮肤病灶
- 肺基底部为著囊腔:圆形、卵圆形、豆状
- 囊腔紧邻胸膜、小叶间隔和血管

淋巴细胞间质性肺炎

- 成年女性;50~60 岁
- 免疫抑制,干燥综合征
- 少量大囊腔、磨玻璃密度影、边缘模糊结节

轻链沉积病

- 与淋巴增生性疾病有关
- 轻链沉积物位于肺泡壁、小气道和血管
- 弥漫性大小不等的肺囊腔

小叶中央肺气肿

- 男性和女性;吸烟者
- 上叶受累为著
- 无壁的小叶中央透亮区,可见小叶中央动脉

病理

总体特征

- 病因学
  - WHO 分类为低级别恶性肿瘤
    - LAM 细胞可通过淋巴道转移
- 遗传
  - TSC 基因中,生长因子激活突变
    - 肿瘤抑制基因失活
  - S-LAM:TSC2 基因获得性突变,局限于 LAM 病灶
  - TSC:常染色体显性遗传性疾病
    - 所有细胞的 TSC1(编码错构瘤蛋白)或 TSC2(编码结节蛋白)遗传性及获得性突变
    - TSC-LAM:约 40%的女性 TSC 患者和 15%的男性 TSC 患者
- 伴发异常
  - 乳糜腹水
  - 肾、肝、脾 AML
  - 腹腔和盆腔淋巴管平滑肌瘤
  - 子宫平滑肌瘤、淋巴输尿管交通及淋巴静脉交通
- 流行病学
  - S-LAM 发生率:(1~7.5)/100 万女性

分期、分级和分类

- LAM 组织学评分（LHS）
  - 基于肺的囊性病变受累百分比
  - LHS-1：<25%；LHS-2：25%~50%；LHS-3：>50%
  - LHS 与生存相关；评分越高预后越差

大体病理和外科特征

- 肺容积增大；弥漫分布的肺囊腔
- 胸腔、腹腔、盆腔淋巴结肿大
- 胸导管和淋巴管扩张
  - LAM 细胞使胸导管闭塞，从而导致淋巴液流动改变和乳糜胸
- 淋巴管平滑肌瘤：充满乳糜液的包裹性肿块

镜下特征

- 肿瘤性平滑肌（LAM）细胞位于细支气管、肺泡壁、血管、中轴淋巴管和囊腔壁周围
  - LAM 细胞簇：中心的梭形细胞和外周的上皮样细胞
- Ⅱ型肺泡细胞增殖，囊壁弹力纤维和胶原纤维破坏
- 对 α-平滑肌细胞肌动蛋白、结蛋白、波形蛋白和人类黑色素（HMB-45）的免疫反应
- 微结节性肺泡上皮细胞增生；为 TSC 的特征形态
- 淋巴管平滑肌瘤：伴有裂隙样血管的 LAM 细胞浸润淋巴管

临床

临床表现

- 最常见体征/症状
  - 进行性症状
    - 呼吸困难、胸痛、咳嗽、喘鸣、咯血、乳糜液
  - 气胸引起的急性呼吸困难和胸痛
    - 40%~50%发病时；60%~80%发病过程中
  - 经期、妊娠和外源性雌激素时症状加重
  - 肺功能检查
    - 阻塞性肺疾病、肺容积增大
    - FEV_1 和/或一氧化碳弥散量（DLCO）↓
- 其他体征/症状
  - 肾 AML 快速生长导致腰部疼痛
  - 低血压：肾 AML 出血
  - 腹部、腰部/盆腔疼痛、腹胀、失禁、乳糜尿、血尿、下肢淋巴水肿、腹腔和盆腔淋巴管平滑肌瘤引起的感觉异常

人口统计学

- 年龄
  - 育龄期女性；平均年龄 34 岁，中位年龄 38 岁；文献报道绝经后女性常与外源性雌激素有关
- 性别
  - 几乎仅出现在女性患者；TSC-LAM 男女均可出现
- 诊断
  - 欧洲呼吸协会指南
    - 确诊 LAM
      - 特征性的 HRCT 表现以及肺活检（+）或
      - 肾 AML（图像或活检）、乳糜液或淋巴结受累
    - 拟诊 LAM
      - 特征性的 HRCT 表现和临床病史或
      - HRCT 表现与 AML 或乳糜液共存
    - 疑诊 LAM：仅有 HRCT 特征性表现
  - 70%的病例血管内皮生长因子 D（VEGF-D）>800pg/ml
    - VEGF-D>800pg/ml+肺囊肿：对 S-LAM、伴有 TSC 的 TSC-LAM 女性患者具有特异性
  - 活检：经支气管镜、视频辅助的胸腔镜手术

自然病程和预后

- 预后（远期预后差）
  - 进行性气流阻塞和呼吸衰竭
  - 预后差；TSC-LAM 较轻
  - 诊断时年龄小和伴有广泛的肺囊性疾病的患者预后差
  - 妊娠使肺功能恶化和气胸↑
  - 孕酮升高导致患脑膜瘤风险因素增加
- 总体 5 年生存率：60%~70%

治疗

- 气胸
  - 引流、胸膜固定术、胸膜切除术；可使肺移植变复杂
- 乳糜胸
  - 胸导管结扎术、胸膜-静脉分流术
- 避免使用雌激素
- 西罗莫司或依维莫司（mTOR 抑制剂）预防 LAM 细胞增生
- 肺移植
  - 晚期疾病的最佳治疗方案
  - 有报道肺移植术后疾病复发

诊断备忘

考虑

- 女性患者不明原因进行性呼吸困难及胸片肺容积增大时，考虑 LAM
- 女性患者双肺弥漫薄壁囊腔±气胸或胸腔积液时，考虑 LAM

影像解释要点

- 胸片可表现为正常或接近正常
- 典型 HRCT 表现（欧洲呼吸协会 LAM 专家组）：多发（>10 个）薄壁囊腔伴肺容积正常或增大，不伴有其他明显的间质性异常
- TSC-LAM 与 S-LAM 的肺表现相同

部分参考文献

1. Johnson SR et al: Lymphangioleiomyomatosis. Clin Chest Med. 37(3):389-403, 2016
2. Moir LM: Lymphangioleiomyomatosis: Current understanding and potential treatments. Pharmacol Ther. 158:114-24, 2016
3. Ferreira Francisco FA et al: Multiple cystic lung disease. Eur Respir Rev. 24(138):552-64, 2015
4. Gillott M et al: Imaging of cystic lung disease. Semin Roentgenol. 50(1):23-30, 2015

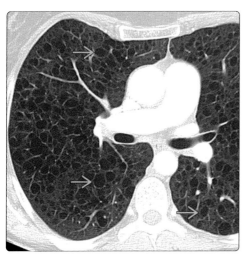
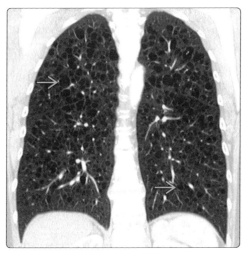

(左)31 岁女性,淋巴管平滑肌瘤病伴多年进行性呼吸困难患者,横轴位增强 CT 显示双肺大量薄壁囊腔➡️伴有少量间杂的正常肺组织。(右)同一患者冠状位增强 CT 显示双肺均匀分布的肺囊腔➡️。囊壁薄而均匀,无肺结节。此病例为淋巴管平滑肌瘤病的典型 HRCT 表现。

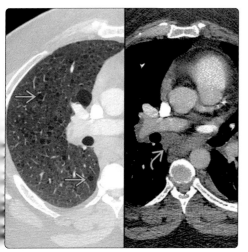
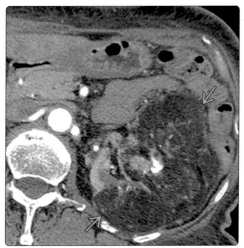

(左)48 岁女性,淋巴管平滑肌瘤病患者,增强 CT 肺窗(左)和软组织窗(右)的组合图像显示无数肺囊腔➡️和右侧食管旁淋巴结肿大➡️。(右)46 岁女性,淋巴管平滑肌瘤病患者,横轴位增强 CT 显示左肾大的不均匀强化肿块➡️,以脂肪密度为主,为典型的血管平滑肌脂肪瘤,见于 1/3 的受累患者。

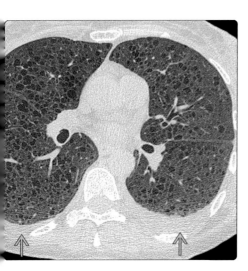
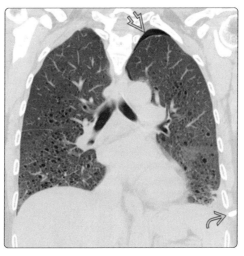

(左)57 岁女性,淋巴管平滑肌瘤病患者,横轴位 HRCT 显示双肺无数薄壁囊腔,间杂正常肺组织以及双侧少量胸腔积液➡️,左侧多于右侧,代表双侧乳糜胸。(右)同一患者 5 年后急性左侧胸痛,冠状位平扫 CT 显示左侧气胸。注意左侧胸腔积液和部分左侧胸腔引流导管影➡️。

要 点

术语

- 以多克隆淋巴细胞浸润为特征的各种各样淋巴增生性病变

影像

- 滤泡性细支气管炎
  ○ 小叶中央结节和支气管壁增厚
- 淋巴细胞性间质性肺炎(LIP)
  ○ 小叶中央结节、磨玻璃密度影和肺囊腔
- 结节样淋巴组织增生
  ○ 单发/多发结节或肿块
    - 其内见空气支气管征
- 血管滤泡性淋巴结增生
  ○ 单中心型:纵隔或肺门肿块
  ○ 多中心型:纵隔内淋巴结肿大、肺组织异常表现与LIP相似
- 肺内淋巴结肿大

○ 胸膜下圆形、卵圆形或三角形小结节

病理

- 滤泡性细支气管炎:小淋巴细胞聚积在细支气管周围
  ○ B淋巴细胞为典型的CD20和CD79a(+)
- LIP:成熟淋巴细胞、浆细胞和其他单核细胞混合体浸润肺间质
  ○ 结节样淋巴组织聚积,包含生发滤泡
- 结节样淋巴组织增生:反应性滤泡,无淋巴上皮病灶〔经典的黏膜相关淋巴组织(MALT)淋巴瘤〕
- 血管滤泡性淋巴结增生(透明血管型):呈同心圆排列,边缘区淋巴细胞和生发中心硬化的血管
- 肺内淋巴结:可表现为反应性滤泡增生和炭末沉着

临床

- 临床病程和预后取决于淋巴增生性疾病的类型和范围

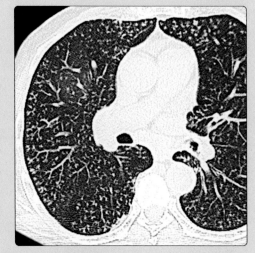
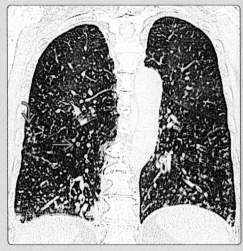

(左)60岁男性,类风湿关节炎和滤泡性细支气管炎患者,横轴位HRCT显示双肺广泛的小叶中央微小结节和树芽征。(右)同一患者冠状位HRCT显示双肺小叶中央微小结节、树芽征➡以及支气管壁增厚➡。这一系列征象提示滤泡性细支气管炎的诊断,尤其是在类风湿关节炎伴有细胞性细支气管炎而无临床感染证据的患者中。

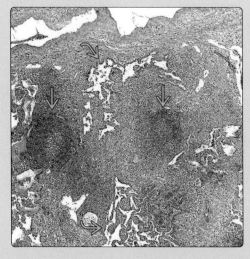
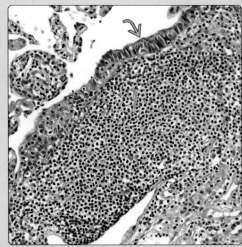

(左)同一患者标本低倍镜(HE染色)显示淋巴组织样浸润,其内生发中心滤泡➡与气道相邻,以及相对不受累的肺组织➡。此结节病灶与薄层CT上所见微小结节相一致。(右)同一患者的高倍镜(HE染色)显示淋巴细胞明显浸润气道壁,以及正常的支气管上皮细胞➡。淋巴细胞也可浸润血管、小叶间隔和胸膜。

反应性淋巴增生性疾病

术语

缩略词
- 淋巴细胞性间质性肺炎(LIP)
- 黏膜相关淋巴组织(MALT)淋巴瘤

定义
- 以多克隆淋巴细胞浸润为特征的各种各样淋巴增殖性病变
  - 滤泡性细支气管炎
  - LIP
  - 结节样淋巴组织增生
  - 血管滤泡性淋巴结增生(巨大淋巴结增生和Castleman 病)
  - 肺内淋巴结

影像

总体特征
- 最佳诊断线索
  - 滤泡性细支气管炎
    - 小叶中央结节和支气管壁增厚
  - LIP
    - 小叶中央结节、磨玻璃密度影和肺囊腔
  - 淋巴组织结节样增生
    - 单发/多发结节或肿块
  - 血管滤泡性淋巴结增生
    - 单中心型:纵隔或肺门肿块
    - 多中心型:纵隔内淋巴结肿大且肺实质异常(表现与 LIP 有关)
  - 肺内淋巴结肿大
    - 肺外周和肺基底部结节

平片表现
- 滤泡性细支气管炎
  - 胸片常正常
  - 无特异性表现:肺容积增大、支气管壁增厚和边缘模糊小结节
- LIP
  - 网格结节样阴影
    - 下肺叶为著
- 结节样淋巴组织增生
  - 单发结节/肿块(65%病例)
- 血管滤泡性淋巴结增生
  - 单中心型(局限型)
    - 纵隔或肺门肿块;可见钙化
  - 多中心型(弥漫性)
    - 纵隔增宽
    - 肺实质受累,类似于 LIP
- 肺内淋巴结肿大
  - 隆突下水平,肺外周结节(直径<20mm)

CT 表现
- HRCT
  - 滤泡性细支气管炎
    - 微结节(小叶中央、双侧、弥漫常见)
    - 磨玻璃密度影(非肺段性分布)
    - 树芽征
    - 支气管壁增厚
    - 马赛克密度
  - LIP
    - 磨玻璃密度影
    - 小叶中央结节
    - 支气管血管束增厚
    - 小叶间隔增厚
    - 胸膜下小结节
    - 囊性肺病变
  - 结节样淋巴组织增生
    - 单发/多发结节或肿块(直径为 2~4cm)
      - 其内见空气支气管征
    - 肺实变影(肿块样)
    - 肺门/纵隔内淋巴结肿大
  - 血管滤泡性淋巴结增生
    - 单中心型
      - 软组织肿块,明显强化
    - 多中心型
      - 弥漫纵隔内淋巴结肿大
      - 小叶中央结节
      - 薄壁囊腔
      - 支气管血管束增厚
      - 小叶间隔增厚
  - 肺内淋巴结
    - 结节
      - 软组织密度
      - 边缘清晰
      - 圆形、卵圆形、三角形、不规则四边形
      - 直径<12mm
      - 邻近薄胸膜凹陷征或厚的小叶间隔延伸至胸膜

核医学表现
- PET/CT
  - 表现为不同程度的 FDG 摄取活性
  - 血管滤泡性淋巴结增生表现为 FDG 摄取中度升高

鉴别诊断

淋巴瘤
- 单个或多个结节/肿块,肿块样实变
- 肺门/纵隔内淋巴结肿大
- 单克隆淋巴增殖性病变
- 诊断时免疫组化染色必不可少

肺转移瘤
- 恶性肿瘤病史
- 边缘清晰的圆形结节
- 肺外周和下叶为著
- CT 上见晕征(富血供病灶)

肺癌
- 成人肺肿块最常见原因
- 肺上叶为著

- 不规则、分叶状、边缘毛刺
- 吸烟史

病理

镜下特征

- 滤泡性细支气管炎
  ○ 小的细支气管周围淋巴结节和滤泡
  ○ 淋巴组织浸润也可沿小叶间隔、血管及胸膜
  ○ B 淋巴细胞为典型的 CD20 和 CD79a（＋）
  ○ 灶性机化性肺炎、阻塞性肺炎或细支气管管腔内中性粒细胞渗出，有时可为非特异性伴发表现
- LIP
  ○ 成熟淋巴细胞、浆细胞和其他单核细胞混合体浸润肺间质
  ○ 结节样淋巴组织聚积，包含生发滤泡
  ○ 可见淋巴滤泡内的 B 细胞及肺间质内的 T 细胞多克隆群体
- 结节样淋巴组织增生
  ○ 大量反应性滤泡，无淋巴上皮病变
    - MALT 淋巴瘤的典型征象
  ○ 生发中心染色 B 细胞标记的 CD20，以及滤泡间淋巴细胞染色 T 细胞标记的 CD3、CT43 和 CD5
  ○ 滤泡间不同程度的纤维化
- 血管滤泡性淋巴结增生
  ○ 透明血管型
    - 呈同心圆排列，边缘区淋巴细胞和生发中心硬化性血管
  ○ 浆细胞型
    - 明显的滤泡间基质，浆细胞和小血管丰富
  ○ 复杂的生发中心内滤泡树突状细胞增多，并 CD21、CD23、CD35 阳性
- 肺内淋巴结
  ○ 炭末沉着、硅结节或反应性滤泡

临床

临床表现

- 最常见体征/症状
  ○ 滤泡性细支气管炎
    - 自身免疫性疾病病史（如，类风湿关节炎）
    - 进行性呼吸困难（最常见）
    - 免疫缺陷患者，反复发作的肺炎和呼吸困难常见
  ○ LIP
    - 干燥综合征病史（较类风湿关节炎少见）
    - 特发性 LIP 患者，咳嗽和气短≥3 年
    - 继发性 LIP
      □ 根据基础疾病不同，临床表现不同
  ○ 结节样淋巴组织增生
    - 无症状
    - 大多数患者无明确系统性疾病
  ○ 血管滤泡性淋巴结增生
    - 单中心型

      □ 无症状
    - 多中心型
      □ 伴有 POEMS 综合征（即多发性神经病、脏器肿大、内分泌障碍、单克隆浆细胞增生性疾病、皮肤改变），卡波西肉瘤和 AIDS
      □ 贫血、体重下降、咳嗽、呼吸困难和发热
  ○ 肺内淋巴结
    - 无症状
    - CT 的广泛应用导致肺内小结节，包括肺内淋巴结的检出率增高

人口统计学

- 年龄
  ○ 滤泡性细支气管炎
    - 根据临床表现而各异（原发性或继发性）
  ○ LIP
    - 女性更常见
    - 40～50 岁
  ○ 淋巴组织结节样增生
    - 中年或老年患者
    - 性别发生率相似
  ○ 血管滤泡性淋巴结增生
    - 单中心型
      □ 各种年龄，40～50 岁为高峰
    - 多中心型
      □ 女性为主
      □ 40～50 岁
  ○ 肺内淋巴结
    - 40～80 岁；40～50 岁为最高峰

自然病程和预后

- 滤泡性细支气管炎
  ○ 预后与发病年龄和基础疾病有关
- LIP
  ○ 临床病程各种各样
    - 肺实质病变可自愈或保持稳定
  ○ 小部分患者进展为广泛的肺纤维化
- 结节样淋巴组织增生
  ○ 预后好
- 血管滤泡性淋巴结增生
  ○ 单中心型
    - 良性临床过程、预后良好
  ○ 多中心型
    - 预后差
- 肺内淋巴结
  ○ 偶然发现，预后好

部分参考文献

1. Arcadu A et al: Lymphoid Interstitial pneumonia and other benign lymphoid disorders. Semin Respir Crit Care Med. 37(3):406-20, 2016
2. Sirajuddin A et al: Primary pulmonary lymphoid lesions: radiologic and pathologic findings. Radiographics. 36(1):53-70, 2016
3. Carrillo J et al: Lymphoproliferative lung disorders: a radiologic-pathologic overview. Part I: reactive disorders. Semin Ultrasound CT MR. 34(6):525-34, 2013
4. Shaham D et al: CT features of intrapulmonary lymph nodes confirmed by cytology. Clin Imaging. 34(3):185-90, 2010

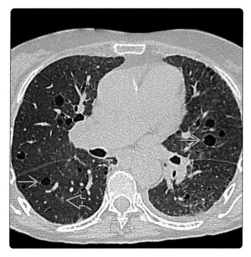

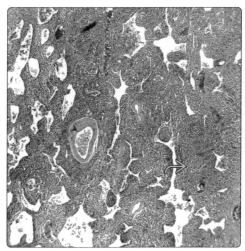

(左) 36 岁女性,干燥综合征和淋巴细胞间质性肺炎患者,横轴位 HRCT 显示薄壁、含气囊腔 ➡ 和小叶中央结节 ➡。(右) 低倍镜(HE 染色)显示淋巴细胞间质性肺炎特征为弥漫性淋巴组织浸润,累及肺间质,伴散在的反应性淋巴滤泡 ➡。图像上的囊腔表现被推测为由细支气管狭窄远侧气道过度扩张所致。

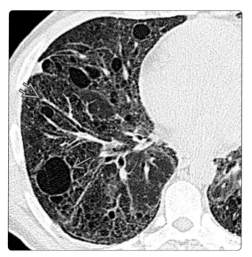

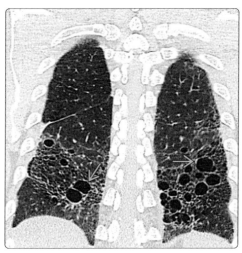

(左) 45 岁女性,干燥综合征和淋巴细胞间质性肺炎患者,横轴位 HRCT 显示薄壁、含气囊腔 ➡、支气管血管束增厚 ➡,以及胸膜下网格影。(右) 同一患者的冠状位 HRCT 显示薄壁、含气囊腔 ➡ 以及提示肺纤维化的网状影。长期存在的淋巴细胞间质性肺炎很少进展成为肺纤维化,表现为典型的网状影和蜂窝。

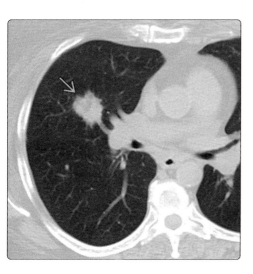

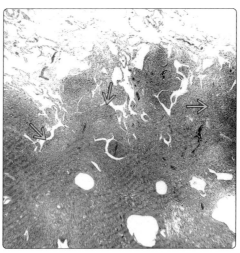

(左) 41 岁男性,结节样淋巴组织增生,横轴位平扫 CT 显示右肺上叶结节,边缘毛刺 ➡。单发或多发结节或肿块为最常见的影像表现,很难与原发性肺癌鉴别。(右) 同一患者标本低倍镜(HE 染色)显示大量融合的反应性淋巴滤泡 ➡,伴保存完好的边缘区和正常的滤泡间浆细胞,取代了原有的肺组织。

（左）51 岁男性，结节样淋巴组织增生患者，横轴位增强 CT 显示多发结节➡️伴中心透亮区，代表簇状空气支气管征。结节样淋巴组织增生可表现为单发或多发肺结节。

（右）同一患者标本的低倍镜（HE 染色）显示淋巴滤泡➡️、淋巴细胞和浆细胞浸润，以及肺间质增厚。可见不同程度的纤维化、偶可见巨细胞。

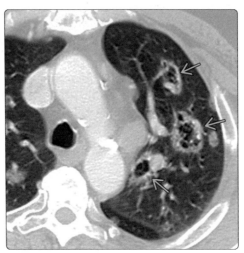
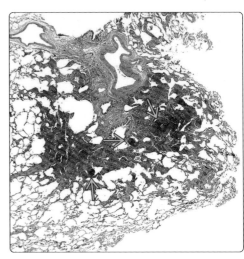

（左）28 岁男性，结节样淋巴组织增生患者，横轴位 HRCT 图像显示簇状"树芽"结节状影和融合的不规则结节。此为结节样淋巴组织增生的少见表现。（右）血管滤泡性淋巴结增生患者，横轴位 HRCT 显示双肺多发结节。其他表现包括小叶间隔增厚和支气管血管束周围增厚、磨玻璃密度影、实变影，以及胸腔积液。

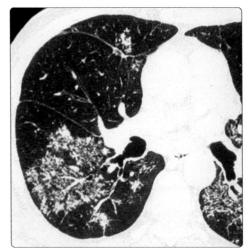
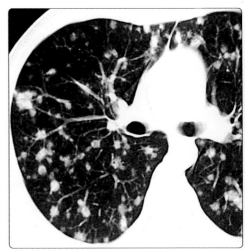

（左）单中心型血管滤泡性淋巴结增生累及右肺门患者，横轴位平扫 CT 显示大的软组织肿块➡️包绕中间段支气管。单中心型血管滤泡性淋巴结增生可表现为纵隔肿块、增强后强化及钙化。

（右）单中心型血管滤泡性淋巴结增生累及纵隔血管前间隙患者，横轴位增强 CT 图像显示增强肿块➡️，其内有粗大钙化。

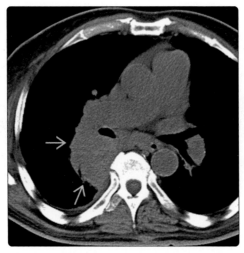
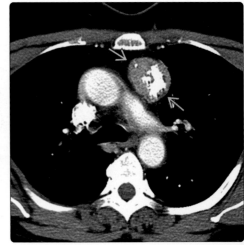

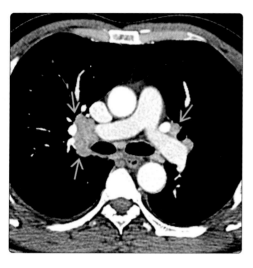

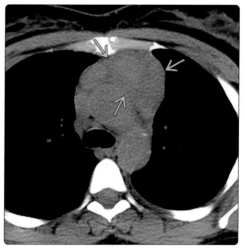

（左）27 岁男性，血管滤泡性淋巴结增生（亦称为 Castleman 病）和人类免疫缺陷病毒（HIV）感染患者，横轴位增强 CT 显示双侧肺门强化的淋巴结➡。（右）单中心型血管滤泡性淋巴结增生累及胸腺患者，横轴位平扫 CT 显示纵隔血管前间隙软组织肿块➡。注意此肿块与原发性纵隔淋巴瘤相似，鉴别仅取决于病理。

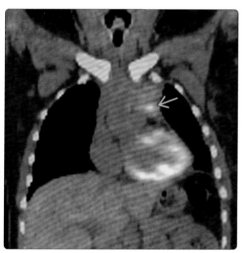

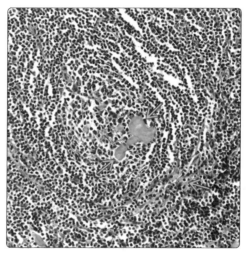

（左）同一患者的冠状位 FDG PET/CT 图像显示纵隔血管前间隙肿块 FGD 摄取异常➡。血管滤泡性淋巴结增生通常表现为 FDG 摄取。然而，SUV 测量值往往低于高级别淋巴瘤。（右）同一患者标本的高倍镜（HE 染色）显示边缘区淋巴滤泡多层环形排列的淋巴细胞，呈特征性的洋葱皮样形态，以及明显的滤泡间基质➡。

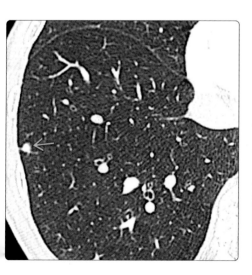

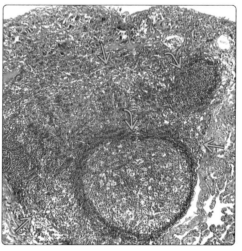

（左）49 岁女性，横轴位 HRCT 显示右肺下叶胸膜下肺内淋巴结，伴有小的胸膜凹陷征➡。胸内淋巴结常沿叶间裂。部分病例中，位置和形态典型，足以避免进一步检查。（右）同一患者标本的高倍镜（HE 染色）显示胸膜下肺内淋巴结➡伴其内反应性淋巴滤泡➡。

要 点

术语

- 原发性肺淋巴瘤(PPL):肺部单克隆淋巴组织增生患者,初步诊断后至少3个月,无胸外淋巴瘤检出
  - 黏膜相关淋巴组织(MALT)淋巴瘤、弥漫大B细胞淋巴瘤(DLBCL)、淋巴瘤样肉芽肿病(LG)
- 继发性肺淋巴瘤(SPL):累及全身性淋巴瘤及白血病
- 与免疫抑制相关的疾病
  - 获得性免疫缺陷综合征(AIDS)相关淋巴瘤
  - 移植后淋巴增生性疾病(PTLD)

影像

- HRCT/CT
  - MALT淋巴瘤:单发或多发结节/肿块;肿块样实变影

- DLBCL:单发或多发结节/肿块±空洞
- LG:结节/肿块;多发(80%);网状影/支气管血管束周围微小结节
- 继发性肺淋巴瘤:多发结节/肿块;肿块样实变影
- 白血病:支气管血管束和小叶间隔增厚
- ARL:多发结节;胸腔积液
- PTLD:单发或多发结节

主要鉴别诊断

- 肺转移瘤
- 肺癌
- 真菌性肺炎

病理

- 肺淋巴瘤多为继发性淋巴瘤
- 淋巴瘤累及肺常为受累淋巴结直接扩散

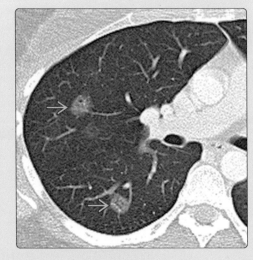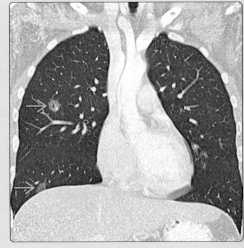

(左)27岁女性,黏膜相关淋巴组织淋巴瘤患者,横轴位HRCT显示多发磨玻璃密度结节➡️,其内伴有小空气支气管征。(右)同一患者的冠状位HRCT显示右肺多发磨玻璃密度结节➡️,与黏膜相关淋巴组织淋巴瘤相符。此为最常见的原发性肺淋巴瘤类型,可以表现为单个或多个肺结节,其内通常可见到空气支气管征。

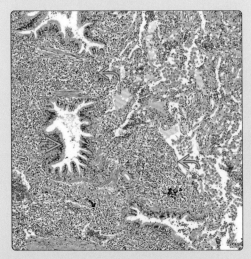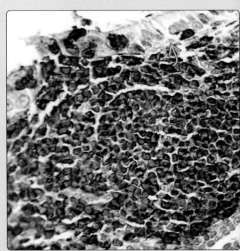

(左)黏膜相关淋巴组织淋巴瘤标本的中倍镜(HE染色)显示单一的小细胞增生➡️,取代了正常肺组织并包绕细支气管。(右)黏膜相关淋巴组织淋巴瘤标本的高倍镜(CD20染色)图像显示淋巴上皮样病灶,其特征为细支气管上皮➡️内有异常的淋巴细胞,其CD20染色为阳性(褐色区域)。

肿瘤性淋巴增生性疾病

术语

缩略词

- 非霍奇金淋巴瘤(NHL)
- 霍奇金淋巴瘤(HL)
- 原发性肺淋巴瘤(PPL)
- 移植后淋巴增生性疾病(PTLD)

定义

- 肿瘤性淋巴增生性疾病分为原发性、继发性与免疫抑制相关性
- PPL
  - 肺部单克隆淋巴组织增生,初步诊断后至少3个月,无胸外淋巴瘤检出
    - 黏膜相关性淋巴组织(MALT)淋巴瘤(最常见)
    - 弥漫大B细胞淋巴瘤(DLBCL)(10%~19%)
    - 淋巴瘤样肉芽肿病(LG)
- 继发性肺淋巴瘤(SPL):全身淋巴瘤或白血病肺部受累
  - 分类:淋巴管性、结节性、肺泡性
    - NHL、HL、白血病相关肺部疾病
- 与免疫抑制相关的淋巴增生性肺部疾病
  - AIDS相关淋巴瘤(ARL)
  - PTLD

影像

总体特征

- 最佳诊断依据
  - 播散性或者复发性淋巴瘤较原发性淋巴瘤肺部受累更常见

平片表现

- 单发或者多发肺部结节/肿块±空洞
- 叶/段性实变
  - 支气管周围浸润;无支气管壁破坏
- 网状影或线状影
  - 支气管血管束和小叶间隔增厚
- 随机分布的微结节
- 支气管内病变
  - 可产生阻塞性肺不张和/或肺炎
- 纵隔和/或肺门淋巴结肿大

CT表现

- PPL
  - MALT淋巴瘤
    - 结节/肿块(大小不等)
      - 单发或多发,清晰或不清晰
      - 双侧(60%~70%)
      - 可见晕征
      - 空气支气管征
    - 实变(肿块样)
    - 线性影
      - 支气管血管束周围和小叶间隔增厚
    - 磨玻璃密度影
  - DLBCL
    - 单发或多发结节;空洞常见
  - LG
    - 结节/肿块;多发(80%)
      - 边缘清晰或者不清晰
      - 支气管血管束周围分布
      - 外周及下叶为著
    - 网状影/支气管血管束周围微结节
- SPL
  - 结节/肿块;单发或多发
    - 大小不等,空气支气管征
  - 肿块样实变
  - 支气管血管束和小叶间隔增厚
  - 白血病引起的继发性肺组织受累
    - 支气管血管束和小叶间隔光滑或结节样增厚
    - 小叶中央结节
    - 磨玻璃密度影或实变
      - 沿支气管周围分布
- ARL
  - 伴有空气支气管征的肺肿块
  - 多发结节
    - >10mm,外周部为著±空洞
  - 纵隔淋巴结肿大
- PTLD
  - 单发或多发结节
  - 纵隔淋巴结肿大

核医学检查

- FDG PET/CT
  - 评估FDG高代谢淋巴瘤反应的理想影像手段
  - 伴有FDG摄取增高肺部病变的FDG PET/CT分类
    - 淋巴瘤的受累
    - 良性病变(肉芽肿病变)
  - 评估FDG高摄取肺部病变的治疗反应
    - 机遇性感染
    - 放射性肺炎/纤维化
    - 药物导致的肺疾病
    - 残留/复发性淋巴瘤

鉴别诊断

多发结节

- 转移性病变
- 神经内分泌增生性病变和肿瘤性病变
- 肺癌
- 真菌性肺炎(组织胞浆菌、隐球菌)
- 脓毒性栓子
- 血管炎性病变(肉芽肿性多血管炎)
- 反应性淋巴增生性疾病

实变
- 肺癌
- 感染（结核）
- 机化性肺炎
- 嗜酸性粒细胞肺炎
- 脂质性肺炎

病理

总体特征
- 淋巴瘤侵犯肺组织最常见表现：受累的纵隔和/或肺门淋巴结直接侵犯
- MALT 淋巴瘤生长形式
  - 结节性
  - 弥漫性
- LG
  - 血管中心浸润和血管破坏性多形性淋巴细胞浸润
- 全身淋巴瘤继发性肺受累
  - 所有类型淋巴瘤可继发性累及肺
  - 成熟 B 细胞肿瘤最常见
- 白血病导致的继发性肺受累
  - 髓样白血病和淋巴细胞分化可累及肺
- 感染人类免疫缺陷病毒（HIV）的 ARL 患者
  - 绝大多数为高级别 B 细胞 NHL
- PTLD
  - 病理诊断基于世界卫生组织（WHO）分类

镜下特征
- MALT 淋巴瘤
  - 以小淋巴细胞组成为主
  - 可见血管渗透，以及淋巴上皮样细胞
  - 淋巴管分布
  - 肿瘤细胞 CD20（+）、CD79a（+）、CD5（-）、CD10（-）、CD23（-）
- LG
  - 小淋巴细胞、组织细胞、浆细胞、不典型大淋巴细胞或免疫母细胞的混合物血管浸润
  - 动脉和静脉受累
  - 细胞结节伴中心坏死
  - B 细胞［CD20(+)］群混合反应性 T 细胞［CD3(+)］
- 淋巴瘤继发性肺受累
  - 与原发性淋巴瘤形态一致
- 白血病导致的继发性肺受累
  - 淋巴管和血管中心为著分布
  - 小动脉和细小动脉、肺泡间隔内毛细血管和静脉受累
  - 白血病细胞聚积使微血管闭塞
- ARL
  - 致密的单一形态细胞浸润的多发结节
  - 胸膜下肺实质或支气管血管束周围网状浸润
  - 胸腔积液

- PTLD
  - 早期增生性病灶
  - 多形性病灶：多克隆性或单克隆性
  - 单一形态病灶
  - 经典型 HL

临床

治疗
- 根据淋巴瘤类型和病变范围不同治疗不同

MALT 淋巴瘤
- 60~80 岁
- 女性为主
- 50%患者无症状
- 相关病史
  - 吸烟（45%）
  - 胶原血管疾病（15%~45%）
- 5 年生存率：>80%

淋巴瘤样肉芽肿
- 30~50 岁
- 男性为主
- 独立或与免疫抑制相关（AIDS、Wiskott-Aldrich 综合征）
- 预后差

淋巴瘤继发性肺受累
- 诊断时肺受累情况
  - HL（12%）
  - NHL（4%）
- NHL 占所有 SPL 中的 80%~90%
- HL 占所有 SPL 中的 10%~15%
- 30%~40% HL 患者，病程中某一时间段侵犯肺组织

白血病继发性肺受累
- 大多数肺组织异常与感染、肺出血或水肿有关
- 尸检中白血病肺浸润更常见（24%~64%）

AIDS 相关淋巴瘤
- AIDS 患者的淋巴瘤患病率为普通人群的 40~100 倍
- CD4 计数<50 个/mm^3
- 发生率：5%~20%
- 约 20%HIV（+）患者的死亡原因

移植后淋巴增生性疾病
- B 细胞或 T 细胞疾病，累及实质脏器移植或干细胞移植受者
- EB 病毒血清反应阳性为最重要的危险因素
- 大多数发生在移植术后 2 年内
- 70%病例胸部受累

部分参考文献

1. Kligerman SJ et al: Primary extranodal lymphoma of the thorax. Radiol Clin North Am. 54(4):673-87, 2016
2. Sirajuddin A et al: Primary pulmonary lymphoid lesions: radiologic and pathologic findings. Radiographics. 36(1):53-70, 2016
3. Carter BW et al: Multimodality imaging of cardiothoracic lymphoma. Eur J Radiol. 83(8):1470-82, 2014

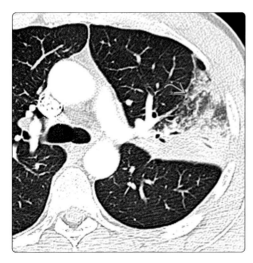
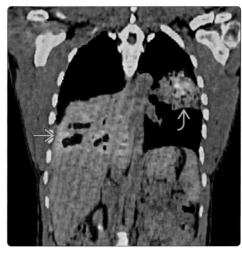

（左）32 岁女性，原发性肺黏膜相关淋巴组织淋巴瘤患者，横轴位增强 CT 显示左上叶密度不均匀实变影，其内有磨玻璃密度➡️。（右）同一患者的冠状位融合 FDG PET/CT 图像显示左肺上叶实变➡️和右肺较大实变➡️FDG 摄取增高。黏膜相关淋巴组织淋巴瘤可表现为单发或多发肺实变。

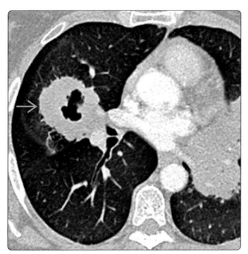
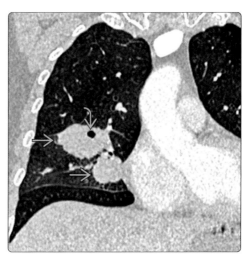

（左）52 岁男性，肺弥漫大 B 细胞淋巴瘤患者，横轴位增强 CT 显示右肺中叶肿块➡️，有毛刺，其内伴有厚壁空洞，空洞壁结节样增厚。（右）同一患者冠状位增强 CT 图像显示中叶多发肿块➡️，其中一个肿块可见空洞➡️。弥漫大 B 细胞淋巴瘤是原发性肺淋巴瘤的类型之一，通常表现为单个或多个肺结节或肿块，常伴有空洞。

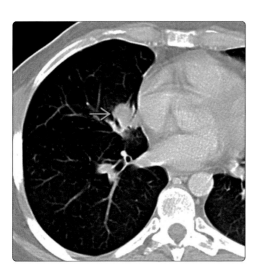
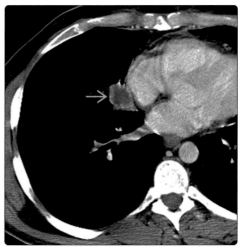

（左）26 岁男性，淋巴瘤样肉芽肿病患者，横轴位增强 CT 显示右肺中叶不规则孤立性肺结节➡️。（右）同一患者横轴位增强 CT（软组织窗）显示右肺中叶结节➡️中央低密度，符合坏死。淋巴瘤样肉芽肿病常表现为单发或多发肺结节或肿块，可出现坏死或空洞。

(左)47 岁女性，非霍奇金淋巴瘤继发肺受累患者，横轴位 HRCT 显示多发不规则肺结节➡、胸膜下结节➡和支气管血管束增厚➡。(右)同一患者冠状位 HRCT 图像显示多发不规则肺结节➡、小叶间隔增厚➡及片状磨玻璃密度影➡。继发性肺淋巴瘤由疾病播散或复发引起，较原发性肺淋巴瘤更常见。

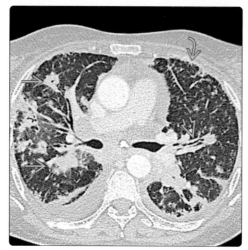
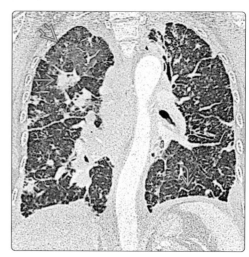

(左)同一患者标本的高倍镜（HE 染色）显示弥漫性大细胞增生，细胞的细胞质少且以细胞核为主。(右)同一患者的标本的高倍镜（CD20 染色）显示肿瘤细胞表达 CD20（棕色区域）。继发性肺淋巴瘤显示组织学和形态特征等同于原发性淋巴瘤。

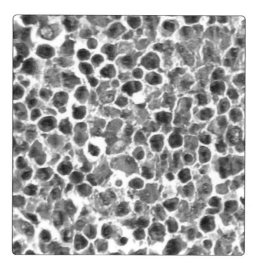
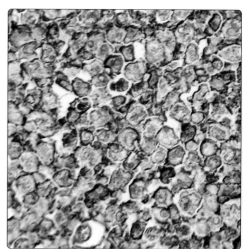

(左)36 岁男性，霍奇金淋巴瘤患者，横轴位 HRCT 显示右肺下叶结节➡，边缘毛刺。淋巴瘤继发肺受累在霍奇金淋巴瘤患者，较非霍奇金淋巴瘤患者更常见。(右)同一患者横轴位 FDG PET/CT 融合图像显示右肺下叶结节 FDG 摄取增高➡。FDG PET/CT 是评价、分期以及 FDG 代谢活性高的淋巴瘤再分期的影像手段。

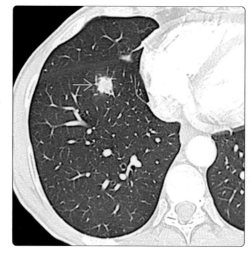
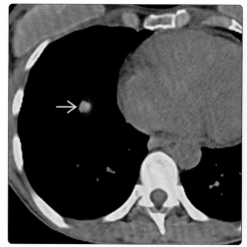

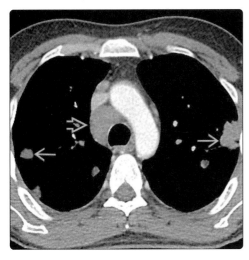
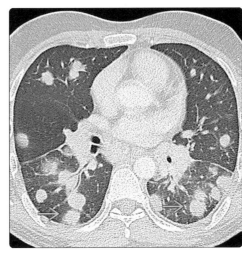

(左)获得性免疫缺陷综合征和非霍奇金淋巴瘤患者,横轴位增强CT显示双肺多发实性肺结节➡️和纵隔内淋巴结肿大➡️。(右)同一患者横轴位HRCT显示双侧多发肺结节➡️,部分结节周围伴有磨玻璃密度影,即CT晕征。淋巴瘤在获得性免疫缺陷综合征患者人群中较普通人群发病率高40~100倍。

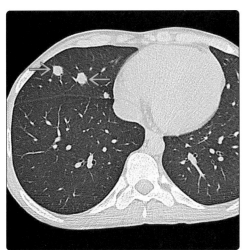
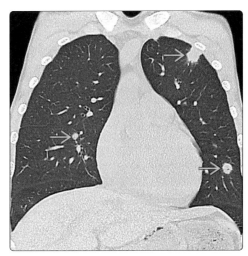

(左)肾移植史和移植后淋巴增生性疾病患者,横轴位HRCT显示右肺多发实性肺结节➡️。(右)同一患者的冠状位HRCT显示双肺多发肺结节➡️,部分结节边缘毛刺,部分结节伴有空洞。移植后淋巴增生性疾病典型表现为多发肺结节、纵隔内淋巴结肿大。

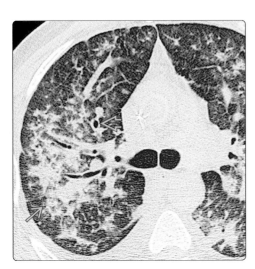
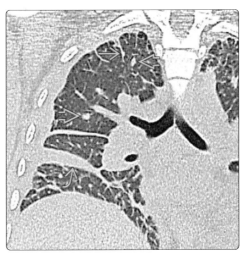

(左)白血病继发性肺受累患者,横轴位HRCT显示支气管血管束周围不规则实变➡️和支气管血管束增厚➡️。(右)25岁女性,白血病继发性肺受累患者,冠状位HRCT图像显示双肺小叶间隔结节样增厚、叶间裂增厚➡️、多发肺小结节➡️。白血病患者肺受累发生率24%~64%。

(翻译:金梅,审校:赵绍宏)

第八章
间质性肺炎

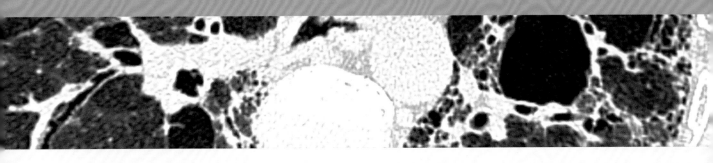

简介

特发性间质性肺炎是一组不同的弥漫性肺部疾病，以包括不同程度的纤维化和炎症的多种组织学表现为特征。1969年，病理学家Liebow和Carrington开创性地提出第1版特发性间质性肺炎分类，描述了5种类型的特发性间质性肺疾病，包括：寻常性间质性肺炎（UIP）、闭塞性细支气管炎间质性肺炎并弥漫性肺泡损伤、脱屑性间质性肺炎（DIP）、淋巴细胞间质性肺炎和巨细胞性间质性肺炎。Liebow和Carrington最初提出的很多概念后来相继受到挑战：DIP之所以被这样命名，是因为肺气腔内包含的细胞被认为是"脱屑"的肺泡细胞，但后来证实是气道腔内的肺泡巨噬细胞；而巨细胞性间质性肺炎被重新定义为重金属尘肺。另外一方面，UIP（之所以如此命名是因为它是最常见的组织类型）与临床上特发性肺纤维化（IPF）在组织学上相对应。1994年，Katzenstein和Fiorelli建立了另外的间质性肺疾病的分类标准并介绍了非特异性间质性肺炎（NSIP），它涵盖了大量仍然无法分类的病例。后续的研究和组织学观察增加了该类疾病病理诊断标准的一致性。在2002年，美国胸科协会（ATS）和欧洲呼吸协会（ERS）为提供诊断标准颁布了特发性间质性肺炎国际多学科一致性分类，通过引入HRCT而建立临床和影像标准，鉴于预后影响，而增加了UIP与其他疾病区分的重要性。2011年，ATS、ERS、日本呼吸协会和拉丁美洲胸科学会颁布了IPF诊断和管理的循证医学指南，其诊断和管理整合了影像和临床参考资料，鼓励临床医生、放射科医生和病理科医生之间的多学科讨论，以提高诊断的准确性。2013年，ATS和ERS颁布了特发性间质性肺炎最新的国际多学科分类的官方声明，它把该类疾病分为4种一般类型：慢性纤维化性疾病（UIP和NSIP）、急性和亚急性疾病（隐源性机化性和急性间质性肺炎）、吸烟相关性疾病（呼吸性细支气管炎间质性肺疾病和DIP），以及罕见疾病（淋巴细胞间质性肺炎和胸膜肺弹力纤维增生症）。

放射科医生可能是第一个怀疑弥漫间质性肺疾病的医护人员。一些病例中，因其他原因行胸部CT检查时可见到典型的影像表现。因此，放射科医生必须要熟悉间质性肺疾病的影像诊断标准并建立报告推荐意见。了解特发性间质性肺炎的临床、影像和组织学表现有助于放射科医生负责任地书写报告并与临床医生和病理科医生进行病例讨论，对诊断和治疗有积极影响。

间质性肺炎的影像学

间质性肺炎患者可以出现一系列症状，可包括呼吸困难、咳嗽、喘息。通常胸片可作最初评估。然而，一些患者胸片可能接近正常，见到容积减小、网状影和结构扭曲应该提示弥漫性间质性肺疾病的可能，应该进行全面的临床评估继而行胸部CT。HRCT是评估弥漫性间质性肺疾病理想的成像方法。俯卧位成像有助于区分胸膜下异常和生理性重力依赖性肺不张，呼气相HRCT有助于识别小气道疾病，这可能在吸气相图像上不能看到。

临床病史

了解临床病史对于间质性肺疾病的影像评估至关重要。尽管在临床实践中，肺水肿是最常见的间质异常，它却很少被误诊为特发性间质性肺炎，因为患者出现已知的特征性的症状急性发作或慢性心功能衰竭。伴发的胸膜下水肿、胸腔积液及心脏扩大支持该诊断。间质性肺疾病其他急性或亚急性症状与肺部感染相关且通常存在提示感染的体征和症状或实验室异常。

尽管特发性间质性肺炎患者会因疾病急性加重或重叠感染或水肿而出现急性症状，但症状常隐匿性发作，常为慢性病程。体格检查可出现呼吸性湿啰音、发绀和杵状指，尤其是纤维化性间质性肺疾病。

影像学异常的描述和评价

HRCT可使肺实质和次级肺小叶的解剖结构异常的影像学表现显示最佳。了解和正确使用既定的影像学术语对放射科医生、呼吸内科医生以及其他临床医生之间的正确交流至关重要。精确描述的影像表现可使放射科医生集中于特定的疾病，有助于缩小鉴别诊断范围，为进一步评估和/或管理选择合适的策略。

大多数特发性间质性肺炎（UIP和NSIP）是以纤维化为特征，在CT/HRCT上识别结构扭曲特别重要，例如胸膜下网状影伴小叶间隔增厚和小叶内线状影，牵拉性支气管扩张和细支气管扩张、蜂窝。

蜂窝以胸膜下多层大小相等的囊腔为特征，必须与单层囊腔样改变的间隔旁型肺气肿区别。此外，应该注意病变的分布，因为纤维化间质性肺炎可能存在下肺为著（以肺基底部分布为著），这在多平面图像上易于识别。应该识别病变的不典型分布和不典型表现，例如微结节、肺囊腔、实变和广泛的磨玻璃样密度影、马赛克征象/空气潴留，这有助于排

寻常性间质性肺炎 HRCT 诊断标准		
UIP 型	**可能 UIP 型**	**不符合 UIP 型**
胸膜下、基底部为著	胸膜下、基底部为著	上或中肺为著
网状影	网状影	支气管血管周围为著
蜂窝±牵拉性支气管扩张	无所列的不符合 UIP 类型特征	广泛的磨玻璃密度影（>网状影）
无所列的不符合 UIP 类型特征		大量微结节（双侧、上叶）
		散在囊腔（多发、双侧、远端蜂窝）
		弥漫性马赛克密度/空气潴留（双侧、≥3 个肺叶）
		段/叶实变

UIP=寻常性间质性肺炎。诊断为 UIP 类型和可能 UIP 类型要求满足所有标准。诊断为不符合 UIP 类型需满足这 7 条标准中的任意 1 条。

摘自：Raghu G et al. An official ATS/ERS/JRS/ALAT statement：Idiopathic pulmonary fibrosis：Evidence-based guidelines for diagnosis and management. Am J Respir Crit Care Med. 183(6)：788-824, 2011.

除 UIP 和 NSIP，可能提示其他病因。例如胸腔积液、胸膜增厚或胸膜斑等肺外表现的重要性在于它们可能提示特异性疾病或间质性肺疾病的病因。最后，间质性肺疾病会出现非肿瘤性的肺内淋巴结肿大，肺动脉干增粗代表伴发肺动脉高压，这可能会使患者预后不良。

特发性肺间质纤维化和非特异性间质性肺炎

IPF 是一种慢性进行性间质性肺炎，主要累及老年人，表现为进行性呼吸困难和肺功能下降，预后不良。在 HRCT 上表现为 UIP 特征，通常表现为非对称性基底部胸膜下网状影伴牵拉性支气管扩张/细支气管扩张和蜂窝。排除已知病因的间质性肺疾病后，HRCT 上表现为 UIP 足以诊断 IPF（不需要手术活检）。UIP 组织学表现以纤维化和蜂窝区域间杂受累较轻或正常的肺组织的时间异质性为特征。然而，应注意组织学上表现为 UIP 的患者在 HRCT 上可能没有蜂窝。

特发性间质性肺炎的最新分类提出 NSIP 是一种特异性临床病理性疾病。NSIP 患者通常较 UIP 患者年龄大，常表现为亚急性呼吸困难、干咳和低热，预后较好。NSIP 通常与胶原血管病有关。此外，多学科讨论对于鉴别 NSIP 和过敏性性肺炎非常重要，从影像角度来看，仅有后者在 HRCT 表现为上肺区域分布为著、小叶中央磨玻璃密度结节和呼气相空气潴留时才能鉴别。NSIP 在 HRCT 上特征性表现为基底部磨玻璃密度影和网状影，其可能表现为支气管血管束周围分布而胸膜下不受累。牵拉性支气管扩张/细支气管扩张可能比肺受累的程度要广泛，蜂窝罕见。在组织学上，NSIP 以间质纤维化伴轻到中度间质性炎症的时间均质性为特征。

报告纤维性间质性肺炎

在间质性肺疾病背景下，UIP 的 HRCT 诊断标准目前是可用的，应该纳入间质性肺疾病患者的影像报告内。放射科医生在诊断过程中至关重要，因为 HRCT 上确切存在 UIP 表现与手术活检存在 UIP 的准确性较高，所以无需活检。当存在 UIP 影像特征但没有蜂窝时，应报告为可能 UIP，这时需手术活检作出 UIP 的确切诊断。最后，更重要的是确定影像表现与 UIP 表现不相符，需进一步检查和考虑其他诊断。事实上，仔细评估这种影像表现，放射科医生可自信地提出其他间质性肺疾病，或根据 HRCT 异常的形态特征和分布提出重要的鉴别诊断。

部分参考文献

1. Koelsch TL et al: Radiologic evaluation of idiopathic interstitial pneumonias. Clin Chest Med. 36(2):269-82, ix, 2015

2. Li X et al: Nonspecific interstitial pneumonia and usual interstitial pneumonia: comparison of the clinicopathologic features and prognosis. J Thorac Dis. 6(10):1476-81, 2014

3. Travis WD et al: An official American Thoracic Society/European Respiratory Society statement: update of the international multidisciplinary classification of the idiopathic interstitial pneumonias. Am J Respir Crit Care Med. 188(6):733-48, 2013

4. Raghu G et al: An official ATS/ERS/JRS/ALAT statement: idiopathic pulmonary fibrosis: evidence-based guidelines for diagnosis and management. Am J Respir Crit Care Med. 183(6):788-824, 2011

5. Kim DS et al: Classification and natural history of the idiopathic interstitial pneumonias. Proc Am Thorac Soc. 3(4):285-92, 2006

6. American Thoracic Society; European Respiratory Society: American Thoracic Society/European Respiratory Society international multidisciplinary consensus classification of the idiopathic interstitial pneumonias. This joint statement of the American Thoracic Society (ATS) and the European Respiratory Society (ERS) was adopted by the ATS board of directors, June 2001 and by the ERS Executive Committee, June 2001. Am J Respir Crit Care Med. 165(2):277-304, 2002

肺部高分辨率CT

（左）58岁男性，进行性呼吸困难，横轴位HRCT显示基底部蜂窝，以多层规则的胸膜下薄壁囊腔伴牵拉性支气管扩张➡️为特征。（右）同一患者矢状位平扫CT显示基底部为著的蜂窝。影像表现特征为UIP。在排除了间质性肺疾病已知的病因后，特发性肺纤维化的诊断可提出并不需要肺活检确诊。

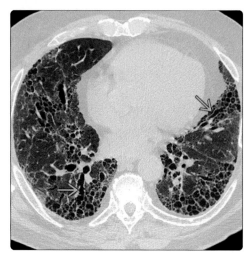
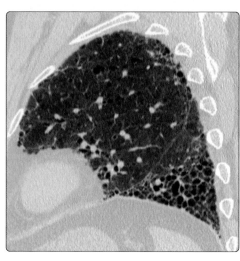

（左）低倍镜（HE染色）显示UIP的特征性表现和典型的时间异质性，可见不同阶段的机化伴间质纤维化区➡️和间杂的正常肺实质➡️。（摘自DP：Thoracic，第2版。）（右）高倍镜（HE染色）显示蜂窝，以外周扩张的气腔为特征，常充填着浓缩的黏液➡️。这常见于UIP更晚期阶段。

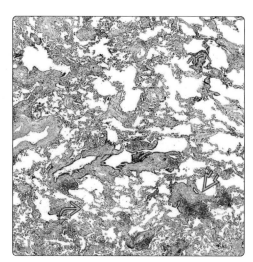
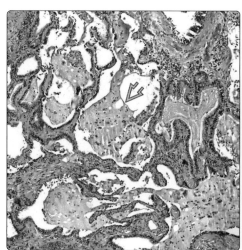

（左）慢性呼吸困难患者，横轴位HRCT显示基底部网状影➡️和牵拉性细支气管扩张➡️伴胸膜下➡️不受累，无蜂窝，是可能UIP型最特征的表现。（右）低倍镜（HE染色）显示非特异性间质性肺炎（NSIP）典型的时间均质性。均匀一致的纤维性增厚的肺泡壁➡️表现少许残留的炎性成分。没有像UIP所见的正常肺实质间杂。（摘自DP：Thoracic，第2版。）

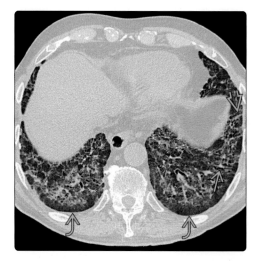
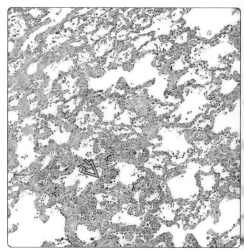

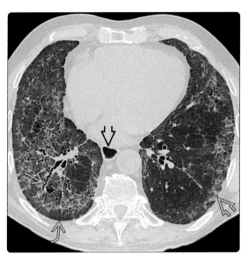

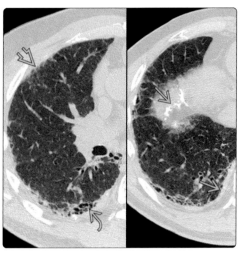

（左）硬皮病患者，横轴位 HRCT 显示基底部网状影➡、牵拉性细支气管扩张➡和胸膜下不受累➡，非特异性间质性肺炎特征。注意轻度的食管扩展（➡）。（右）慢性呼吸困难患者，横轴位 HRCT 组合图像显示基底部胸膜下网状影➡、牵拉性细支气管扩张和轻度蜂窝➡。伴发的不连续的钙化性和非钙化性胸膜斑➡支持石棉肺的诊断。

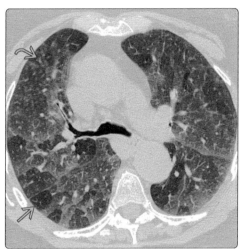

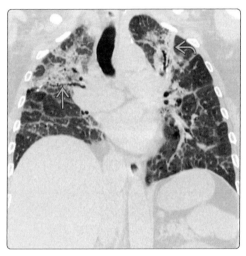

（左）慢性呼吸困难患者，横轴位 HRCT 显示广泛的磨玻璃密度影、小叶中央磨玻璃密度结节➡和空气潴留。这些表现是不符合 UIP 的特征表现，提示 1 型过敏性肺炎。（右）慢性呼吸困难患者，冠状位平扫 CT 显示上肺纤维化➡、牵拉性支气管扩张➡和马赛克密度，是不符合 UIP 的最佳特征表现。这些表现提示 2 型过敏性肺炎。

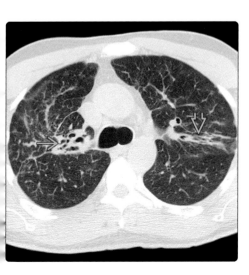

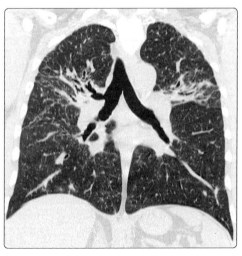

（左）晚期结节病和慢性呼吸困难患者，横轴位 HRCT 显示双上叶支气管血管束周围结构扭曲➡伴其内牵拉性支气管扩张➡。（右）同一患者冠状位 HRCT 证实上肺分布为著的结构扭曲，这是不符合 UIP 的特征表现。基于影像学表现，结节病的诊断应该包括在鉴别诊断之内。

要　　点

术语

- 特发性肺纤维化（IPF）
- 特发性寻常性间质性肺炎（UIP）
- 纤维化性特发性间质性肺炎伴手术活检表现为 UIP 的组织学类型
- 占所有特发性间质性肺炎约 40%

影像

- 平片
  - 基底部网状影
  - 肺容积减小
  - 肺动脉高压
- HRCT/CT
  - 基底部为著的网状影
  - 牵拉性支气管扩张或细支气管扩张
  - 蜂窝
  - 磨玻璃密度影（比网状影的范围小）
  - 持续存在/增大的结节/肿块提示肺癌

主要鉴别诊断

- 特发性非特异性间质性肺炎
- 石棉肺
- 慢性过敏性肺炎
- 类风湿关节炎
- 进行性系统性硬化
- 药物引起的肺疾病

病理

- 寻常性间质性肺炎

临床

- 症状；呼吸困难、干咳
- 年龄：55~70 岁；男：女约2∶1
- 不可逆进展，预后不良

诊断备忘

- HRCT 上表现为特发性的胸膜下、基底部网状影及蜂窝，可诊断 IPF

（左）特发性肺纤维化（IPF）患者，后前位胸片显示弥漫的、双侧外周胸膜下网状影及基底部分布为著的病变。（右）同一患者横轴位增强 CT 显示基底部为著的广泛的蜂窝伴牵拉性支气管扩张➡和细支气管扩张，这可报告为寻常性间质性肺炎（UIP）。蜂窝是 IPF 在 CT 上的最特异性的征象。

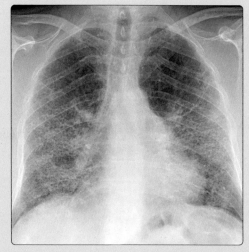
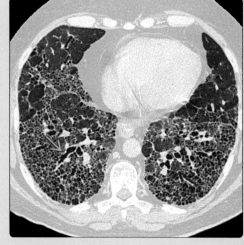

（左）寻常性间质性肺炎的标本在低倍镜（HE 染色）下显示该病时间不一致性的本质，相对保留的肺组织➡和轻度间质改变➡及邻近广泛重塑的肺组织➡。（右）同一患者的标本的低倍镜（HE 染色）下显示广泛的蜂窝状囊腔内衬柱状呼吸上皮➡。

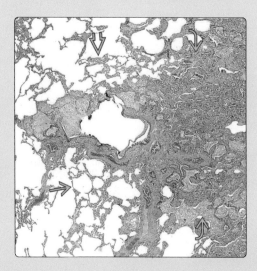
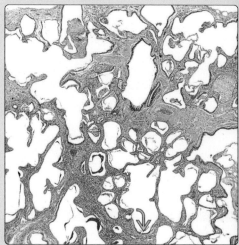

术语

缩略词

- 特发性肺纤维化(IPF)

同义词

- 特发性寻常性间质性肺炎(UIP)
- 隐源性纤维化性肺泡炎

定义

- 纤维化性特发性间质性肺炎伴手术活检的 UIP 组织学类型
- 占所有特发性间质性肺炎的 40%

影像

总体特征

- 最佳诊断线索
  - 胸膜下和下肺分布为著的网状影和蜂窝;牵拉性支气管扩张和结构扭曲
  - 缺乏非典型表现:微结节、肺基底部不受累、广泛的空气潴留、实变和/或磨玻璃密度影
- 部位
  - 胸膜下;中、下部肺野
- 形态
  - 网状影、牵拉性支气管扩张/细支气管扩张、蜂窝

平片表现

- 平片
  - 网状或网状结节影
    - 胸膜下/外周;中、下部肺野
      □ 轻度胸膜下阴影可累及上肺野
  - 下肺野容积减小
    - 同时存在肺气肿时可造成肺容积不变的假象
  - 肺动脉高压
    - 肺动脉干和右心扩大

CT 表现

- HRCT
  - 比平片更具敏感性和特异性
  - 网状影
    - 胸膜下为著;肺尖肺底梯度(即下叶为著)
    - 上肺分布不显著
  - 牵拉性支气管扩张/细支气管扩张
    - 胸膜下和肺基底部为著
    - 通常伴发网状影
  - 蜂窝
    - IPF 最特异的表现
    - 胸膜下囊腔,通常成簇状或多排
      □ 根据呼吸循环的时相不同,囊腔大小不一
      □ 平均直径 3~10mm,但大者可达 25mm
    - 蜂窝的整体范围和严重程度会随时间变化而变化
  - 磨玻璃密度影

- 细小的纤维化超出 HRCT 的空间分辨
- 通常伴网状影、牵拉性支气管扩张/细支气管扩张
- 范围较网状影小
  □ 广泛的磨玻璃密度影提示过敏性肺炎或非特异性间质性肺炎
  □ 急性呼吸道疾病可能反映了 IPF 急性加重
  - 容积减小(晚期病例)
  - 合并肺气肿(30%)
    - 肺纤维化合并肺气肿:不同的临床表现
      □ 通常与吸烟相关
      □ 伴发预后不良
  - 肺结节/肿块
    - 持续存在或增大应高度怀疑原发性肺癌
  - 纵隔淋巴结肿大(70%)
    - 通常平片上看不到
    - 与病变程度无关
  - IPF 急性加重:新发磨玻璃密度影和/或实变±先前存在网状影和/或蜂窝背景下的支气管扩张和牵拉性支气管扩张

成像推荐

- 最佳成像工具
  - HRCT 可发现和显示病变的特征

鉴别诊断

特发性非特异性间质性肺炎

- 可与 UIP 难以鉴别
- 没有蜂窝或蜂窝不是主要特征

石棉肺

- 合并广泛蜂窝的病例可与 UIP 难以鉴别
- 胸膜下曲线影:常为早期表现
- 常见不连续的部分钙化性胸膜斑

2 型过敏性肺炎

- 蜂窝的常见原因
  - 胸膜下和下叶分布为著时与 IPF 难以鉴别
  - 支气管血管周围的蜂窝有一定的特异性(也可见于结节病)
- 呼气相空气潴留(常见)
- 边界不清的小叶中央结节常见于过敏性肺炎;反映了细胞性细支气管炎

类风湿关节炎

- UIP 比 NSIP 更常见
  - 与特发性 UIP 和 NSIP 难以鉴别
  - 较 IPF 进展缓慢
- 辅助表现:关节侵蚀、血清标记物(如类风湿因子)、胸腔积液、类风湿结节

进行性系统性硬化

- NSIP 较 UIP 更常见
  - 磨玻璃密度影为著

- ○ 蜂窝不常见,除非是晚期,长期病变
- 食管扩张常见
- 皮肤表现常见:硬皮病、皮肤钙质沉着症、面具脸

药物引起的肺疾病

- 合并广泛蜂窝的病例可与 IPF 难以鉴别
- 典型药物:呋喃妥因和化疗药物

病理

总体特征

- 病因
  - ○ 病因不明
    - 怀疑但未证实与吸烟有关
- 遗传学
  - ○ 有报道 IPF 家族性病例(可能为染色体显性遗传)
    - 伴发表面活性蛋白 C 缺乏
    - 受累的家族成员可能会出现不同类型的间质性肺炎
  - ○ 尚无确定的遗传标记物
  - ○ 与人类白细胞抗原(HLA)无关
  - ○ 推测与 14 染色体上 α_1 抗胰蛋白酶抑制基因有关

分期、分级和分类

- 50%~70%的患者根据临床和 HRCT 特征足以建立 IPF 的诊断,特异性>90%
  - ○ HRCT 诊断标准
    - UIP 型:胸膜下和基底部网状影,蜂窝±牵拉性支气管扩张,没有所列举的不符合 UIP 型的表现
    - 可能 UIP 型:胸膜下和基底部为著的网状影,没有所列举的不符合 UIP 型的表现
    - 不符合 UIP 型:上肺或中肺为著,支气管血管束周围为著,广泛的磨玻璃密度影(范围较网状影更广),大量微结节(双侧、上叶为著),散在囊腔(多发、双侧、远离蜂窝区域),弥漫性马赛克密度/空气潴留(双侧、≥3 个肺叶),支气管肺段/肺叶的实变

大体病理和外科特征

- 外周胸膜下蜂窝

镜下特征

- 纤维化
  - ○ 胸膜下分布为著
  - ○ 特征性成纤维细胞灶
  - ○ 致密的非细胞性胶原
- 轻到中度的间质性炎症
  - ○ 组织细胞、浆细胞、淋巴细胞、Ⅱ型肺上皮细胞增生
- 蜂窝
  - ○ 囊腔衬以细支气管上皮
- 空间和时间的异质性:UIP 特征
  - ○ 是指正常肺组织邻近纤维化区,不同程度的结

构重塑和晚期蜂窝同时存在

临床

临床表现

- 最常见的体征/症状
  - ○ 隐匿发作的劳力性呼吸困难
    - 通常在临床表现前几个月出现
  - ○ 干咳
- 其他体征/症状
  - ○ 杵状指
  - ○ 细微的吸气性爆裂音(velcro 啰音)
  - ○ 右心衰体征
  - ○ 肺功能检测:限制性功能障碍,一氧化碳弥散能力(DLCO)降低

人口统计学

- 年龄
  - ○ 55~70 岁
- 性别
  - ○ 男:女约为2∶1
- 流行病学
  - ○ 真正的发病率和患病率难以估计
    - 年发病率:(7~10)/10 万
    - 患病率:(3~6)/10 万
  - ○ 无地域分布倾向

自然病程和预后

- 不可逆进展,预后不良
- 确诊后中位生存期:3.5 年
- 经过一段相关缓慢进展期后病情快速恶化和死亡(罕见)
  - ○ IPF 急性加重
  - ○ 组织学检查表现为弥漫性肺泡损伤
- 肺癌(10%)
  - ○ 大多数患者为现在或既往吸烟者
  - ○ 由于基础的 IPF 很多患者不能手术

治疗

- 没有有效的治疗被证实可提高患者生存期
- 轻到中度的 IPF:吡非尼酮或尼达尼布
- 不再推荐使用咪唑硫嘌呤、泼尼松和乙酰半胱氨酸治疗
- 肺移植

部分参考文献

1. Travis WD et al: An official American Thoracic Society/European Respiratory Society statement: update of the international multidisciplinary classification of the idiopathic interstitial pneumonias. Am J Respir Crit Care Med. 188(6):733-48, 2013
2. Raghu G et al: An official ATS/ERS/JRS/ALAT statement: idiopathic pulmonary fibrosis: evidence-based guidelines for diagnosis and management. Am J Respir Crit Care Med. 183(6):788-824, 2011
3. Mueller-Mang C et al: What every radiologist should know about idiopathic interstitial pneumonias. Radiographics. 27(3):595-615, 2007

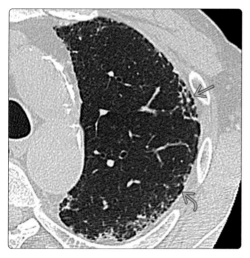
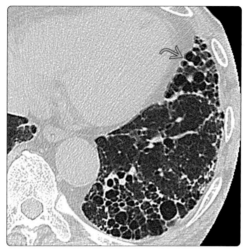

（左）特发性肺纤维化患者，横轴位平扫 CT 显示胸膜下网状影➡，以小叶间隔增厚、小叶内线和轻度蜂窝➡为特征。（右）同一患者横轴位平扫 CT 显示更广泛的基底部蜂窝➡。特发性肺纤维化患者的这些表现与 UIP 相符。CT 表现具有特异性，不需要组织学证实。

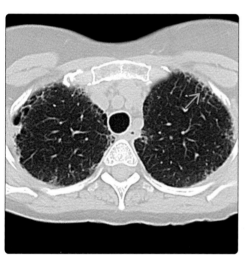
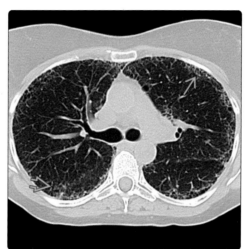

（左）特发性肺纤维化患者，横轴位平扫 CT 显示双侧轻度胸膜下网状影➡。（右）同一患者横轴位平扫 CT 显示更广泛的胸膜下网状影➡和外周气道轻度扩张➡或牵拉性细支气管扩张。没有明显的蜂窝。

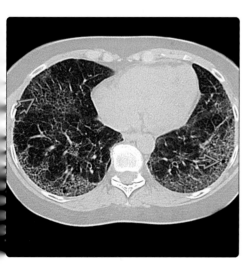
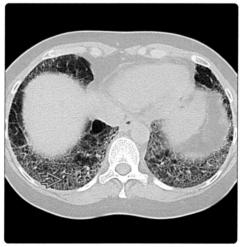

（左）同一患者横轴位平扫 CT 显示肺基底部更广泛的胸膜下网状影和磨玻璃密度影、牵拉性支气管扩张和细支气管扩张➡。（右）同一患者横轴位平扫 CT 显示肺基底部更广泛的磨玻璃密度影、网状影和牵拉性细支气管扩张➡。该活检证实 UIP 病例显示极小的蜂窝，最好报告为可能 UIP 型。

(左)IPF 患者,后前位胸片显示双侧外周胸膜下和基底部为著的网状影。注意肺容积减小是特发性肺纤维化患者的特征。然而,合并肺气肿的患者会造成肺容积保持正常的假象。(右)同一患者侧位胸片显示基底部、前部胸膜下肺网状影。

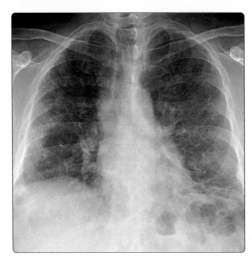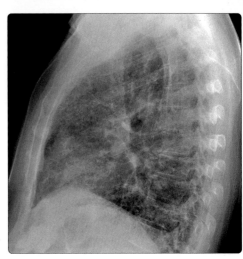

(左)同一患者横轴位平扫 CT 显示支气管血管束周围磨玻璃密度影➡和囊状改变➪。注意右侧少量气胸➘,是特发性肺纤维化罕见但易于识别的并发症。(右)同一患者横轴位平扫 CT 显示基底部更广泛的支气管血管束周围阴影和牵拉性支气管扩张及细支气管扩张➪,以及胸膜下蜂窝➡。

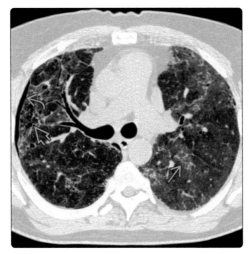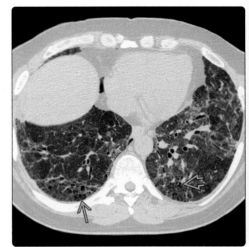

(左)寻常性间质性肺炎患者,横轴位 HRCT 显示胸膜下蜂窝伴大的肺囊腔➡。虽然不常见,蜂窝囊腔可达 2.5cm。(右)同一患者横轴位增强 CT 显示气管前、主肺动脉窗淋巴结肿大。纵隔非肿瘤性淋巴结肿大可见于 70% 受累患者,常为反应性,与间质性肺疾病的严重程度无关。

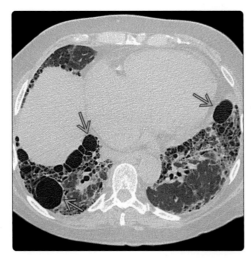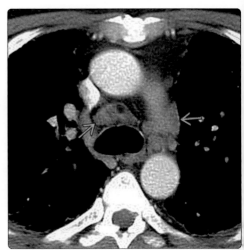

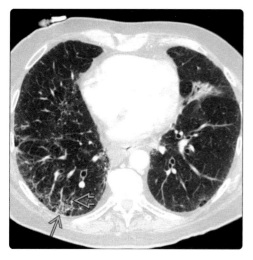

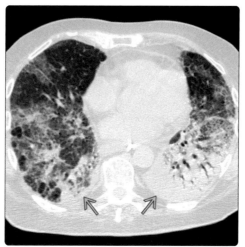

（左）特发性肺纤维化患者，横轴位增强 CT 显示非对称性胸膜下网状影➡️和牵拉性支气管扩张及细支气管扩张➡️。（右）同一患者几个月后突发急性咳嗽和呼吸困难，横轴位平扫 CT 显示新发双肺多发气腔影和磨玻璃密度影，符合间质性肺疾病急性加重。注意很少量双侧胸腔积液➡️。

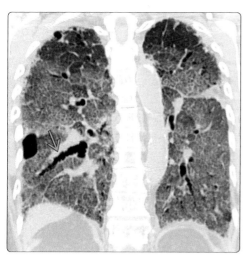

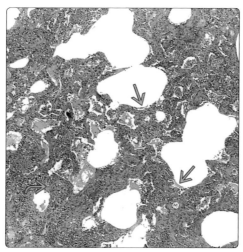

（左）同一患者经后胸部的冠状位增强 CT 显示双侧广泛的碎石路征和牵拉性支气管扩张➡️。患者出现急性症状和广泛的磨玻璃密度影应考虑特发性肺纤维化急性加重。（右）同一患者标本低倍镜（HE 染色）显示细胞性间质性炎症、急性和机化性透明膜➡️，以及斑片状急性炎症➡️。

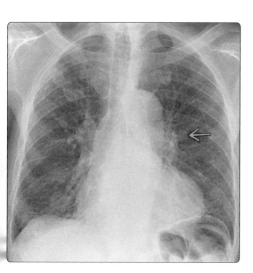

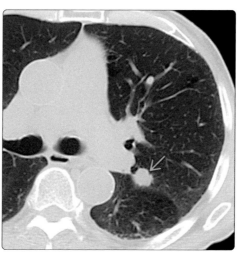

（左）特发性肺纤维化患者，后前位胸片显示外周及基底部网状影和左肺门周围小结节➡️，由于基础的间质性肺疾病使其容易漏诊。（右）同一患者的横轴位平扫 CT 显示左肺上叶邻近斜裂的毛刺状结节➡️。因为特发性间质纤维化患者肺癌的发病率增高，任何散在的结节都应该高度怀疑恶性肿瘤。

要 点

术语

- 非特异性间质性肺炎（NSIP）

影像

- CT/HRCT
  - 双侧磨玻璃密度影和网状影伴牵拉性支气管扩张/细支气管扩张
  - 没有或少许蜂窝
  - 胸膜下不受累±支气管血管束周围纤维化
  - 肺尖肺底梯度（下叶受累为著）
- MR
  - 多回波单次激发快速自旋回波（TSE）
    - 全肺图可用于监测疾病进展及治疗反应
  - 多时相动态增强梯度回波序列以及 T_2 加权三反转黑血 TSE 图像
    - 有助于鉴别炎症和纤维化为著的病灶

主要鉴别诊断

- 寻常性间质性肺炎
- 2 型过敏性肺炎
- 药物引起的间质性肺疾病

病理

- 特发性
- 不同数量的间质炎症和纤维化均匀分布
- 纤维化为著
- 极少数病例为独立的细胞性 NSIP

临床

- 呼吸困难和干咳
- 肺功能检测表现为限制性功能障碍
- 患者比 UIP 患者年轻 10 岁（40～50 岁）
- 男<女
- 治疗：皮质类固醇和/或细胞毒性药物

（左）61 岁女性，特发性非特异性间质性肺炎患者，后前位胸片显示双肺下叶为著的不均质的网状影➡️。（右）同一患者横轴位 HRCT 显示双侧磨玻璃密度影和沿支气管血管束和胸膜下分布的轻微网状影➡️。注意伴发的支气管扩张➡️。结合这些影像表现和缺乏蜂窝可作出正确诊断。

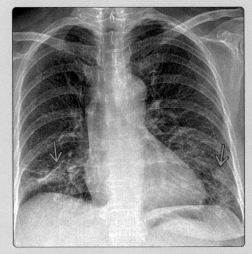
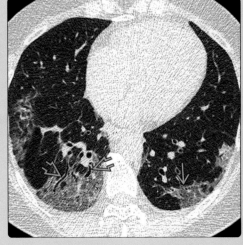

（左）同一患者冠状位 HRCT 显示磨玻璃密度影和网状影伴其内牵拉性支气管扩张➡️，明显以下叶分布为著，也指呈肺尖肺底梯度分布。（右）同一患者标本低倍镜（HE 染色）显示具有时间和空间均质性的肺间质纤维化（即所有区域的间质纤维化处于相似的阶段），这是非特异性间质性肺炎的特征。

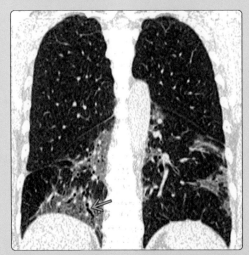
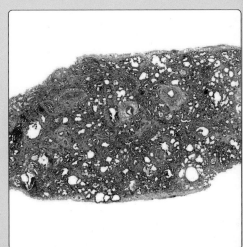

特发性非特异性间质性肺炎

术语

缩略词
- 非特异性间质性肺炎（NSIP）

定义
- 特发性间质性肺炎的一种类型

影像

总体特征
- 最佳诊断线索
  - 双侧磨玻璃密度影和/或网状影±牵拉性支气管扩张/细支气管扩张
  - 胸膜下不受累±支气管血管束周围纤维化
- 位置
  - 肺尖肺底梯度（下叶分布为著）

CT 表现
- 双侧磨玻璃密度影和/或网状影±牵拉性支气管扩张/细支气管扩张并存
- 胸膜下不受累±支气管血管束周围纤维化
- 缺乏或存在少许蜂窝

平片表现
- 下肺区域分布为著，双侧，网状影或不均匀阴影

MR 表现
- 多回波单次激发快速自旋回波（TSE）
  - 全肺图可用于监测疾病进展及治疗反应
- 多时相动态增强梯度回波序列以及 T_2 加权三反转黑血 TSE 图像
  - 有助于鉴别炎症和纤维化为著的病灶
    - 炎性为著的病变 MR 动态增强呈早期强化，T_2WI 图像呈高信号

成像推荐
- 最佳成像工具
  - HRCT（或薄层 CT）

鉴别诊断

寻常性间质性肺炎（UIP）
- 可与 NSIP 难以鉴别
  - 胸膜下网状影
  - 下叶分布为著（肺尖肺底梯度）
- 蜂窝为主要异常改变
- 胸膜下不受累罕见

2 型过敏性肺炎
- 肺小叶密度减低和血管减少；呼气相空气潴留
- 胸膜下和/或支气管血管束周围可出现蜂窝
- 中上肺野分布为著
- 小叶中央磨玻璃密度微结节

药物引起的间质性肺疾病
- 药物能引发 NSIP 样反应
- 潜在致病药物如下
  - 甲氨蝶呤、呋喃妥英、胺碘酮、博来霉素
- 影像上与 NSIP 难以鉴别

病理

总体特征
- 病因
  - 特发性

分期、分级及分类
- 细胞性、细胞性/纤维化混合性和纤维化性 NSIP

镜下特征
- 不同数量的间质炎症和纤维化均匀分布
- 以纤维化为著
- 极少数病例为孤立的细胞性 NSIP
- 机化性肺炎（OP）和蜂窝：不明显或没有

临床

临床表现
- 最常见体征/症状
  - 呼吸困难和干咳
- 其他体征/症状
  - 肺功能检测为限制型功能障碍

人口统计学
- 年龄
  - 患者较寻常性间质性肺炎（UIP）患者年轻 10 岁（40～50 岁）
- 性别
  - 男<女

自然病程和预后
- 多样：治疗后可能好转、保持稳定或进展为晚期纤维化
- 预后比 UIP 好

治疗
- 皮质类固醇和/或细胞毒性药物

诊断备忘

考虑
- HRCT 上 NSIP 类型表现患者，基础的自身免疫性疾病、过敏性肺炎、药物引起的间质性肺疾病
- 多学科诊断（联合临床、HRCT 以及组织学特征）是参考标准

部分参考文献

1. Todd NW et al: Organizing pneumonia/non-specific interstitial pneumonia overlap is associated with unfavorable lung disease progression. Respir Med. 109(11):1460-8, 2015
2. Travis WD et al: An official American Thoracic Society/European Respiratory Society statement: update of the international multidisciplinary classification of the idiopathic interstitial pneumonias. Am J Respir Crit Care Med. 188(6):733-48, 2013
3. Raghu G et al: An official ATS/ERS/JRS/ALAT statement: idiopathic pulmonary fibrosis: evidence-based guidelines for diagnosis and management. Am J Respir Crit Care Med. 183(6):788-824, 2011
4. Kligerman SJ, et al: Nonspecific interstitial pneumonia: radiologic, clinical, and pathologic considerations. Radiographics: 29(1):73-87, 2009

（左）69 岁男性，特发性非特异性间质性肺炎患者，横轴位 HRCT 显示下叶为著的胸膜下磨玻璃密度影。注意没有蜂窝。

（右）同一患者俯卧横轴位 HRCT 显示持续存在的胸膜下磨玻璃密度影。俯卧位图像是评估间质性肺疾病的关键，它可以鉴别真正的磨玻璃密度影和重力依赖性肺不张，重力依赖性肺不张是一种正常表现，通常在俯卧位图像上消失。

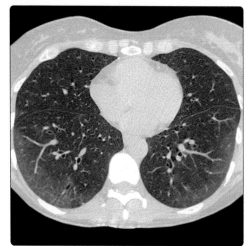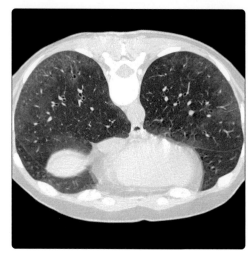

（左）同一患者矢状位 HRCT 显示下叶分布为著的胸膜下磨玻璃密度影➡️，上叶不受累。下叶分布为著（有时也称肺尖肺底梯度）是非特异性间质性肺炎和寻常性间质性肺炎的典型表现。

（右）同一患者标本低倍镜（HE 染色）显示具有时间和空间均质性的肺间质纤维化➡️（即纤维化处于相似阶段）。

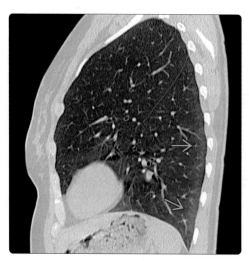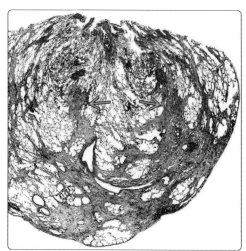

（左）特发性非特异性间质性肺炎患者，横轴位 HRCT 显示支气管血管束周围网状影、牵拉性支气管扩张，胸膜下不受累➡️。后者是 NSIP 的典型表现。（右）37 岁女性，特发性非特异性间质性肺炎患者，初次检查（左）和糖皮质激素治疗后 4 个月复查（右）横轴位 HRCT 的组合图像显示外周胸膜下磨玻璃密度影好转。

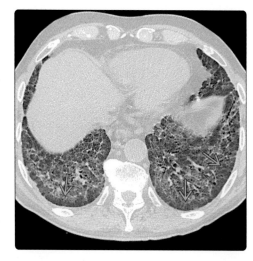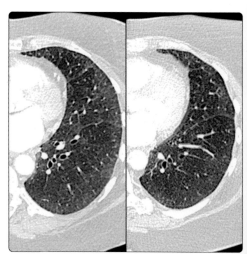

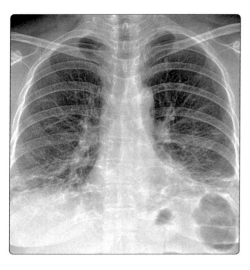

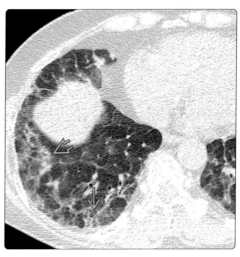

（左）58 岁女性，特发性非特异性间质性肺炎和机化性肺炎患者，后前位胸片显示下肺野为著的双肺弥漫阴影和网状影。
（右）同一患者横轴位 HRCT 显示双肺下叶为著斑片状磨玻璃密度影、网状影➡️和实变➡️。机化性肺炎是肺损伤常见病理表现，常见于非特异性间质性肺炎患者。

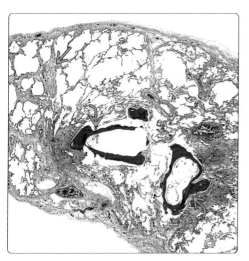

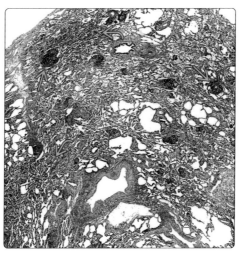

（左）同一患者标本低倍镜（HE 染色）显示具有时间均质性的间质纤维化➡️，表明病变的纤维化处于相似阶段。注意灶性肺骨化➡️。（右）同一患者标本低倍镜（HE 染色）显示机化性肺炎（肺泡内疏松的黏液样息肉）➡️之间结节状淋巴细胞聚积。蜂窝在特发性非特异性间质性肺炎中不常见。

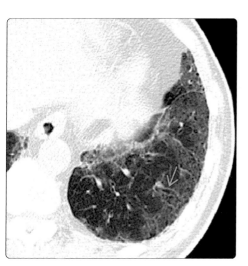

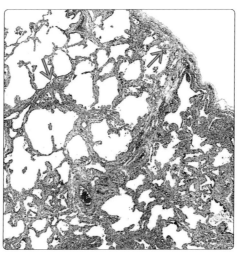

（左）47 岁男性，非特异性间质性肺炎伴未分类的结缔组织病患者，横轴位 HRCT 显示胸膜下斑片状网状影和牵拉性支气管扩张➡️。非特异性间质性肺炎常伴发自身免疫性疾病，应该要排除。（右）同一患者标本低倍镜（HE 染色）显示具有时间均质性的肺间质纤维化➡️。

要　点

术语

- 隐源性机化性肺炎（COP）：特发性
- 机化性肺炎（OP）

影像

- 典型表现（68%～81%）
  - 双侧支气管血管束周围和/或胸膜下实变
  - 中下肺野为著
  - 实变可自行消退
- 其他表现
  - 小叶周围性：弧形或多边状阴影
  - 局灶性：单发结节或肿块
  - 结节状：大小不一，多发结节
  - 纤维化性：基底部网状影和结构扭曲，重叠有肺泡阴影
- 反晕征（19%）
  - 磨玻璃密度影周围围绕着新月形或环状肺实质实变

主要鉴别诊断

- 慢性嗜酸性粒细胞肺炎
- 淋巴瘤
- 原发性肺腺癌
- 肉芽肿性多血管炎

病理

- 远端肺气腔内疏松结缔组织基质间可见成纤维细胞和肌成纤维细胞组成的肉芽组织（即 Masson 小体）

临床

- 发热、咳嗽、不适、进行性呼吸困难
- 厌食和体重减轻
- 皮质类固醇激素是主要的治疗方法

诊断备忘

- 成年人，CT 上表现为支气管血管束周围分布的肺部游走性阴影或反晕征，应考虑 COP

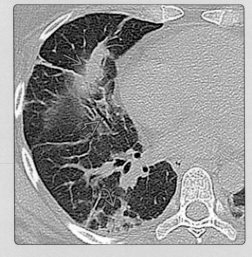
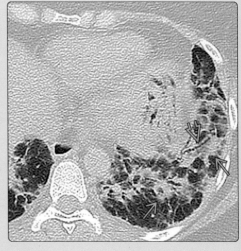

（左）69 岁女性，隐源性机化性肺炎患者，横轴位 HRCT 显示右肺中、下叶支气管血管束周围➡和胸膜下➡阴影伴发轻度支气管扩张➡。（右）同一患者横轴位 HRCT 显示左肺下叶➡支气管血管束周围和胸膜下阴影伴发轻度支气管扩张➡。隐源性机化性肺炎通常多发，但也可能表现为局限性病灶，类似肺癌。

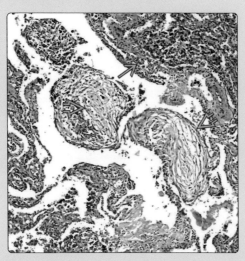
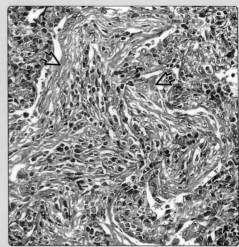

（左）隐源性机化性肺炎标本低倍镜（HE 染色）显示肺泡内疏松结缔组织栓子➡伴间质的淋巴细胞和浆细胞浸润➡。（右）同一患者标本高倍镜（三色染色法）显示成纤维细胞性息肉（➡），也称为 Masson 小体，阻塞了肺泡、肺泡管和细支气管（之前称为闭塞性细支气管炎并机化性肺炎）。

术语

缩略语
- 隐源性机化性肺炎（COP）

同义词
- 闭塞性细支气管炎并机化性肺炎（BOOP），不再使用该术语
- 特发性闭塞性细支气管炎并机化性肺炎，不再使用该术语

定义
- 特发性间质性肺炎
  - 占所有间质性肺疾病的 1.8%~13%
- 不明原因的临床病理性疾病，组织学特征为机化性肺炎（OP）
  - OP：远端肺气腔内的肉芽组织（即 Masson 小体）
    - Masson 小体：成纤维细胞和肌成纤维细胞混合疏松结缔组织基质
  - OP 可为特发性（COP），可为对肺损伤的反应，也可与其他肺疾病有关
- COP 和继发性 OP 患者的临床及影像学表现相似

影像

总体特征
- 最佳诊断线索
  - 典型表现（68%~81%）
    - 双侧支气管血管束周围和/或胸膜下实变
    - 中下肺野为著
    - 部分实变区可自行消退
  - 其他表现
    - 局限性
      - 单发结节或肿块
    - 结节状
      - 大小不一；可多发
    - 带状
      - 伴空气支气管征厚的放射状影或带状影
    - 小叶周围的
      - 边界不清，沿次级肺小叶轮廓的弧形或多边状阴影
    - 纤维化性
      - 基底部网状影和结构扭曲伴重叠的肺泡阴影
      - 牵拉性支气管扩张
      - 蜂窝

平片表现
- 斑片状胸膜下和/或支气管血管束周围实变
  - 游走性阴影（即"此消彼长"）
- 少见的异常表现
  - 单发的肺结节或肿块
  - 多发的肺结节
  - 实质带
  - 基底部网状影

CT 表现
- HRCT
  - 实变
    - 斑片状
    - 胸膜下和/或支气管血管束周围
    - 小叶周围
    - 中叶、舌段、下叶分布为著
    - 游走性（即"此消彼长"）
      - 可自行消失，同时在其他部位出现新的阴影
  - 磨玻璃密度影（90%）
    - 双侧
    - 斑片状分布
  - 单发肺结节或肿块
    - 外周
    - >3cm，多角形，边缘不规则
    - <3c，卵圆形或圆形，边缘规则或光滑
    - 空气支气管征或空泡
  - 多发的肺结节
    - <4mm 或微结节（支气管周围或小叶中央分布）
    - 4~10mm 或腺泡阴影（支气管血管束周围或外周分布）
    - >10mm，可更大
      - 边缘不规则（88%）
      - 空气支气管征（45%）
      - 胸膜凹陷征（23%）
      - 局限性小叶间隔增厚（邻近结节）
  - 反晕征（19%）
    - 磨玻璃密度影周围围绕着新月形或环状肺实质实变
      - 磨玻璃密度影对应肺泡壁炎症
      - 环形肺实质实变病理上对应远端气腔内机化性肺炎
  - 网状影
    - 小部分患者可进展为间质纤维化
    - 伴发纤维化的其他表现（蜂窝、牵拉性支气管扩张）、磨玻璃密度影和/或实变
  - 实质带
    - 长于 2cm 线状或带状影，光滑或不规则，伴有空气支气管征，宽度至少 8mm
    - 常伴发多发实变
  - 支气管扩张
    - 位于实变或磨玻璃密度影内
  - 弥漫性微结节
    - 不常见
    - 支气管周围或小叶中央
  - 纵隔淋巴结肿大
  - 胸腔积液

核医学表现
- PET/CT

  ○ OP 通常表现为 FDG 摄取增高

鉴别诊断

慢性嗜酸性粒细胞肺炎
- 胸膜下磨玻璃密度影和/或实变
- 上叶分布为著
- 平行于胸壁的带状影
- 哮喘病史(75%)
- 外周血中嗜酸性粒细胞增多(通常>1 500 个/μl)
- 肺泡嗜酸性粒细胞增多(>25%,通常>40%)

淋巴瘤
- 实变(不具有游走性,除非是淋巴瘤样肉芽肿病)
- 多发肺结节
- 淋巴结肿大
- 胸腔积液

细菌性肺炎
- 实变(不具有游走性)
- 急性临床表现(发热、气短)
- COP 中的其他表现本病不常见

肺癌
- 肿块样实变(不具有游走性)
- 淋巴结肿大
- 吸烟者(COP 中不常见)

肉芽肿性多血管炎
- 游走性磨玻璃密度影、结节或实变
- 外周血中嗜酸性粒细胞增多
- 肾病

急性纤维素性和机化性肺炎
- 组织病理学表现以肺泡内纤维蛋白沉积,Ⅱ型肺泡细胞增生,伴发 OP 和缺乏透明膜形成为特征
- 急性或亚急性类型
  - 急性
    - 暴发起病,通常导致呼吸衰竭或死亡
    - 影像表现与弥漫性肺泡损伤相似(非心源性肺水肿)
  - 亚急性:影像表现与 OP 相似

病理

总体特征
- 病因
  - 定义为特发性
  - 继发性机化性肺炎的病因
    - 肺损伤:感染、药物毒性、毒气吸入、胃食管反流、胶原血管病、放射治疗
    - 其他肺部异常:血管炎、肺癌、淋巴瘤、过敏性肺炎、慢性嗜酸性粒细胞肺炎

镜下特点
- 以疏松结缔组织的机化性纤维化阻塞细支气管、肺泡管和肺泡周围为特征的多发病变
- 肺泡管、肺泡腔和细支气管管腔内息肉样机化性疏松结缔组织(即 Masson 小体)栓子
  - 其内含淋巴细胞、浆细胞、组织细胞和成纤维细胞
- 衬覆于肺泡间隔的Ⅱ型肺泡上皮增生
- 轻或中度间质增厚,包含淋巴细胞和/或浆细胞
- 灶性内源性脂质性肺炎

临床

临床表现
- 最常见的体征/症状
  - 发热、咳嗽、不适、进行性呼吸困难
  - 厌食和体重减轻
  - 局限性或少许爆裂音
- 其他体征/症状
  - 咯血、胸痛
  - 盗汗
  - 气胸/纵隔气肿
- 肺功能检测表现为轻到中度限制性通气障碍;偶尔也可正常
- 弥散能力(DLCO)降低
- 动脉性低氧血症

人口统计学
- 年龄
  - 50~60 岁
- 性别
  - 男 = 女
- 流行病学
  - (1~10)/10 万

自然病程和预后
- 诊断通常会延误(6~12 周)
- 胸腔镜肺活检是诊断"金标准"
- 总体预后良好
- 最初发病时为网状影:皮质类固醇激素治疗效果不佳;可进展为肺纤维化
- 13%~58%的患者会复发

治疗
- 皮质类固醇激素

诊断备忘

考虑
- 中年人平片上出现游走性肺部阴影,CT 上呈支气管血管束周围分布或反晕征时,考虑 COP
- COP 为排除性诊断,因为可能是其他疾病相关的肺损伤所致的继发表现

部分参考文献

1. Mehrian P et al: The spectrum of presentations of cryptogenic organizing pneumonia in high resolution computed tomography. Pol J Radiol. 79:456-60, 2014
2. Kligerman SJ et al: From the radiologic pathology archives: organization and fibrosis as a response to lung injury in diffuse alveolar damage, organizing pneumonia, and acute fibrinous and organizing pneumonia. Radiographics. 33(7):1951-75, 2013

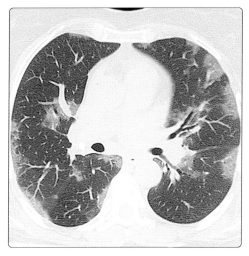
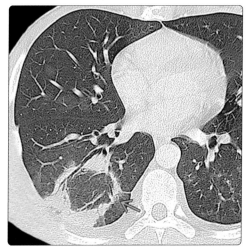

（左）46 岁女性，COP 患者，横轴位 HRCT 显示胸膜下分布为著的多发结节状磨玻璃密度影。（右）61 岁男性，COP 患者，横轴位 HRCT 显示右下肺实变，以中心磨玻璃密度影，外周环形实变为特征，形成反晕征 ➡。虽然不具有特异性，但反晕征常在 COP 中被描述。

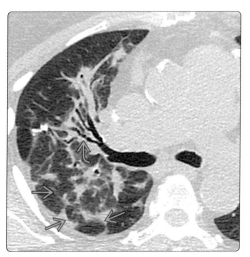
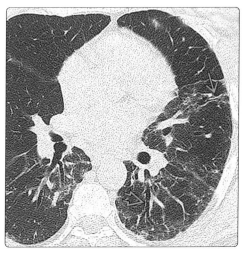

（左）隐源性机化性肺炎患者，横轴位 HRCT 显示支气管扩张 ➡ 和边界不清的弧形阴影 ➡，形成所谓的肺小叶周围受累表现。（右）57 岁男性，隐源性机化性肺炎患者，横轴位 HRCT 显示舌段和左肺下叶细和粗放射状线状影（带状影）➡，以及支气管的扩张 ➡。与支气管扩张相反，机化性肺炎患者的支气管的扩张通常在适当治疗后可逆转。

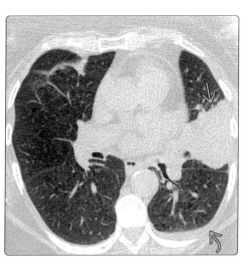
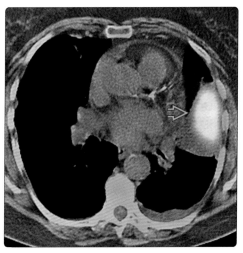

（左）隐源性机化性肺炎患者，横轴位平扫 CT 显示一个舌段实性肿块 ➡ 和左侧少量胸腔积液 ➡。（右）同一患者横轴位 FDG PET/CT 融合图显示左肺上叶肿块 FDG 摄取增加 ➡。肺局限性受累的机化性肺炎在影像上可类似肺癌。局灶性机化性肺炎无论是隐源性还是继发于其他疾病反应，通常表现为中度到高 FDG 摄取。

要　点

术语

- 间质性肺疾病的急性加重（AE）：临床上明显的急性呼吸功能下降，以新发广泛的肺泡病变为特征
- 诊断标准（符合以下所有 4 项）
  ○ 特发性肺纤维化的诊断
  ○ 1 个月内呼吸困难急性恶化或进展
  ○ 在寻常性间质性肺炎（UIP）基础上叠加新发双肺磨玻璃密度影和/或实变
  ○ 心衰或液体过负荷不能完全解释病情恶化

影像

- CT
  ○ 新发磨玻璃密度影和/或实变±先前存在的网状影和/或蜂窝和牵拉性支气管扩张的背景下出现支气管的扩张

- 新发磨玻璃密度影分布的分类
  - 外周性（预后好，绝大多数患者存活）
  - 多发性（被视为弥漫性分布的早期阶段）
  - 弥漫性（预后差，死亡率高）

主要鉴别诊断

- 感染
- 心源性肺水肿
- 肺泡出血

病理

- 基础 UIP 表现叠加弥漫性肺泡损伤和机化性肺炎

临床

- 最常见症状：快速进行性呼吸困难
- UIP 伴 AE 的患者中位生存期大约 3~4 个月

（左）70 岁男性，既往特发性肺纤维化（IPF）患者，横轴位 HRCT 显示下叶分布为著的胸膜下网状影⊋、磨玻璃密度影和牵拉性支气管扩张⊟。（右）同一患者出现急性加重，以呼吸困难增加为特点，横轴位增强 CT 显示出现双肺多发磨玻璃密度影，新发的支气管扩张⊟和细支气管扩张⊟，符合弥漫性肺泡损伤的纤维化期（后期）。

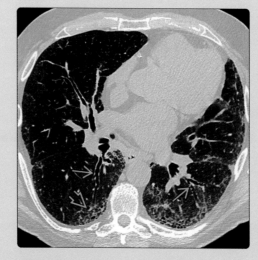
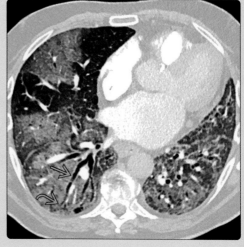

（左）同一患者的活检标本低倍镜（HE 染色）显示弥漫性肺泡损伤的组织学特征伴有片状肺泡过度膨胀⊟和肺不张区域交替。（右）同一标本高倍镜（HE 染色）显示肺泡内水肿，急性炎症区域和沿肺泡壁的嗜酸性粒细胞透明膜⊟形成。这是弥漫性肺泡损伤的一系列组织学表现。

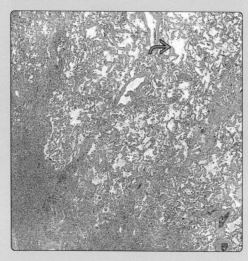
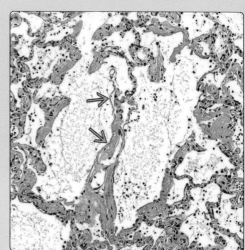

间质性肺疾病的急性加重

术语

缩略词

- 间质性肺疾病(ILD)的急性加重(AE)

同义词

- 快速进展性寻常性间质性肺炎(UIP)

定义

- 特发性肺纤维化(IPF)的急性加重,可由感染、肺栓塞、气胸、心衰或急性加重所致
- 间质性肺疾病(ILD)的急性加重(AE)
  - 临床上明显的急性呼吸功能下降,以新发广泛的肺泡异常为特征
  - 诊断标准(符合以下所有4项)
    - 既往或现在诊断的特发性肺纤维化
    - 通常在1个月内呼吸困难急性恶化或进展
    - CT上,在寻常性间质性肺炎(UIP)基础上叠加双肺新发磨玻璃密度影和/或实变
    - 心衰或液体过负荷不能完全解释病情恶化
- AE可发生于其他类型的特发性间质性肺炎(IIP):非特异性间质性肺炎(NSIP)、结缔组织病伴间质性肺疾病(CTD-ILD)、2型过敏性肺炎

影像

平片表现

- 已知ILD的患者出现不均匀的气腔影和/或网状影

CT表现

- HRCT
  - 新发的磨玻璃密度影和/或实变±在既往网状影和/或蜂窝和牵拉性支气管扩张背景下出现支气管的扩张
    - 新发磨玻璃密度影和/或实变不伴新发牵拉性支气管扩张,通常与早期(渗出性)弥漫性肺泡损伤(DAD)的组织学表现有关,预后较好
    - 新发磨玻璃密度影和/或实变伴新发牵拉性支气管扩张/细支气管扩张,通常与晚期(纤维化性)DAD的组织学表现有关,预后不良
  - 新发磨玻璃密度影分布的分类
    - 外周性(预后好,大部分患者存活)
    - 多发性(认为是弥漫性分布的早期阶段)
    - 弥漫性(预后差,死亡率高)
  - 随着纤维化进展,支气管的扩张范围更广且向近端发展
  - UIP型较可能UIP型和不符合UIP型更容易出现急性加重

鉴别诊断

感染

- 非典型微生物(如耶氏肺孢子菌)可导致基础IIP患者出现弥漫性阴影
- 通常依靠支气管镜鉴别

心源性肺水肿

- 在IIP基础上,水肿能引起弥漫性阴影
- 胸腔积液,心脏增大

肺泡出血

- 自身免疫性疾病患者±CTD-ILD患者易导致肺泡出血
- 血红蛋白和血细胞比容下降

病理

总体特征

- 病因
  - 特发性(没有确定的诱因)
  - 可由感染、药物毒性或误吸诱发,可发生于操作后或术后

镜下特征

- 基础的UIP叠加弥漫性肺泡损伤和机化性肺炎
- 肺出血伴毛细血管炎

临床

临床表现

- 最常见的体征/症状
  - 快速进行性呼吸困难(几天到几周)
  - 咳嗽、发热、流感样症状
- 临床资料
  - C反应蛋白增高,乳酸脱氢酶增高

人口统计学

- 年龄
  - 平均:64~68岁
- 流行病学
  - 每年所有IPF病例的10%~20%会发展为AE
  - 特发性NSIP、CTD-ILD或过敏性肺炎很少出现AE
  - CTD-ILD出现AE更常见于类风湿关节炎伴UIP患者

自然病程和预后

- 出现AE之前,IPF患者死亡率高达46%
- IPF伴AE患者中位生存期约3~4个月
- HRCT表现为UIP型及可能UIP型患者出现AE的生存期较不符合UIP患者出现AE的生存期要短

治疗

- 没有有效的治疗
- 免疫抑制疗法(例如皮质类固醇)

部分参考文献

1. Collard HR et al: Acute exacerbation of idiopathic pulmonary fibrosis. An international working group report. Am J Respir Crit Care Med. 194(3):265-75, 2016

(左) 62 岁男性,特发性肺纤维化患者,后前位胸片显示肺容积减小和双肺少许网状影。(右) 同一患者同一天的冠状位 HRCT 显示双侧斑片状磨玻璃密度影➡和散在的胸膜下网状影➡。成像时,患者无症状进展和任何临床的恶化。

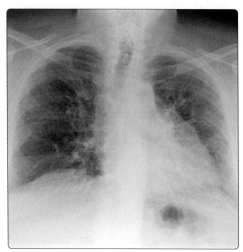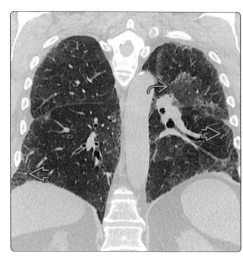

(左) 同一患者,间质性肺疾病的急性加重,以进行性呼吸困难为特征,后前位胸片显示双肺新发的弥漫性气腔影和网状影。(右) 同一患者同一天的冠状位 HRCT 显示双侧弥漫性磨玻璃密度影和新发牵拉性支气管扩张➡。出现牵拉性支气管扩张和细支气管扩张与弥漫性肺泡损伤晚期纤维化形成有关,预示预后不良。

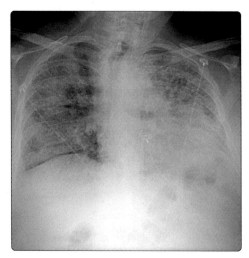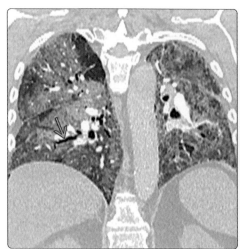

(左) 非特异性间质性肺炎患者,作为基线影像的横轴位平扫CT显示双侧弥漫性胸膜下网状影➡和斑片状磨玻璃密度影➡。(右) 同一患者急性加重期横轴位 HRCT 显示双侧弥漫性磨玻璃密度影增加和期间出现的牵拉性支气管扩张➡和细支气管扩张➡。除了特发性肺纤维化之外的几种间质性肺疾病可出现急性加重。

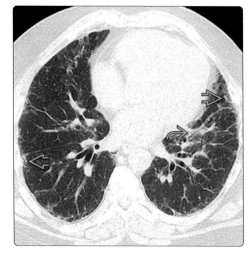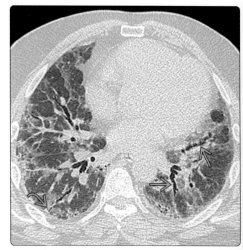

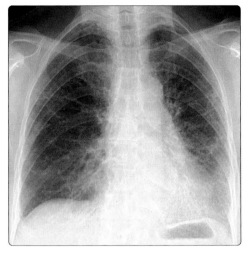
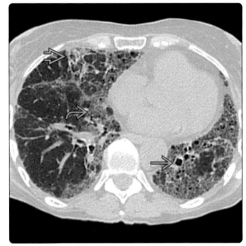

(左) 70 岁男性,特发性肺纤维化患者,后前位胸片显示典型的基底部分布为著及外周的网状影。
(右) 同一患者同一天的横轴位 HRCT 显示双侧不对称性磨玻璃密度影⇱和网状影⇱伴发牵拉性支气管扩张⇱,与已知的间质性肺疾病相符。

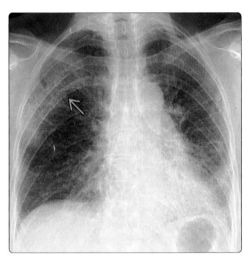
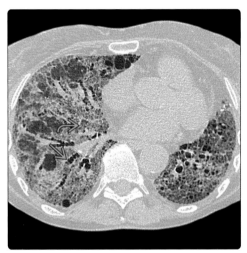

(左) 同一患者急性加重期,后前位胸片显示气腔病变和网状影的间断性进展及右上肺野新发实变⇱。(右) 同一患者评估急性加重的横轴位 HRCT 显示磨玻璃密度影⇱、网状影和牵拉性支气管扩张及细支气管扩张⇱的进展。后者与弥漫性肺泡损伤纤维化期(晚期)组织改变相关,提示预后不良。

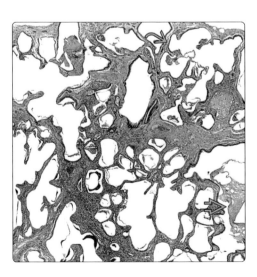
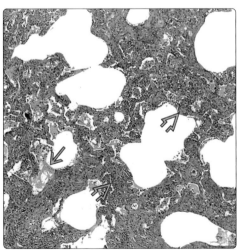

(左) 同一患者活检标本低倍镜 (HE 染色) 显示寻常性间质性肺炎典型的蜂窝,以外周气腔扩张⇱为特征,其内通常充填着浓缩的黏液⇱。
(右) 同一患者急性加重期的标本的中倍镜 HE 染色显示细胞性间质性炎症⇱和急性、机化性透明膜⇱形成。

要　点

术语

- 急性间质性肺炎（AIP）：以不明原因的快速进行性呼吸功能衰竭伴弥漫性肺泡损伤（DAD）组织学表现为特征的特发性间质性肺炎

影像

- CT/HRCT
  - 早期（渗出期）
    - 双侧磨玻璃密度影和/或实变
    - 前后梯度分布
  - 晚期（机化期）
    - 粗网状影
    - 磨玻璃密度影和网状影
    - 牵拉性支气管扩张，提示预后不良
  - 并发症
    - 肺炎、脓肿、气胸、纵隔气肿、间质性肺气肿

主要鉴别诊断

- 急性呼吸窘迫综合征

- 耶氏肺孢子菌肺炎
- 间质性肺疾病的急性加重
- 流体静力性肺水肿
- 弥漫性肺泡出血

病理

- AIP 不是病理学诊断
- DAD 是 AIP 的组织学表现；但 DAD 也可见于其他疾病

临床

- 出现症状前 7~14 天有流感样前驱症状：头痛、肌痛、咽喉痛、乏力、干咳、发热
- 进行性加重的气短、发热、咳嗽
- 治疗：没有已知的有效治疗方法；皮质类固醇治疗效果不一（通常效果不佳）
- 预后差；死亡率常 ≥50%

（左）62 岁男性，急性间质性肺炎（早期）患者，出现进行性呼吸困难，前后位胸片显示双肺弥漫性不均匀网状阴影。（右）同一患者横轴位增强 CT 显示碎石路征和支气管扩张➡️。急性间质性肺炎不是一种病理诊断，但组织学上表现为弥漫性肺泡损伤，没有明确的病因，表现为急性症状和平片上出现肺部阴影。

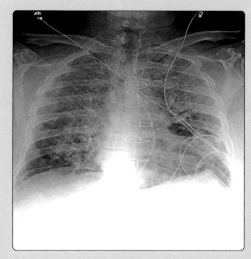
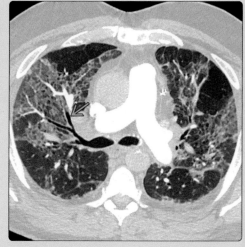

（左）同一患者冠状位增强 CT 显示双肺上叶分布为著的对称性磨玻璃密度影和网状影。尽管病变可累及所有肺叶，但最常累及上叶。对称性受累也是典型表现。（右）弥漫性肺泡损伤标本低倍镜（HE 染色）显示透明膜➡️形成，表现为多层淡红色、无定形、均匀的物质衬覆于肺泡腔内。（摘自 *DP: Thoracic*，第 2 版。）

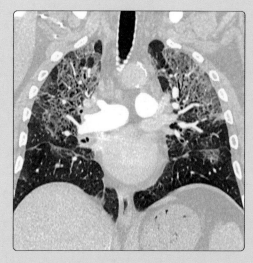
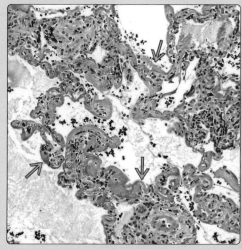

急性间质性肺炎

术语

缩略词
- 急性间质性肺炎(AIP)
- 弥漫性肺泡损伤(DAD)
- 急性呼吸窘迫综合征(ARDS)

同义词
- Hamman-Rich 综合征

定义
- 以不明原因的快速进行性呼吸功能衰竭伴弥漫性肺泡损伤(DAD)组织学表现为特征的特发性间质性肺炎
- AIP 按以下标准定义
  - 呼吸系统症状的急性发作导致严重的缺氧及绝大多数病例出现急性呼吸功能衰竭
  - 胸片上出现双肺阴影
  - 没有明确的病因(如感染、结缔组织病、外伤、充血性心衰、药物毒性等等)
  - DAD 的组织学表现
- ARDS 不等于 AIP:AIP 是 ARDS 的特发类型;但并非所有 ARDS 患者都会出现 AIP

影像

总体特征
- 最佳诊断线索
  - 平片:累及所有肺叶的弥漫性不均匀阴影
  - CT:广泛的对称性磨玻璃密度影伴发牵拉性支气管扩张

平片表现
- 双侧非特异性弥漫性及对称性不均匀阴影
- 没有特殊的区域分布倾向性,所有肺叶均受累
- 机械性通气的证据
- 胸腔积液/间隔线比心源性肺水肿少见
- 蜂窝罕见(晚期)

CT 表现
- CT 较平片敏感
- 总体上
  - 磨玻璃密度影和实变是主要的异常表现
    - 范围:>50%的肺组织;斑片状(2/3),弥漫性(1/3)
    - 常有局限肺小叶不受累(地图样表现)
    - 分布
      - 下肺野(40%)
      - 上肺区域(15%)
    - 对称性(常见)
    - 可见于 AIP 所有的组织学阶段,反映急性炎症或纤维化
    - 磨玻璃密度影越广泛(无牵拉性支气管扩张),预后越好
  - 实变

- <25%的肺组织受累;20%胸膜下分布
- 也见于 AIP 的所有组织学阶段
- 磨玻璃密度影越广泛(无牵拉性支气管扩张),预后越好
  - AIP 可进展为胸膜下异常,代表纤维化性特发性间质性肺炎
    - 胸膜下网状影和/或蜂窝伴下肺分布为著和牵拉性支气管扩张
- 早期(渗出期)
  - 双侧磨玻璃密度和/或实变
  - 前后梯度分布
  - 磨玻璃密度影区域内支气管的扩张;代表牵拉性支气管扩张或可逆转
  - 胸腔积液(常见)
- 晚期(机化期)
  - 粗网状影
  - 磨玻璃密度影和网状影
    - 弥漫(最常见)
    - 非重力性透亮区(蜂窝/肺大疱),推测与纤维化区对气压伤较实变区受保护少有关
    - 下叶胸膜下蜂窝提示隐匿性或基础的间质性肺疾病的急性加重,而不是 AIP
  - 牵拉性支气管扩张
    - 中央气道受累>外周
      - 主要为段或亚段气道
    - 牵拉性支气管扩张通常与网状影或蜂窝的严重程度不成比例
    - 预后不良
    - 可在存活者长期存在
  - 结构扭曲
- 并发症:肺炎、脓肿、气胸、纵隔气肿、间质性肺气肿
- AIP 后遗症
  - 低密度灶、肺囊腔、网状影、非重力区的结构扭曲

成像推荐
- 最佳成像工具
  - CT 可显示弥漫性肺疾病的特征

鉴别诊断

急性呼吸窘迫综合征
- 已知相关病因(直接或间接损伤)
- 实变>磨玻璃影
- ARDS 中蜂窝少见
- 更可能呈不对称性,正常肺组织区域比 AIP 更广泛
- 小叶间隔增厚更常见

耶氏肺孢子菌肺炎
- 对称性磨玻璃密度影
- 免疫抑制病史,通常为获得性自身免疫缺陷综合征(AIDS)或长期皮质类固醇治疗

间质性肺疾病的急性加重
- 间质性肺疾病罕见的并发症

- 标准:1 个月内呼吸困难加重,新发的弥漫肺部阴影,低氧血症加重(最低为 10mmHg),没有感染或心衰
- 在特发性肺纤维化特征性改变的背景下出现弥漫斑片状磨玻璃密度影
- 蜂窝比磨玻璃密度影更广泛
- 预后差

弥漫性肺泡出血
- 弥漫性磨玻璃密度影,常进展为网状影
- 可见肺纤维化的特征,但一般仅见于反复发作的患者
- 贫血和咯血(80%)常见

流体静力性肺水肿
- 双侧气腔影
- 心脏增大
- 胸腔积液
- 心脏疾病病史

脱屑性间质性肺炎
- 症状不严重,不需要机械通气
- 重度吸烟史
- 弥漫磨玻璃影,无牵拉性支气管扩张

浸润性黏液肺腺癌
- 双侧弥漫性磨玻璃密度影
- 无纤维化征象(结构扭曲、牵拉性支气管扩张)
- 隐匿起病及进展性病程,无需机械通气

病理

总体特征
- 病因
  - 特发性
- 时间均质性提示损伤与单次事件有关
- **AIP 不是一种病理诊断**
- DAD 是 AIP 的组织学表现;但 DAD 可见于其他疾病
  - 感染(22%)
    - 肺炎支原体、病毒、军团菌、肺孢子菌
  - 骨髓移植(17%)
  - 特发性肺纤维化的急性加重(16%)
  - 结缔组织病(16%):系统性红斑狼疮、类风湿关节炎
  - 药物引起的(10%):博来霉素、白消安、卡莫司汀(BCNU)、吉西他滨、可卡因、甲氨蝶呤、呋喃妥英
  - 毒物(<5%):二氧化氮、氧中毒、百草枯、氯气
  - 误吸

镜下特征
- 急性渗出期(第 1 周)
  - 水肿
  - 气腔内出血性液体
  - I 型肺泡细胞坏死
  - 透明膜[不见于寻常性间质性肺炎(UIP)或隐

源性机化性肺炎]
- 增生期(第 2 周后)
  - II 型肺泡细胞增生
  - 成纤维细胞多于胶原纤维
- 纤维化期
  - 肺泡和间质内的纤维化(可能严重)
- 成纤维细胞比胶原纤维更广泛(与 UIP 对比)

临床

临床表现
- 最常见的体征/症状
  - 出现症状前 7~14 天有流感样前驱症状:头痛、肌痛、咽喉痛、乏力、干咳、发热
  - 进行性加重的气短、发热、咳嗽
  - 缺氧(平均 PaO_2 45mmHg)
  - 对抗生素治疗无效的肺炎患者通常考虑此病
  - 急性起病(1~3 周)
    - 50%患者起病 1 周内出现症状
    - 25%患者呈惰性病程,发病 30 天内出现症状
    - 快速进展为呼吸衰竭,通常需机械通气
    - 90%患者符合 ARDS 临床标准
- 其他体征/症状
  - 杵状指提示先前存在间质性肺疾病

人口统计学
- 年龄
  - 平均年龄:50~55 岁
- 性别
  - 男=女

自然病程和预后
- 预后差(死亡率常≥50%;多数患者死于发病后 2 个月内)
- 存活者肺功能可能完全恢复
  - 持续稳定的限制性肺功能障碍也很常见
  - 可出现复发,但很罕见

治疗
- 没有有效治疗
- 激素治疗效果不一,通常较差
- 支持治疗是主要治疗方法
  - 平均机械通气时间:30 天

诊断备忘

思考
- 无明确原因或先存疾病,突发呼吸道症状和呼吸衰竭或影像上出现广泛的对称性磨玻璃密度影患者,应考虑 AIP

部分参考文献

1. Travis WD et al: An official American Thoracic Society/European Respiratory Society statement: update of the international multidisciplinary classification of the idiopathic interstitial pneumonias. Am J Respir Crit Care Med. 188(6):733-48, 2013

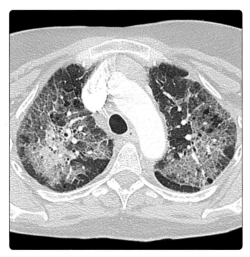
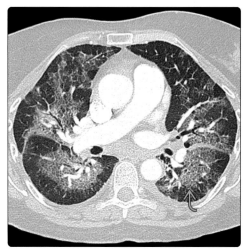

(左)50岁男性,急性间质性肺炎(早期)患者,横轴位增强CT显示在小叶间隔增厚的背景下出现双侧弥漫性磨玻璃密度影,即所谓的碎石路征。(右)同一患者横轴位增强CT显示在小叶间隔增厚的背景下出现双侧广泛弥漫性磨玻璃密度影(碎石路征)➡。注意这种影像表现与肺水肿、感染和弥漫性肺泡出血相似。

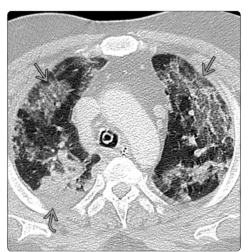
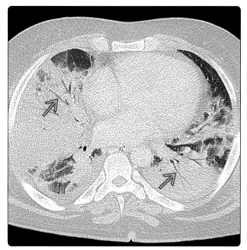

(左)57岁男性,急性间质性肺炎(早期)患者,横轴位增强CT显示双肺多发磨玻璃密度影➡和实变➡。注意病变呈前后梯度分布,肺部重力依赖区更多实变。(右)同一患者横轴位增强CT显示双肺基底部广泛的实变伴空气支气管征➡,肺部重力依赖区更严重(前后梯度分布)。

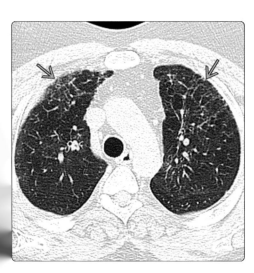
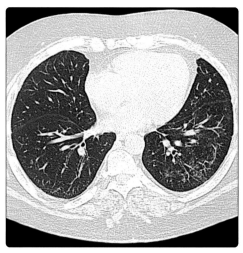

(左)同一患者3个月后(晚期),横轴位增强CT显示肺部阴影进展为网状影➡。纤维化主要发生于肺部非重力依赖区,推测该部位所受的压力伤较后部先前的实变区更严重。(右)同一患者(晚期)横轴位增强CT显示肺实变区域进展为网状影和不规则阴影。

要　点

术语

- 淋巴细胞间质性肺炎（LIP）：罕见的特发性间质性肺炎和淋巴增生性疾病，以淋巴细胞和浆细胞广泛的肺泡间隔浸润为特征
- 发病机制不明确；常伴发其他疾病（如干燥综合征）；仅罕见为特发性

影像

- 平片
  - 基底部网状影/网状结节状影
- HRCT/CT
  - 双侧磨玻璃密度影
  - 边界不清的小叶中央结节
  - 胸膜下小结节（约 85%）
  - 支气管血管束增厚（约 85%）
  - 轻度小叶间隔增厚（约 85%）
  - 薄壁囊腔（约 70%）

主要鉴别诊断

- 非特异性间质性肺炎
- 肺朗格汉斯细胞组织细胞增生症
- 过敏性肺炎
- 淋巴管平滑肌瘤病

病理

- 病因：特发性（<20%）、干燥综合征（25%）、感染、免疫缺陷（如常见变异型免疫缺陷病）
- 广泛的淋巴细胞和浆细胞浸润，主要累及肺泡间质、小范围的支气管血管束及小叶间间质

临床

- 常见症状：咳嗽和呼吸困难

诊断备忘

- 所有 LIP 中<20% 为特发性，所有 LIP 的 25% 伴发干燥综合征

（左）56 岁男性，无症状的特发性淋巴细胞间质性肺炎患者，后前位胸片显示双肺少许稍不对称性网状影，右肺更明显。（右）同一患者横轴位 HRCT 显示基底部为著的磨玻璃密度影➡和散在囊腔➪。淋巴细胞间质性肺炎可能为特发性或伴发其他疾病如干燥综合征。HRCT 最常见的表现为磨玻璃密度影、囊腔和小叶中央结节。

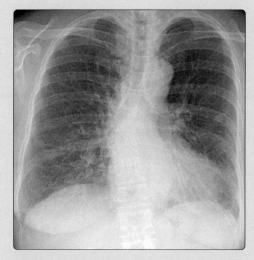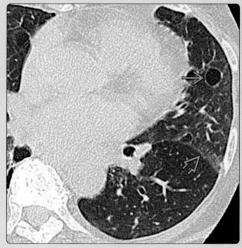

（左）同一患者横轴位 HRCT 显示基底部为著的散在薄壁肺囊腔➡和多发结节状磨玻璃密度影➪。（右）同一患者横轴位 HRCT 显示基底部分布为著的边界不清的结节状磨玻璃密度影➪和散在薄壁肺囊腔➡。磨玻璃密度影合并肺囊腔是淋巴细胞间质性肺炎的 HRCT 特征性表现。

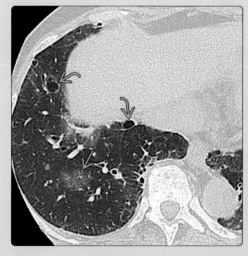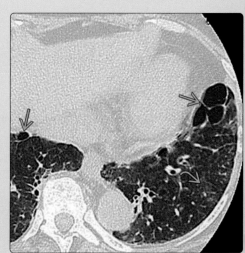

特发性淋巴细胞间质性肺炎

术语

缩略词
- 淋巴细胞间质性肺炎（LIP）

同义词
- 淋巴细胞间质性肺炎

定义
- 特发性 LIP：发病机制不明的罕见的特发性间质性肺炎和淋巴增生性疾病，以淋巴细胞和浆细胞广泛的肺泡间隔浸润为特征
- LIP 仅少数为特发性，更多见于伴发其他疾病（如干燥综合征）

影像

总体特征
- 最佳诊断线索
  - HRCT：磨玻璃密度影±肺囊腔
- 部位
  - 弥漫性分布

平片表现
- 平片
  - 基底部为著的网状影或网状结节影最常见
    - 主要可为结节状
  - 少见表现
    - 弥漫性或斑片状磨玻璃密度影
    - 斑片状实变
  - 平片上可见囊腔

CT 表现
- 主要表现
  - 双侧磨玻璃密度影
  - 边界不清的小叶中央结节
- 其他常见表现
  - 胸膜下小结节（约 85%）
  - 支气管血管束增厚（约 85%）
  - 轻度小叶间隔增厚（约 85%）
  - 薄壁囊腔（约 70%）
    - 大小：直径 1~30mm
    - 血管周围和胸膜下分布
    - 孤立或弥漫性肺部受累
  - 纵隔淋巴结肿大（70%）
  - 少见表现
    - 大结节（1~2cm）
    - 实变
    - 支气管扩张
    - 蜂窝
- 演变
  - 经过治疗后磨玻璃密度影和结节可减少或吸收
  - 囊腔可保持不变或逐渐增大

成像推荐
- 最佳成像工具
  - HRCT/CT 适于显示肺和纵隔异常的特征

鉴别诊断

非特异性间质性肺炎
- 下肺分布为著的胸膜下磨玻璃密度影和网状影
- 囊腔不常见

肺朗格汉斯细胞组织细胞增生症
- 形态怪异的囊腔
- 间隔增厚和淋巴结肿大不常见

过敏性肺炎
- 大量的小叶中央磨玻璃密度结节±空气潴留
- 囊腔、间隔和支气管血管束周围增厚和淋巴结肿大不常见

淋巴管平滑肌瘤病
- 女性±结节性硬化病史
- 双侧多发薄壁肺囊腔

病理

总体特征
- 病因
  - 特发性（<20%）
  - 自身免疫性［如干燥综合征（25%）］
  - 感染（如人类免疫缺陷病毒）
  - 免疫缺陷（如常见变异型免疫缺陷病）

镜下特征
- 广泛的淋巴细胞和浆细胞浸润，主要累及肺泡间质和小范围的支气管血管束及小叶间间质

临床

临床表现
- 最常见的体征/症状
  - 几年内通常逐渐发病
  - 最常见症状：咳嗽和呼吸困难

人口统计学
- 年龄
  - 根据基础疾病的不同，发病年龄也不同
- 流行病学
  - <20% 的所有 LIP 病例为特发性
  - <25% 的所有 LIP 病例发生于干燥综合征

自然病程和预后
- 整体上 5 年生存率高
- 偶尔可进展为肺纤维化

治疗
- 类固醇（最常用）、细胞毒性药物
- 大部分患者开始时疗效较好
- 一些患者尽管治疗病情仍会进展
  - 可进展为间质纤维化和蜂窝

部分参考文献

1. Johkoh T et al: Rare idiopathic intestinal pneumonias (IIPs) and histologic patterns in new ATS/ERS multidisciplinary classification of the IIPs. Eur J Radiol. 84(3):542-6, 2015

（左）常见变异型免疫缺陷病和淋巴细胞间质性肺炎患者，横轴位 HRCT 显示双侧淋巴管周围多发结节状磨玻璃密度影➡。（右）同一患者横轴位 HRCT 显示双侧淋巴管周围多发结节状磨玻璃密度影➡（即累及中央和外周间质）。注意没有肺囊腔，但隆突下淋巴结肿大➡。

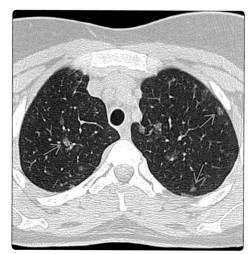
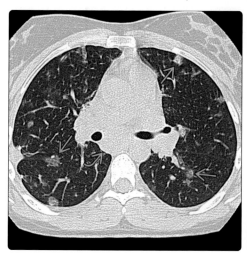

（左）43 岁女性，干燥综合征和淋巴细胞间质性肺炎患者，前后位胸片显示肺容积减小和双侧弥漫性不均匀阴影伴双肺下叶病变融合。（右）同一患者横轴位 HRCT 显示双侧弥漫性磨玻璃密度影，散在小的薄壁囊腔➡及少许散在实性小结节➡。干燥综合征患者出现肺囊腔应提示淋巴细胞间质性肺炎可能。

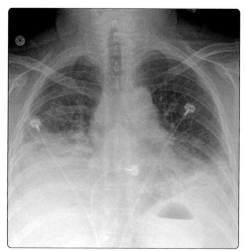
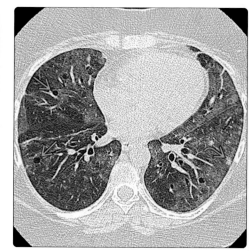

（左）同一患者活检标本低倍镜（HE 染色）显示间质弥漫性淋巴细胞浸润➡及散在反应性淋巴滤泡➡。（右）同一标本高倍镜（HE 染色）显示肺间质大量淋巴细胞➡和浆细胞浸润。影像上所见的囊腔推测是细支气管远端气道由于周围淋巴细胞结节和浸润所致狭窄并过度膨胀。

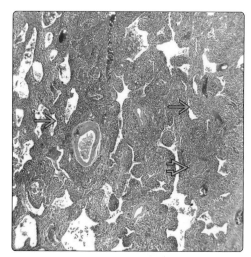
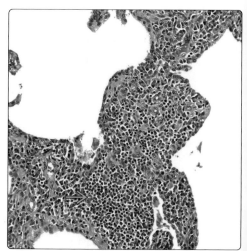

特发性淋巴细胞间质性肺炎

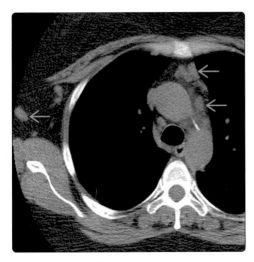
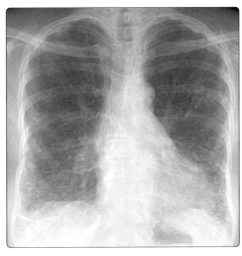

(左) 43 岁女性,干燥综合征和淋巴细胞间质性肺炎患者,横轴位平扫CT 显示腋窝和纵隔淋巴结肿大➡。淋巴结肿大常发生于特发性或继发性淋巴细胞间质性肺炎。(右) 常见变异型免疫缺陷和长期淋巴细胞间质性肺炎患者,后前位胸片显示下叶为著的双肺弥漫性网状影。

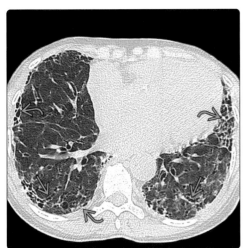
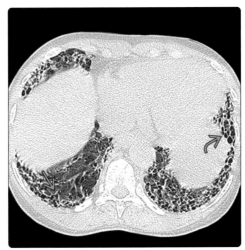

(左) 同一患者横轴位HRCT 显示散在胸膜下蜂窝➡和牵拉性支气管扩张➡。(右) 同一患者横轴位 HRCT 显示胸膜下蜂窝➡和牵拉性支气管扩张和细支气管扩张➡。明显的胸膜下纤维化(即蜂窝)可发生于慢性终末期淋巴细胞间质性肺炎。这些病例的影像表现在形态上与寻常性间质性肺炎一致。

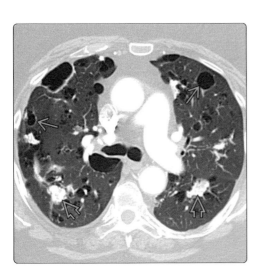
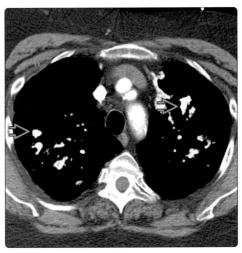

(左) 47 岁女性,干燥综合征、淋巴细胞间质性肺炎及淀粉样变性患者,横轴位增强 CT 显示双侧多发大小不一的肺囊腔➡和多发不定形的结节状钙化➡。(右) 同一患者横轴位增强 CT(软组织窗)显示双肺多发无定形粗钙化结节(即淀粉样瘤)➡。尽管罕见,但已报道淋巴细胞间质性肺炎和淀粉样变性的相关性。

要点

术语

- 胸膜肺弹力纤维增生症（PPFE）
- 以上叶为著，累及胸膜和胸膜下肺实质的弹力纤维的纤维化为特征的罕见的间质性肺炎
  - 特发性或继发性

影像

- 平片
  - 上叶为著的胸膜下阴影
  - 肺尖胸膜增厚
  - 上叶容积减小，肺门上移
- CT
  - 上叶为著的胸膜肺实质增厚；可呈弥漫性
  - 胸膜下实变和磨玻璃密度影
  - 牵拉性支气管扩张/细支气管扩张
  - 合并寻常性间质性肺炎（UIP）或非特异性间质性肺炎（NSIP）

主要鉴别诊断

- 肺尖纤维化
- 结核
- 强直性脊柱炎
- 肺尘埃沉着症

病理

- 上胸部脏层胸膜纤维化
- 胸膜下肺泡内纤维化伴肺泡间隔弹力纤维增生

临床

- 临床症状：气短、咳嗽、体重下降、胸痛
- 无性别差异
- 平均年龄：53岁
- 60%的患者出现疾病进展；40%死于该病
- 无有效治疗方法

（左）83岁女性，特发性胸膜肺弹力纤维增生症患者，后前位胸片显示上叶容积减小（即双肺上叶阴影伴水平裂➡和肺门上移）。平片表现可与其他原因导致的上叶纤维化和容积减小相似，如结核或肺尘埃沉着症。（右）同一患者横轴位HRCT显示上叶分布为著的胸膜肺实质增厚➡和牵拉性支气管扩张➡。

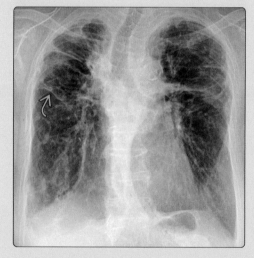
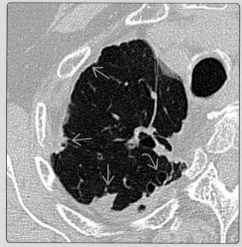

（左）同一患者横轴位HRCT显示右肺胸膜下多发斑片影➡和支气管扩张➡。（右）胸膜肺弹力纤维增生症样本低倍镜（van Gieson染色）显示胸膜下肺实质纤维化内可见深染的弹力组织➡。注意从纤维化到未受累的正常肺实质➡之间的突然转变。弹力纤维在van Gieson染色通常为蓝黑色至黑色，是该疾病的特征表现。

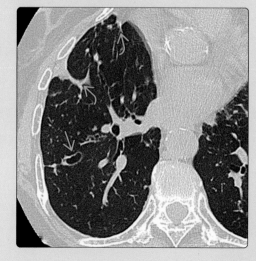
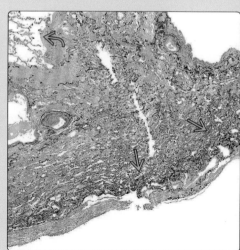

术语

缩略词

- 胸膜肺弹力纤维增生症(PPFE)

同义词

- Amitani 病

定义

- 罕见的间质性肺炎,以上叶为著,累及胸膜和胸膜下肺实质的弹力纤维的纤维化为特征
  - 特发性或继发性(如肺或造血干细胞移植的晚期并发症)

影像

平片表现

- 上叶为著的胸膜下阴影
- 肺尖胸膜增厚
- 上叶容积减小伴水平裂和/或肺门结构上移

CT 表现

- 上叶为著的胸膜肺实质增厚
  - 厚度:4~15mm
- 结构扭曲和上叶容积减小
- 致密的胸膜下阴影
- 牵拉性支气管扩张/细支气管扩张
- 合并寻常性间质性肺炎(UIP)或非特异性间质性肺炎(NSIP)
- 胸膜下囊腔(罕见)
- 并发症:肺动脉高压、气胸

核医学表现

- PET/CT
  - 可出现胸膜肺阴影的 FDG 摄取增加

成像推荐

- 最佳成像工具
  - HRCT

鉴别诊断

肺尖纤维化

- 影像上鉴别困难;PPFE 趋于更弥漫
- 不会进展,预后良好

结核

- 双肺尖结构扭曲和容积减小
- 通常为慢性和稳定性;已知的感染病史

强直性脊柱炎

- 双肺尖对称性阴影;牵拉性支气管扩张伴容积减小
- 竹节椎

肺尘埃沉着症

- 职业史
  - 硅肺
  - 煤工肺尘埃沉着症

病理

总体特征

- 病因
  - 特发性
  - 继发性
    - 肺和骨髓移植的晚期并发症
    - 化疗,职业粉尘暴露(如石棉、铝),感染(如曲霉菌、胞内鸟型分枝杆菌),自身免疫性疾病(如类风湿关节炎、溃疡性结肠炎、强直性脊柱炎),过敏性肺炎
    - 基础的遗传倾向

分期、分级和分类

- 分为单纯 PPFE 或伴有其他间质性肺炎的 PPFE(如 UIP,NSIP 等)

镜下表现

- 上胸部脏层胸膜纤维化(组织学上与肺尖帽难以区分)
  - 组织学诊断需要深部亚叶切除(穿刺活检组织不足)
- 胸膜下肺泡内纤维化伴肺泡间隔弹力纤维增生
- 少许、斑片状淋巴浆细胞浸润
- 少许成纤维细胞灶
- 合并其他肺疾病(如 UIP,NSIP 等)

临床

临床表现

- 最常见的体征/症状
  - 气短、咳嗽、体重下降、胸痛
  - 反复感染
  - 气胸

人口统计学

- 性别
  - 无性别差异
- 年龄
  - 平均年龄:53 岁
- 流行病学
  - 最初认为不常见
    - 一系列研究显示 PPFE 在经手术肺活检的患者中达 6%

自然病程和预后

- 60%的患者出现疾病进展;40%死于该病
- 5 年总生存期占 30%
- Amitani 病是特发性 PPFE 的变异型:年轻患者伴扁平胸和进行性呼吸衰竭;预后差

治疗

- 无有效治疗

部分参考文献

1. Johkoh T et al: Rare idiopathic intestinal pneumonias (IIPs) and histologic patterns in new ATS/ERS multidisciplinary classification of the IIPs. Eur J Radiol. 84(3):542-6, 2015

(左)胸膜肺弹力纤维增生症患者,前后位胸片显示肺容积减小和双肺弥漫性网状影。注意广泛的肺部病变且不存在下叶为著的特发性肺纤维化特征。(右)同一患者横轴位平扫 CT 显示右肺尖网状影、蜂窝和轻度胸膜增厚➡。注意胸膜下磨玻璃密度影➡和气腔影➡。

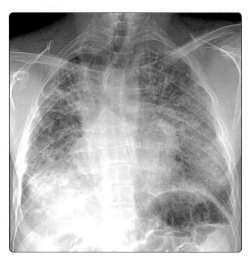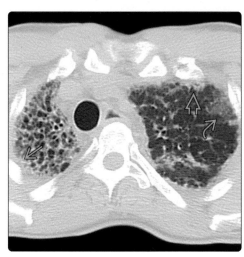

(左)同一患者横轴位平扫 CT 显示右肺多发磨玻璃密度影和气腔影➡伴发结构扭曲和牵拉性支气管扩张➡。(右)胸膜肺弹力纤维增生症标本低倍镜(HE 染色)显示明显的胸膜增厚➡延伸至胸膜下区域,肺泡腔闭塞,包裹终末气道➡。注意相对缺少炎症表现。

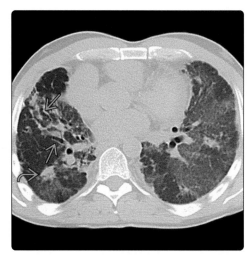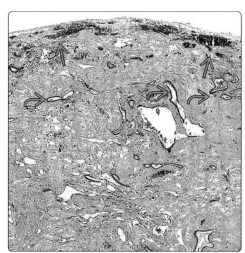

(左)胸膜肺弹力纤维增生症女性患者,后前位胸片显示上叶为著的网状影、上叶容积减小及肺尖胸膜下增厚。(右)同一患者的横轴位 HRCT 显示双肺尖胸膜肺实质增厚➡,胸膜下网状影和磨玻璃密度影➡,牵拉性支气管和细支气管扩张➡。60% 的胸膜肺弹力纤维增生症患者存在病情进展。

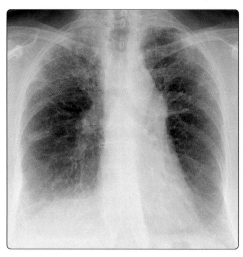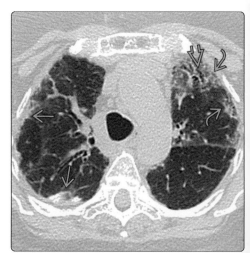

胸膜肺弹力纤维增生症

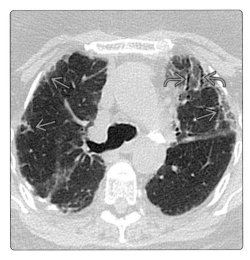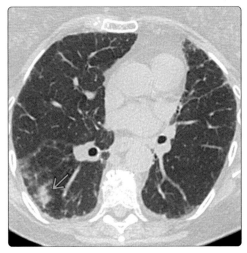

(左)同一患者的横轴位HRCT显示两侧胸膜下磨玻璃密度影和气腔影➡️伴结构扭曲，表现为牵拉性支气管和细支气管扩张。(右)同一患者的横轴位HRCT显示胸膜下边界不清的气腔影和磨玻璃密度影➡️。这种异常在下叶表现不明显。胸膜肺弹力纤维增生症患者可出现呼吸困难、咳嗽、体重减轻和胸痛。

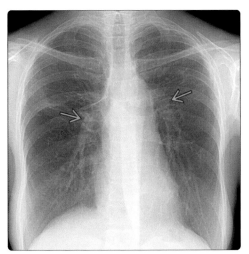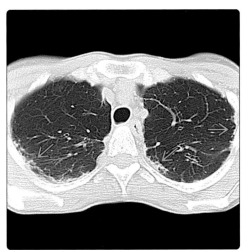

(左)胸膜肺弹力纤维增生症患者，后前位胸片显示肺上叶轻微网状影和气腔影。注意两肺上叶体积减小，表现为两侧肺门上移➡️。(右)同一患者横轴位平扫CT显示两肺尖胸膜下阴影➡️伴轻度胸膜增厚。胸膜肺弹力纤维增生症的异常在肺上叶更明显。

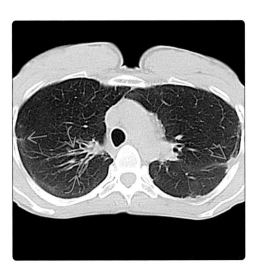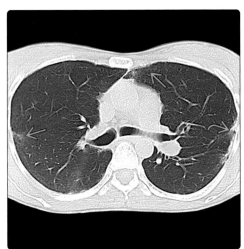

(左)同一患者横轴位平扫CT显示胸膜下轻微磨玻璃密度影➡️和气腔影➡️，支气管壁增厚和右肺上叶中央支气管扩张➡️。(右)同一患者横轴位平扫CT显示外周胸膜下磨玻璃密度影➡️和气腔影➡️。组织学上，胸膜肺弹力纤维增生症可见到伴发寻常性间质性肺炎或非特异性间质肺炎组织学表现。

要 点

术语

- 气道中心性间质纤维化(ACIF)为吸入或误吸相关性损伤
- 最常见的病因:过敏性肺炎(HP)和胃食管反流性疾病(GERD)

影像

- 平片
  - 弥漫性网状结节影
  - 中央和支气管血管束周围分布(80%)
  - 结构扭曲
  - 小的、中央环状阴影
- CT
  - 支气管壁增厚和牵拉性支气管扩张
  - 片状磨玻璃密度影
  - 弥漫的马赛克密度和空气潴留
  - 蜂窝(轻度)
  - 分布
    - 中央为著;肺下叶

主要鉴别诊断

- 过敏性肺炎(2型)
- 慢性夏季型过敏性肺炎
- 呼吸性细支气管炎间质性肺疾病
- 结节病
- 特发性肺纤维化
- 非特异性间质性肺炎

病理

- 炎性和纤维化性反应的结合
- 胸膜下也受累
- 组织学上与无肉芽肿的慢性过敏性肺炎(2型)鉴别困难

临床

- 中年女性(40~50岁)和不吸烟者
- 慢性咳嗽和慢性进行性呼吸困难
- 病程通常>1年

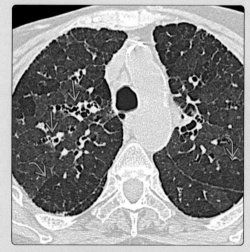
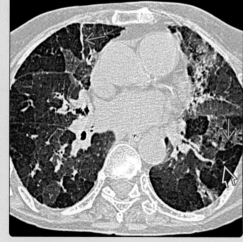

(左)气道中心性间质纤维化(ACIF)患者,横轴位HRCT显示支气管周围增厚和支气管血管束扭曲➡️及马赛克密度➡️。(右)同一患者横轴位呼气相HRCT显示由小气道疾病所致的地图样马赛克密度➡️。注意密度减低区内肺血管管径变小➡️。ACIF最常见的病因是过敏性肺炎和胃食管反流性疾病。

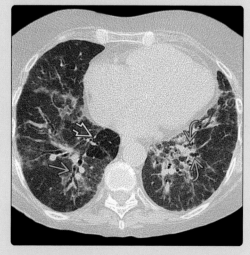
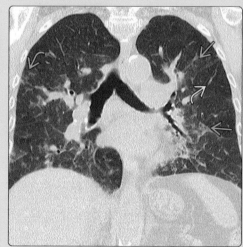

(左)气道中心性间质纤维化患者,横轴位HRCT显示两侧支气管血管束周围增厚➡️,牵拉性支气管扩张➡️和轻微马赛克密度。注意小叶性空气潴留➡️。(右)同一患者冠状位平扫CT显示多发磨玻璃密度影➡️,最多分布在支气管血管束周围。注意不对称分布马赛克密度➡️和右肺上叶局限性树芽征➡️。

气道中心性间质纤维化

术语

缩略词
- 气道中心性间质纤维化(ACIF)

同义词
- 小叶中央纤维化
- 特发性细支气管中心性间质性肺炎
- 细支气管周围化生

定义
- 以膜性和呼吸性细支气管为中心的纤维化的独特类型
- 对各种环境暴露和损伤的反应
  - 2型过敏性肺炎(HP)
  - 胃食管反流性疾病(GERD)
    - 食管裂孔疝
    - 常见变异型免疫缺陷病(CVID)背景下的系统性硬化
  - 药物不良反应
  - 吸入性损伤(如化学烟雾)
  - 慢性/反复感染
  - 吸烟(<50%);可导致气道损伤

影像

总体特征
- 最佳诊断线索
  - 中央或血管支气管束周围分布

平片表现
  - 可正常
  - 显著异常
    - 支气管壁增厚
    - 中央环状阴影
    - 结构扭曲

CT表现
- 较平片更敏感
  - 可选择的成像设备
- 主要表现
  - 支气管血管束周围间质增厚
    - 气道壁增厚
  - 牵拉性支气管扩张和细支气管扩张
  - 网状影
    - 经常混有磨玻璃密度影
  - 蜂窝(轻度)
  - 斑片状磨玻璃密度影
    - 边界模糊的小叶中央结节
    - 网状影和磨玻璃密度影结合形成碎石路征
  - 肺部马赛克密度:由不同密度区域组成
    - 空气潴留
      - 多小叶性,地图样
    - 继发性血管收缩
      - 细支气管阻塞远端肺泡的通气不足

- 分布
  - 中央分布为著;肺下叶

成像推荐
- 最佳成像工具
  - HRCT/薄层CT

鉴别诊断

过敏性肺炎
- 高度怀疑
  - 疑难病例多学科讨论
- 有过敏原接触史
- 吸烟者发病率减低
- 淋巴细胞增多,以CD8(+)T淋巴细胞为主
- 上中肺野更严重
- 可表现为非特异性间质性肺炎(NSIP)
- 胸片:弥漫性小叶中央磨玻璃密度影
- 马赛克灌注

慢性夏季型过敏性肺炎
- 日本最常见的过敏性肺炎类型
- 对阿氏丝孢酵母或黏性丝孢酵母的过敏反应
- 胸片显示:弥漫网状结节状影

呼吸性细支气管炎间质性肺疾病
- 几乎所有患者均为吸烟者
- 细支气管疾病伴临床症状,咳嗽、呼吸困难、两肺基底部呼气末细湿啰音
- 通常类固醇治疗或停止吸烟有效
- 上叶边界不清的小叶中央结节,轻度支气管壁增厚,下叶为著的网状影,小叶中央肺气肿

结节病
- 自行缓解率高
- 支气管血管束周围分布,胸膜下结节,淋巴结肿大
- 上肺野为著
- 无症状患者不需治疗

特发性肺纤维化
- 怀疑与吸烟有关
- 中下肺野为著
- 胸膜下网状影、牵拉性支气管扩张和蜂窝
- 磨玻璃密度影少见
- 预后差

非特异性间质性肺炎
- 基底部网状影和磨玻璃密度影
- 远端细支气管周围气道中心性淋巴细胞浸润
  - 常缺乏浆细胞、嗜酸性粒细胞和中性粒细胞
  - 肺泡间隔淋巴细胞浸润及纤维化
  - 结构扭曲
  - 蜂窝

病理

总体特征
- 病因学

- ○ 炎性与纤维化反应的结合
- ○ 绝大多数患者为非吸烟者
- ○ 典型的接触史
  - 日本:对阿氏丝孢酵母或黏性丝孢酵母的过敏反应

镜下特征

- 间质纤维化的独特类型
  - ○ 间质纤维化和炎症的各种组合
- 细支气管中心性
  - ○ 小叶中央性慢性炎症(细支气管炎症)
    - 膜性和呼吸性细支气管
    - 扩展到远端腺泡的间质
  - ○ 支气管血管束周围间质增厚
  - ○ 无肉芽肿、嗜酸性粒细胞和深染胞浆颗粒
- 牵拉性支气管和细支气管扩张
- 气道壁增厚
- 胸膜下受累
- 镜下蜂窝(少数病例)
- 细支气管上皮化生
  - ○ 呼吸性细支气管上皮向远端延伸到肺泡
- 组织学与过敏性肺炎相似
  - ○ 不形成肉芽肿
    - 与不形成肉芽肿的慢性过敏性肺炎(2 型)难以鉴别

临床

临床表现

- 最常见的体征/症状
  - ○ 慢性咳嗽和缓慢进行性呼吸困难
    - 病程通常>1 年
    - 影像学及病理学诊断之后仍没有发现暴露史
  - ○ 排除过敏性肺炎
    - 详细的工作史、家族史和习惯
  - ○ 慢性或复发性误吸
    - 排除 GRED
    - 没有最初症状的隐匿性误吸
    - 可类似哮喘
- 其他体征/症状
  - ○ 一定程度的呼吸功能不全
  - ○ 限制性呼吸功能障碍
  - ○ 用力肺活量(FVC)和第一秒用力呼气量(FEV₁)减低
  - ○ 残气量减低或正常
  - ○ 运动氧饱和度减低
  - ○ 外周流率降低

人口统计学

- 中年女性(40~50 岁)

自然病程和预后

- 预后不明:少数病例报道

- 组织学上预后不良指标
  - ○ 纤维化的程度
    - 纤维化扩展到肺实质
    - 蜂窝
  - ○ 气道内成纤维灶或机化组织
- HRCT 预后指标
  - ○ 伴有蜂窝及牵拉性支气管扩张的患者生存期减低
- 演变
  - ○ 尽管不再接触抗原,病变仍可进展
  - ○ 病程较过敏性肺炎进展更快
  - ○ 生存期较特发性肺纤维化更长
  - ○ 没有接受肺移植患者的死亡率很高

治疗

- 诊断需经支气管镜活检或冷冻活检
  - ○ 有利于排除结节病、特发性肺纤维化和呼吸性细支气管炎间质性肺疾病
- 糖皮质激素治疗效率有争议
- 抗感染药物是否有效还不确定

诊断备忘

考虑

- 任何过敏性肺炎患者存在气道中心性间质纤维化
- 必须显示肺功能、临床和影像的异常
- 组织病理学诊断为慢性过敏性肺炎(2 型),需进一步评估是否有 ACIF 可能
  - ○ 支气管肺泡灌洗:淋巴细胞<40%

影像解释要点

- 胸片
  - ○ 支气管周围阴影
  - ○ 结构扭曲
- CT
  - ○ 中央或支气管血管束周围分布的疾病
  - ○ 网状影
  - ○ 磨玻璃密度影
  - ○ 空气潴留

部分参考文献

1. Bois MC et al: Could prominent airway-centered fibroblast foci in lung biopsies predict underlying chronic microaspiration in idiopathic pulmonary fibrosis patients? Hum Pathol. 53:1-7, 2016
2. Kuranishi LT et al: Airway-centered interstitial fibrosis: etiology, clinical findings and prognosis. Respir Res. 16:55, 2015
3. Virk RK et al: Interstitial lung diseases that are difficult to classify: a review of bronchiolocentric interstitial lung disease. Arch Pathol Lab Med. 139(8):984-8, 2015
4. Allaix ME et al: Idiopathic pulmonary fibrosis and gastroesophageal reflux. Implications for treatment. J Gastrointest Surg. 18(1):100-4; discussion 104-5, 2014
5. Herbst JB et al: Hypersensitivity pneumonia: role of surgical lung biopsy. Arch Pathol Lab Med. 136(8):889-95, 2012
6. Myers JL: Hypersensitivity pneumonia: the role of lung biopsy in diagnosis and management. Mod Pathol. 25 Suppl 1:S58-67, 2012
7. Fenton ME et al: Hypersensitivity pneumonitis as a cause of airway-centered interstitial fibrosis. Ann Allergy Asthma Immunol. 99(5):465-6, 2007
8. Churg A et al: Airway-centered interstitial fibrosis: a distinct form of aggressive diffuse lung disease. Am J Surg Pathol. 28(1):62-8, 2004
9. Colombat M et al: Lung transplantation in a patient with airway-centered fibrosis. Am J Surg Pathol. 28(11):1540-2, 2004

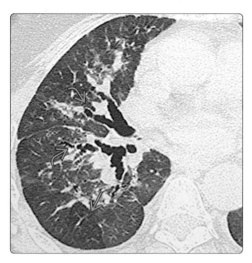
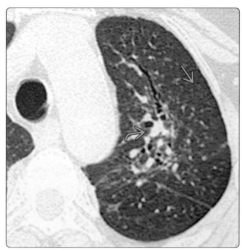

（左）气道中心性间质纤维化患者，横轴位平扫CT显示支气管血管束周围增厚和牵拉性支气管扩张➡️，以及空气潴留➡️。冷冻活检确诊为气道中心性间质纤维化。
（右）气道中心性间质纤维化患者，横轴位平扫CT显示左肺上叶支气管血管束周围增厚，边界不规则，伴结构扭曲➡️，左肺上叶淡的边界不清的磨玻璃密度影➡️。

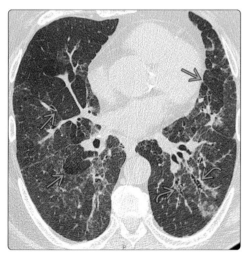
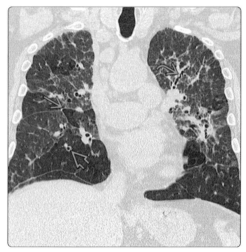

（左）气道中心性间质纤维化患者，横轴位平扫CT显示支气管血管束周围间质增厚和气道不规则扩张，后者继发于牵拉性支气管扩张，符合轻度间质纤维化➡️。注意散在的空气潴留区➡️。
（右）同一患者冠状位HRCT显示左肺上叶不对称性结构扭曲，两侧马赛克密度➡️，支气管壁增厚➡️和牵拉性支气管扩张➡️。

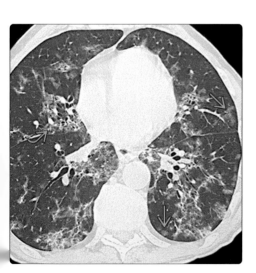
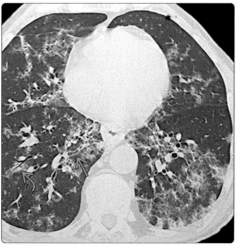

（左）ACIF患者，横轴位HRCT显示两侧多发不对称性支气管血管束周围磨玻璃密度影，伴中央和外周网状影➡️。当纤维化存在时，结构扭曲通常较轻微。两肺外周均可见边界不清的小叶中央结节➡️。（右）同一患者横轴位HRCT显示支气管壁增厚➡️和支气管血管束周围实变➡️，伴空气支气管征。

要点

术语

- 组织学或 HRCT/CT 上表现为间质性肺炎,无特定结缔组织病(CTD)完整的风湿病学诊断标准,但临床、血清学和形态学标准提示为自身免疫
- 2015 年由欧洲呼吸协会和美国胸科协会任务组针对命名不一致提出的术语

影像

- 非特异性间质性肺炎:网状影和/或磨玻璃密度影,下叶为著
- 机化性肺炎:两肺实变或磨玻璃密度影,胸膜下和下肺野为著
- 淋巴细胞型间质性肺炎:下叶为著的斑片状磨玻璃密度或网状影;肺囊腔
- 寻常性间质性肺炎:胸膜下蜂窝,下叶为著

主要鉴别诊断

- 非特异性间质性肺炎
- 机化性肺炎
- 淋巴细胞间质性肺炎
- 特发性肺纤维化
- 结缔组织病相关的间质性肺疾病

临床

- 标准
  - HRCT/CT 或手术肺活检表现为间质性肺炎,和
  - 排除其他病因,和
  - 与已定义的 CTD 诊断标准不符,和
  - 3 个领域(临床、血清学和形态学)至少 2 个领域,每个领域至少 1 个特征
- 任务组不推荐特殊性治疗,由单独提供者权衡

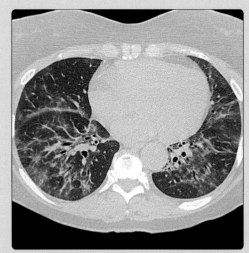
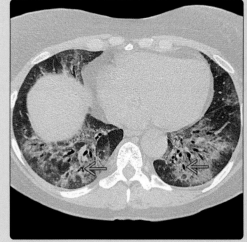

(左) 55 岁女性,自身免疫特征的间质性肺炎患者,横轴位 HRCT 显示两肺多发磨玻璃密度影(下叶为著)。该患者不符合任何特定的自身免疫性疾病风湿病学的标准,但存在抗核抗体和抗 EJ 抗体。(右) 同一患者横轴位 HRCT 显示双肺基底部为著的磨玻璃密度影和内部轻度牵拉性支气管扩张➡。

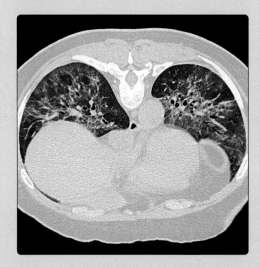
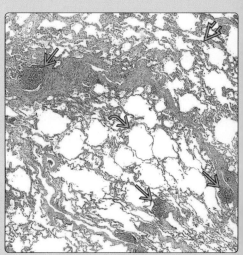

(左) 同一患者横轴位俯卧位 HRCT 显示双肺基底部为著的磨玻璃密度影持续存在。(右) 同一患者标本低倍镜(HE 染色)显示轻度肺泡壁增厚➡,符合早期细胞性非特异性间质性肺炎,间杂正常肺实质➡。注意显著的结节状淋巴细胞增生➡,是诊断自身免疫特征的间质性肺炎的形态学标准之一。

自身免疫特征的间质性肺炎

术语

缩略词

- 自身免疫特征的间质性肺炎(IPAF)

同义词

- 未分化型结缔组织疾病相关的间质性肺疾病 (CTD-ILD)
- 肺部为主的 CTD
- 自身免疫特征的 ILD

定义

- 组织学或 HRCT/CT 上表现为间质性肺炎,不符合特定结缔组织病(CTD)完整的风湿病学诊断标准,但在临床、血清学和形态学标准提示为自身免疫

伴发的综合征

- 寻常性间质性肺炎(UIP)
- 非特异性间质性肺炎(NSIP)
- 机化性肺炎(OP)
- 淋巴细胞间质性肺炎(LIP)

历史展望

- IPAF 在 2015 年由欧洲呼吸协会和美国胸科协会任务组针对命名不一致提出
  - 术语考虑了工作还在进行中,需要进一步的科学检测和验证
  - 有更多的数据支持时标准可能会修改
  - 任务组的提案中不包括临床护理、诊断试验或处理的指南或推荐

诊断标准

- HRCT/CT 或外科肺活检表现为间质性肺炎,和
- 排除其他病因,和
- 与已定义的 CTD 诊断标准不符,和
- 下列 3 个领域中至少符合 2 个,且每个领域至少 1 项特征
  - 临床领域
    - 远端手指皮肤裂纹(即"技工手")
    - 远端指尖皮肤溃疡
    - 炎性关节炎或多关节晨僵≥60 分钟
    - 手掌毛细血管扩张症
    - 雷诺现象
    - 不明原因的手指水肿
    - 不明原因的手指伸侧固定性皮疹(Gottron 征)
  - 血清学领域
    - 抗核抗体(ANA)滴度≥1:320、弥漫、斑点、均质型,或 ANA 核仁型(任何滴度),或 ANA 着丝点型(任何滴度)
    - 类风湿因子≥2 倍正常上限值
    - 抗 CCP 抗体(抗环瓜氨酸肽抗体)
    - 抗 dsDNA 抗体(抗双链 DNA 抗体)
    - 抗 Ro(SS-A)抗体:抗干燥综合征相关抗体 A,也称为抗 Ro 抗体
    - 抗 La(SS-B)抗体:抗干燥综合征相关抗体 B,也称为抗 La 抗体
    - 抗核蛋白抗体
    - 抗 Sm 抗体
    - 抗拓扑异构酶抗体(Scl-70)
    - 抗 t-RSNA 合成酶抗体
      - Jo-1(抗组胺酰转移核糖核酸合成酶)
      - PL-7(抗苏氨酰转移核糖核酸合成酶)
      - PL-12(抗丙氨酰转移核糖核酸合成酶)
      - 其他:EJ(抗甘氨酰转移核糖核酸合成酶),OJ(抗异亮氨酰转移核糖核酸合成酶),KS(抗天冬氨酰转移核糖核酸合成酶),Zo(抗苯丙氨酰转移核糖核酸合成酶),tRS
    - 抗 PM-Scl(antiexosome)
    - 抗 MDA-5(黑色素瘤变异相关基因 5)
  - 形态学领域
    - HRCT/CT 上提示性类型
      - NSIP
      - OP
      - LIP
      - NSIP 和 OP 重叠
    - 手术肺活检组织学类型或特征
      - NSIP
      - OP
      - LIP
      - NSIP 和 OP 重叠
      - 间质内淋巴细胞聚积伴生发中心
      - 弥漫淋巴浆细胞浸润(±淋巴滤泡)
    - 多区域受累(除间质性肺炎以外)
      - 不能解释的胸腔积液或胸膜增厚
      - 不能解释的心包积液或增厚
      - 不能解释的内部气道疾病(肺功能检查、影像或病理)
      - 不能解释的肺血管病

影像

CT 表现

- NSIP
  - 网状影和/或磨玻璃密度影,下叶为著
  - 牵拉性支气管扩张
  - 支气管血管束周围受累
  - 胸膜下不受累
- OP
  - 双肺实变或磨玻璃密度影,胸膜下和下肺野为著
  - 支气管血管束周围实变、磨玻璃密度影或结节
  - 反晕征(环礁征)
- LIP
  - 下肺为著的斑片状磨玻璃密度影或网状影
  - 散发肺囊腔
- UIP

○ 胸膜下蜂窝,下叶为著
○ HRCT 上的 UIP 类型(即胸膜下网状影和蜂窝伴下叶为著±牵拉性支气管扩张)可见于 IPAF 患者,不能排除诊断,但不包含在形态学领域
  – 合理的:类型本身没有增加患 CTD 的可能性
  – 争议的
    □ UIP 是 IPAF 患者一种常见类型
    □ 有 UIP 类型且血清学阳性,但临床领域无特征的 IPAF 患者,如果形态学不包括 UIP 可能不允许诊断 IPAF,这类患者可能归为特发性肺纤维化

- NSIP 与 OP 重叠
  ○ 形态学领域的特征
    – 下叶为著的实变,常位于横膈旁,伴发纤维化特征(如牵拉性支气管扩张,网状影或下叶容积减小)
    – 争议的:放射科医生很少用这一术语;描述与 NSIP 影像特征相符
- 不能解释的内部气道疾病:马赛克密度,空气潴留(呼气相),支气管壁增厚和支气管扩张
- 不能解释的肺血管病:肺动脉主干和/或肺动脉扩张
- 不能解释的胸膜或心包积液或增厚

鉴别诊断

非特异性间质性肺炎
- 相同的影像特征
- 特发性病例不符合任何自身免疫性疾病的诊断标准
- 诊断 IPAF 需要至少 2 个领域中的 1 项特征(即临床、血清学和形态学)

机化性肺炎
- 相同的影像特征
- 不符合任何自身免疫性疾病的诊断标准

淋巴细胞性间质性肺炎
- 相同的影像特征
- 常伴发的自身免疫疾病:干燥综合征和类风湿关节炎

特发性肺纤维化
- 相同的影像特征
- 不符合任何自身免疫性疾病的诊断标准

结缔组织病相关的间质性肺疾病
- 相同的影像特征
- 满足特定 CTD 的诊断标准

病理

总体特征
- 形态学领域内多种病理表现(如 NSIP、OP、NSIP 合并 OP、LIP)
- UIP 不被列在形态学领域内,但它的存在并不能

排除诊断

分期,分级和分类
- 手术肺活检的组织病理学类型或特征
  ○ OP
  ○ NSIP 与 OP 重叠
  ○ LIP
  ○ 间质内淋巴细胞聚积伴生发中心
  ○ 弥漫性淋巴浆细胞浸润(±淋巴滤泡)

临床

临床表现
- 其他体征/症状
  ○ 不能解释的内部气道疾病
    – 第一秒用力呼气量(FEV$_1$)减少或 FEV$_1$/FVC 减低
    – 气道阻力增高
  ○ 不能解释的肺血管病
    – 肺动脉高压定义为平均肺动脉压力 > 25mmHg
    – 肺毛细血管楔嵌压<15mmHg

人口统计学
- 年龄
  ○ 40~60 岁
- 性别
  ○ 女>男
- 种族
  ○ 非西班牙裔白人更常见
- 流行病学
  ○ 典型的非吸烟者

自然病程和预后
- 临床表现还不清楚,还需进一步研究
- 当 HRCT 或手术肺活检与 UIP 表现不同时,IPAF 生存期与 CTD-ILD 相似
- IPAF 预后较特发性肺纤维化好

治疗
- 任务组不建议特殊治疗,由单独提供者权衡

部分参考文献

1. Collins B et al: Interstitial pneumonia with autoimmune features: the new consensus-based definition for this cohort of patients should be broadened. Eur Respir J. 47(4):1293-5, 2016
2. Ferri C et al: Interstitial pneumonia with autoimmune features and undifferentiated connective tissue disease: Our interdisciplinary rheumatology-pneumology experience, and review of the literature. Autoimmun Rev. 15(1):61-70, 2016
3. Luppi F et al: Interstitial pneumonitis with autoimmune features (IPAF): a work in progress. Eur Respir J. 47(6):1622-4, 2016
4. Oldham JM et al: Characterisation of patients with interstitial pneumonia with autoimmune features. Eur Respir J. 47(6):1767-75, 2016
5. Strek ME et al: A call for uniformity in implementing the IPAF (interstitial pneumonia with autoimmune features) criteria. Eur Respir J. 48(6):1813-1814, 2016
6. Assayag D et al: Survival in interstitial pneumonia with features of autoimmune disease: a comparison of proposed criteria. Respir Med. 109(10):1326-31, 2015
7. Fischer A et al: An official European Respiratory Society/American Thoracic Society research statement: interstitial pneumonia with autoimmune features. Eur Respir J. 46(4):976-87, 2015

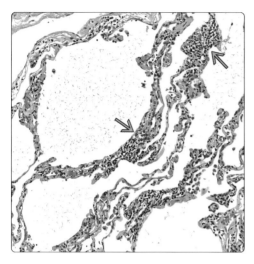
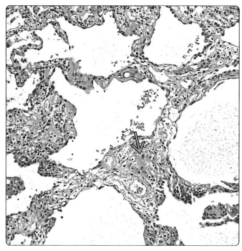

(左)高倍显微镜(HE 染色)显示自身免疫特征的间质性肺炎,特点为轻度肺泡间隔增厚伴间质淋巴细胞浸润➡️。(右)同一标本高倍显微镜(HE 染色)显示轻度间隔纤维化➡️和间质淋巴细胞浸润。自身免疫特征的间质性肺炎组织学表现包括非特异性间质性肺炎、机化性肺炎和淋巴细胞间质性肺炎。

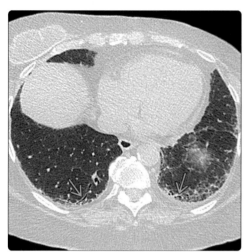
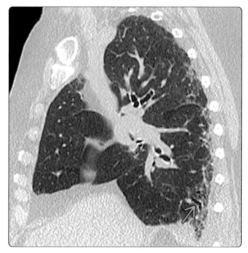

(左)68 岁女性,自身免疫特征的间质性肺炎患者,横轴位 HRCT 显示 HRCT 的非特异性间质性肺炎类型,伴下叶胸膜下磨玻璃密度影和网状影,及牵拉性细支气管扩张➡️。即使抗核抗体阳性,但诊断特定性结缔组织病的标准不够。(右)同一患者矢状位 HRCT 显示胸膜下磨玻璃密度影、网状影和牵拉性细支气管扩张➡️。

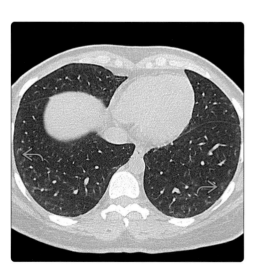
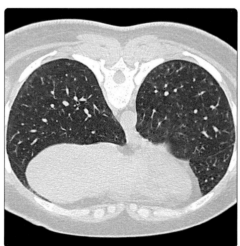

(左)35 岁女性,自身免疫特征的间质性肺炎患者,横轴位 HRCT 显示轻微胸膜下磨玻璃密度影➡️,提示非特异性间质性肺炎。即使抗核抗体阳性,但诊断结缔组织病的风湿病学标准不够。(右)同一患者俯卧横轴位 HRCT 显示胸膜下持续存在的磨玻璃密度影,表现为不符合 UIP 型。

肺部高分辨率 CT

(左) 68 岁,自身免疫特征的间质性肺炎患者,后前位胸片显示肺容积减小,双肺少许边界不清模糊影。(右) 同一患者横轴位 HRCT 显示磨玻璃密度和网状影,下肺为著,伴牵拉性支气管和细支气管扩张➡。这些影像表现与特发性间质性肺炎或结缔组织病相关的间质性肺疾病表现相同。

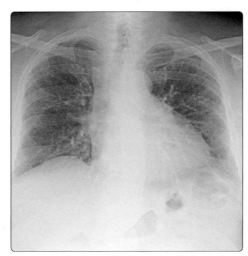
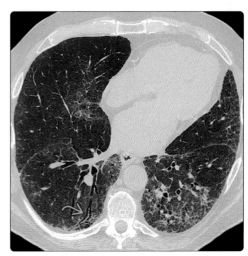

(左) 同一患者俯卧横轴位 HRCT 显示持续存在下肺为著网状影和蜂窝➡。在间质性肺疾病病例中,俯卧位扫描有助于鉴别早期间质性肺疾病与重力依赖性肺不张。(右) 同一患者矢状位 HRCT 显示后部胸膜下磨玻璃影和网状影,下肺为著。注意伴发的牵拉性支气管扩张➡。

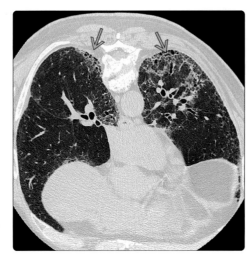
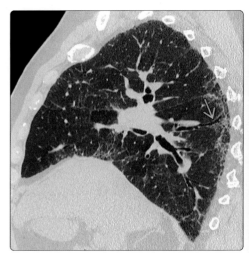

(左) 70 岁男性,自身免疫特征的间质性肺炎患者,横轴位 HRCT 显示胸膜下蜂窝➡,下叶为著。(右) 自身免疫特征的间质性肺炎标本低倍显微镜(HE 染色)显示肺泡间隔纤维性增厚➡,与细胞性非特异性间质性肺炎一致,同时存在蜂窝区➡。典型成纤维灶没有非特异性间质性肺炎区显著。

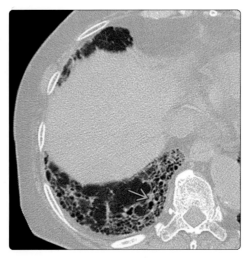
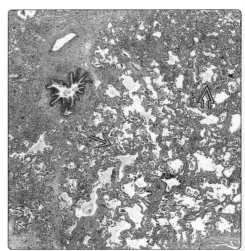

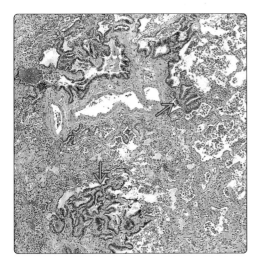

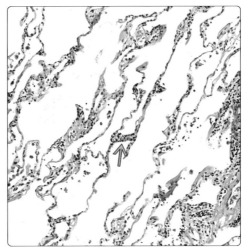

(左)同一标本中倍显微镜(HE 染色)显示蜂窝区域内细支气管化生➡。(右)自身免疫特征的间质性肺炎患者标本高倍显微镜(HE 染色)显示间质淋巴细胞浸润➡所致的肺泡间隔轻度增厚。伴生发中心的淋巴细胞聚积和淋巴浆细胞浸润是包括在形态学领域的组织学表现。

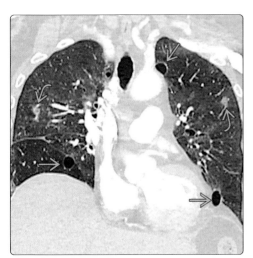

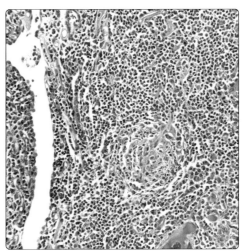

(左)自身免疫特征的间质性肺炎患者,冠状位增强 CT 显示散在薄壁囊腔➡、边界不清的结节➡及磨玻璃密度影,与淋巴细胞间质性肺炎一致。(右)自身免疫特征的间质性肺炎和淋巴细胞间质性肺炎形态学表现的标本高倍显微镜(HE 染色)显示淋巴细胞浸润所致间质增厚。

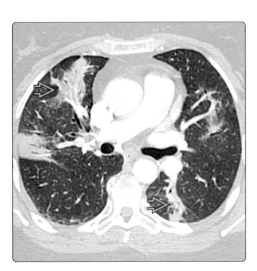

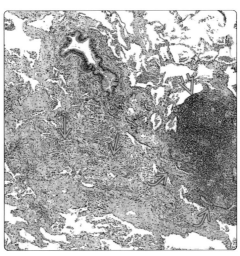

(左)自身免疫特征的间质性肺炎和机化性肺炎患者,横轴位增强 CT 显示双肺多发实变➡。(右)低倍显微镜(HE 染色)显示滤泡性细支气管炎➡背景下,闭塞的细支气管➡远端的机化性肺炎➡。间质的淋巴细胞聚积伴生发中心和弥漫性淋巴浆细胞浸润包括在自身免疫特征的间质性肺炎的形态学领域。

简介

尽管在过去的几十年里,美国的吸烟量在持续减少,但仍然流行。根据美国疾控中心的报道,2015年美国 15.1% 的成年人为吸烟者。除此之外,世界卫生组织(WHO)估计 2015 年全世界范围内的吸烟人群超过 1 100 万人。

原发性肺癌和慢性阻塞性肺疾病(COPD)是与吸烟相关的严重肺疾病。由于大多数原发性肺癌在诊断时都是晚期,所以死亡率很高。COPD 是一种由于气流受限导致的生理性改变。尽管 COPD 的诊断不依靠影像学异常,但一些吸烟相关 COPD 亚型的异常改变可以在 CT 上评价和定量分析。这些异常包括肺气肿和大、小气道病变。5% 的人群受COPD 影响,伴发高患病率,是美国第 3 大死因。肺气肿是吸烟相关的最常见的影像学表现。小叶中央肺气肿与吸烟确切相关,大多数的全小叶型肺气肿和间隔旁型肺气肿也可发生在吸烟者中,而且三种类型的肺气肿可同时存在于同一患者。

吸入的香烟包含成千上万有毒和致癌的化学物质、气体、微粒,这些颗粒直接影响气道、肺泡壁和肺气腔。吸烟对肺的影响包括炎症、肺组织破坏、肺组织重塑和修复,这些可导致相应的组织学及影像学改变。因此,很多隐匿的吸烟相关的疾病可影响肺部,这不足为奇。

吸烟相关的间质性肺炎

在 2013 年,欧洲呼吸协会和美国胸科协会对特发性间质性肺炎国际多学科分类进行了更新并颁布了官方声明。疾病纲要包括了吸烟相关的间质性肺炎的亚型:呼吸性细支气管炎间质性肺疾病(RB-ILD)和脱屑性间质性肺炎。欧洲呼吸协会和美国胸科协会声明承认"吸烟相关间质性肺疾病"这一术语也包括肺朗格汉斯组织细胞增生症。这些疾病需要与其他吸烟相关改变鉴别,如肺癌切除标本中偶然发现气腔的纤维性扩大的非肿瘤性表现,这可能出现 HRCT 和组织学改变,在肺纤维化合并肺气肿(CPFE)背景下可辨认。尽管 CPFE 是一种已认识的疾病,但未被列入特发性间质性肺炎中。最新分类报道,吸烟者肺部除了吸烟相关的间质性肺炎之外,可同时存在多种组织学和 HRCT 表现,包括:呼吸性细支气管炎,肺纤维化〔寻常性间质性肺炎(UIP)和非特异性间质性肺炎〕和肺气肿。

由于吸烟的普遍性和胸部 CT 在各种疾病的广泛应用,而非只局限于间质性肺疾病的 HRCT 表现,

放射诊断医生必须熟悉吸烟相关的间质性肺疾病和它们的多种影像表现。我们应该清楚吸烟相关的肺疾病多种影像表现经常会有重叠,上述疾病的同时存在越来越受到重视,吸烟相关疾病可以出现一系列影像表现。因此,肺朗格汉斯组织细胞增生症患者可以存在其他吸烟相关影像表现,包括小叶中央肺气肿和呼吸性细支气管炎。还需要注意的是,间质性肺疾病的诊断不再是纯组织学的,ATS/ERS 的新发布鼓励使用多学科讨论的"动态集成方法"。在这种情况下,放射诊断医生可作出重大贡献,在积极影响患者的诊断和管理中应有"一席之地"。比如,吸烟者可有肺气肿(减少了弹性回缩力)和纤维化(增加了弹性回缩力)。两种情况都可降低弥漫能力。因此,患者可能出现严重的呼吸困难,呼吸功能测量显示流量和肺总量正常。在很多这样的病例中,放射诊断科医生能容易识别的肺气肿和纤维化,在 HRCT 上基本都可看到。但是,一些患者可出现弥漫纤维化,识别较为困难。

呼吸性细支气管炎是无症状吸烟者中一种普遍的肺部组织学表现。呼吸性细支气管和邻近的气腔内着色的巨噬细胞,在 HRCT 图像与上叶的小叶中央磨玻璃密度结节一致。

呼吸性细支气管炎间质性肺疾病也表现呼吸性细支气管炎组织学表现,但是患者有症状,上叶小叶中央磨玻璃密度结节更广泛,可存在更加融合的磨玻璃密度影。结合 HRCT 特征性表现和支气管肺泡灌洗液出现巨噬细胞而无淋巴细胞增多的病例,无需手术活检常可作出诊断。后者可排除过敏性肺炎,其在影像上和呼吸性细支气管炎表现相似。

脱屑性间质性肺炎是一种少见病,只有小部分患者与吸烟无关。患者可能存在广泛的着色巨噬细胞聚积于气道腔内,表现为下肺为著的更广泛的磨玻璃密度影和多发簇状小薄壁肺囊腔。

部分参考文献

1. Centers for Disease Control and Prevention: Current cigarette smoking among adults in the United States. https://www.cdc.gov/tobacco/data_statistics/fact_sheets/adult_data/cig_smoking/. Reviewed February 3, 2017. Accessed February 3, 2017.
2. World Health Organization: Prevalence of tobacco smoking. http://www.who.int/gho/tobacco/use/en/. Reviewed February 3, 2017. Accessed February 3, 2017.
3. Kligerman S et al: Clinical-radiologic-pathologic correlation of smoking-related diffuse parenchymal lung disease. Radiol Clin North Am. 54(6):1047-1063, 2016
4. Franks TJ et al: Smoking-related "interstitial" lung disease. Arch Pathol Lab Med. 139(8):974-7, 2015
5. Koelsch TL et al: Radiologic evaluation of idiopathic interstitial pneumonias. Clin Chest Med. 36(2):269-82, ix, 2015
6. Travis WD et al: An official American Thoracic Society/European Respiratory Society statement: update of the international multidisciplinary classification of the idiopathic interstitial pneumonias. Am J Respir Crit Care Med. 188(6):733-48, 2013

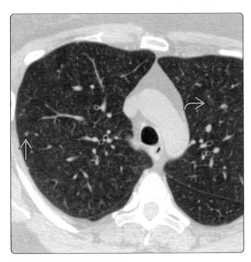

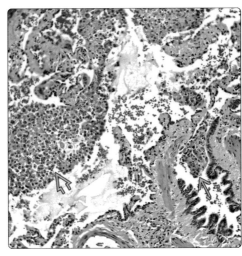

(左)无症状吸烟患者，横轴位平扫 CT 显示上叶为著多发轻微的小叶中央磨玻璃密度➚和实性➘肺结节，与呼吸性细支气管炎一致。(右)呼吸性细支气管炎患者标本高倍显微镜（HE 染色）显示气道腔内➚和邻近的肺泡腔内➘着色的巨噬细胞聚积。呼吸性细支气管炎是无症状吸烟者偶发的影像和组织学表现。（摘自 DP: Thoracic,第 2 版。）

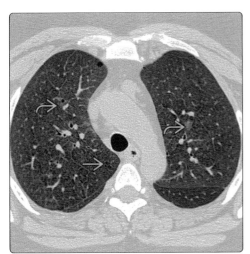

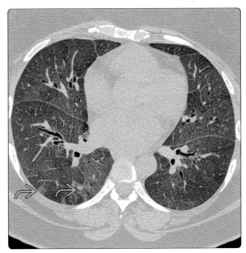

(左)呼吸性细支气管炎间质性肺疾病的吸烟者，出现咳嗽、呼吸困难，横轴位 HRCT 显示散在的小叶中央磨玻璃密度影➘，轻度间隔增厚和轻度小叶中央肺气肿➘。(右)同一患者横轴位 HRCT 显示两肺散在磨玻璃密度影➘和马赛克密度。诊断可以依据典型 HRCT 表现和排除了过敏性肺炎的支气管肺泡灌洗液结果建立。

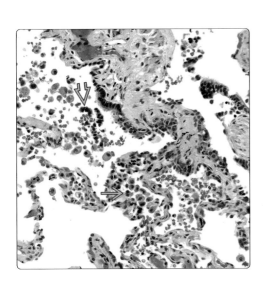

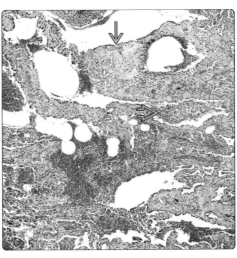

(左)呼吸性细支气管炎间质性肺疾病患者标本高倍显微镜（HE 染色）显示肺泡和气道巨噬细胞➘和小气道的部分破坏➘。（摘自 DP: Thoracic,第 2 版。）(右)呼吸性细支气管炎间质性肺疾病患者标本高倍显微镜（HE 染色）显示肺泡腔内着色的巨噬细胞➘和间质增厚和瘢痕➘区取代正常肺泡结构。（摘自 DP: Thoracic,第 2 版。）

(左)脱屑性间质性肺炎的吸烟者，出现严重咳嗽、呼吸困难，横轴位 HRCT 显示两肺上叶广泛磨玻璃密度影，左肺上叶更显著。注意伴发的间隔旁型➡️和小叶中央➡️肺气肿。(右)同一患者横轴位 HRCT 显示中下肺野斑片状磨玻璃密度影。吸烟相关间质性肺疾病可出现一系列 CT 表现，并且可能在同一患者出现。

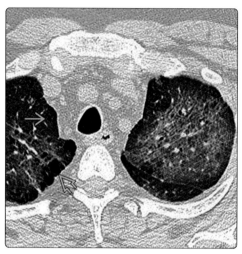
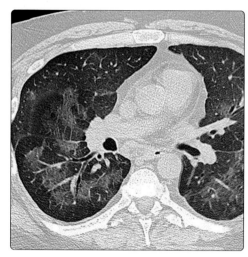

(左)脱屑性间质性肺炎标本低倍显微镜(HE 染色)显示单一的着色巨噬细胞➡️填充于肺泡腔内，轻度间质纤维化或炎症，以及均一的组织学表现。(摘自 DP：Thoracic，第 2 版。)(右)同一标本高倍显微镜(HE 染色)显示肺泡腔被巨噬细胞和散在的多核细胞➡️填充、淤滞。(摘自 DP：Thoracic，第 2 版。)

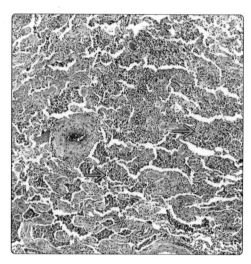
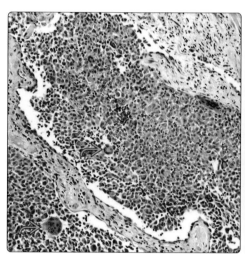

(左)肺朗格汉斯细胞组织细胞增生症患者，横轴位平扫 CT 显示上肺为著小磨玻璃密度➡️和实性➡️结节，其中一个结节内部出现空洞➡️。(右)肺朗格汉斯细胞组织细胞增生症标本低倍显微镜(HE 染色)显示特征性星状病灶，存在单一的小的圆形、椭圆形细胞。这些病变典型地沿细支气管和血管束分布。(摘自 DP：Thoracic，第 2 版。)

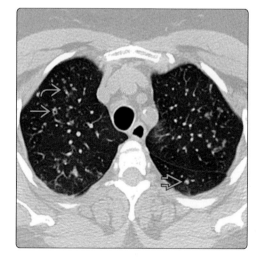
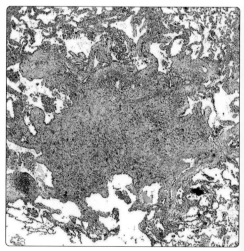

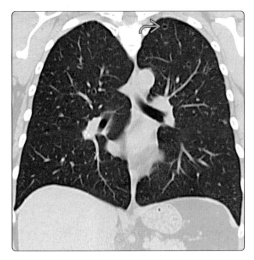 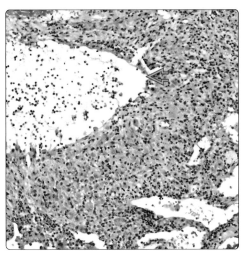

（左）肺朗格汉斯细胞组织细胞增生症患者，冠状位平扫 CT 显示上肺野为著的小囊腔，部分结节伴轻度结节状囊壁➡️。（右）肺朗格汉斯细胞组织细胞增生症标本高倍显微镜（HE 染色）显示伴中央空洞的结节状病灶➡️，是这种吸烟相关间质性肺疾病的特征性表现，与 HRCT 上伴结节状囊壁的肺囊腔对应。（摘自 *DP：Thoracic*，第 2 版。）

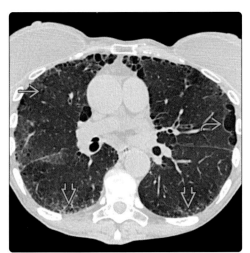 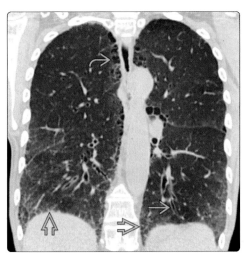

（左）肺纤维化合并肺气肿吸烟者，出现严重呼吸困难，横轴位平扫 CT 显示两侧间隔旁型➡️和小叶中央➡️肺气肿，两侧胸膜下磨玻璃密度影和网状影➡️。（右）同一患者冠状位平扫 CT 显示间隔旁型肺气肿➡️和基底部为著的胸膜下磨玻璃密度影和网状影➡️伴牵拉支气管扩张➡️。这种病变不考虑为特发性间质性肺炎。

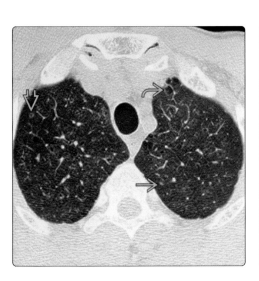 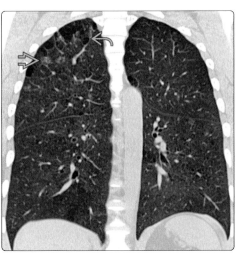

（左）有症状吸烟者，横轴位 HRCT 显示散在小叶中央磨玻璃密度和实性结节，小叶中央肺气肿和小的囊性病灶➡️伴轻度结节状囊壁，与肺朗格汉斯细胞增生症病变相似。（右）活检证实为肺朗格汉斯细胞增生症患者，冠状位平扫 CT 显示上叶小叶中央肺气肿➡️和边界不清的磨玻璃密度结节➡️。吸烟相关肺疾病多种表现可同时见于同一患者。

要 点

术语

- 呼吸性细支气管炎(RB):几乎所有的吸烟者都会出现细胞性细支气管炎,以气道和肺泡内着色的巨噬细胞聚积为特征
- 呼吸性细支气管炎-间质性肺疾病(RB-ILD):与RB密切相关的吸烟相关间质性肺疾病,但组织学、影像和临床表现更严重;RB引起症状和肺功能减退
- 吸烟相关间质性肺疾病的疾病谱:RB、RB-ILD和脱屑性间质性肺炎(DIP)

影像

- CT/HRCT
  - 小叶中央微结节(常见)
    - 磨玻璃密度(常见)
  - 磨玻璃密度影(常见)
  - 支气管壁增厚(常见)
  - 同时存在肺气肿
  - 散发结节疑诊为肺癌

主要鉴别诊断

- 呼吸性细支气管炎
- 过敏性肺炎
- 脱屑性间质性肺炎

病理

- 细支气管和邻近肺泡间隔周围轻到中度慢性炎症和纤维化
- 呼吸性细支气管和肺泡内着色的巨噬细胞聚积

临床

- 临床症状:轻度咳嗽和呼吸困难
- 混合的阻塞性/限制性肺功能障碍+一氧化碳弥散能力降低
- 治疗:戒烟、激素

诊断要点

- 有症状的吸烟者出现肺上叶为著的磨玻璃密度小叶中央微结节,应考虑RB-ILD

(左)有症状呼吸性细支气管炎-间质性肺疾病患者,横轴位HRCT显示边界不清磨玻璃密度小叶中央微结节➡,轻度支气管壁增厚➡和右肺上叶间隔旁型肺气肿➡。
(右)同一患者标本高倍显微镜(HE染色)显示肺泡腔内和呼吸性细支气管内➡着色的巨噬细胞➡。注意同时存在肺气肿➡和细支气管周围平滑肌肥厚➡。

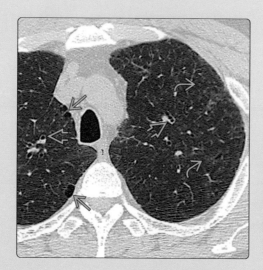
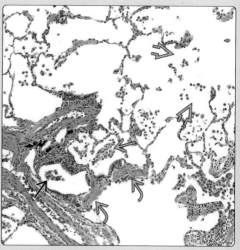

(左)呼吸性细支气管炎-间质性肺疾病患者,横轴位HRCT显示两肺弥漫磨玻璃密度影。最常见CT异常包括支气管壁增厚、小叶中央微结节和磨玻璃密度影。(右)呼吸性细支气管炎-间质性肺疾病患者,横轴位HRCT显示马赛克密度,以磨玻璃密度影混合反映空气潴留的密度减低区➡为特征。注意伴发的小叶间隔增厚➡。

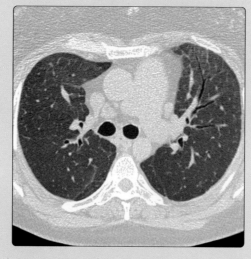
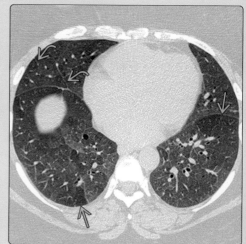

术语

缩略词
- 呼吸性细支气管炎-间质性肺疾病(RB-ILD)

定义
- 呼吸性细支气管炎(RB):几乎所有的吸烟者都会出现细胞性细支气管炎,以气道和肺泡内着色的巨噬细胞聚积为特征
- 呼吸性细支气管炎-间质性肺疾病(RB-ILD):与RB密切相关的吸烟相关间质性肺疾病,但组织学、影像和临床表现更严重;RB引起症状和肺功能减退
- 吸烟相关间质性肺疾病的疾病谱:RB、RB-ILD和脱屑性间质性肺炎(DIP)

影像

总体特征
- 最佳诊断线索
  - 磨玻璃密度影、小叶中央结节,上叶为著

平片表现
- 通常胸片正常
- 两肺网状/结节影;上肺野为著的弥漫性病变

CT表现
- 小叶中央微结节(常见)
  - 典型为磨玻璃密度;可为实性
- 磨玻璃密度影(常见)
- 支气管壁增厚(常见)
- 同时存在肺气肿
- 马赛克密度,空气潴留,间隔增厚,网状影,结节,蜂窝(不常见)
- 散发结节应疑诊为原发性肺癌

成像推荐
- 最佳成像工具
  - HRCT/CT
- 扫描方案推荐
  - 最大密度投影重建可有助于小叶中央结节识别

鉴别诊断

呼吸性细支气管炎
- 组织学/影像表现相同,但无临床症状

过敏性肺炎
- 影像表现与RB-ILD相同:磨玻璃密度小叶中央微结节,马赛克密度,空气潴留
- 影像表现更弥漫,更显著
- 吸烟者患过敏性肺炎的风险降低

脱屑性间质性肺炎
- 下肺野为著的胸膜下磨玻璃密度影和/或实变;簇状薄壁囊腔

病理

总体特征
- RB的组织学表现伴肺间质异常和呼吸系统症状

镜下特征
- CT上小叶中央磨玻璃密度结节与RB对应
- CT上磨玻璃密度与肺泡炎对应
- 轻到中度慢性炎症和纤维化,可包绕细支气管和累及邻近肺泡间隔
- 着色巨噬细胞(吸烟者的巨噬细胞)聚积在呼吸性细支气管和肺泡腔内
  - 巨噬细胞包含细颗粒状的棕黄色色素,铁染色阳性
- 轻度非特异性细支气管旁肺泡间隔增厚
- 常出现慢性支气管炎和肺气肿

临床

临床表现
- 最常见的体征/症状
  - 轻度咳嗽和呼吸困难
  - 吸气性爆裂音
- 其他体征/症状
  - 肺功能:混合的阻塞性/限制性肺功能障碍+一氧化碳弥散能力降低

人口统计学
- 吸烟者,30~40岁
  - 大多数患者吸烟量为30包年或更多

诊断
- 肺部症状,肺功能异常,特征性CT/HRCT表现和手术活检表现
- 有症状吸烟者没有手术活检的诊断,根据CT/HRCT特征性表现和支气管肺泡灌洗液显示吸烟者的巨噬细胞,而无淋巴细胞,可诊断

自然病程和预后
- 关于预后,说法不一
  - 一些研究显示总体预后良好;其他研究显示即使治疗和/或戒烟临床和生理病程依然会进展
- RB-ILD不会导致死亡
- 进展为纤维化性肺疾病非常罕见
- 肺癌风险增高

治疗
- 戒烟
- 激素治疗

诊断备忘

考虑
- 有症状吸烟者伴上叶为著磨玻璃密度和小叶中央微结节,应考虑RB-ILD

部分参考文献

1. Sieminska A et al: Respiratory bronchiolitis-interstitial lung disease. Orphanet J Rare Dis. 9:106, 2014

术语

- 脱屑性间质性肺炎（DIP）：以肺泡内巨噬细胞聚积为特征的间质性肺疾病

影像

- 平片
  - 边界模糊气腔影、网状影
  - 中下肺野受累
- CT/HRCT
  - 磨玻璃影（83%～100%）
    - ±伴发实变
    - 两肺和对称分布（>50%）
    - 下肺野（73%），外周（59%），斑片状（23%），弥漫（18%）
  - 小叶内线或网状影（17%～63%）
    - 胸膜下为著
    - 伴发磨玻璃密度影
  - 囊腔：小，圆形，薄壁（直径 2～4mm）

主要鉴别诊断

- 呼吸性细支气管炎-间质性肺疾病
- 非特异性间质性肺炎
- 过敏性肺炎

病理

- 肺泡内巨噬细胞广泛聚积导致弥漫性肺受累

临床

- 40～60 岁；男：女 = 2 : 1；吸烟者（58%～91%）
- 症状和体征：
  - 劳力性呼吸困难
  - 杵状指

诊断备忘

- 吸烟者出现双下肺野为著的磨玻璃影伴小叶内线和薄壁囊腔，应考虑 DIP

（左）67 岁男性吸烟者，出现呼吸困难，横轴位 HRCT 显示两肺斑片状磨玻璃密度影➡️和不受累的正常肺实质区。注意小的薄壁肺囊腔➡️，一部分代表小叶中央肺气肿。（右）同一患者的横轴位 HRCT 显示斑片状磨玻璃密度影➡️，多发薄壁肺囊腔➡️和轻微的胸膜下小叶内线➡️。注意无纤维化、结构扭曲或蜂窝。

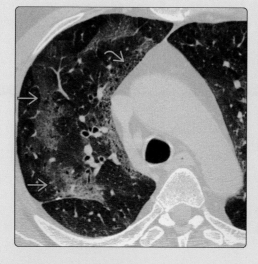
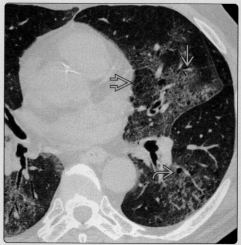

（左）脱屑性间质性肺炎患者活检标本低倍显微镜（HE 染色）显示肺泡腔明显扩张，被单一的肺泡巨噬细胞填充➡️。（右）同一标本高倍显微镜（HE 染色）显示巨噬细胞填充肺泡腔➡️和轻度间质纤维化➡️或炎症。细胞内颗粒状棕色色素➡️代表含铁血黄素。

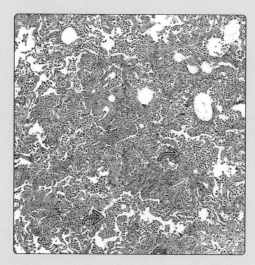
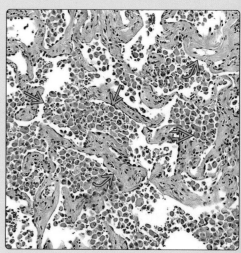

术语

缩略词
- 脱屑性间质性肺炎（DIP）

定义
- DIP：以肺泡腔和远端肺气腔内着色巨噬细胞聚积为特征的间质性肺疾病
- 吸烟者（58%~91%）

影像

总体特征
- 最佳诊断线索：
  - 双下肺野为著磨玻璃密度影±胸膜下小叶内线

平片表现
- 正常（22%）
- 边界不清双侧气腔影
- 两肺网状影
- 中下肺野受累为著

CT 表现
- HRCT
  - 磨玻璃密度影（83%~100%）
    - ±伴发实变
    - 两肺和相对对称分布（>50%）
    - 下肺野（73%），外周（59%），斑片状（23%），弥漫性（18%）
  - 小叶内线或网状影（17%~63%）
    - 胸膜下为著
    - 伴发磨玻璃密度影
  - 囊腔
    - 小的，圆形，薄壁（直径 2~4mm）
  - 少见表现
    - 牵拉性支气管扩张
    - 蜂窝
    - 肺气肿
    - 胸膜下结节
    - 小叶中央结节

成像推荐
- 最佳成像工具
  - HRCT

鉴别诊断

呼吸性细支气管炎-间质性肺疾病
- 磨玻璃密度影（上叶为著）
- 小叶中央结节
- 小叶内线/网状影
- HRCT 表现与 DIP 相似

非特异性间质性肺炎
- 基底部胸膜下磨玻璃密度影
  - 可胸膜下不受累
- 基底部网状影
- 牵拉性支气管扩张和细支气管扩张

过敏性肺炎
- 磨玻璃密度影
- 小叶中央结节（较 DIP 更常见）
- 网状影（上叶为著）
- 囊腔（较 DIP 囊腔大）
- 马赛克密度

病理

总体特征
- 病因学
  - 吸烟者（58%~91%）
    - 高吸烟指数（包年）
  - 非吸烟者
    - 职业接触无机颗粒（硅、镁、钛、铁、镍、铅）
    - 接触霉菌毒素（黄曲霉毒素）
    - 结缔组织疾病
    - 感染（巨细胞病毒，曲霉菌）
    - 吸食毒品

镜下特征
- 肺泡内巨噬细胞广泛聚积导致弥漫性肺受累
  - 均一的组织学表现：时间均质性
- 轻度慢性间质性炎症
- 轻到中度肺泡间隔纤维性增厚

临床

临床表现
- 最常见的体征/症状
  - 劳力性呼吸困难
  - 持续咳嗽
  - 杵状指

人口统计学
- 年龄
  - 40~60 岁
- 性别
  - 男：女 = 2：1

自然病程和预后
- 绝大多数患者预后良好
- 部分患者尽管治疗仍会进展为肺纤维化

治疗
- 戒烟或停止接触
- 激素治疗
- 大环内酯类

诊断备忘

考虑
- 吸烟者出现双下肺野为著的磨玻璃影伴小叶内线和薄壁囊腔，应考虑 DIP

部分参考文献

1. Godbert B et al: Desquamative interstitial pneumonia: an analytic review with an emphasis on aetiology. Eur Respir Rev. 22(128):117-23, 2013

(左)脱屑性间质性肺炎患者,后前位胸片显示两肺多发细网状影➡,右上肺野明显。(右)同一患者的横轴位 HRCT 显示两肺多发磨玻璃密度影➡和网状影➡。脱屑性间质性肺炎中的网状影常与磨玻璃密度影并存。脱屑性间质性肺炎很少出现明显的蜂窝。

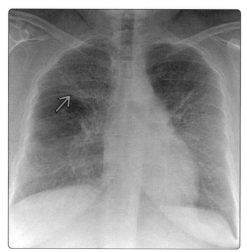
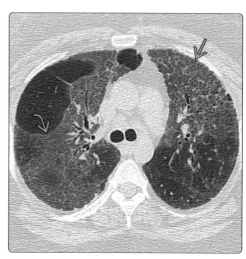

(左)同一患者横轴位 HRCT 显示双肺多发磨玻璃密度影➡和网状影➡。<10% 的脱屑性间质性肺炎可表现为与吸烟无关的特发性间质性肺炎。(右)与吸烟无关的脱屑性间质性肺炎患者,后前位胸片显示两肺散在边界不清的不均质阴影。

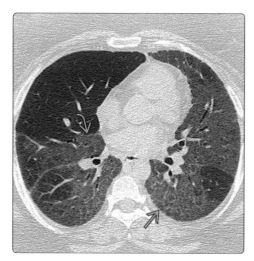
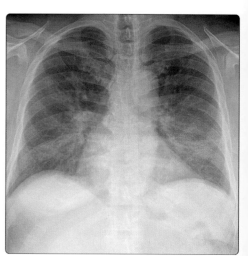

(左)同一患者横轴位增强 CT 显示双肺多发磨玻璃密度影➡。脱屑性间质性肺炎是一种特征性地与吸烟相关的疾病,但也叮源于接触吸入性毒物、药物、病毒感染和自身免疫性疾病。(右)同一患者标本高倍显微镜(HE 染色)显示肺泡内充满致密、单一的巨噬细胞➡。注意肺泡间隔仅轻度增厚➡。

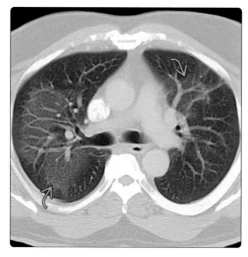
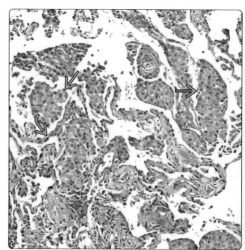

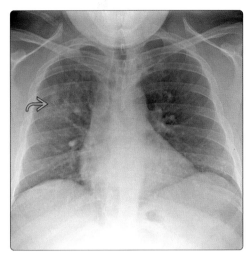
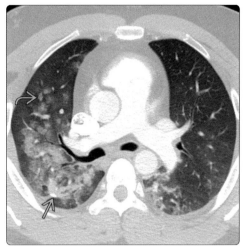

(左)脱屑性间质性肺炎患者,后前位胸片显示双肺边界不清阴影➡,右上肺野更明显。仅仅依据影像表现,鉴别诊断需包括急性病变如细菌性肺炎。(右)同一患者横轴位增强CT显示磨玻璃密度影、腺泡结节➡,以及边界不清的实变➡。对持续存在的影像异常进行了开胸肺活检以确诊。

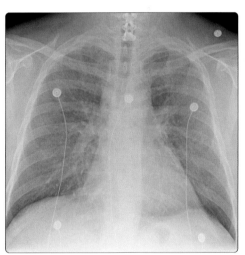
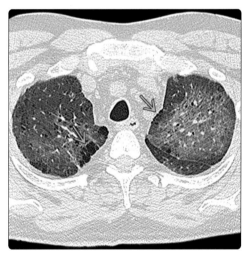

(左)脱屑性间质性肺炎患者,前后位胸片显示两肺轻微边界不清模糊影。患者就诊时胸片表现可正常或接近正常(近20%患者)。(右)同一患者横轴位HRCT显示双肺不对称磨玻璃密度影和伴发的肺气肿➡。脱屑性间质性肺炎典型地累及30~50岁的吸烟者。

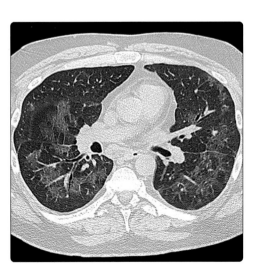
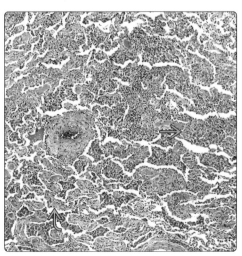

(左)同一患者横轴位HRCT显示两肺弥漫磨玻璃密度影。虽然脱屑性间质性肺炎通常与吸烟相关,但与吸烟的相关性不如呼吸性细支气管炎和肺朗格汉斯组织细胞增生症。(右)低倍显微镜(HE染色)显示脱屑性间质性肺炎,表现为均一的肺泡内巨噬细胞➡,伴轻度间质纤维化➡或炎症。(摘自 DP: Thoracic,第2版。)

肺纤维化合并肺气肿

要 点

术语

- 上叶肺气肿和下叶肺纤维化并存，临床特征为呼吸困难和气体交换异常

影像

- 平片
  - 肺基底部和胸膜下区网状影
  - 上肺野透亮度增高，血管减少
- CT
  - 上叶为著的小叶中央、间隔旁型和/或全小叶型肺气肿
  - 胸膜下网状影和/或蜂窝，下肺为著
  - 牵拉性支气管扩张和/或细支气管扩张
  - 肺动脉干增宽（肺动脉高压）
  - 合并恶性肿瘤常见；结节和肿块都应怀疑

主要鉴别诊断

- 间隔旁型肺气肿
- 特发性肺纤维化
- 过敏性肺炎
- 石棉肺
- 硅肺

病理

- 上叶小叶中央肺气肿伴累及肺下叶的寻常性间质性肺炎或非特异性间质性肺炎的组织学特征
- 脱屑性间质性肺炎和呼吸性细支气管炎-间质性肺疾病伴肺泡纤维化也有报道

临床

- 劳力性呼吸困难（最常见）、咳嗽、杵状指
- 治疗：没有特殊治疗，可考虑戒烟和肺移植

（左）65 岁男性吸烟者，肺纤维化合并肺气肿患者，横轴位增强 CT 显示双肺上叶为著重度小叶中央和间隔旁型肺气肿。**（右）**同一患者，横轴位增强 CT 显示下叶为著胸膜下网状影、磨玻璃密度影和牵拉性支气管扩张。由于肺纤维化合并肺气肿患者肺部原发恶性肿瘤的危险性增高，新发结节或肿块应高度怀疑肺癌。

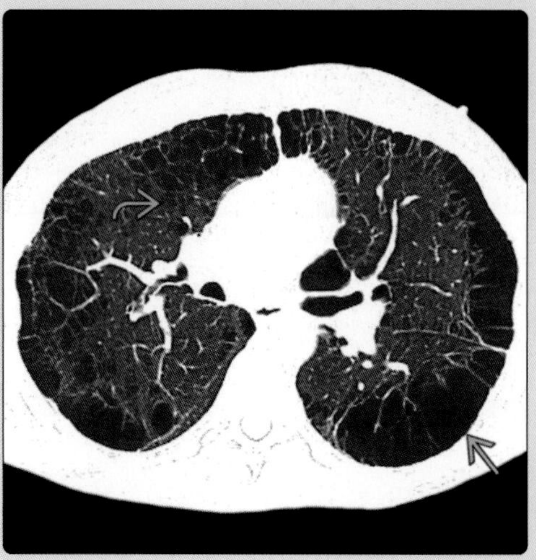

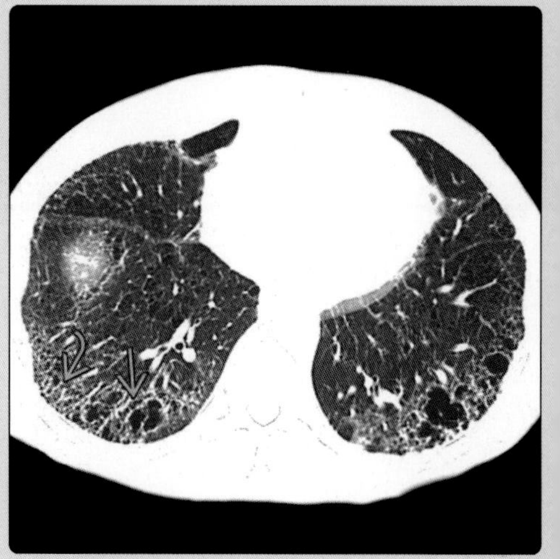

（左）63 岁男性重度吸烟者，肺纤维化合并肺气肿患者标本低倍显微镜（HE 染色）显示上叶气腔扩张伴肺泡壁破坏，与小叶中央肺气肿一致。**（右）**同一患者标本低倍显微镜（HE 染色）显示下叶慢性炎症伴重度肺纤维化，肺泡腔闭塞和间质增厚，与蜂窝一致。

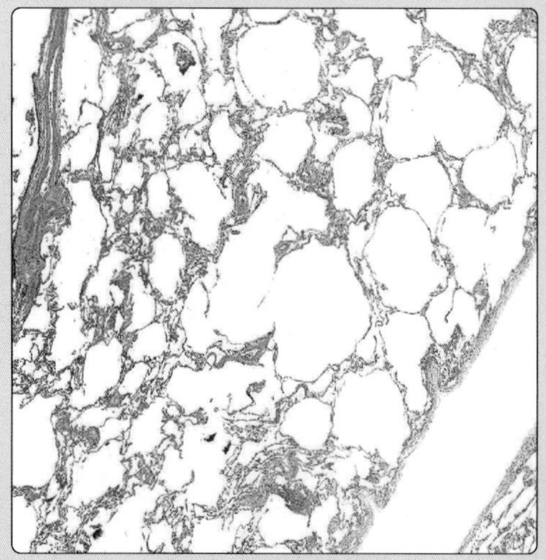

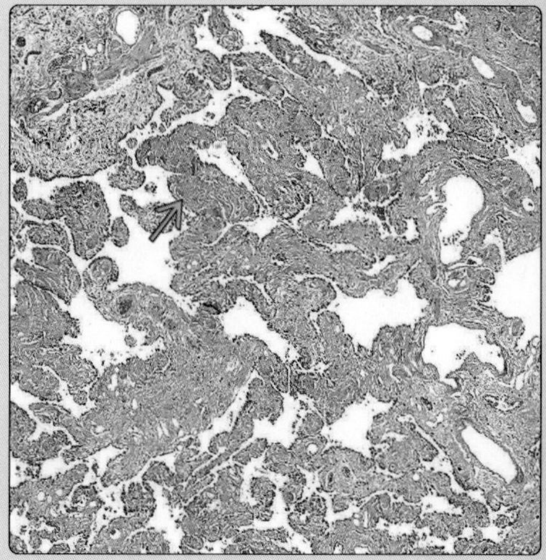

肺纤维化合并肺气肿

术语

定义
- 上叶肺气肿和下叶肺纤维化并存,临床特征为呼吸困难和气体交换异常

影像

总体特征
- 最佳诊断线索:
  - 胸片和/或 CT 上表现为上叶肺气肿和下叶肺纤维化
- 位置
  - 上叶为著肺气肿
  - 下叶为著纤维化

平片表现
- 肺基底部和胸膜下区网状影
- 上肺野透亮度增高和血管减少

CT 表现
- HRCT
  - 上肺为著的小叶中央、间隔旁型和/或全小叶型肺气肿
    - 肺密度减低
    - ±肺大疱
  - 胸膜下网状影和/或蜂窝,下叶为著
  - 胸膜下磨玻璃密度影,下叶为著
  - 牵拉性支气管扩张和/或细支气管扩张
  - 结构扭曲
  - 肺动脉主干增宽,提示肺动脉高压
- 合并恶性肿瘤常见;结节和肿块应引起怀疑

成像推荐
- 最佳成像工具
  - HRCT

鉴别诊断

间隔旁型肺气肿
- 下叶间隔旁型肺气肿可类似蜂窝
  - 间隔旁型肺气肿:一层囊腔
  - 蜂窝(纤维化):多层囊腔,共享囊壁

特发性肺纤维化
- 基底部蜂窝;无肺气肿

过敏性肺炎
- 肺气肿可出现,即使是非吸烟者
- 典型表现为支气管血管束周围纤维化
  - 过敏性肺炎合并胸膜下纤维化可与特发性肺纤维化难以鉴别

石棉肺
- 肺气肿可出现,即使是非吸烟者(10%~36%)
- 纤维化(蜂窝)典型发生于胸膜下
- 伴发石棉相关胸膜病变

矽肺
- 肺气肿可出现,即使是非吸烟者
- 纤维化(蜂窝)不常见;可位于胸膜下或支气管血管束周围
- 支气管血管束周围结节和肿块(即进行性块状纤维化,PMF)

病理

总体特征
- 上叶小叶中央肺气肿伴累及下叶的寻常性间质性肺炎或非特异性间质性肺炎的组织学特征
- 脱屑性间质性肺炎和呼吸性细支气管炎-间质性肺疾病伴肺泡纤维化也有报道

临床

临床表现
- 最常见的体征/症状
  - 劳力性呼吸困难(最常见)
  - 咳嗽
  - 杵状指
- 其他体征/症状
  - 肺功能检查:阻塞性(肺气肿)和限制性(肺纤维化)肺功能障碍同时存在
  - 肺活量测定正常或接近正常(常见)
    - 用力肺活量、第一秒用力呼气量(FEV_1)和肺总量(TLC)正常
  - 气体交换能力严重受损,肺一氧化碳弥散量(DLCO)下降

人口统计学
- 青壮年男性为主(90%)

自然病程和预后
- 与吸烟密切相关
  - 98%为现在或曾经吸烟者
- 死亡率高
  - 中位生存期:2~8 年
  - 5 年生存率:35%~80%
- 肺动脉高压是常见并发症(50%)
  - 较单独特发性肺纤维化或肺气肿患者更常见,更严重
- 肺癌风险增加(>40%)

治疗
- 没有特殊治疗
- 吸烟者:鼓励戒烟
- 可以考虑肺移植

部分参考文献

1. Papiris SA et al: Combined pulmonary fibrosis and emphysema. Expert Rev Respir Med. 7(1):19-31; quiz 32, 2013
2. Jankowich MD et al: Combined pulmonary fibrosis and emphysema syndrome: a review. Chest. 141(1):222-31, 2012

(左) 男性吸烟者,肺纤维化合并肺气肿患者,出现呼吸困难、咳嗽,后前位胸片显示双肺基底部轻微网状影。(右) 同一患者横轴位平扫 CT 显示双肺上叶为著间隔旁型肺气肿➡,表现为胸膜下单层肺囊腔。此类患者出现新发结节或肿块时应高度怀疑原发性肺癌。

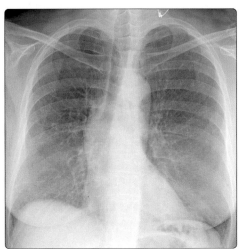
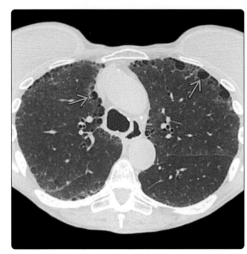

(左) 同一患者横轴位平扫 CT 显示基底部磨玻璃密度影、网状影和轻度牵拉性细支气管扩张➡,不伴蜂窝。这种表现与纤维化性非特异性间质性肺炎表现一致。(右) 同一患者矢状位平扫 CT 显示上叶间隔旁型肺气肿➡,基底部胸膜下磨玻璃密度影和网状影➡伴下叶为著,特征为主要累及肺基底部,而非上、中肺野。

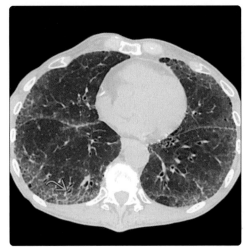
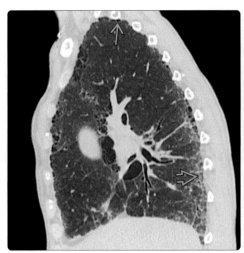

(左) 57 岁,肺纤维化合并肺气肿患者,横轴位增强 CT 显示间质纤维化伴网状影、牵拉性细支气管扩张和蜂窝➡。(右) 同一患者通过肺基底部的横轴位增强 CT 显示更明显的双肺下叶胸膜下纤维化伴小叶间隔增厚、小叶内线、支气管扩张和细支气管扩张➡,特征性下叶分布为著。

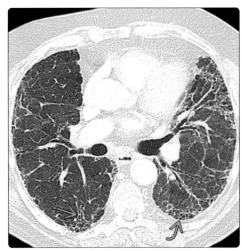
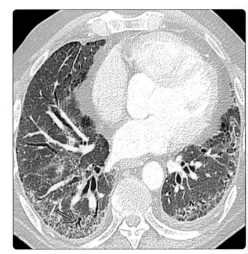

肺纤维化合并肺气肿

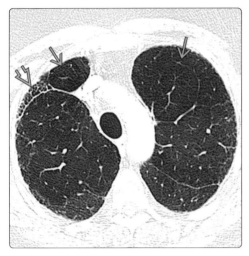
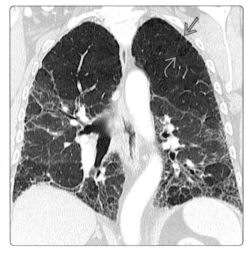

（左）重度吸烟者，肺纤维化合并肺气肿患者，横轴位增强CT显示上肺野全小叶型肺气肿➡内血管减少，肺外周轻度网状影和小叶间隔增厚➡，提示纤维化。（右）肺纤维化合并肺气肿患者，横轴位增强CT显示上叶为著的小叶中央➡和间隔旁型➡肺气肿，以及基底部胸膜下网状影和纤维化。

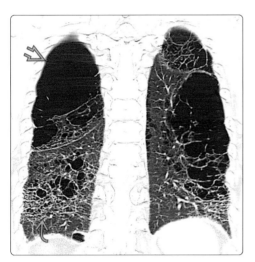
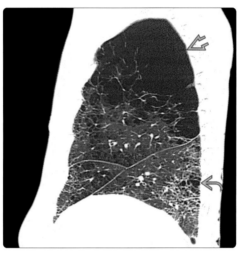

（左）肺纤维化合并肺气肿患者，冠状位平扫CT显示典型的上肺野分布为著的严重肺气肿➡和中下肺野间质性肺纤维化➡。（右）同一患者右肺矢状位平扫CT显示右肺上叶广泛肺大疱➡，残余少量肺组织，后方下叶胸膜下重度肺纤维化伴多层蜂窝➡。

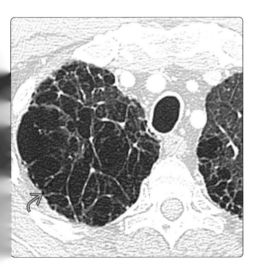
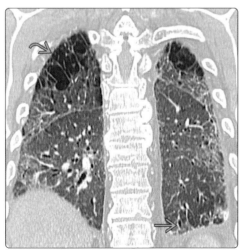

（左）重度吸烟者，肺纤维化合并肺气肿患者，进行性呼吸困难，横轴位增强CT显示两肺上叶不对称性融合的小叶中央肺气肿和大疱性病变➡。（右）同一患者冠状位增强CT显示上叶严重的小叶中央肺气肿➡和中下肺野胸膜下磨玻璃密度影和网状影，伴牵拉性细支气管扩张➡，提示纤维化。

（翻译：吴芳、杨越清，审校：赵绍宏）

第九章

自身免疫性疾病

简介

自身免疫性疾病包括不同类别的 80 种以上的慢性疾病,由于多种表型表达和分子机制的改变,导致免疫系统攻击宿主细胞。广义的自身免疫性疾病包括结缔组织病(CTD,又称作胶原血管病),系统性血管炎,以及其他较少被归为自身免疫的疾病(如,肺泡蛋白沉着症、复发性多软骨炎等),这类疾病累及肺实质以及胸部其他结构。系统性自身免疫性疾病,反映了正常免疫系统与效应因子的调节失去平衡,通常与负责致病性自身抗体形成的自体反应性 CD4 T 细胞和自体反应性 B 细胞的异常激活有关。在这种情况下,自身抗体主要影响肺实质、气道、肺血管、胸膜或胸壁。

肺实质是自身免疫性疾病常见的靶点,约 15% 的间质性肺疾病(ILD)患者有基础的结缔组织病。在一些结缔组织病中,ILD 可能是唯一、最常见、最明显的临床表现,同时也是发病率和死亡率最重要的原因。通常情况下,ILD 与 CTD 可同时诊断或在 CTD 诊断之后,但是也有一些患者在风湿性疾病确诊的几年前就表现为 ILD。由于 CTD-ILD 的诊断和治疗与其他特发性间质性肺炎如特发性肺纤维化不同,ILD 的患者需要针对 CTD 进行综合评估。

鉴别诊断

CTD 最常见的三种胸部表现是 ILD、肺动脉高压(PAH)和胸膜病变。ILD 最常见的组织病理学和形态学(影像)类型是非特异性间质性肺炎(NSIP)、寻常性间质性肺炎(UIP)、机化性肺炎(OP)和淋巴细胞间质性肺炎(LIP)。NSIP 是除了类风湿关节炎肺疾病以外,弥漫性肺部受累中最常见的类型(>80%),而在类风湿关节炎(RA)中,UIP 是最常见的类型(>50%)。同样,比起原发性或特发性疾病,NISP 更常见于 CTD 相关疾病。因此,在自身抗体阳性并且 NSIP 样肺部异常表现的年轻患者中,首先应排除 CTD。当确定排除了可疑因素,ILD 可被确定为特发性 NSIP。无论是特发性还是与 CTD 相关的 NSIP,磨玻璃密度影都是 NSIP 的特征性 CT 表现。NSIP 的 HRCT 典型表现为双肺片状磨玻璃密度影,以下肺为著。这些异常可以是外周的和支气管血管束周围的,或者合并小叶间隔增厚和网状影伴有轻度牵拉支气管扩张或细支气管扩张。即使有时在纤维化性 NSIP 中可见到胸膜下小囊状结构,蜂窝结构不是 NSIP 的重要组成部分。

与 NSIP 相反,UIP 的特点是纤维化更明显,纤维化、蜂窝与正常肺组织交替(即时间和空间的异质性)。UIP 的磨玻璃密度影不如在 NSIP 广泛,并且不是主要典型特征。根据美国胸科协会、欧洲呼吸协会、日本呼吸学会和拉丁美洲胸科协会对特发性肺纤维化的诊断指南,UIP 典型(即 UIP 型)的 HRCT 表现包括以基底部胸膜下为著的网状影和蜂窝,伴或不伴牵拉性支气管扩张,没有影像特征提示其他诊断(如,结节病、淋巴管平滑肌瘤病或朗格汉斯细胞组织细胞增生症等),如上叶为著、空气潴留、肺结节或囊腔。

OP 的特点是单侧或双侧的斑片状边界不清的气腔影和实变。病变主要位于下叶,并且更易累及肺外周及支气管周围的肺实质。OP 的另外一个特点是随时间迁移性,表现为此消彼长的片状或带状密度影,可伴发磨玻璃密度影被实变环绕(即反晕征或环礁征)。在实变和结节内可见支气管扩张,呈现树芽征的表现。在肺部受累的 CTD 患者中,OP 不如 NISP 或 UIP 常见,尽管 OP 可以出现在不同类型的风湿性疾病中,但是这种形态学表现的最常见的疾病包括 RA、多肌炎/皮肌炎(P/D)和抗合成酶综合征。

LIP,组织学成分为多克隆淋巴细胞(主要为 T 淋巴细胞)、巨噬细胞(组织细胞)和浆细胞的间质浸润,通常伴有淋巴组织增生。常伴发自身免疫疾病,特别是干燥综合征或获得性免疫缺陷,如获得性免疫缺陷综合征,罕见情况为原发性特发性疾病。LIP 独特的影像特征为支气管血管束周围的薄壁囊腔,这可能继发于细支气管淋巴细胞阻塞,还有双侧磨玻璃密度影和小叶中央结节。

PAH 通常伴发 CTD,特别是局限型的进行性系统性硬化症(PSS)(30%)和混合性结缔组织病(MCTD)(10%),可能是由于进行性的间质性纤维化和缺氧诱导的血管收缩导致肺血管系统破坏。大多数 PSS 患者还伴有食管受累,表现为食管扩张(60%~80%)和胃食管反流,其被认为是 ILD 进展的额外成因。伴 ILD 的 PAH 患者的总体死亡率高于 ILD 患者,且死亡率随着 PAH 的严重程度而增加。

药物引起的 ILD 或继发于免疫抑制和机会性感染引起的弥漫性肺部密度增高影也可能是 CTD 治疗后的并发症。许多抗风湿药物和常规用于治疗 CTD 的生物制剂,已被证实可导致弥漫性间质和肺泡异常改变。在已知经过治疗的 CTD 患者中,肺部

胶原血管疾病的胸部类型

	UIP	NSIP	OP	LIP	胸膜	PAH
RA	(+++)	(++)	(++)	(+)	(++)	(+)
PSS	(+)	(+++)	(+)	(−)	(−)	(+++)
P/D	(+)	(+++)	(+++)	(−)	(−)	(+)
干燥综合征	(+)	(++)	(−)	(++)	(+)	(+)
SLE	(+)	(++)	(+)	(+)	(+++)	(+)
MCTD	(+)	(++)	(+)	(+)	(+)	(++)

UIP＝寻常性间质性肺炎；NSIP＝非特异性间质性肺炎；OP＝机化性肺炎；LIP＝淋巴细胞间质性肺炎；PAH＝肺动脉高压

引自：Capobianco J et al：Thoracic manifestations of collagen vascular diseases. Radiographics. 32(1):33-50, 2012 and Fischer A et al：Interstitial lung disease in connective tissue disorders. Lancet. 380(9842):689-98,2012.

UIP 的 HRCT 诊断标准

UIP 型	可能 UIP 型	不符合 UIP 型
胸膜下，基底部为著	胸膜下，基底部为著	上或中肺为著
网状影	网状影	支气管血管束周围为著
蜂窝±牵拉性支气管扩张	无不符合 UIP 型中所列表现	广泛的磨玻璃密度影(>网状影)
无不符合 UIP 型中所列表现		多发微结节(双侧，上肺)
		散在囊腔(多发，双侧，远离蜂窝)
		弥漫马赛克密度/空气潴留(双侧，≥3 个肺叶)
		段/叶性实变

诊断 UIP 型和可能 UIP 型需要所有诊断标准。不符合 UIP 型的诊断需要满足 7 条诊断标准的任意 1 条

引自：Raghu G et al：An official ATS/ERS/JRS/ALAT Statement：Idiopathic pulmonary fibrosis：Evidence-based guidelines for diagnosis and management. Am J Respir Crit Care Med. 183(6):788-824,2011.

出现新发异常，鉴别诊断中应考虑药物毒性所致。甲氨蝶呤和环磷酰胺是 CTD 治疗患者中最常见的与肺部毒性相关的治疗制剂，可能会导致多种影像形态学异常，这些表现提示潜在的肺损伤，可能是弥漫性肺泡损伤、NISP、过敏性肺炎或 OP。同样，机会性感染(耶氏肺孢子菌、巨细胞病毒等)也可能导致双肺弥漫磨玻璃密度影伴间隔增厚，类似于 CTD-ILD。

单侧或双侧的少量胸腔积液是系统性红斑狼疮(SLE)最常见的胸部表现，发生在大约 1/2 的患者中。RA 仅次于 SLE，是第二常见的伴胸腔积液的 CTD，而 P/D 和 PSS 很少伴发胸腔积液。心包积液在 SLE 较常见(30%)，而在其他胶原血管疾病中罕见。

临床和血清学的不同表现并不总是可以直接区分不同类型的 CTD。MCTD 的临床和血清学异常表现是几种自身免疫性疾病的组合或重叠，主要是 SLE、PSS 和 P/D，较少是 RA。患者肺部受累(主要是 NSIP)和 PAH 是最常见的肺部异常。另一个"灰色区域"存在于特发性间质性肺炎伴有典型 CTD 提示性、而非决定性特征的患者中，因为血清学或临床表现缺乏或不匹配。伴自身免疫特征的间质性肺炎(IPAF)这个术语已经被欧洲呼吸协会和美国胸科协会提出，指的是组织学或 HRCT 提示间质性肺炎，但没有诊断特定的 CTD 的完全性风湿病学诊断标准，但具有部分(即至少有 2 个领域中的 1 个特征)临床、血清学和形态学表现提示自身免疫。IPAF 本身并不是一个新的病理学实体，而是一个共识提案，旨在促进未来的系统性研究，而关于这种疾病人们提出了不同的术语，这在组织学上是挑战。

部分参考文献

1. Mathai SC et al: Management of interstitial lung disease associated with connective tissue disease. BMJ. 352:h6819, 2016
2. Fischer A et al: An official European Respiratory Society/American Thoracic Society research statement: interstitial pneumonia with autoimmune features. Eur Respir J. 46(4):976-87, 2015
3. Jokerst C et al: An overview of collagen vascular disease-associated interstitial lung disease. Semin Roentgenol. 50(1):31-9, 2015
4. Katsumata Y et al: Interstitial lung disease with ANCA-associated vasculitis. Clin Med Insights Circ Respir Pulm Med. 9(Suppl 1):51-6, 2015
5. Ruano CA et al: Thoracic manifestations of connective tissue diseases. Curr Probl Diagn Radiol. 44(1):47-59, 2015

(左) 58 岁女性, 类风湿关节炎相关的寻常性间质性肺炎患者, 横轴位增强 CT 显示广泛胸膜下蜂窝影➡, 以下肺为著(即肺尖肺底梯度), 其表现为多层囊变, 典型表现为共用囊壁。(右) 同一患者的冠状位增强 CT 显示典型的肺尖肺底梯度, 上、中肺野较少受累, 病变在基底部更广泛。

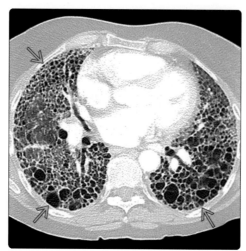
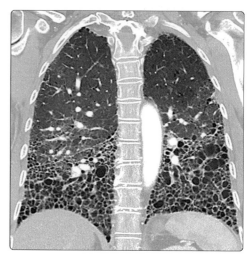

(左) 28 岁女性, 系统性红斑狼疮患者, 横轴位 HRCT 显示双侧斑片状磨玻璃密度影➡伴网状影和牵拉性支气管扩张。开胸活检证实为纤维化性 NSIP。(右) 48 岁女性, 类风湿关节炎患者, 横轴位 HRCT 显示弥漫磨玻璃密度影和牵拉性支气管扩张➡, 但是没有蜂窝。开胸活检符合 NSIP。

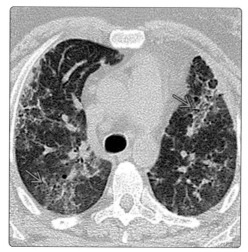
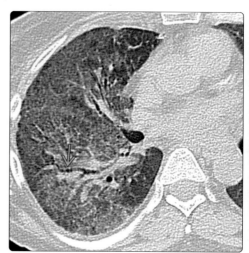

(左) 39 岁女性, 多肌炎和 NSIP 患者, 横轴位增强 CT 显示双上肺为著的支气管血管束周围磨玻璃密度影和网状影➡。在肺内其他部位也可见类似表现。(右) 49 岁女性, 皮肌炎和机化性肺炎患者, 横轴位 HRCT 显示双侧多发斑片状气腔影➡, 沿支气管血管束周围分布。

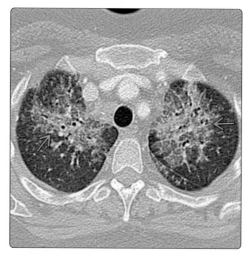
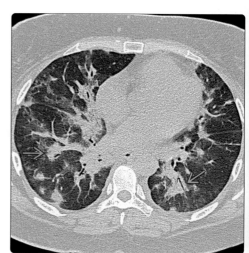

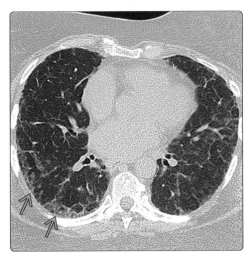
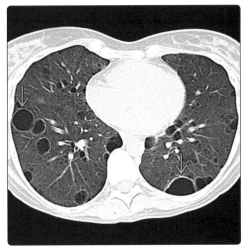

(左) 67 岁女性,干燥综合征以及活检证实的 NSIP 患者,横轴位 HRCT 显示双肺下叶胸膜下少量磨玻璃密度影➡。(右) 39 岁女性,干燥综合征以及组织学证实的淋巴细胞性间质性肺炎患者,横轴位平扫 CT 显示双侧多发薄壁肺囊腔➡。

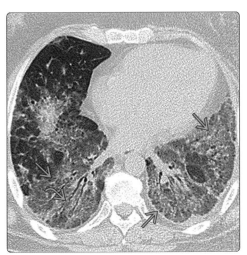
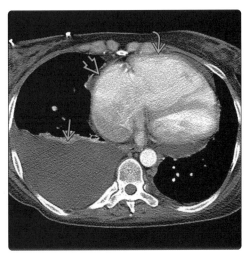

(左) 28 岁女性,系统性红斑狼疮以及活检证实的非特异性间质性肺炎患者,横轴位 HRCT 显示广泛的磨玻璃密度影➡和牵拉性支气管扩张➡。(右) 32 岁女性,系统性红斑狼疮和浆膜炎患者,横轴位增强 CT 显示右心房➡和心室➡扩张,与肺动脉高压和狼疮性心肌炎相关,其造成了右心扩大的进展。注意右侧大量胸腔积液➡。

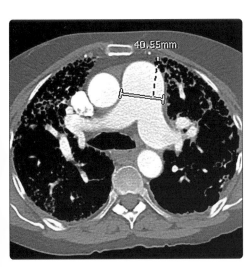
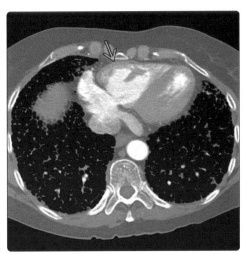

(左) 类风湿关节炎、肺动脉高压和严重的肺纤维化女性患者,横轴位增强 CT 显示肺动脉干明显扩张(>4cm)和扩张的中央肺动脉。(右) 同一患者的横轴位增强 CT 显示右心室扩张、肥厚➡。双侧广泛的慢性肺纤维化。移植肺(双肺移植后)显示寻常性间质性肺炎和肺动脉高压的改变。

要 点

术语

- 类风湿关节炎（RA）
- 以软骨的慢性炎症、侵蚀和损害为特点的系统性多关节炎

影像

- 肺
  - 弥漫性肺疾病几种类型
    - 寻常性间质性肺炎
    - 非特异性间质性肺炎（NSIP）
    - 机化性肺炎（OP）
  - 药物毒性
  - 渐进坏死性结节
- 胸膜：积液；增厚并强化
- 大气道：支气管扩张
- 小气道：滤泡性细支气管炎、闭塞性细支气管炎
- 心血管：心包积液、肺动脉高压、心肌炎

主要鉴别诊断

- 特发性间质性肺炎
- 自身免疫特征的间质性肺炎
- 进行性系统性硬化
- 多肌炎/皮肌炎
- 系统性红斑狼疮

临床

- 影像异常可先于呼吸道症状出现
- 胸膜性胸痛是最常见的症状
- 主要的治疗方法为药物治疗
  - 皮质激素类
  - 症状缓解型抗风湿药：金制剂、青霉胺、甲氨蝶呤
  - 生物制剂：英利昔单抗、利妥昔单抗

诊断备忘

- 关节病及胸腔积液的患者要考虑 RA 的诊断

（左）类风湿关节炎和浆膜炎的患者，前后位胸片显示双侧胸腔积液，左侧为著，心影增大。（右）同一患者的横轴位增强 CT 显示与浆膜炎相关的双侧胸腔积液➡和大量心包积液➡。虽然非特异性，以胸膜和/或心包积液或增厚的形式累及浆膜是类风湿关节炎胸部最常见的表现。

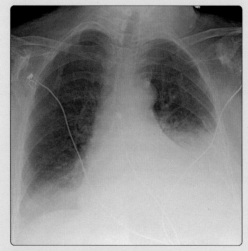
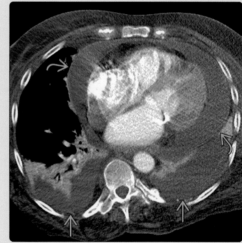

（左）类风湿关节炎和寻常性间质性肺炎患者，后前位胸片显示肺容积减少，双侧网状影及蜂窝。（右）同一患者的横轴位 HRCT 显示双侧广泛的胸膜下蜂窝，基底段为著。寻常性间质性肺炎是类风湿关节炎间质性肺疾病最常见的类型，以薄层 CT 上的基底段蜂窝为特点。

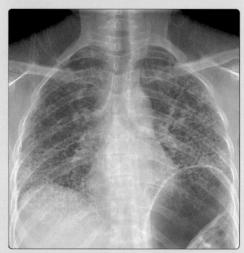
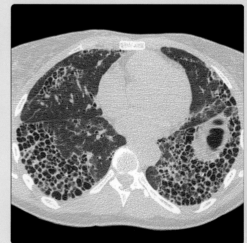

术语

缩略词

- 类风湿关节炎(RA)

同义词

- 类风湿肺

定义

- RA:以对称性多关节病伴有软骨的慢性炎症、侵蚀和损害为特征的自身免疫性疾病
  - 最常见的结缔组织病

影像

总体特征

- 最佳诊断线索
  - 关节疼痛和肿胀+胸腔积液和胸膜炎
- 部位
  - 胸膜疾病是最常见的胸内异常
    - 胸膜炎症
    - 与心脏病相关的 RA 有关
  - 肺实质和气道侵犯
- 大小
  - 渐进坏死性(类风湿)结节
    - 大小多变;几毫米至数厘米

平片表现

- 平片
  - 肺
    - 间质性肺炎(ILD):网状影或网状结节影,胸膜下分布
    - 机化性肺炎(OP):胸膜下分布的片状实变
    - 感染:大叶、段或亚段性密度增高影
  - 胸膜
    - 积液:少量至中等,单侧
  - 心脏和心包
    - 心包积液

CT 表现

- 增强 CT
  - 胸膜
    - 积液:继发于炎症
      □ 少量至中等,单侧
    - 增厚并增强
      □ 可累及壁层及脏层胸膜
      □ 光滑或结节状增厚
      □ 肺膨胀受损导致"塌陷肺"
- HRCT
  - 寻常性间质性肺炎
    - 胸膜下网状影±蜂窝样,呈肺尖肺底梯度
    - 胸膜下磨玻璃影,下肺为著
    - ±牵拉性支气管扩张

- 肺癌风险增加;肺结节或肿块需要警惕
  - 非特异性间质性肺炎(NSIP)
    - 胸膜下磨玻璃影为主,下肺为著
    - 网状影,牵拉性支气管扩张,下肺容积减少
  - 机化性肺炎(OP)
    - 单侧或双侧片状实变,外周或支气管周分布
    - 多边形密度增高影,反晕征(圆形磨玻璃密度影区被环状实变包绕)
  - 渐进坏死性结节
    - 边界清楚,大小多变:0.5~5cm
    - 外周分布,50%可见空洞,可引起气胸
    - 其内可见钙化
  - 感染
    - 结核、诺卡菌病、曲霉菌病、组织胞浆菌病、球孢子菌病、肺孢子菌肺炎、巨细胞病毒感染
  - 其他
    - 反应性淀粉样变性
      □ RA 的严重并发症,有淀粉样 A 蛋白(AA)原纤维沉积在多个器官引起的严重的威胁生命的疾病
    - 药物相关肺毒性
  - 大气道
    - 30%的 RA 患者有支气管扩张
  - 小气道
    - 滤泡性细支气管炎
      □ 支气管黏膜相关淋巴组织增生
      □ 较小的小叶中央结节,支气管周围结节,磨玻璃密度影,马赛克密度,空气潴留
    - 闭塞性细支气管炎
      □ 膜性细支气管向心性缩窄
      □ 马赛克密度,支气管扩张,支气管壁增厚
- 骨 CT
  - 胸锁、盂肱关节
    - 关节旁骨质疏松,关节间隙狭窄,骨皮质下囊肿,侵蚀,半脱位
- CTA
  - 心血管
    - 肺动脉高压(闭塞性血管病变)
      □ 肺动脉增宽,右心房室扩张,对比剂反流入下腔静脉及肝静脉
    - 心肌炎
      □ 心脏增大,心力衰竭

MR 表现

- T_1WI 抑脂
  - 侵蚀处或关节间隙强化提示富血供滑膜炎

超声表现

- 灰阶超声

- ○ 评价胸锁及盂肱关节：关节内积液、关节间隙扩大、滑膜增生
- 能量多普勒
  - ○ 多普勒信号增强

成像推荐

- 最佳成像工具
  - ○ HRCT
- 扫描参数建议
  - ○ HRCT，吸气相和呼气相

鉴别诊断

特发性间质性肺炎

- 从影像上与结缔组织病相关间质性肺疾病不能鉴别
- 鉴别诊断依靠临床及副临床标准

自身免疫特征的间质性肺炎

- 从影像上与结缔组织病相关间质性肺疾病不能鉴别
- 鉴别诊断依靠临床及副临床标准

进行性系统性硬化症

- NSIP：ILD 的最常见类型，在系统性疾病患者中所占比例达到 80%
  - ○ 双侧、对称性磨玻璃密度影，胸膜下分布
  - ○ 网状影、牵拉性支气管扩张
  - ○ 10%~30% 的患者存在蜂窝
- 肺动脉高压所占比例可达 30%
- 食管扩张

多肌炎/皮肌炎

- 皮肤病
- OP：片状实变，胸膜下或支气管周围分布
- NSIP

系统性红斑狼疮

- 胸膜病变是最常见的胸部表现
  - ○ 胸腔积液
- 心包积液
- 弥漫性肺部出血
  - ○ 双侧实变
- 寻常性间质性肺炎
- 深静脉血栓和肺动脉栓塞

病理

总体特征

- 病因
  - ○ 多因素
    - 遗传易感性（70% 的 RA 患者表达 *HLA-DR4*）
    - 环境因素（抽烟）
    - 感染因子

临床

临床表现

- 最常见体征/症状
  - ○ 胸膜痛、劳力性呼吸困难、咳嗽、喘鸣

- ○ 疲劳、全身无力
- ○ 关节痛、关节肿胀、僵硬
- 其他体征/症状
  - ○ 非关节表现：血管炎、巩膜外层炎、干燥性角膜结膜炎、皮下结节、多数性单神经炎
  - ○ 费尔蒂综合征：RA+脾肿大+白细胞减少症

人口统计学

- 年龄
  - ○ 高峰：45~65 岁
- 性别
  - ○ 女：男 = 3：1
- 流行病学
  - ○ 1% 的成人患有 RA
    - 美国原住民的发病率较高
  - ○ 烟草对肺部表现有协同作用

自然病程和预后

- 影像表现异常可先于呼吸道症状出现

治疗

- 药物治疗是主要的治疗方式
  - ○ 皮质激素类
  - ○ 症状缓解型抗风湿药
    - 金制剂、青霉胺、甲氨蝶呤
  - ○ 生物制剂
    - 英利昔单抗、利妥昔单抗
- 物理治疗
- 外科手术
  - ○ 滑膜切除术、肌腱修补、全关节置换

诊断备忘

考虑

- 患者患有关节病和肺疾病

影像解释要点

- 对于诊断小气道疾病，吸气相和呼气相成像是必要的

报告小贴士

- 急性肺部症状和新发肺部阴影应考虑 RA 患者的感染或药物毒性
- 慢性肺部症状患者可排除 RA 相关肺/胸膜疾病

部分参考文献

1. Aparicio IJ et al: Connective tissue disease-associated interstitial lung diseases: unresolved issues. Semin Respir Crit Care Med. 37(3):468-76, 2016
2. Chansakul T et al: Intra-thoracic rheumatoid arthritis: Imaging spectrum of typical findings and treatment related complications. Eur J Radiol. 84(10):1981-91, 2015
3. Ohno Y et al: State-of-the-art imaging of the lung for connective tissue disease (CTD). Curr Rheumatol Rep. 17(12):69, 2015

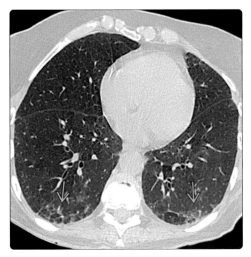
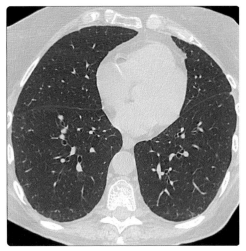

(左)类风湿关节炎和非特异性间质性肺炎患者,横轴位 HRCT 显示磨玻璃密度影和网状影➡️,胸膜下及下叶为著。注意没有蜂窝,蜂窝是寻常性间质性肺炎的特点。
(右)同一患者英利昔单抗治疗 6 个月后的横轴位 HRCT 显示病变好转,只有残留的轻微异常密度影。非特异性间质性肺炎对几种治疗有效,不像寻常性间质性肺炎。

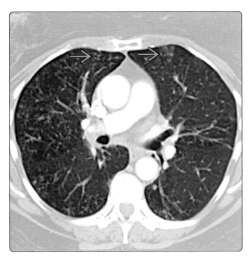
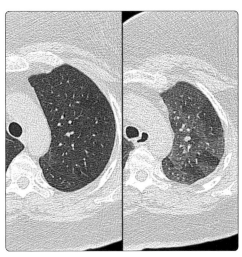

(左)类风湿关节炎及滤泡性细支气管炎患者,横轴位增强 CT 显示在马赛克密度背景下散在的树芽征➡️。当感染治疗后肺密度没有改善时,应怀疑滤泡性细支气管炎。
(右)类风湿关节炎合并缩窄性细支气管炎女性患者,横轴位吸气相(左)和呼气相(右)HRCT 组合图像显示吸气相肺密度正常,呼气相表现为空气潴留。

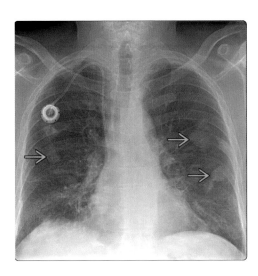
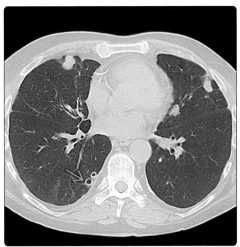

(左)类风湿关节炎患者,后前位胸片显示双侧多发肺结节➡️,为渐进坏死性结节。(右)同一患者横轴位平扫 CT 显示多发软组织结节,部分可见空洞➡️。渐进坏死性结节大小不一,可单发或多发,其内可见空洞或钙化。在类风湿关节炎患者中,淀粉样变性也是引起肺结节的另一个原因。

要　点

术语

- 全身自身免疫性结缔组织病,累及多个脏器包括皮肤、肺、心脏及肾

影像

- 平片
  - 对称性基底部网状结节影
  - 肺体积减小,有时与肺疾病的严重程度不成比例
  - 扩张及充气的食管,在侧位胸片显示最佳
- CT
  - 间质性肺疾病:非特异性间质性肺炎≫寻常性间质性肺炎
    - 胸膜下网状影,下肺为著
  - 弥漫误吸性细支气管炎:小叶中央结节和树芽征
  - 食管扩张
  - 肺动脉高压;引起预后不良

- 淋巴结肿大
- 结节或肿块应高度怀疑肺癌

主要鉴别诊断

- 非特异性间质性肺炎
- 特发性肺纤维化
- 误吸性肺炎

病理

- 胶原蛋白产生过量并在组织中沉积

临床

- 肺部病变常出现在皮肤表现之后
- 肺癌风险增加,尤其在肺纤维化患者中

诊断备忘

- 慢性间质性肺疾病和食管扩张的患者,应考虑进行性系统性硬化症

(左)进行性系统性硬化症和非特异性间质性肺炎(NSIP)患者,横轴位俯卧位 HRCT 显示双侧胸膜下磨玻璃密度影,基底部为著。在大部分 NSIP 病例中,磨玻璃密度影与纤维化相关,而不是活动性炎症。(右)进行性系统性硬化症和 NSIP 患者,后前位胸片显示肺容积减少,双侧下叶为著的网状影。

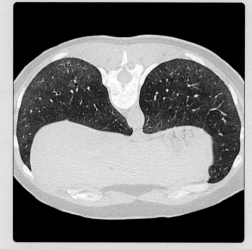
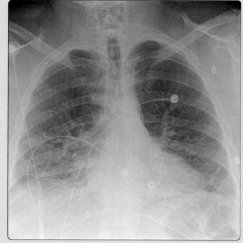

(左)同一患者的横轴位 HRCT 显示不对称的胸膜下网状影和牵拉性支气管扩张➡和细支气管扩张,主要累及右肺。注意扩张的食管➡内见气-液平。(右)同一患者的横轴位 HRCT 显示胸膜下磨玻璃密度影、网状影、牵拉性支气管扩张➡,以及远端扩张的食管➡。间质性肺疾病患者伴有食管扩张,应提示进行性系统性硬化症的诊断。

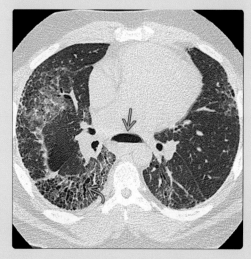
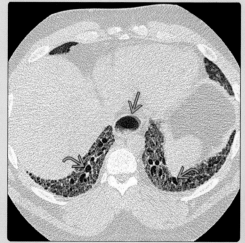

术语

缩略词
- 进行性系统性硬化症(PSS)

同义词
- 硬皮病
- 系统性硬化

定义
- 全身自身免疫性结缔组织病,累及多个脏器包括皮肤、肺、心脏及肾
- 局限性皮肤系统性硬化病(60%)
  ○ 累及手、前臂、足及面部皮肤
  ○ 长期雷诺现象
  ○ CREST 综合征:钙质沉着病、雷诺现象、食管运动障碍、指端硬化和毛细血管扩张症
- 弥漫性皮肤系统性硬化病(40%)
  ○ 急性发病:雷诺现象,累及肢端及躯干皮肤
  ○ 间质性肺疾病高发
- 无皮肤症状的系统性硬皮病 (罕见)
  ○ 间质性肺病,无皮肤改变

影像

总体特征
- 最佳诊断线索
  ○ 下肺胸膜下网状影+食管扩张
- 部位
  ○ 下肺野

平片表现
- 平片
  ○ 肺
    - 基底部非对称性网状结节影
    - 基底部细网状影("蕾丝样")进展到粗纤维化
    - 肺体积减小,有时与肺病变的严重程度不成比例
    - 膈肌升高,可能由于膈肌萎缩及纤维化所致
  ○ 伴发表现
    - 扩张及充气的食管,在侧位胸片显示最佳
    - 胸膜增厚及胸腔积液罕见
    - 上部及侧后部肋骨侵蚀
    - 远端指骨吸收,簇状钙化
    - 继发性肺癌,通常为腺癌或原位腺癌
  ○ 心脏增大
    - 心包积液
    - 肺动脉高压
    - 由于小血管疾病所致的心肌缺血
    - 浸润性心肌病

CT 表现
- 增强 CT
  ○ 食管扩张(常见)
  ○ 淋巴结肿大(常见)

- 很少在胸片中发现
- 在间质性肺炎中多为反应性
  ○ 肺动脉高压致肺动脉增宽
    - 可在无间质性肺疾病时出现
    - 引起预后不良
  ○ 胸膜增厚(假性胸膜斑,33%)
    - 胸膜下微结节
    - 假性胸膜斑(90%):胸膜下微小结节融合,宽度<7mm
    - 弥漫胸膜增厚(33%)
- HRCT
  ○ 间质性肺疾病
  ○ 非特异性间质性肺炎(NSIP)(最常见)
    - 磨玻璃影和网状影
      □ 无至轻度蜂窝
    - 肺尖肺底梯度
    - 牵拉性支气管扩张和细支气管扩张
      □ 支气管扩张可与间质性肺疾病的严重程度不成比例
    - 支气管血管束周围分布,胸膜下未受累,高度提示 NSIP
  ○ 寻常性间质性肺炎(UIP)(少见)
    - 与 NSIP 相似,蜂窝是主要表现
  ○ 广泛磨玻璃密度影(尤其新发)提示急性加重
    - 影像上类似感染或肺水肿的重叠;鉴别诊断依赖于临床和实验室结果,包括支气管肺泡灌洗
  ○ 弥漫误吸性细支气管炎
    - 散在小叶中央异常密度影和树芽征
    - 支气管扩张,细支气管扩张和支气管壁增厚
  ○ 散发的结节或肿块需要评估以排除肺癌[即,随访和/或活检]

其他检查表现
- 食管造影
  ○ 食管扩张
  ○ 胃食管反流
  ○ 胃食管结合部开放

成像推荐
- 最佳成像工具
  ○ 肺部受累的检出,HRCT 比平片敏感
  ○ 食管造影用来评估食管动力

鉴别诊断

非特异性间质性肺炎
- HRCT 表现相同
- 无食管扩张

特发性肺纤维化
- 无食管扩张或肌肉骨骼的变化
- 较粗的间质性肺疾病,蜂窝更常见
- 磨玻璃影少见

- 胸膜下分布

误吸性肺炎

- 在肺重力依赖区反复出现的阴影及慢性纤维化
- 已知食管运动功能疾病
- PSS 患者风险较高

石棉肺

- 无食管扩张
- 胸膜斑(80%)
- 肺纤维化的 UIP 型

类风湿关节炎

- 无食管扩张
- 可出现 HRCT 相同表现(NSIP 或 UIP)
- 对称性关节侵蚀改变

药物反应

- 无食管扩张
- 可能出现 HRCT 相同表现

结节病

- 无食管扩张
- 上肺为著的淋巴管周围微结节

病理

总体特征

- 病因:
  - T 抑制细胞和 NK 细胞循环减少;可能抑制成纤维细胞增殖
  - 抗拓扑异构酶Ⅰ(30%)、抗 RNA 聚合酶Ⅲ和抗组蛋白抗体伴间质性肺疾病
  - 在 CREST 变异体中抗着丝点抗体,无间质性肺炎
- 胶原蛋白产生过量及组织中沉积
- 在皮肤、动脉及食管之后,肺是第四位最常受累的脏器

分期、分级和分类

- 美国风湿病学协会标准:诊断需要 1 个主要标准或 2 个次要标准
  - 主要标准:近端掌指关节的皮肤受侵
  - 次要标准:指端硬化,洞蚀样瘢痕,指垫消失,双侧肺基底部纤维化

镜下特征

- 肺动脉高压
  - 最特征性表现:同心圆性层状纤维化伴有少许丛状病变
- NSIP:细胞性或纤维性(80%)
- UIP:成纤维细胞增生,纤维化,结构扭曲(10%~20%)

临床

临床表现

- 最常见的体征/症状
  - 肺病变常出现在皮肤表现后
    - 雷诺现象是就诊时最常见的表现(约 90%),以及肌腱炎、关节痛、关节炎
    - 呼吸困难(90%)、咳嗽、胸膜炎性痛、发热、咯

血、吞咽困难
- 其他体征/症状
  - 皮肤紧绷、硬结、增厚
  - 血管异常
  - 肌肉骨骼表现
  - 包括肺、心和肾的内脏受累
  - 食管动力障碍、胃食管反流、食管念珠菌病、食管狭窄、体重下降
  - 肾病变:高血压、肾衰竭
  - 抗核抗体(100%)
  - 肺功能检测
    - 限制性或阻塞性
    - 弥散功能减退
  - 支气管肺泡灌洗:从淋巴细胞性到中性粒细胞性肺泡炎(50%)

人口统计学

- 年龄
  - 通常发病年龄:30~50 岁
- 性别
  - 男:女 = 1:3
- 流行病学
  - 1.2/10 万
  - 尸检中肺病变>80%

自然病程和预后

- 肺疾病为隐匿性及进行性
- 肺癌风险增加;与肺纤维化相关
  - 通常为腺癌或原位腺癌
- 预后:5 年存活率 70%
  - 最常见死亡原因为肺动脉高压

治疗

- 直接针对受累器官治疗
- 间质性肺疾病
  - 环磷酰胺
  - 皮质激素
- 积极的血压控制对预防肾衰很重要

诊断备忘

考虑

- 慢性间质性肺疾病和食管扩张患者,考虑 PSS
- PSS 患者新的单发或实性为主或亚实性肺结节,应考虑肺癌

部分参考文献

1. Capobianco J et al: Thoracic manifestations of collagen vascular diseases. Radiographics. 32(1):33-50, 2012
2. Goldin JG et al: High-resolution CT scan findings in patients with symptomatic scleroderma-related interstitial lung disease. Chest. 134(2):358-67, 2008
3. Madani G et al: The role of radiology in the management of systemic sclerosis. Clin Radiol. 63(9):959-67, 2008
4. Wells AU: High-resolution computed tomography and scleroderma lung disease. Rheumatology (Oxford). 47 Suppl 5:v59-61, 2008
5. Desai SR et al: CT features of lung disease in patients with systemic sclerosis: comparison with idiopathic pulmonary fibrosis and nonspecific interstitial pneumonia. Radiology. 232(2):560-7, 2004

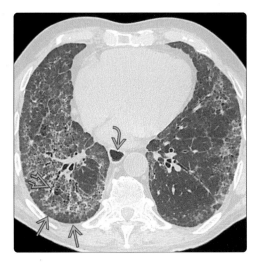
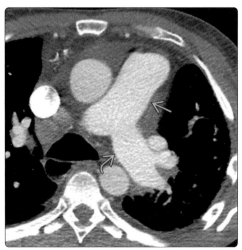

(左)进行性系统性硬化症和 NSIP 患者,横轴位 HRCT 显示双侧网状和磨玻璃密度影伴有牵拉性细支气管扩张,胸膜下未受累➡,这是 NISP 的典型表现。注意食管扩张➡。(右)进行性系统性硬化症和间质性肺疾病的患者,横轴位增强 CT 显示扩张的肺动脉干➡和左肺动脉➡,与肺动脉高压一致。

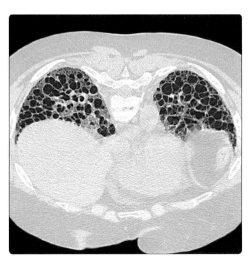
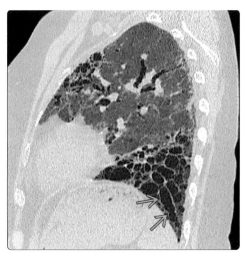

(左)进行性系统性硬化症和 NSIP 患者,横轴位 HRCT 显示基底段磨玻璃密度影和囊样结构,对应为严重的支气管扩张。(右)同一患者矢状位 HRCT 有助于显示横轴位图像上的囊样结构与支气管扩张对应➡,而不是蜂窝囊腔。在进行性系统性硬化症患者中,支气管扩张与间质性肺疾病的严重程度不成比例很常见。

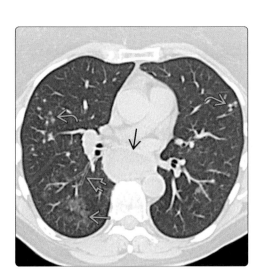
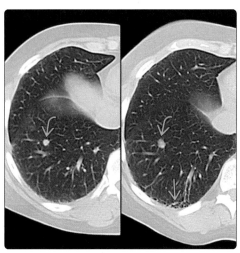

(左)进行性系统性硬化症和误吸性细支气管炎患者,横轴位平扫 CT 显示双侧磨玻璃密度影➡,簇状小叶中央结节➡,轻度支气管扩张➡和食管扩张➡。(右)进行性系统性硬化症和肺腺癌患者,图像组合显示右肺下叶结节➡在 12 个月的间隔中增长,以及胸膜下纤维化➡。间质性肺疾病的患者肺癌的发生率增加。

要　点

术语

- 皮肌炎/多肌炎（D/P）：自身免疫性肌病，表现为炎症和无力
  - D 为各种皮肤表现
  - P 累及近端肌肉数周或数月以上

影像

- HRCT/CT
  - 结缔组织疾病相关的间质性肺疾病（CTD-ILD）：可表现出非特异性间质性肺炎（NISP）或寻常性间质性肺炎（较少见）的特点
    - 基底部胸膜下磨玻璃密度影（85%）
    - 小叶间隔增厚和网状影（45%）
    - 牵拉性支气管扩张（50%）
    - 蜂窝（15%）
- 机化性肺炎（OP）：胸膜下和/或支气管血管束周围实变
- 横膈和/或胸壁肌肉无力±肺皱缩综合征

- 肌肉萎缩和脂肪替代
- 抗合成酶综合征：磨玻璃密度影（在 NISP）和支气管血管束周围实变（在 OP）

主要鉴别诊断

- 特发性间质性肺炎
- 自身免疫特征的间质性肺炎
- 系统性红斑狼疮
- 其他自身免疫疾病

临床

- 首次治疗：全身激素
- 复发或难治性 D/P：利妥昔单抗、环磷酰胺、咪唑硫嘌呤、甲氨蝶呤

诊断备忘

- 双肺胸膜下肺阴影和特发性炎性肌病患者，考虑 CTD-ILD

（左）49 岁男性，多肌炎患者，横轴位增强 CT 显示双侧多发磨玻璃密度影➡️和胸膜下轻度网状影➡️。（右）同一患者冠状位增强 CT 显示双侧基底部磨玻璃密度影➡️和轻度网状影，中上肺野未受累。开胸活检表现符合非特异性间质性肺炎。非特异性间质性肺炎为皮肌炎/多肌炎中最常见的间质性肺疾病类型。

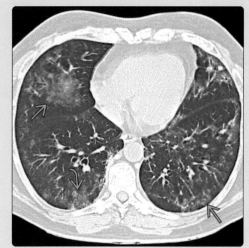
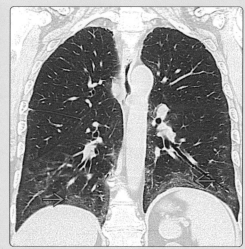

（左）57 岁男性，多肌炎和结缔组织病相关的间质性肺疾病患者，横轴位增强 CT 显示双侧胸膜下磨玻璃密度影、网状影和早期蜂窝➡️。（右）同一患者横轴位增强 CT 显示更广泛的胸膜下磨玻璃密度影、网状影和早期蜂窝➡️。注意肺动脉干增宽➡️符合肺动脉高压，是间质性肺疾病患者预后较差的标志。

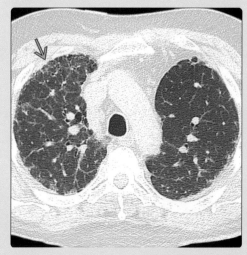
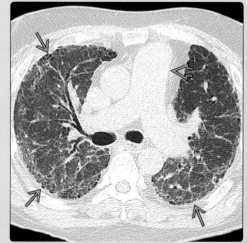

术语

缩略词

- 皮肌炎/多肌炎(D/P)

同义词

- 多肌炎/皮肌炎间质性肺疾病(ILD)
- 特发性炎性肌病 ILD

定义

- 自身免疫肌病
  - 表现为炎症和无力
  - 皮肌炎为各种皮肤表现
  - 多肌炎累及近端肌肉数周或数月以上
- 可由于结缔组织疾病相关的间质性肺疾病(CTD-ILD),呼吸肌受累而导致的误吸性细支气管炎和/或肺通气不足变得复杂化
  - CTD-ILD:继发于 D/P 的弥漫性间质性肺炎
  - 误吸性细支气管炎:典型的弥漫性

影像

总体特征

- 最佳诊断线索
  - CTD-ILD:已知特发性炎性肌病患者弥漫双肺异常
- 部位
  - CTD-ILD:下叶为著
- 形态学
  - CTD-ILD
    - 胸膜下网状影
    - ±蜂窝

平片表现

- 平片
  - CTD-ILD
    - 体积缩小
    - 下叶为著网状影
  - 机化性肺炎(OP)
    - 亚段性实变;系列成像可见游走性
  - 横膈和/或胸壁肌肉无力±肺皱缩综合征
    - 肺体积减小
  - 软组织钙化常见

CT 表现

- HRCT/CT
  - CTD-ILD
    - 可能会表现出非特异性间质性肺炎(NISP)或寻常性间质性肺炎(较少见)的特点。
    - 基底部胸膜下磨玻璃密度影(85%)
    - 小叶间隔增厚和网状影(45%)
    - 牵拉性支气管扩张(50%)
    - 蜂窝(15%)
      - 比特发性肺纤维化的蜂窝少见

- 实变(55%);通常伴发机化性肺炎
  - OP
    - 胸膜下和/或支气管血管束周围亚段实变
    - 反晕(或环礁)征
    - 系列成像上游走性阴影
  - 抗合成酶综合征
    - 磨玻璃密度影(在 NSIP)和支气管血管束周围实变(在 OP);常同时发生
  - 误吸
    - 弥漫误吸性细支气管炎和/或误吸性肺炎
    - 树芽征±支气管扩张
    - 实变
  - 纵隔、肺门和腋窝淋巴结肿大(通常为反应性)
  - 胸壁
    - 横膈和/或胸壁肌无力±肺皱缩综合征
      - 肺体积减小不伴有 CTD-ILD 各种表现
    - 肌萎缩和脂肪替代
    - 皮下钙化

成像推荐

- 最佳成像工具
  - HRCT/CT

鉴别诊断

特发性间质性肺炎

- IPF,NSIP 和 OP
  - 与 D/P 相关的 ILD 不能区分
  - 诊断和鉴别诊断依赖于缺乏自身免疫疾病的临床表现或血清学证据

自身免疫特征的间质性肺炎

- 基于活检或 HRCT 的 ILD 不符合全部的 CTD-ILD 诊断标准,但表现出提示自身免疫疾病的临床或血清学特点
- HRCT 和病理特征包括 UIP、NSIP、淋巴细胞间质性肺炎(LIP)和 OP

系统性红斑狼疮

- 可能表现与 CTD-ILD 和 OP 同样的特征
- 可能表现为肺皱缩综合征(即,无 CTD-ILD 的限制性生理机能)

其他自身免疫疾病

- 类风湿关节炎
- 进行性系统性硬化症
- 混合结缔组织疾病
- 干燥综合征
- 可表现与 CTD-ILD,LIP 和 OP 同样的特征

药物引起的肺疾病

- 可能表现为 UIP,NSIP 或 OP 的影像和病理特征
- 有明确引起肺部反应的药物使用史(通常为现在或近期使用)

弥漫误吸性细支气管炎

- 可能由 D/P 和进行性系统性硬化症引起
- 常见病因学
  - 食管病变±累及吞咽和食管蠕动的神经疾病（如，失弛缓、食管裂孔疝、胃食管反流、帕金森病、脑血管意外等）
- 影像特点与其他原因引起的弥漫误吸性细支气管炎相同

石棉肺

- 职业暴露于石棉患者，表现为 UIP
- 断续的双侧胸膜增厚或胸膜斑提示石棉相关胸膜疾病（石棉暴露的标志）

病理

镜下特征

- 各种组织学和形态学类型已在 D/P 引起的 CTD-ILD 中描述
  - NSIP，UIP，OP，LIP；弥漫性肺泡损伤（DAD），即急性间质性肺炎

临床

临床表现

- 最常见的体征/症状
  - 多肌炎和皮肌炎：系统性自身免疫性疾病，以横纹肌的慢性炎性病变为特征，主要表现为近端肌无力（上肢或下肢和躯干）
  - 除皮肤受累外，皮肌炎和多肌炎非常相似，所以 D/P 经常被使用
  - 多肌炎：没有皮肤表现
  - 皮肌炎：至少 1 种皮肤表现
    - 向阳性皮疹：上眼睑红斑至青紫色皮疹±水肿
    - Gottron 丘疹：对称的红斑至青紫色丘疹，跨指间关节和掌指关节的背侧
    - Gottron 征：红色至青紫色斑点或丘疹，在肘关节、膝关节和踝关节的伸面
    - 皮肤钙质沉着症：真皮钙沉着
    - 其他：面部红斑，暴露于阳光部分皮肤的皮肤异色症，全身性红皮病，头皮的牛皮癣等
- 其他体征/症状
  - 肌痛，肌电图异常，无损性关节炎及关节痛，全身炎症征象
  - 实验室异常
    - 血清肌酸激酶升高
    - 肌电图异常
    - 抗 Jo-1（美沙吡林 tRNA 合成酶）抗体阳性
    - 病理表现符合炎症肌病
  - 心肌受累
    - 常为亚临床的
    - 传导异常，心律失常
    - 心肌梗死风险增加
  - 抗合成酶综合征
    - 多肌炎/皮肌炎患者的亚型
      - 抗合成酶（抗 ARS）抗体
      - 间质性肺疾病
      - 发烧
      - 关节痛
      - 雷诺现象
      - 手疹

人口统计学

- 女性发病率较高（女：男 = 2：1）
- 成人>20 岁；发病高峰：45~60 岁
- 20%~40%特发性炎性肌病患者发生 ILD
- 与普通人群相比，癌症风险增加 5~7 倍（70%腺癌）；尤其是皮肌炎患者高风险
  - 肺癌、卵巢癌、宫颈腺癌、胰腺癌、膀胱腺癌、胃癌

自然病程和预后

- D/P 相关的 CTD-ILD 患者与没有肺部受累的患者比较，预后差
- 40%的死亡率源于肺部并发症
- 呼吸肌无力导致通气不足、肺不张和肺炎
- 咽肌功能障碍可导致误吸、弥漫误吸性细支气管炎和/或误吸性肺炎
- 预后不良因素包括：ILD、UIP 型、肺动脉高压、高龄，以及伴发恶性肿瘤

治疗

- 首次治疗：全身激素
- 复发或难治性 D/P：利妥昔单抗、环磷酰胺、咪唑硫嘌呤、甲氨蝶呤

诊断备忘

考虑

- 双肺胸膜下阴影和特发性炎性肌病的 CTD-ILD 患者，考虑 D/P

影像解释要点

- 散在和大的结节，应考虑原发肺癌的可能性

部分参考文献

1. Wang H et al: Pulmonary hypertension in polymyositis. Clin Rheumatol. 34(12):2105-12, 2015
2. Tanizawa K et al: The prognostic value of HRCT in myositis-associated interstitial lung disease. Respir Med. 107(5):745-52, 2013
3. Hervier B et al: Clinical manifestations of anti-synthetase syndrome positive for anti-alanyl-tRNA synthetase (anti-PL12) antibodies: a retrospective study of 17 cases. Rheumatology (Oxford). 49(5):972-6, 2010
4. Chen IJ et al: Interstitial lung disease in polymyositis and dermatomyositis. Clin Rheumatol. 28(6):639-46, 2009
5. Kang EH et al: Interstitial lung disease in patients with polymyositis, dermatomyositis and amyopathic dermatomyositis. Rheumatology (Oxford). 44(10):1282-6, 2005

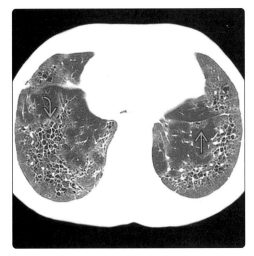
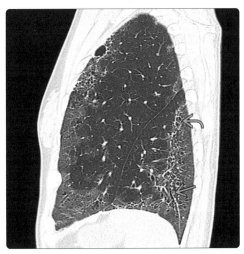

（左）48 岁男性，多肌炎和结缔组织病相关的间质性肺疾病患者，横轴位 HRCT 显示双侧磨玻璃密度影➡，支气管血管束周围网状影和蜂窝➡，胸膜下未受累。（右）同一患者矢状位 HRCT 显示磨玻璃密度影，支气管血管束周围蜂窝➡和牵拉性支气管扩张➡。胸膜下未受累是非特异性间质性肺炎的常见特征。

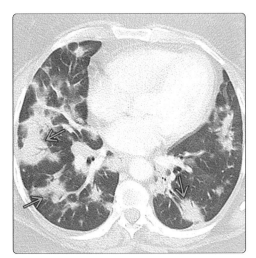
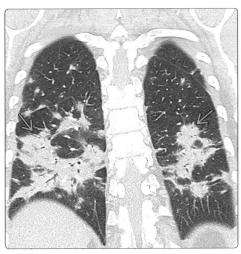

（左）50 岁女性，抗合成酶综合征患者，气短，横轴位增强 CT 显示机化性肺炎，表现为双侧多发气腔影和实变➡。（右）同一患者冠状位增强 CT 显示双侧支气管血管束周围结节状影和实变➡。经支气管活检显示机化性肺炎，这种表现可为孤立性或伴发非特异性间质性肺炎。

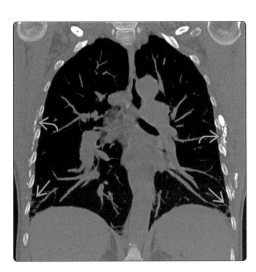
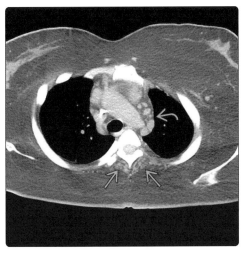

（左）41 岁女性，皮肌炎患者，冠状位平扫 CT（骨窗）显示下叶胸膜下斑片状影➡和邻近胸壁软组织广泛钙化➡。（右）多肌炎患者，横轴位平扫 CT 显示广泛肌萎缩和脂肪替代，几乎分辨不出胸壁肌肉组织，除了较小的椎旁肌肉➡。注意纵隔反应性淋巴结肿大➡。

要　点

术语

- 干燥综合征(SS):慢性炎性自身免疫性疾病:外分泌腺和其他部位的淋巴细胞浸润
- 可能为原发或伴发其他结缔组织病,最常见为类风湿关节炎

影像

- 非特异性间质性肺炎(NSIP)型:下叶胸膜下网状影和磨玻璃密度影
- 寻常性间质性肺炎(UIP)型:胸膜下网状影、牵拉性支气管扩张、蜂窝
- 淋巴细胞间质性肺炎(LIP):磨玻璃密度影、小叶中央/胸膜下结节、肺囊腔
- 弥漫性淋巴组织增生(DLH):晚期进展为纤维化罕见
- 机化性肺炎(OP):双侧斑片状、非肺段实变或磨玻璃密度影,胸膜下及支气管血管束周围为著

主要鉴别诊断

- 肺囊性病变
- 特发性肺纤维化
- 机化性肺炎
- 黏膜相关淋巴组织淋巴瘤

临床

- 中年女性(高峰:56 岁)
- 女性更常见;女:男 = 10:1
- 继类风湿关节炎后第二常见的多系统自身免疫疾病
- 诊断标准:干燥性角膜结膜炎+口腔干燥+小涎腺广泛淋巴细胞浸润+自身免疫疾病实验室证据[类风湿因子(+)或抗核抗体(+)或 SS-A 或 SS-B(+)]

诊断备忘

- 持续的结节、肿块或淋巴结肿大的 SS 患者,考虑淋巴瘤

(左)43 岁女性,干燥综合征和淋巴细胞间质性肺炎患者,前后位胸片显示肺体积减小,弥漫双肺下叶不均匀密度影并融合。(右)同一患者横轴位 HRCT 显示双侧弥漫磨玻璃密度影伴分散的小薄壁囊腔➡️和散发小实性结节➡️。干燥综合征患者肺部出现肺囊腔提示淋巴细胞间质性肺炎的可能性。

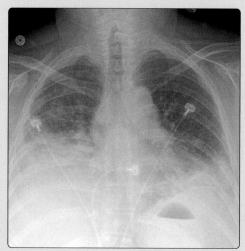
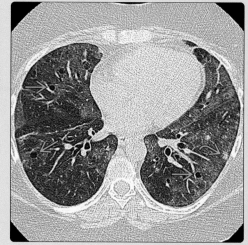

(左)同一患者标本低倍镜(HE 染色)显示弥漫淋巴细胞浸润累及间质伴散发反应性淋巴滤泡➡️。(右)同一标本高倍镜(HE 染色)显示肺间质大量淋巴细胞和浆细胞浸润。推测影像上的囊腔可能是淋巴细胞结节和浸润引起狭窄,从而导致细支气管远端气道过度扩张

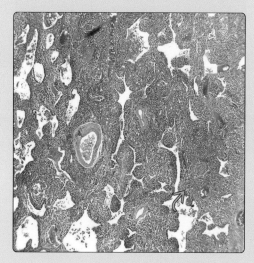
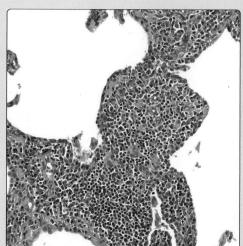

术语

缩略词
- 干燥综合征(SS)

同义词
- Sicca 综合征
- Gougerot-Sjögren 病

定义
- 以外分泌腺和其他腺体外部位淋巴浸润为特点的慢性炎性自身免疫性疾病
- 可为原发或伴发其他结缔组织病,最常见为类风湿关节炎
- 9%~20%的患者肺部受累,亚临床肺疾病可能更多见
  - 肺部受累继发 SS 比原发 SS 更常见
  - 非特异性间质性肺炎(NSIP)是 SS 患者最常见的间质性肺疾病(45%)
- SS 相关淋巴增生性疾病
  - 反应性(良性)淋巴增生性疾病
    - 滤泡性细支气管炎
    - 淋巴细胞间质性肺炎(LIP)
    - 弥漫淋巴组织增生(DLH)
  - 恶性淋巴增生性疾病
    - 弥漫大 B 细胞淋巴瘤
    - 黏膜相关淋巴组织(MALT)淋巴瘤
      - 可进展为弥漫大 B 细胞非霍奇金淋巴瘤(NHL)

影像

平片表现
- 平片
  - NSIP
    - 双侧、网状影或不均匀密度影;下肺野为著
  - 寻常性间质性肺炎(UIP)
    - 胸膜下网状影;下肺野为著
  - LIP
    - 网状结节影;下肺野为著
  - NHL
    - 单发结节/肿块(65%的病例)

CT 表现
- 伴发表现
  - 纵隔异常:淋巴结肿大,胸腺增生,胸腺多囊囊肿,胸腺上皮肿瘤
  - 淀粉样变性:有报道 SS、LIP 与淀粉样变性相关,但是不常见
  - 肺动脉高压
  - 胸腔积液:不常见
  - 几乎局限于继发 SS,与类风湿关节炎和系统性红斑狼疮相关
- HRCT
  - ILD
    - NSIP 型
      - 下叶胸膜下网状影和磨玻璃密度影;支气管血管束周围分布有提示意义
      - 牵拉性支气管扩张
    - UIP 型
      - 胸膜下网状影和/或蜂窝
      - 牵拉性支气管扩张
    - LIP
      - 磨玻璃密度影,小叶中央和胸膜下结节
      - 圆的薄壁囊腔,随机分布(常见)
    - DLH
      - 晚期罕见进展为纤维化(即,蜂窝)
      - 存在小叶间隔增厚,小叶内线样影和支气管血管束周围间质增厚提示 DLH
    - 机化性肺炎(OP)
      - 双侧斑片状,非肺段区域的胸膜下和/或支气管血管束周围分布的实变或磨玻璃密度
      - 可有反晕征的表现
  - 滤泡性细支气管炎
    - 小叶中央和支气管周围微结节
    - 树芽征伴磨玻璃密度区和罕见的支气管扩张和小叶间隔增厚
  - 缩窄性细支气管炎
    - 马赛克密度
    - 呼气相空气潴留
  - 其他肺部表现
    - 柱状支气管扩张
      - 支气管的扩张
      - 呼气相空气潴留
    - 黏膜相关淋巴组织(MALT)淋巴瘤
      - 孤立或多发结节或肿块
      - 气腔实变或磨玻璃密度影区伴空气支气管征
      - 淋巴结肿大不常见,除非进展为弥漫大 B 细胞 NHL

成像推荐
- 最佳成像工具
  - HRCT 为显示疾病的类型和肺受累的程度的理想成像设备

鉴别诊断

囊性肺疾病
- 朗格汉斯细胞组织细胞增生症:上肺为著囊腔伴壁结节和怪异形态;吸烟相关疾病

- 淋巴管平滑肌瘤病:薄壁、球状囊腔,可散发或伴发结节性硬化
- Birt-Hogg-Dubé 综合征:肺囊腔;常染色体显性遗传,伴发面部丘疹(纤维性毛囊瘤)和恶性肾肿瘤
- 轻链沉积病:在淋巴增生性疾病和自身免疫性疾病中免疫球蛋白轻链系统性沉积

特发性肺纤维化
- 特发性肺间质纤维化与结缔组织相关 ILD 没有影像或病理区别
- 鉴别需要依靠临床资料

机化性肺炎
- 伴发结缔组织或伴发其他疾病的机化性肺炎之间没有影像或病理区别

黏膜相关淋巴组织淋巴瘤
- 可与肺癌或其他恶性病变的影像表现相似,鉴别依靠组织学特征

类风湿关节炎
- 女性,类风湿因子(+)
- 关节痛,关节肿,关节僵直
- 胸腔积液,胸膜增厚
- UIP>NSIP
- 支气管扩张,类风湿结节
- 骨骼改变:锁骨、盂肱关节侵蚀和肋骨上缘切迹

病理

总体特征
- 病因学
  - 没有明确的病因
  - 基因与环境触发结合
  - 几种可能起作用的因素
    - 感染:病毒[丙肝病毒、巨细胞病毒、人类免疫缺陷病毒(HIV)、人类 T 细胞白血病病毒]
    - 遗传易感性
    - 激素失调
- 遗传学
  - 遗传易感性并不明确
    - HLA-DRB1 和 HLA-DQB1 可增加易感性
- 伴发异常
  - 其他自身免疫疾病(如,桥本甲状腺炎、原发性胆汁性肝硬化和自身免疫性肝炎)
- 淋巴增生性疾病的诊断需要组织病理学的证实

临床

临床表现
- 最常见的体征/症状
  - 干咳和呼吸困难
- 其他体征/症状

- 皮肤干燥、眼干、皮疹、关节和肌肉痛、涎腺肿胀、长期疲劳、膀胱炎、反流性食管炎、消化性溃疡、胰腺炎
- 临床资料
  - 抗 SS-A/Ro 和/或抗 SS-B/La 血清阳性(或类风湿因子和抗核抗体阳性)
- SS 的诊断标准
  - 干燥性角膜结膜炎+口腔干燥+小涎腺广泛淋巴细胞浸润+自身免疫疾病的实验室证据
    - 类风湿因子(+)或抗核抗体(+)或 SS-A 或 SS-B(+)

人口统计学
- 年龄
  - 中年女性(高峰:56 岁)
  - 男性发病多在 65 岁以后
- 性别
  - 女性更多见;女:男 = 10:1
- 流行病学
  - 位于类风湿关节炎之后,为第二常见的多系统自身免疫性疾病
  - 淋巴瘤
    - NHL 最常见
    - 是正常人群发病率的 44 倍
    - 4%~8% 的 SS 患者可进展为淋巴瘤
    - 50% 有结外疾病

自然病程和预后
- 肺部表现常出现较晚
- SS 相关肺疾病患者与其他 SS 患者比较,生活质量下降
- 累及肺部的患者 10 年后的死亡率风险增加 4 倍

治疗
- 大部分患者不需要药物治疗
  - 眼干和皮肤干燥的对症治疗
- 加重或进展的 ILD 患者可能需要小剂量激素和免疫抑制治疗

诊断备忘

考虑
- SS 患者有持续存在的结节或肿块+肺门/纵隔淋巴结肿大,考虑恶性淋巴瘤

影像解释要点
- SS 患者出现急性肺部症状和影像异常,考虑感染或药物毒性

部分参考文献

1. Flament T et al: Pulmonary manifestations of Sjögren's syndrome. Eur Respir Rev. 25(140):110-23, 2016

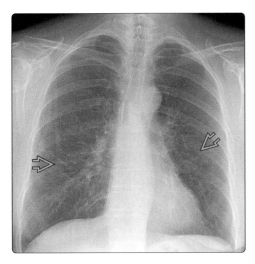

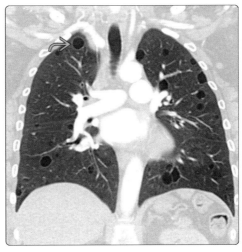

(左) 51 岁女性, 干燥综合征和淋巴细胞间质性肺炎患者, 后前位胸片显示双侧轻微网状影➡️。(右) 同一患者冠状位增强 CT 显示散在、双肺多发薄壁肺囊腔➡️。肺囊腔常见于淋巴细胞间质性肺炎, 而且为特征性表现, 有适当的临床资料可得出正确诊断。

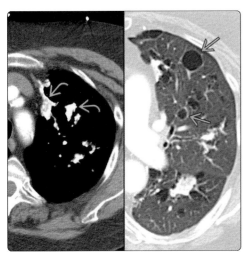

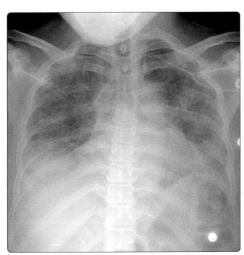

(左) 47 岁女性, 干燥综合征患者, 增强 CT 组合图像, 软组织窗(左) 和肺窗(右) 显示继发于淋巴细胞间质性肺炎的多发薄壁囊腔➡️和不定形结节状钙化➡️, 符合淀粉样变性。这种相关性很罕见, 但是在干燥综合征中有描述。(右) 53 岁女性, 干燥综合征和非特异性间质性肺炎患者, 前后位胸片显示肺容积减少和弥漫双侧网状影。

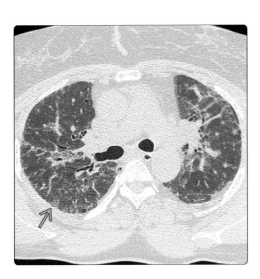

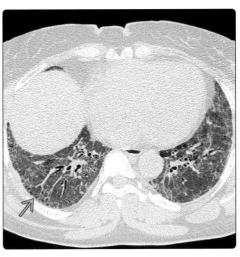

(左) 同一患者, 横轴位 HRCT 显示散发双侧磨玻璃密度影和双侧胸膜下轻微网状影➡️。(右) 同一患者, 横轴位 HRCT 显示双侧磨玻璃密度影和轻微下叶胸膜下网状影➡️。注意无蜂窝, 蜂窝是寻常性间质性肺炎的表现。磨玻璃密度影可能与炎症或镜下纤维化相关, 但是总体来说是潜在可治疗疾病的征象。

（左）47 岁女性，干燥综合征和非特异性间质性肺炎患者，横轴位 HRCT 显示双侧胸膜下磨玻璃和网状影➡和牵拉性支气管扩张➡。（右）同一患者横轴位 HRCT 显示磨玻璃密度影、胸膜下网状影、局灶蜂窝➡和牵拉性支气管扩张。磨玻璃密度影为主表现更符合非特异性间质性肺炎，而不是寻常性间质性肺炎。

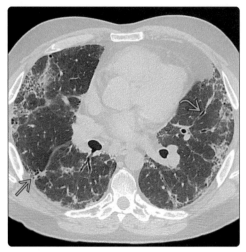 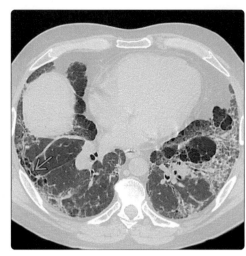

（左）65 岁女性，干燥综合征和缩窄性细支气管炎患者，横轴位 HRCT 显示无散在异常。（右）同一患者横轴位呼气相 HRCT 显示散在的空气潴留➡，符合小气道疾病。空气潴留在干燥综合征中常见，提示小气道疾病，如滤泡性细支气管炎、支气管扩张或罕见的缩窄性细支气管炎。

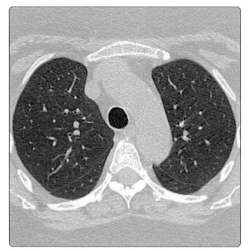 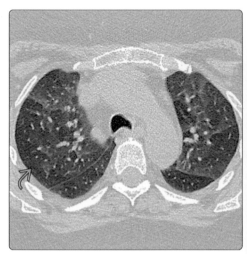

（左）46 岁女性，干燥综合征和机化性肺炎患者，横轴位增强 CT 显示双侧斑片状磨玻璃密度影和轻微网状影。机化性肺炎可能是肺部受累的表现，也可能与药物毒性相关。（右）42 岁男性，干燥综合征患者，接受长期激素治疗，横轴位增强 CT 显示右肺下叶空洞性结节➡，继发于诺卡菌病。受累患者出现空洞性结节应提示感染。

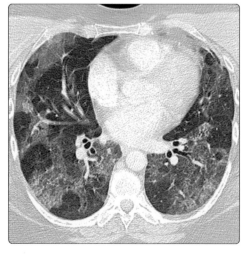 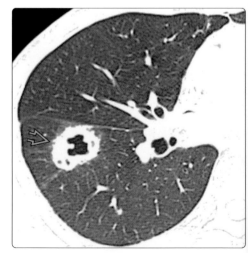

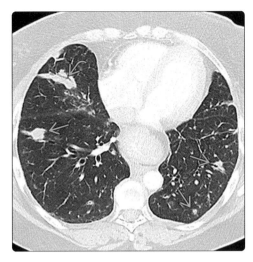
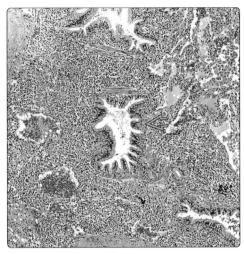

(左) 58 岁女性, 干燥综合征和黏膜相关淋巴组织 (MALT) 淋巴瘤患者, 横轴位增强 CT 显示双侧支气管血管束周围结节状影➡伴空气支气管征➡。(右) 同一患者标本高倍镜 (HE 染色) 显示细支气管周围➡广泛弥漫淋巴组织增殖伴模糊结节。MALT 淋巴瘤为低级别淋巴瘤, 在干燥综合征中常见。

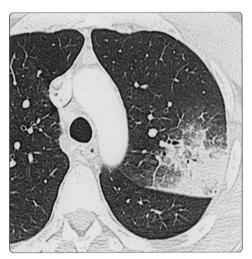
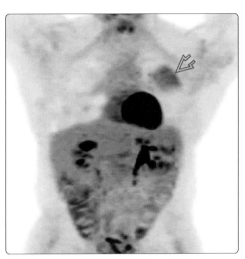

(左) 47 岁男性, 干燥综合征和 MALT 淋巴瘤患者, 横轴位增强 CT 显示左肺上叶实变, 内科治疗未能缓解。MALT 淋巴瘤可以表现为孤立的或多发的肺结节、肿块或实变。(右) 同一患者, 冠状位 FDG PET 显示左肺上叶实变轻度 FDG 摄取➡。注意没有 FDG 摄取的淋巴结。

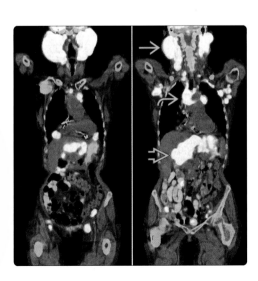
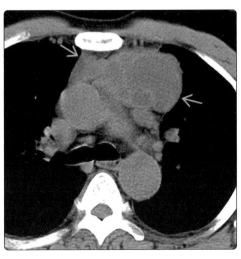

(左) 53 岁女性, 干燥综合征和弥漫大 B 细胞淋巴瘤患者, 冠状位 FDG PET/CT 组合图像显示颈部➡、纵隔➡和腹部广泛 FDG 摄取的淋巴结。(右) 干燥综合征患者, 横轴位平扫 CT 显示多分隔胸腺囊肿➡。胸腺囊肿可出现在干燥综合征中, 也可以出现在其他自身免疫疾病中, 如重症肌无力、再生障碍性贫血和系统性红斑狼疮。

要 点

术语

- 混合性结缔组织病(MCTD):重叠综合征,是独立的临床疾病,有系统性红斑狼疮(SLE)、系统性硬化(SS)、类风湿关节炎(RA)或皮肌炎/多肌炎(D/P)和核糖核蛋白高滴度抗体特征。

影像

- CT/HRCT
  - 非特异性间质性肺炎(35%)
    - 细胞性:基底部磨玻璃密度影(最常见的异常)和网状影
    - 纤维性:网状影,结构扭曲,牵拉性支气管扩张±胸膜下无受累
  - 肺动脉高压:肺动脉增宽,马赛克密度,右心室肥大
  - 胸膜增厚,积液(10%)
  - 扩张、张开的食管
  - 肺血栓栓塞

主要鉴别诊断

- 其他结缔组织病
- 原发性肺动脉高压

病理

- 血清学显示抗 U1 核糖核蛋白抗体

临床

- 女性>男性(9:1)
- 无特征性症状
  - 雷诺现象(99%患者)
  - 肺动脉高压症状
- 皮质激素治疗可能有效,但无 MCTD 治疗的随机对照试验

诊断备忘

- 年轻女性表现有肺动脉高压、间质性肺疾病和/或张开扩张的食管,考虑 MCTD

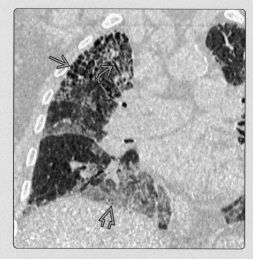
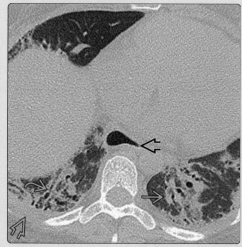

(左)混合性结缔组织病患者,冠状位平扫 CT 显示右肺上叶蜂窝➡、支气管扩张➡和下叶磨玻璃密度影➡。开胸活检显示非特异性间质性肺炎。
(右)混合性结缔组织病患者,横轴位平扫 CT 显示支气管血管束周围实变➡、支气管扩张➡、微量胸腔积液➡,以及张开的食管(➡)。活检显示为机化性肺炎和非特异性间质性肺炎。

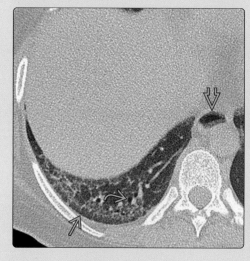
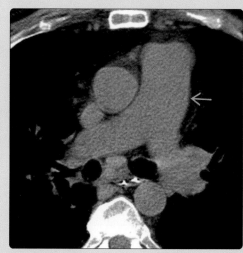

(左)混合性结缔组织病患者,横轴位平扫 CT 显示基底部网状影、细支气管扩张➡,及磨玻璃密度影伴胸膜下不受累➡,与纤维性非特异性间质性肺炎表现一致。注意张开的食管➡。
(右)混合性结缔组织病患者,横轴位平扫 CT 显示肺动脉干增宽➡,提示肺动脉高压。心导管术显示肺动脉压力为 30mmHg。

术语

缩略词
- 混合性结缔组织病（MCTD）

同义词
- 系统性硬化（SS）：硬皮病

定义
- MCTD：重叠综合征，是独立的临床疾病，有系统性红斑狼疮（SLE）、系统性硬化、类风湿关节炎（RA）或皮肌炎/多肌炎（D/P）和核糖核蛋白高滴度抗体特征。

影像

CT 表现
- MCTD 无特异性和独特表现：SLE, SS, RA 或 D/P 的胸部表现
- 非特异性间质性肺炎（NSIP）（35%）
  - 细胞性：基底部磨玻璃密度影（最常见的异常）和网状影
  - 纤维性：网状影，结构扭曲，牵拉性支气管扩张 ±胸膜下无受累
- 肺动脉高压（10%~45%）：中央肺动脉扩张，马赛克密度/灌注，右心室肥大
- 胸膜增厚，积液（10%）
- 扩张、张开的食管
- 肺血栓栓塞
- 罕见表现
  - 寻常性间质性肺炎型：基底部胸膜下蜂窝
  - 机化性肺炎：胸膜下或支气管周围实变，±反晕征（中央磨玻璃密度影，周边实变）
  - 弥漫性肺泡出血

MR 表现
- MR 通气显像：超极化的惰性气体（^{3}氦和^{129}氙）或氧气增强 MR

成像推荐
- 扫描方案推荐
  - HRCT：评估间质性肺疾病
  - CTA：诊断血栓栓塞性疾病

鉴别诊断

其他结缔组织病
- SS 或 SLE：肺动脉高压
- SS：NSIP 型、食管扩张
- RA 或 SLE：胸膜/心包积液
- SLE：弥漫性肺泡出血
- RA：寻常性间质性肺炎型

原发肺动脉高压
- 与 MCTD 伴发的肺动脉高压难以区分

病理

总体特征
- 除血清学显示抗 U1 核糖核蛋白抗体外，无其他特异性病理学特征
- 肺动脉高压：继发于增生性血管病变而不是基础的间质性肺疾病

分期、分级和分类
- 最常用的为 Alarcon-Segovia 标准
  - 必要标准：高滴度的抗 U1 核糖核蛋白抗体
  - 五选一临床标准：雷诺现象、手肿胀、滑膜炎、肌炎、肢端硬化

临床

临床表现
- 最常见的体征/症状
  - MCTD 无独特性症状；任何症状也可见于 SLE, SS, RA, D/P
  - 雷诺现象（99%）
  - 肺动脉高压症状：运动不耐受、呼吸困难、外周水肿、腹水
  - 炎性关节炎
  - 浆膜炎（胸膜炎、心包炎）
  - 肌炎
  - 食管功能障碍
- 其他体征/症状
  - 血栓栓塞导致的胸痛/呼吸困难
  - 肺泡出血导致的咯血（罕见）

人口统计学
- 女性＞男性（9∶1）
- 发病高峰：40 岁；7%~23% 童年时患病

自然病程和预后
- 20%~80% 的患者有胸部表现：胸部疾病见于 SLE, SS, RA 和 D/P
- 在 MCTD 患者中，肺动脉高压是最常见的死因
- 肺动脉高压意味着预后差
  - 与其他结缔组织伴发的肺动脉高压相比，MCTD 进展更快，生存期更短

治疗
- 也许对皮质激素有效，但没有 MCTD 治疗的随机对照试验
- 治疗的经验源于其他相关结缔组织病的治疗

诊断备忘

考虑
- 年轻女性伴有肺动脉高压、间质性肺疾病和/或张开扩张的食管，考虑 MCTD

部分参考文献

1. Ahuja J et al: Imaging of pulmonary manifestations of connective tissue diseases. Radiol Clin North Am. 54(6):1015-1031, 2016

要　点

术语

- 系统性红斑狼疮（SLE）：病因不明的多器官系统受累的自身免疫性疾病

影像

- CT/HRCT
  - 肺炎：磨玻璃密度影、实变
  - 弥漫性肺泡出血：磨玻璃密度影±小叶间隔增厚（碎石路征）
  - 急性狼疮肺炎：磨玻璃密度影、实变、结构扭曲
  - SLE 相关间质性肺疾病：网状影、磨玻璃密度影、牵拉性支气管扩张
  - 胸膜炎：胸膜增厚±胸膜强化；少至中等量双侧胸腔积液
  - 气道：气管壁增厚、支气管扩张
  - 心血管：心包积液和/或钙化
  - 并发症：肺栓塞、肺动脉高压（PH）

主要鉴别诊断

- 类风湿关节炎和其他胶原血管疾病
- 肺炎
- 急性呼吸窘迫综合征

临床

- 病程复发缓解；女性>男性
- 多器官受累，包括肺、骨、脑、肾、皮肤
- 最高死亡风险在 SLE 确诊后的最初 3 年
- SLE 死亡率
  - 活动性 SLE（约 30%）；感染（约 20%）；心血管疾病（约 10%）；脑血管疾病（约 10%）

诊断备忘

- 育龄女性伴有肺栓塞或肺动脉高压、胸腔和/或心包积液，要考虑 SLE

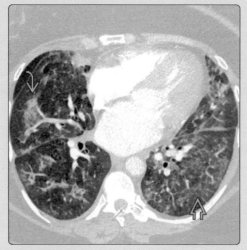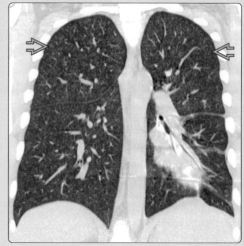

（左）女性，系统性红斑狼疮和严重呼吸困难患者，横轴位 HRCT 显示多发磨玻璃密度影➡️和实变➡️。支气管镜下诊断链球菌肺炎。（右）48 岁男性，系统性红斑狼疮和肾衰患者，慢性发热，横轴位平扫 CT 显示双侧弥漫随机分布微结节➡️，继发于粟粒性肺结核。肺部感染是 SLE 患者中一种明确的并发症。

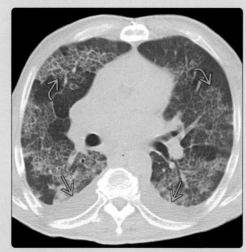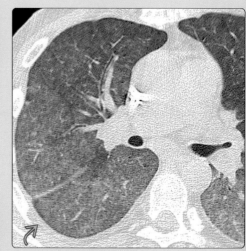

（左）系统性红斑狼疮患者，横轴位平扫 CT 显示由于肺泡出血在小叶间隔增厚和小叶内线➡️背景下的双侧磨玻璃密度影（碎石路征），以及少量双侧胸腔积液➡️。（右）系统性红斑狼疮和咯血患者，横轴位 HRCT 显示弥漫双侧磨玻璃密度影，符合弥漫肺泡出血和右侧微量胸腔积液➡️。

术语

缩略词

- 系统性红斑狼疮(SLE)

定义

- SLE:病因不明的自身免疫性疾病
  - 大量多种自身抗体的产生
    - 抗双链 DNA(dsDNA)和抗 Sm 抗体为 SLE 特异性抗体

影像

总体特征

- 最佳诊断线索
  - 育龄期女性,胸膜和/或心包积液
  - 育龄期女性,无法解释的血栓栓塞性疾病或肺动脉高压(PH)
- 位置
  - 胸膜炎是最常见的胸部表现
  - 还可以累及肺、气道、心血管系统

平片表现

- 多发阴影:肺炎、肺泡出血、急性狼疮肺炎
- 网状影与间质性肺疾病(ILD)相关
- 肺皱缩综合征(shrinking lung syndrome,SLS)患者肺体积减小
  - 横膈抬高不伴有肺异常密度
- 胸腔积液:通常为双侧少量
- 中央肺动脉扩张,与肺动脉高压相关
- 心脏廓影增大,继发于心包积液或(较少见)心肌炎
- 心包钙化

CT 表现

- 肺炎:最常见的肺部并发症,通常与免疫抑制治疗相关
  - 局限或弥漫磨玻璃密度影和/或实变
- 弥漫性肺泡出血:多发磨玻璃密度影±小叶间隔增厚(碎石路征)
- 急性狼疮肺炎:磨玻璃密度影和/或实变,牵拉性支气管扩张,结构扭曲
- SLE 相关的 ILD:细网状影,多发磨玻璃密度影,结构扭曲,牵拉性支气管扩张
  - 寻常性间质性肺炎(UIP)型(罕见);可能 UIP 型[非特异性间质性肺炎(NSIP)]
- 气道受累
  - 气管壁增厚;明显的气管腔狭窄罕见
  - 支气管扩张
- 胸膜炎:胸膜增厚±胸膜增强;少量至中等量双侧胸腔积液
- 心血管受累
  - 肺血栓栓塞性疾病

- 急性:中央动脉充盈缺损,动脉管腔扩张
- 慢性:动脉网,动脉偏心性充盈缺损,外周动脉缩小,马赛克灌注/密度;常伴发 PH
  - SLE-PH(原发或继发):肺动脉增宽(肺动脉干:主动脉>1),右心增大,对比剂反流至下腔静脉和肝静脉
  - 心包积液:少量至中等量
  - 心包钙化,由反复炎性心包炎引起
  - 冠状动脉粥样硬化:早发动脉粥样硬化风险增加 5 倍
  - 疣状和细菌性心内膜炎:门控 CTA
    - 在瓣膜两侧的小瓣膜赘生物;瓣膜反流

MR 表现

- 心包积液和心包增厚
- 疣状和细菌性心内膜炎:瓣膜增厚,小瓣膜赘生物,瓣膜反流
- SLE 心肌炎
  - 延迟钆对比剂增强;主要为中层(非缺血型)

影像成像推荐

- 最佳成像工具
  - HRCT 用来评价 ILD
  - CTA 用来排除肺血栓栓塞和评估肺动脉高压
- 扫描方案建议
  - 增强 CT 来确定胸膜/心包的强化

鉴别诊断

类风湿关节炎和其他胶原血管疾病

- SLE 和类风湿关节炎(RA)均可引起浆膜炎
- RA:ILD 发病率较高;可能出现空洞结节
- 通常临床上 SLE 和其他胶原血管疾病有重叠

肺炎

- 局限或多发磨玻璃密度影和/或实变
- 不典型的感染和急性狼疮肺炎可以在影像上难以区分

急性呼吸窘迫综合征

- 急性狼疮肺炎与急性呼吸窘迫综合征(ARDS)难以区分
- 胸腔积液在 SLE 较 ARDS 更常见

特发性肺动脉高压

- 胸腔积液支持 SLE

病理

总体特征

- 浆膜炎
  - 与其他胶原血管疾病相比,胸膜受累更常见(60%的患者)
  - 非特异性胸膜异常:淋巴细胞和浆细胞浸润,纤维素性胸膜炎

- ○ 心包炎是 SLE 最常见的心血管表现（60% 患者,仅 25% 有症状）
- 急性狼疮肺炎:弥漫性肺泡损伤±弥漫性肺泡出血
- SLS:不确定与横膈的肌病相关还是膈神经病变相关
- 弥漫性肺泡出血
  - ○ 最常见温和出血
  - ○ 也可能发生于毛细血管炎伴免疫复合物沉积的出血
- SLE 相关 ILD:典型 NSIP
  - ○ UIP 和淋巴细胞间质性肺炎也可伴发 SLE,但是罕见
- SLE-PH:病理上与特发性肺动脉高压相似
- 疣状心内膜炎:50% 患者超声心动图可发现
  - ○ 免疫复合物沉积伴继发的炎性反应
  - ○ 可进展为瓣膜狭窄或反流

临床

临床表现

- 最常见的体征/症状
  - ○ 多器官受累,包括肺、骨、脑、肾、皮肤
  - ○ 最常见表现:光敏皮疹、肾小球肾炎、关节炎
  - ○ 50%～60% 的患者胸膜和肺部受累
- 其他体征/症状
  - ○ 胸部表现通常出现较晚
  - ○ 免疫抑制引起的肺炎常见
    - 与普通人相比,SLE 患者结核发病率更高
  - ○ 最常见胸部症状:胸膜炎（pleuritis）引起的胸膜炎症（pleurisy）（约 60% 患者）
    - ±渗出性胸腔积液
  - ○ SLS、肺血管疾病:慢性呼吸困难、胸痛、疲劳
  - ○ 急性狼疮肺炎:罕见（1%～10% 患者）,但是发病率和死亡率高
    - 发热、咳嗽、呼吸困难、低氧±咯血
  - ○ 弥漫性肺泡出血:咯血、呼吸困难、咳嗽 ±发热
  - ○ SLE 相关 ILD:干咳、进行性呼吸困难
  - ○ SLE-PH:呼吸困难、胸痛、干咳、疲劳
  - ○ 血栓栓塞疾病:胸痛、呼吸困难、低氧
  - ○ 心脏受累
    - 胸痛:心包炎、心肌炎、梗死
    - 疣状和亚急性细菌性心内膜炎:栓子可能导致卒中、心肌梗死、肺栓塞
- 临床资料
  - ○ SLE 相关血清抗体
    - 抗双链 DNA、抗 Sm 抗体（特异性）
    - 抗核抗体（ANA）、抗磷脂抗体（APA）、抗 SSA 抗体（少特异性）
  - ○ 胸膜炎:渗出性积液

- ○ SLE-相关 ILD:弥散功能下降,肺功能检查为限制型
- ○ SLS:弥散功能正常,肺功能检查为限制型
- ○ 弥漫性肺泡出血:通常与活动性狼疮肾炎相关（肺肾综合征）
- ○ SLE-PH:当患者有狼疮抗凝物和/或抗磷脂抗体（APA）时,患病率高

人口统计学

- 女性>男性
- 育龄期女性最易受累
- 非裔美国人发病率增加 3 倍
- 遗传成分:SLE 患者一代亲属的 5%～10% 也患有 SLE

自然病程和预后

- 复发缓解病程
- 最高死亡风险在 SLE 确诊后的最初 3 年
- SLE 死亡率
  - ○ 活动性 SLE（约 30%）
  - ○ 感染（约 20%）
  - ○ 心血管疾病（约 10%）
  - ○ 脑血管疾病（约 10%）

治疗

- 非甾体抗炎药或低剂量皮质激素治疗胸膜炎或心包炎
- 急性狼疮肺炎:血浆置换法、机械通气、高剂量皮质激素、免疫抑制剂（即环磷酰胺）
- SLS:皮质激素和免疫抑制剂;总体上效果很好
- 弥漫性肺泡出血:血浆置换法、免疫抑制剂
- SLE-相关 ILD:皮质激素和免疫抑制剂（即环磷酰胺、咪唑硫嘌呤）

诊断备忘

考虑

- 育龄期女性患者,肺血栓栓塞或肺动脉高压,考虑 SLE
- 无法解释的胸膜和/或心包积液患者,考虑 SLE
- 咯血和 CT/HRCT 多发磨玻璃密度影患者,考虑 SLE

部分参考文献

1. Serra G et al: Thoracic involvement in connective tissue diseases: radiological patterns and follow-up. JBR-BTR. 98(1):3-19, 2015
2. Mittoo S et al: Pulmonary manifestations of systemic lupus erythematosus. Semin Respir Crit Care Med. 35(2):249-54, 2014
3. Goh YP et al: Imaging of systemic lupus erythematosus. Part I: CNS, cardiovascular, and thoracic manifestations. Clin Radiol. 68(2):181-91, 2013
4. Kanne JP et al: Beyond skin deep: thoracic manifestations of systemic disorders affecting the skin. Radiographics. 31(6):1651-68, 2011
5. Kamen DL et al: Pulmonary manifestations of systemic lupus erythematosus. Clin Chest Med. 31(3):479-88, 2010
6. Lynch DA: Lung disease related to collagen vascular disease. J Thorac Imaging. 24(4):299-309, 2009

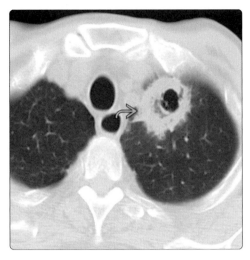

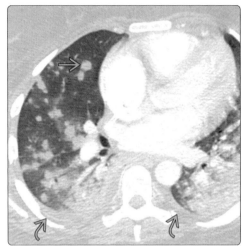

（左）系统性红斑狼疮和免疫抑制患者，横轴位平扫CT显示侵袭性曲霉菌病，表现为左肺尖部空洞性肿块➡️周围环绕实变。（右）系统性红斑狼疮和脓毒性肺栓塞患者，横轴位增强CT显示双侧下叶实变，脓毒栓子多发肺结节➡️和双侧少量胸腔积液➡️。细菌性心内膜炎是本病已知的并发症。

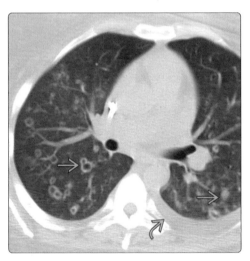

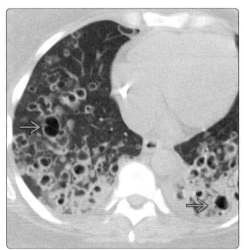

（左）系统性红斑狼疮患者，发热，白细胞增多，继发于细菌性心内膜炎的脓毒栓子，血培养阳性，横轴位平扫CT显示双侧多发肺结节➡️，大部分内见空洞，空洞壁厚度不一。注意左侧少量胸腔积液➡️。（右）同一患者横轴位平扫CT显示基底部为著的大小不一的空洞性肺结节➡️和双侧基底部实变，前者代表脓毒栓子。

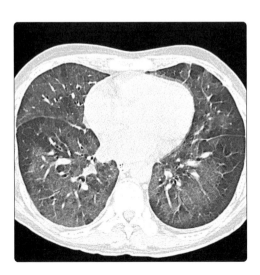

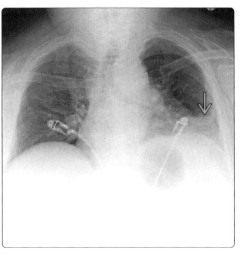

（左）系统性红斑狼疮和急性狼疮肺炎患者，横轴位平扫CT显示弥漫磨玻璃密度影。注意这样的表现与肺水肿或感染相同。（右）系统性红斑狼疮和肺皱缩综合征患者，前后位胸片显示双侧肺体积减小和基底部亚段性肺不张➡️。这种限制性肺疾病被认为是横膈功能不全的结果。

(左)42 岁,系统性红斑狼疮和慢性呼吸困难患者,横轴位 HRCT 显示基底部磨玻璃密度影和网状影且胸膜下未受累,和伴发的牵拉性细支气管扩张➡️,与非特异性间质性肺炎一致。(右)系统性红斑狼疮和进行性呼吸困难患者,横轴位平扫 CT 显示广泛双侧磨玻璃密度影伴轻微网状影➡️。肺活检证实为细胞性非特异性间质性肺炎的组织学特征。

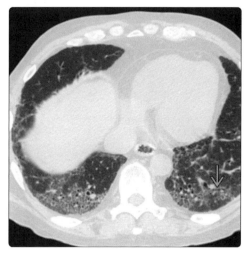
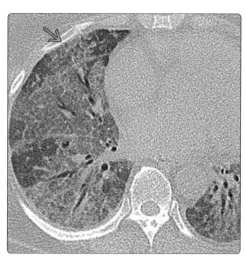

(左)系统性红斑狼疮患者,横轴位平扫 CT 显示右肺上叶磨玻璃密度结节➡️和数个散发的薄壁肺囊腔➡️。活检证实淋巴细胞间质性肺炎。(右)同一患者,横轴位平扫 CT 显示其他双侧多发、大小不一的薄壁肺囊腔➡️。寻常性间质性肺炎和淋巴细胞间质性肺炎罕见,但被公认是系统性红斑狼疮的并发症。

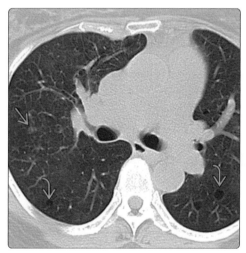
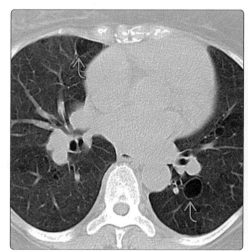

(左)系统性红斑狼疮和继发于非特异性间质性肺炎的进行性呼吸困难患者,横轴位平扫 CT 显示基底部磨玻璃密度影➡️和曲张样支气管扩张➡️。(右)同一患者,冠状位平扫 CT 显示双侧下叶曲张样支气管扩张➡️和上肺胸膜下磨玻璃密度影➡️。支气管扩张可以是非特异性间质性肺炎的并发症(此例患者),也可以是受累患者的独立表现。

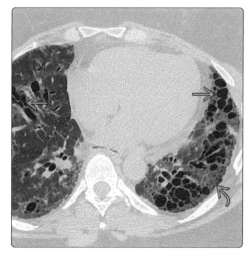
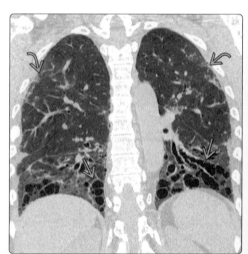

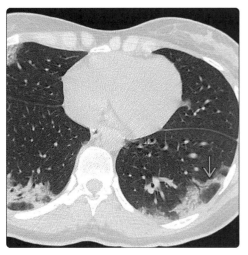
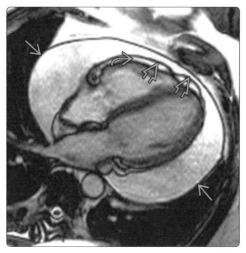

（左）系统性红斑狼疮患者，横轴位 HRCT 显示双侧胸膜下和支气管血管束周围结节状磨玻璃密度影和表现为反晕征➡️的实变，是机化性肺炎的特点。（右）系统性红斑狼疮患者，SSFP MR 四腔心层面显示大量心包积液➡️。注意高信号的心外膜下脂肪➡️深入脏层心包浆膜层。心包壁层厚度正常，无结节。

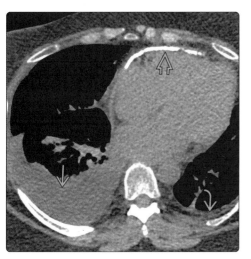
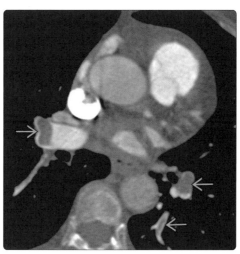

（左）系统性红斑狼疮患者，横轴位平扫 CT 显示中等量右侧胸腔积液➡️，左侧微量胸腔积液➡️和心包前部钙化➡️，与反复的炎症性心包炎相关。（右）系统性红斑狼疮患者，横轴位增强 CT 显示多发中央肺动脉充盈缺损➡️，与急性肺血栓栓塞一致。血栓栓塞性疾病是系统性红斑狼疮的常见表现。

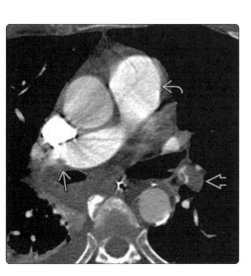
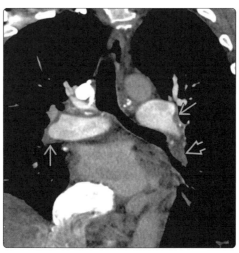

（左）系统性红斑狼疮和继发于慢性肺血栓栓塞的肺动脉高压➡️患者，横轴位增强 CT 显示偏心性肺血栓栓塞➡️和左下肺动脉闭塞。（右）同一患者斜冠状位增强 CT 显示偏心性肺血栓栓塞➡️，内见点状钙化，左下叶肺动脉闭塞➡️，与慢性肺栓塞一致。

要 点

术语

- 小至中等血管的多系统坏死性肉芽肿性血管炎
- 韦氏(Wegener)肉芽肿(不再使用)

影像

- 平片
  - 可正常(20%)
  - 多发肺结节/肿块±空洞
  - 多发实变(可代表出血)
- HRCT/CT
  - 多发肺结节/肿块/实变
    - 空洞更常见于较大结节
    - 气-液平面提示继发感染
  - 磨玻璃密度影(肺出血)
  - 晕征、反晕征、供血血管征
  - 可出现肺纤维化
  - 胸腔积液

- 气道壁增厚(50%~60%)

主要鉴别诊断

- 肺转移
- 脓毒性栓子
- 肺脓肿
- 结核
- 气管支气管淀粉样变性
- 复发性多软骨炎

临床

- 成人:40~60 岁
- 症状/体征:咳嗽、咯血、呼吸困难
- 实验室:胞浆型抗中性粒细胞胞浆抗体(c-ANCA)
- 诊断:鼻、鼻窦、肺或肾活检
- 治疗:皮质激素、环磷酰胺、甲氨蝶呤
- 约 90%患者治疗后缓解
- 平均 5 年生存率:90%~95%

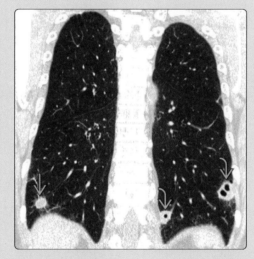
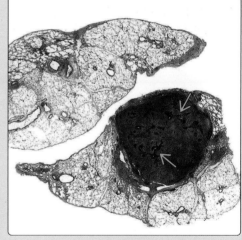

(左)肉芽肿性多血管炎患者,冠状位平扫 CT 显示多发实性➡和空洞性➡肺结节。空洞性结节是就诊时常见表现,但是鉴别诊断也包括脓毒性栓子、真菌感染、肺脓肿和空洞性转移。(右)肉芽肿性多血管炎标本低倍镜(HE 染色)显示相对边界清楚的肺结节,内见多个区域的匍行性坏死➡。

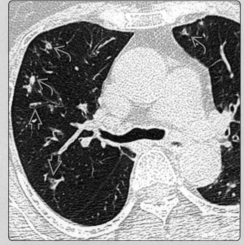
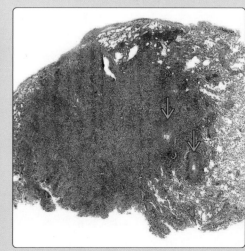

(左)肉芽肿性多血管炎患者,横轴位 HRCT 显示双侧多发小的实性和空洞性结节➡和亚段支气管壁增厚➡。(右)肉芽肿性多血管炎标本低倍镜(HE 染色)显示结节性病变,包含各种类型的炎性细胞和中等血管的血管炎➡。

肉芽肿性多血管炎

术语

缩略词
- 肉芽肿性多血管炎(GPA)

同义词
- 韦氏(Wegener)肉芽肿(不再使用)

定义
- 自身免疫引起的多系统坏死性肉芽肿性血管炎,累及小至中等血管

影像

总体特征
- 最佳诊断线索
  ○ 多发肺结节或肿块±空洞
- 位置
  ○ 双侧
  ○ 无区域倾向;肺尖部不受累
- 大小
  ○ 大小不一:几毫米至10cm;多数病变2~4cm

平片表现
- 平片
  ○ 正常(20%)
  ○ 肺结节或肿块(最常见)
    - 出现在40%~70%患者
    - 空洞(高达50%)
      □ 出现在25%的>2cm的结节中
      □ 薄或厚并结节状的空洞壁
      □ 空洞内气-液平面提示继发感染
  ○ 气腔影
    - 肺出血、梗死、机化性肺炎
    - 胸膜下楔形实变
    - 可出现中央坏死
    - 可进展为空洞
    - 可与肺炎相似但治疗后无缓解
  ○ 不常见表现
    - 肺不张;网状影
  ○ 外周气道狭窄可能导致肺段或肺叶不张
  ○ 声门下狭窄经常存在,但被忽略
- 平片可被用来监测治疗反应
  ○ 复发
    - 肺实质异常大小增大和/或数量增多
  ○ 良好的反应/改善
    - 结节大小变小
    - 空洞病变空洞壁变薄
    - 病变边缘变得不规则

CT表现
- 肺结节/肿块(90%)
  ○ 典型多发和双侧;边界清楚
  ○ 空洞(50%)
    - 在较大病变更常见
    - 厚而不规则或"毛糙"的空洞壁
    - 治疗后空洞可以消失和空洞壁变薄
- 磨玻璃密度影
  ○ 弥漫性肺泡出血(10%)
    - 弥漫受累,胸膜下未受累
    - 小叶间隔增厚
      □ 淋巴受阻
      □ 吞噬含铁血黄素的巨噬细胞
  ○ 马赛克灌注
    - 小动脉受累
- 多种征象
  ○ 晕征(偶尔)
    - 结节、肿块或实变周围磨玻璃影
  ○ 反晕征
    - 中央磨玻璃密度影周围实变
    - 肺出血外周的机化性肺炎型反应
  ○ 供血血管征
    - 肺血管直接进入肺结节或肿块
    - 一项研究显示在88%的病例中可见
- 树芽征
  ○ 小动脉受累
- 肺纤维化
  ○ 胸膜下网状影和蜂窝
  ○ 外周和下肺野分布
- 其他肺部异常
  ○ 实变
  ○ 含铁血黄素沉积形成的小叶中央微结节,为反复肺泡出血的并发症
  ○ 肺实质带
  ○ 小叶间隔增厚
  ○ 支气管壁增厚
- 气道壁增厚(50%~60%)
  ○ 气管至段支气管或亚段支气管
  ○ 通常轻微,但可导致气道管腔狭窄
  ○ 局部或长节段
- 胸膜异常
  ○ 胸腔积液最常见
  ○ 胸膜增厚、脓胸和气胸(罕见)
- 纵隔淋巴结肿大(15%)
  ○ 通常伴有肺部异常

核医学表现
- 镓-67显像
  ○ 病变常为镓高摄取
  ○ 可用来监测病变活性

成像推荐
- 最佳成像工具
  ○ HRCT/CT可评估疾病程度
  ○ 平片和CT可监测治疗反应
- 检查方案建议
  ○ 薄层平扫胸部CT用于气道成像

– 多平面重建对于评价气道病变特别有用
– 因为常累及下声门,因此此检查应包括声门

鉴别诊断

肺转移
- 边界清晰的肺结节或肿块
- 出血性转移表现为边缘不规则并周围磨玻璃密度影
  - 肾细胞癌、黑色素瘤、绒毛膜癌
- 鳞癌和肉瘤可形成空洞

脓毒性栓子
- 边界不清的结节或肿块
- 不同程度的空洞

肺脓肿
- 空洞肿块为最常见表现
- 可出现气-液平面
- 实变或磨玻璃密度影可累及邻近肺组织

结核
- 在平片上与 GPA 难以区分
- 诊断依赖于血培养或特殊染色

气管支气管淀粉样变性
- 典型弥漫气道受累
- 可出现点状钙化

复发性多软骨炎
- 后部气管膜部和中央支气管不受累
- 胸外软骨受累

病理

总体特征
- 病因学
  - 病因不明的自身免疫综合征
  - 肺最常受累(94%)
    - 鼻窦(91%)
    - 肾(85%)

大体病理和外科特征
- 灰白、实性或空洞结节
  - 可融合成大面积棕红色坏死
  - 邻近脱色的实变或出血区
- 可看到孤立的肺实质受累
  - 多达 25% 的病例
  - 微红色的肺出血
  - 棕褐色纤维化
  - 黄色实变
    - 内源性脂质性肺炎

镜下特征
- 三大组织学特征
  - 血管炎
  - 坏死
  - 肉芽肿性炎症:混合的细胞性浸润,包括中性粒细胞、淋巴细胞、浆细胞、组织细胞和嗜酸性

粒细胞
- 肺病变
  - 中性粒细胞呈微小脓肿样的簇状聚积
    - 进展:坏死边缘有巨噬细胞和上皮组织细胞环
    - 进一步进展:坏死区扩大并融合成匍行区导致更大的坏死区
  - 周围炎症细胞浸润,包括淋巴细胞、浆细胞和组织细胞
  - 气腔内充满血或成纤维组织(有时机化性肺炎),阻塞性肺炎
- 气道受累
  - 肺实质病变,黏膜或黏膜下炎症的直接扩展
  - 上皮可能为完整的或溃疡的
    - 当溃疡时,支气管内的肉芽组织息肉可导致气道阻塞

临床

临床表现
- 最常见的体征/症状
  - 与上呼吸道受累相关的最常见的症状
    - 鼻炎、鼻窦炎、中耳炎
  - 与支气管肺受累相关的各种症状的出现
    - 咳嗽、发热、呼吸困难、咯血和胸痛
  - 三联征:胸部疾病、发热性鼻窦炎、肾小球性肾炎
- 其他体征/症状
  - 心脏受累
    - 冠状动脉血管炎,全心炎和瓣膜病变
    - 急性心包炎,扩张型心肌病,急性瓣膜关闭不全伴肺水肿,继发于室性心律失常的心脏骤停
- 实验室表现
  - 胞浆型抗中性粒细胞胞浆抗体(ANCA)
    - 可通过间接免疫荧光法检测
    - 对诊断有提示性,但不足以作出诊断
    - ANCA 的水平与疾病的活动性相关
      - 敏感性:90%(全身活动性);60%(局部活动性)
      - 特异性:99%

人口统计学
- 40~60 岁

自然病程和预后
- 随疾病进展,结节/肿块大小增大,数目增多
- 缓解率:约 90% 治疗后缓解
- 平均 5 年生存率:90%~95%
- 肾衰竭是未接受治疗的患者最常见的死因

治疗
- 免疫抑制药物
  - 皮质激素、环磷酰胺或甲氨蝶呤

部分参考文献

1. Feragalli B et al: The lung in systemic vasculitis: radiological patterns and differential diagnosis. Br J Radiol. 89(1061):20150992, 2016

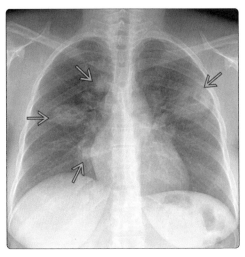

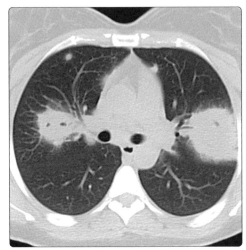

(左)肉芽肿性多血管炎患者，后前位胸片显示双侧肺结节和肿块➡️，部分内见空洞。(右)同一患者，横轴位平扫CT显示多发肺结节和肿块内空洞，符合坏死。空洞性结节、肿块和实变是肉芽肿性多血管炎的一种最常见影像表现。

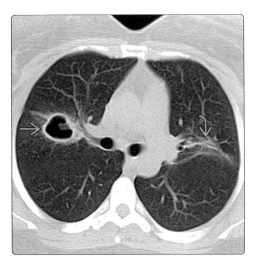

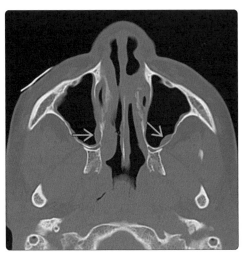

(左)同一患者，数周后横轴位平扫CT显示病变吸收，残留薄壁空洞病变➡️和左肺局部纤维化/瘢痕➡️。典型肺病变表现为进展性空洞，最后吸收，通常伴有残留的结节和瘢痕。(右)同一患者横轴位平扫CT显示上颌窦黏膜增厚➡️。鼻窦同时受累在肉芽肿性多血管炎患者中常见。

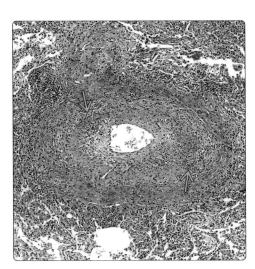

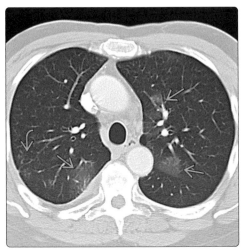

(左)肉芽肿性多血管炎标本高倍镜(HE染色)显示中等动脉血管炎伴血管中层增厚，源于广泛炎性细胞浸润➡️。(右)肉芽肿性多血管炎患者，横轴位增强CT显示双侧散发磨玻璃密度结节➡️和树芽征➡️。这些是肉芽肿性多血管炎的常见影像表现。

（左）肉芽肿性多血管炎患者，后前位胸片显示右肺大肿块➡️，投射至右侧肺门，高度怀疑原发性肺癌。（右）同一患者横轴位平扫CT显示右肺上叶肿块样实变➡️，证实为肉芽肿性多血管炎累及局部肺组织。病变可以是孤立的；在形态学和代谢上与原发性肺癌相似（即，CT和PET）。

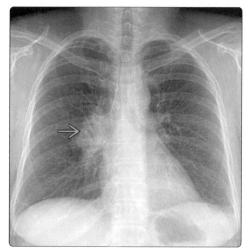
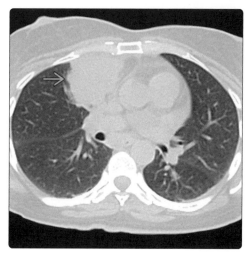

（左）同一患者横轴位FDG PET/CT融合图像显示肿块➡️明显的FDG摄取。这个病变的代谢特点与原发肺癌相似。（右）肉芽肿性多血管炎患者，横轴位平扫CT肺窗（左）和软组织窗（右）组合图像显示边界清楚的软组织密度结节➡️，内见点状钙化➡️。结节病变也可出现钙化和气-液平面。后者常提示合并感染。

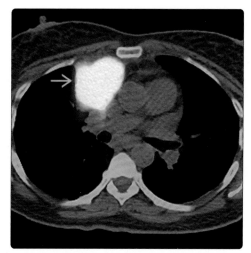
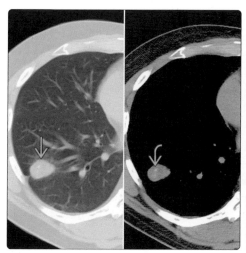

（左）肉芽肿性多血管炎和弥漫肺泡出血患者，前后位胸片显示双侧边界不清模糊影，右肺上叶更明显。（右）同一患者横轴位平扫CT显示双侧弥漫磨玻璃密度影。弥漫肺泡出血伴毛细血管炎是肉芽肿性多血管炎患者的常见影像异常，表现为咯血和红细胞比容减少。

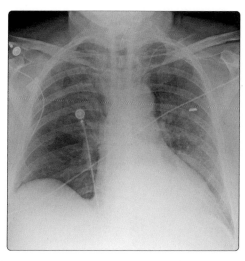
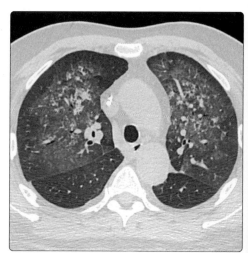

肉芽肿性多血管炎

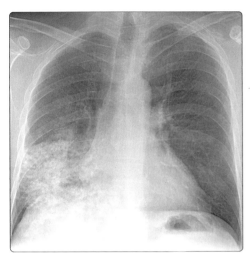
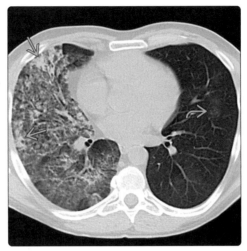

（左）肉芽肿性多血管炎和肺泡出血患者，后前位胸片显示右下肺密度不均匀实变。（右）同一患者横轴位平扫CT显示磨玻璃密度影和结节状实变➡️，累及右肺中叶和下叶，左肺下叶较少受累➡️。虽然肺泡出血通常为弥漫的，但是偶尔为局部，如此病例。注意此影像表现与肺感染相似。

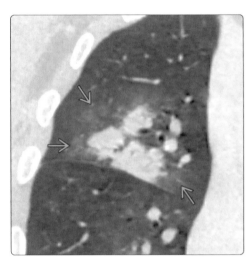
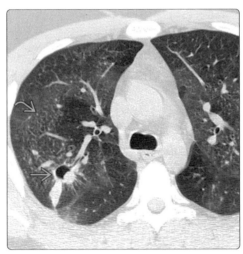

（左）肉芽肿性多血管炎患者，冠状位平扫CT显示右肺上叶结节伴周围磨玻璃密度影➡️，呈晕征，符合病变旁出血。（右）肉芽肿性多血管炎和复发性肺出血患者，横轴位HRCT显示边界清楚的小叶中央微结节➡️，代表肺含铁血黄素沉积，为此疾病罕见的并发症。注意右肺上叶空洞性结节➡️。

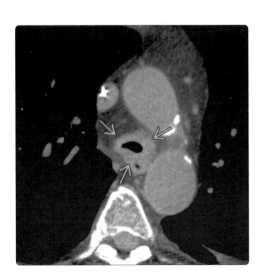
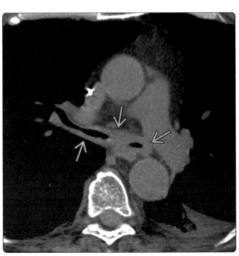

（左）肉芽肿性多血管炎患者，横轴位平扫CT显示气管壁➡️明显的环状软组织增厚。（右）同一患者横轴位平扫CT显示广泛环状软组织增厚，累及近端主支气管壁➡️。气道受累是此疾病已知的表现，可累及气管、段和亚段气道。在严重的病例中，可导致气道管腔阻塞。

嗜酸性肉芽肿性多血管炎

要　点

术语

- 嗜酸性肉芽肿性多血管炎（E-GPA）：系统性疾病，以大量嗜酸性粒细胞和坏死性肉芽肿性炎症累及呼吸道，并主要累及小至中等血管的坏死性血管炎为特点，患者伴有哮喘和嗜酸性粒细胞增多

影像

- HRCT/CT
  - 肺
    - 磨玻璃密度影和/或实变（常见）
    - 肺结节：小叶中央
    - 碎石路征
    - 马赛克密度
  - 气道
    - 支气管壁增厚（常见）
    - 小结节
    - 支气管扩张

主要鉴别诊断

- 变应性支气管肺曲霉菌病
- 慢性嗜酸性粒细胞肺炎
- 肉芽肿性多血管炎

病理

- 坏死性血管炎，组织嗜酸性粒细胞增多，肉芽肿病

临床

- 过敏期：哮喘、过敏性鼻炎和鼻窦炎
- 嗜酸性粒细胞期：肺、心脏或胃肠道系统嗜酸性粒细胞浸润
- 血管炎期：紫癜或神经病变和全身症状
- 治疗：皮质激素±环磷酰胺

诊断备忘

- 哮喘、嗜酸性粒细胞增多和肺实质异常患者，考虑 E-GPA

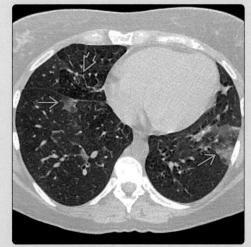 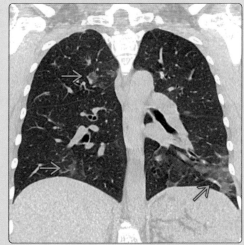

（左）43 岁女性，有哮喘和嗜酸性肉芽肿性多血管炎病史，横轴位平扫CT 显示下叶斑片状磨玻璃密度影➡和散发马赛克密度➡。（右）同一患者冠状位平扫 CT 显示双侧斑片状磨玻璃密度影➡。嗜酸性肉芽肿性多血管炎常见表现包括磨玻璃密度影和实变，可为游走性，与嗜酸性粒细胞浸润和肉芽肿性反应有关。

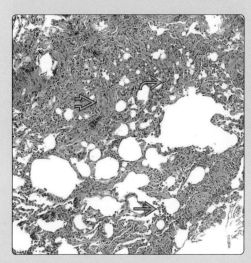 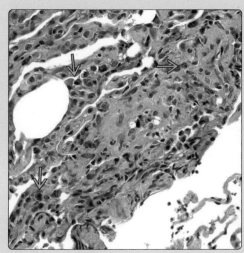

（左）嗜酸性肉芽肿性多血管炎标本低倍镜（HE染色）显示气腔➡和间质➡内嗜酸性粒细胞和巨噬细胞，嗜酸性粒细胞浸润➡所致的小血管壁增厚。（右）同一标本高倍镜（HE 染色）显示嗜酸性粒细胞间质浸润➡。组织学特征还包括哮喘性支气管炎、嗜酸性粒细胞性肺炎、血管外肉芽肿和血管炎。

肺部高分辨率 CT

嗜酸性肉芽肿性多血管炎

术语

缩略词
- 嗜酸性肉芽肿性多血管炎(E-GPA)

同义词
- Churg-Strauss 综合征
- 变应性血管炎和肉芽肿病

定义
- 系统性疾病,以大量嗜酸性粒细胞和坏死性肉芽肿性炎症累及呼吸道和坏死性血管炎主要累及小至中等血管为特点,患者伴有哮喘和嗜酸性粒细胞增多

影像

总体特征
- 最佳诊断线索
  - 斑片状磨玻璃密度影和/或实变
    - 随机分布
    - ±游走性

平片表现
- 气腔阴影和/或实变
  - 非节段性
  - 多发
- 弥漫网状结节影
- 支气管壁增厚
- 肺结节(不常见)

CT 表现
- HRCT
  - 肺
    - 磨玻璃密度影和/或实变(常见)
      - ±游走性
      - 随机分布
      - 与肺泡和肺泡壁嗜酸性粒细胞浸润相关
    - 肺结节
      - 10~30mm
      - 与肺出血、坏死性肉芽肿或嗜酸性粒细胞浸润混合区相关
    - 碎石路征
    - 小叶间隔增厚(常见)
  - 气道
    - 支气管壁增厚(常见)
      - 与气道壁嗜酸性粒细胞和淋巴细胞浸润相关
    - 小结节
      - 小叶中央分布
      - 与细支气管壁密集的嗜酸性粒细胞和淋巴细胞浸润相关
    - 支气管扩张
    - 树芽征
    - 马赛克密度
- 其他表现
  - 肺肿块
  - 晕征
  - 反晕征
  - 纵隔淋巴结肿大
  - 胸腔和心包积液

MR 表现
- 心脏异常(62%)
  - 室壁运动异常、局灶纤维化和/或右室心腔阻塞
  - 心内膜炎:心肌、心外膜下和/或心内膜下延迟强化(钆对比剂注入后)

成像推荐
- 最佳成像工具
  - HRCT/CT

鉴别诊断

变应性支气管肺曲霉菌病
- 血嗜酸性粒细胞>1 000 个/mm^3
- 既往慢性支气管疾病病史
  - 1%~2%的哮喘的成年人
- 血清总 IgE 水平高
- 在支气管肺泡灌洗或痰中检测有曲霉菌属,血清烟曲霉菌特异性 IgE 高水平
- 主要为支气管异常(支气管扩张,支气管壁增厚和呈指套征的黏液栓塞)

慢性嗜酸性粒细胞肺炎
- 外周血嗜酸性粒细胞增多(20%~30%的血白细胞)
- 哮喘病史(75%的患者)
- 无肺外表现
- 抗中性粒细胞胞浆抗体(ANCA)典型为阴性
- 上叶为著的胸膜下磨玻璃密度影和/或实变

肉芽肿性多血管炎
- 偶尔明显的嗜酸性粒细胞增多
- 无哮喘病史
- 胞浆型 ANCA 阳性
- 鼻腔结痂,鼻窦和鼻旁窦骨质侵蚀
- 肺结节±空洞

嗜酸性粒细胞增多综合征
- 血嗜酸性粒细胞增多>1 500 个/mm^3 至少 6 个月
- 有继发于嗜酸性粒细胞组织浸润的器官功能不全的证据
- 典型 ANCA 阴性
- 组织活检无血管炎
- 斑片状磨玻璃密度影和/或实变
- 小结节

IgG4 相关系统性疾病
- 过敏表现
- 外周血嗜酸性粒细胞增多
- 组织活检见席纹状纤维化
- 无血管炎
- 气管支气管壁增厚±狭窄
- 结节、实变和斑片状磨玻璃密度影

病理

总体特征
- 坏死性血管炎、组织嗜酸性粒细胞增多症和肉芽

肿病
- 发病机制不明
- 诱因或辅助因素
  - 感染
    - 放线菌属、曲霉菌属、念珠菌属、蛔虫属
  - 药物
    - 磺胺类、苯妥英钠和白三烯素阻断剂
  - 二氧化硅接触
  - 疫苗接种
- *HLA-DRB1 * 04* 和 *HLA-DRB1 * 07* 等位基因,以及 *HLA-DRB4* 基因增加 E-GPA 的患病风险

镜下特征
- 组织嗜酸性粒细胞增多
  - 嗜酸性粒细胞脓肿
- 坏死性血管炎
  - 累及小动脉、小静脉或毛细血管
  - 纤维素性坏死
  - 血管壁嗜酸性粒细胞浸润
- 血管外嗜酸性粒细胞肉芽肿
  - 坏死的嗜酸性物质的核心环绕栅栏样淋巴细胞和多核巨细胞
- 哮喘性支气管炎

临床

临床表现
- 最常见的体征/症状
  - 过敏期
    - 哮喘(95%患者)
      - 通常很严重,激素依赖
      - 可在系统性疾病表现很多年前出现
      - 不存在典型的季节性加重
    - 慢性鼻窦炎
      - 过敏型
      - 非过敏型
    - 鼻息肉、鼻痂
    - 中耳炎
  - 嗜酸性粒细胞期
    - 外周血嗜酸性粒细胞增多 >1 500 个/mm^3 和/或肺泡嗜酸性粒细胞增多>25%
    - 肺、心脏和/或胃肠道系统嗜酸性粒细胞浸润
      - 心内膜浸润、冠状动脉血管炎、心包炎和瓣膜缺损
      - 小肠浸润:腹痛和/或胃肠道出血
  - 血管炎期
    - 紫癜(25%)
      - 下肢为著
    - 周围神经病(70%)
      - 电生理学研究显示轴突损伤
      - 多发性单神经炎
    - 全身症状
      - 发热、乏力和体重下降
    - 肾脏表现(25%)

- 孤立性泌尿系异常(镜下血尿、蛋白尿)
- 快速进展性肾小球肾炎
- 临床资料
  - 血管炎表型
    - 40%患者
    - ANCA(+):大部分为核周 ANCA 伴有抗髓过氧化物酶特异性
    - 肾小球疾病
    - 周围神经病
    - 紫癜
    - 活检证实的血管炎
  - 嗜酸性粒细胞组织疾病表型
    - 60%患者
    - ANCA(-)
    - 心脏受累(心内膜炎)
    - 嗜酸性粒细胞性肺炎
    - 发热

人口统计学
- 年龄
  - 40~60 岁
- 性别
  - 无性别倾向
- 流行病学
  - 年发病率:(0.5~6.8)/100 万
    - 哮喘患者中,年发病率:(34.6~64.6)/100 万
  - 患病率:(10.7~13.0)/100 万

自然病程和预后
- 通常预后良好
- 总体 5 年生存率(97%)
- 预后不良指标
  - 年龄>65 岁
  - 心脏症状
  - 胃肠道受累
  - 肾功能不全
  - 无耳、鼻和喉表现

治疗
- 皮质激素±环磷酰胺(取决于疾病的严重程度)

诊断备忘

考虑
- 哮喘、嗜酸性粒细胞增多和肺实质异常患者,考虑 E-GPA

部分参考文献

1. Cottin V: Eosinophilic lung diseases. Clin Chest Med. 37(3):535-56, 2016
2. Cottin V et al: Respiratory manifestations of eosinophilic granulomatosis with polyangiitis (Churg-Strauss). Eur Respir J. 48(5):1429-1441, 2016
3. Price M et al: Imaging of eosinophilic lung diseases. Radiol Clin North Am. 54(6):1151-1164, 2016
4. Greco A et al: Churg-Strauss syndrome. Autoimmun Rev. 14(4):341-348, 2015
5. Dennert RM et al: Cardiac involvement in Churg-Strauss syndrome. Arthritis Rheum. 62(2):627-34, 2010
6. Silva CI et al: Churg-Strauss syndrome: high resolution CT and pathologic findings. J Thoracic Imaging. 20(2):74-80, 2005

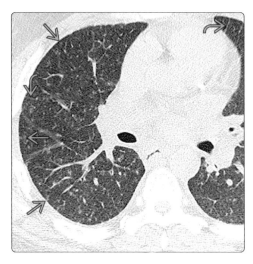

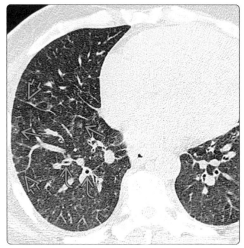

(左)女性患者,哮喘和嗜酸性肉芽肿性多血管炎病史,横轴位 HRCT 显示边界不清小叶中央小结节➡和小叶间隔增厚➡。通常小叶间隔增厚与嗜酸性粒细胞浸润和/或继发于心肌受累的间质水肿相关。(右)同一患者横轴位 HRCT 显示小叶中央小结节➡,支气管壁增厚➡和小叶间隔增厚➡。

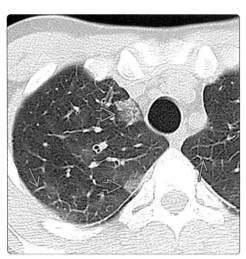

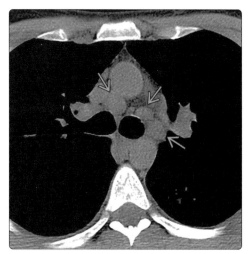

(左)嗜酸性肉芽肿性多血管炎患者,横轴位平扫 CT 显示双侧小叶间隔增厚➡和斑片状磨玻璃密度影➡。(右)同一患者横轴位平扫 CT 显示双侧气管旁淋巴结肿大➡。散在肺结节、心包积液、淋巴结肿大和血管径增粗为嗜酸性肉芽肿性多血管炎中不常见、非特异性的异常。

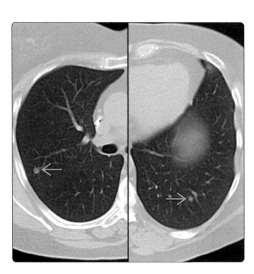

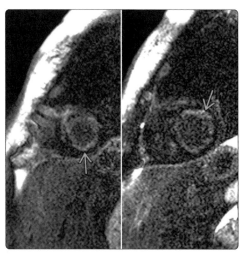

(左)嗜酸性肉芽肿性多血管炎女性患者,横轴位平扫 CT 组合图像显示中叶和左肺下叶肺结节➡。(右)嗜酸性肉芽肿性多血管炎患者,短轴位钆延迟强化组合图像显示心内膜同心圆性强化信号➡。50% 以上的患者表现出心脏受累,尽管没有临床症状。(D. Vargas,MD 供图。)

要　点

术语

- 显微镜下多血管炎(MPA)
  - 特发性自身免疫疾病,以小管径血管的系统性血管炎为特点
  - 通常为肾(肾小球肾炎)和肺(弥漫性肺泡出血伴毛细血管炎)表现

影像

- 平片
  - 双侧斑片状气腔影
  - 上部和下部受累
- CT
  - 弥漫性肺泡出血
    - 磨玻璃密度影
    - 小叶中央,多发或弥漫
  - 肺纤维化
    - 胸膜下网状影和/或蜂窝伴肺尖肺底梯度和牵拉支气管扩张

主要鉴别诊断

- 弥漫性肺泡出血伴毛细血管炎(其他病因)
  - 肉芽肿性多血管炎
  - 嗜酸性肉芽肿性多血管炎
  - 系统性红斑狼疮
- 肺水肿

临床

- 弥漫性肺泡出血(咯血、呼吸困难、咳嗽)(最常见)
- 肺纤维化
- 特异性针对髓过氧化物酶的抗中性粒细胞胞浆抗体
- 治疗:皮质激素和环磷酰胺

诊断备忘

- 肺泡出血[即,磨玻璃密度影和/或实变]和伴随的肾脏疾病(即,肾小球肾炎)的患者,考虑 MPA

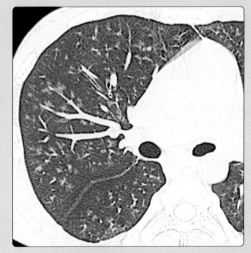
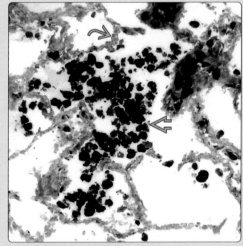

(左)19 岁男性,显微镜下多血管炎和肺泡出血患者,横轴位 HRCT 显示弥漫边界不清小叶中央磨玻璃和线样分支影。弥漫性肺泡出血和肺纤维化是此疾病最常见的肺部表现。(右)同一患者标本高倍镜(普鲁士蓝染色)显示蓝染的肺泡内吞噬含铁血黄素的巨噬细胞☲,也可见间质的嗜酸性粒细胞浸润☑。

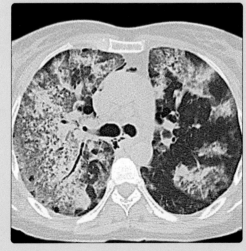
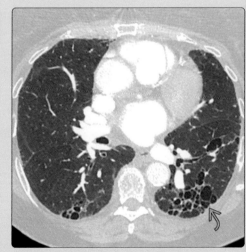

(左)75 岁男性,显微镜下多血管炎和弥漫性肺泡出血患者,横轴位平扫 CT 显示双侧气腔影和磨玻璃密度影。(右)显微镜下多血管炎和肺纤维化患者,既往出现过肺泡出血,横轴位增强 CT 显示下叶为著的胸膜下网状影和蜂窝☑伴牵拉性支气管扩张。这些特征与寻常性间质性肺炎和非特异性间质性肺炎相似。

术语

缩略词
- 显微镜下多血管炎(MPA)

定义
- MPA:特发性自身免疫疾病,以小管径血管系统性血管炎为特点
  - 通常为肾(肾小球肾炎)和肺(弥漫肺泡出血和毛细血管炎)表现
  - 存在特异性针对髓过氧化物酶(MPO)的抗中性粒细胞胞浆抗体

影像

平片表现
- 弥漫性肺泡出血(12%~55%)
  - 双侧斑片状气腔影
  - 上野和下野受累
- 肺纤维化(36%)
  - 下叶为著网状影和/或蜂窝,类似寻常性间质性肺炎或非特异性间质性肺炎表现

CT 表现
- HRCT
  - 弥漫性肺泡出血
    - 磨玻璃密度影
      - 小叶中央,多发或弥漫
    - 实变
  - 支气管血管束增粗
    - 与沿支气管血管束的淋巴细胞浸润和轻度纤维化相关
  - 肺纤维化
    - 胸膜下网状影和/或蜂窝伴肺尖肺底梯度和牵拉支气管扩张
    - 肺纤维化是预后不良的标志

成像推荐
- 最佳成像工具
  - HRCT

鉴别诊断

弥漫性肺泡出血伴毛细血管炎(其他病因)
- 肉芽肿性多血管炎
  - 空洞性结节、肿块或实变
  - 典型三联征:上气道疾病,下呼吸道受累,肾小球肾炎
- 嗜酸性肉芽肿性多血管炎
  - 小叶中央结节
  - 哮喘/嗜酸性粒细胞增多(几乎所有患者)
- 系统性红斑狼疮性血管炎
  - 急性坏死性毛细血管炎(比小动脉炎更常见)
  - 自身抗体(抗双链 DNA 抗体、抗 Sm 抗体、抗 CL 抗体)

肺水肿
- 心源性
  - 心脏肥大,宽血管蒂,胸腔积液
- 非心源性
  - 急性呼吸窘迫综合征,神经源性水肿,负压性水肿,溺水

病理

总体特征
- 坏死性血管炎累及小动脉、小静脉和毛细血管

镜下特征
- 吞噬含铁血黄素的巨噬细胞伴粗的含铁血黄素颗粒
- 肺泡间隔的中性粒细胞浸润

临床

临床表现
- 最常见的体征/症状
  - 肾脏表现(80%~100%)
    - 肾小球肾炎(蛋白尿、镜下血尿和尿中颗粒或红细胞管型)
  - 肺部表现(25%~55%)
    - 弥漫性肺泡出血(咯血、呼吸困难、咳嗽)(最常见)
    - 肺纤维化
  - 皮肤表现(30%~60%)
    - 可触及性紫癜、网状青斑、结节、荨麻疹和皮肤溃疡
- 其他体征/症状
  - 发热、体重下降、疲劳
- 特异性针对髓过氧化物酶的抗中性粒细胞胞浆抗体

人口统计学
- 年龄
  - 平均发病年龄:50~60 岁
- 性别
  - 男:女 = 1.8 : 1

自然病程和预后
- 未经治疗预后较差(1 年后 90%的死亡率)
- 治疗:1 年和 5 年生存率分别为 82%和 76%

治疗
- 皮质激素和环磷酰胺
- 血浆置换

诊断备忘

考虑
- 肺泡出血[即,磨玻璃密度影和/或实变]和伴随的肾脏疾病(即,肾小球肾炎)患者,考虑 MPA

部分参考文献

1. Chung SA et al: Microscopic polyangiitis. Rheum Dis Clin North Am. 36(3):545-58, 2010

要　点

术语

- 慢性血清阴性的炎性关节病,好发于中轴骨骼

影像

- 脊柱病变几乎总是先于肺受累
- 平片
  - 双侧肺尖对称性胸膜增厚
  - 上叶纤维化,肺门向上收缩
- CT
  - 上叶纤维大疱性疾病
  - 气道病变(80%)
    - 马赛克密度及空气潴留(40%)
    - 支气管壁增厚(40%)
    - 牵拉支气管扩张
  - 间质病变(66%)
    - 肺实质带(33%)
    - 小叶内线、胸膜下线和蜂窝
  - 在气囊或空洞内可发现霉菌球

主要鉴别诊断

- 肺结核
- 结节病
- 矽肺及煤工肺尘埃沉着症
- 特发性胸膜肺弹力纤维增生症

临床

- 最常见的体征/症状
  - 骶髂关节炎症(早期表现)
  - 最严重的并发症:脊柱骨折,尤其是颈椎
  - 肺部受累
    - 咳嗽、呼吸困难、疲劳和偶尔的咯血
    - 上叶纤维大疱性疾病
      - 与肺结核相似
- 其他体征/症状
  - 肺功能检测:限制性>阻塞性肺功能异常
  - HLA-B27 不是诊断的必要条件

(左)插图显示强直性脊柱炎肺受累的典型表现,包括肺尖纤维化,间质增厚,轻度牵拉支气管扩张➡和气囊或肺大疱形成➡。(右)强直性脊柱炎患者,横轴位平扫CT显示典型的肺受累CT表现,包括双侧外周对称性胸膜下网状影➡,轻度牵拉支气管扩张➡和蜂窝➡。注意纵隔旁双肺上叶肺大疱(➡)。

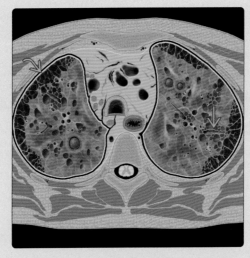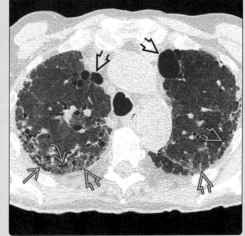

(左)强直性脊柱炎患者,横轴位增强CT显示双侧肺尖胸膜下纤维化➡和胸膜帽➡,与肺受累相关。(右)强直性脊柱炎患者,冠状位平扫CT显示圆滑的脊髓韧带骨赘➡。注意左肺尖实变内见牵拉支气管扩张和肺体积减小。即使是微小的外伤也能导致椎体骨折,威胁强直性脊柱炎患者的生命。

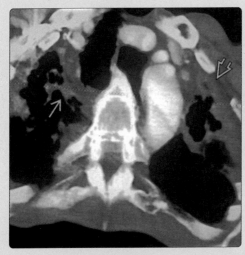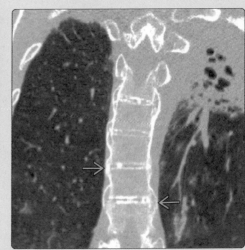

术语

缩略词

- 强直性脊柱炎(AS)

同义词

- Bechterew 病

定义

- 慢性多系统炎性病变,伴关节和关节外表现
  - 好发于中轴骨骼
  - 脊柱外表现
    - 胸膜肺受累
    - 主动脉炎
    - 心脏传导异常

影像

总体特征

- 最佳诊断线索
  - 上叶纤维大疱性疾病+脊柱关节僵硬

平片表现

- 平片
  - 胸椎圆滑的韧带骨赘是 AS 的典型表现
    - 在平片上容易发现
  - 肺实质病变在早期不可见
  - 双侧肺尖对称性胸膜增厚
  - 上叶纤维化和肺门向上收缩
  - 上肺野气囊/肺大疱形成(纤维大疱性疾病)
  - AS 肺疾病与陈旧性肺结核难以区分
  - 继发性心脏衰竭
    - 长期疾病伴主动脉瓣关闭不全

CT 表现

- 脊柱病变几乎总先于肺受累
  - 胸椎关节强直(伴有韧带骨赘)
  - 椎体呈方形且侧角磨损(Romanus 病灶)
- 肺
  - 气道病变(80%)
    - 马赛克密度及空气潴留(40%)
    - 支气管壁增厚(40%)
    - 牵拉支气管扩张
    - 肺气肿(33%)
      - □ 小叶中央>间隔旁型
      - □ 瘢痕及大疱病变引起不规则(瘢痕性)肺气肿
  - 间质性肺疾病(66%)
    - 肺实质带(33%)最常见
    - 胸膜下结节,小叶内线,胸膜下线和蜂窝也常见
  - 尖段病变
    - 严重的牵拉支气管扩张伴体积缩小
    - 气管扩张(等同于牵拉支气管扩张)
    - 双侧,对称性,尖段,胸膜增厚
  - 尖段纤维大疱区利于曲霉菌定植
    - 囊腔或大疱内发现霉菌球
    - 慢性曲霉菌定植(50%~65%)
    - 存在霉菌球患者咯血常见
- 纵隔淋巴结肿大不常见,且平片不易显示

成像推荐

- 最佳成像工具
  - CT 可以显示平片不能发现的轻微的尖段异常
  - CTA 或 MRA 可以评估主动脉

鉴别诊断

结核

- 尖段纤维空洞性病变
  - 空洞(50%)
  - 壁厚薄不一:厚>薄,形状不规则
- 受累肺的纤维化征象随体积减少而加剧
- 上叶尖段和后段,下叶背段
- 慢性非特异性症状:咳嗽、低热、疲劳、体重下降
- 诊断需要找到结核分枝杆菌

结节病

- 累及上肺,支气管血管束周围分布
- 淋巴管周围小结节(1~5mm)
- 结节状实变;磨玻璃密度影
- 对称性肺门及纵隔淋巴结肿大,比强直性脊柱炎显著
- 组织学上为非干酪性上皮样肉芽肿

矽肺及煤工肺尘埃沉着症

- 上肺野小叶中央和胸膜下结节
- 矽肺结节比煤工肺结节边界更清晰
- 肺门和纵隔淋巴结对称性肿大(75%),通常直径>3cm
  - 肺门及纵隔淋巴结"蛋壳样"钙化,不见于强直性脊柱炎

特发性胸膜肺弹性纤维增生症

- 慢性特发性间质性肺炎,于 2004 年提出
  - 罕见的特发性间质性肺炎(IIP),列入 2013 美国胸科协会/欧洲呼吸协会(ATS/ERS)分类
- 上叶胸膜下和间质弹力纤维为主的增生
  - 纤维性间质性肺炎伴未塌陷的肺组织中存在大于 80%的弹力纤维改变
  - 影像
    - 上肺野胸膜肺增厚(最常见)
    - 其他:网状影、蜂窝、支气管扩张、实变、肺动

脉高压
- ○ 罕见或无肉芽肿
- 相关疾病:感染、骨髓移植、化疗、自身免疫和可能的遗传易感性

病理

总体特征

- 病因学
  - ○ 不明
    - 炎性或自身免疫过程
    - 环境诱因
- 遗传学
  - ○ 与组织相容性抗原 HLA-B27 密切相关
  - ○ 流行性的种族差异
    - >90%白人 AS 患者,HLA-B27(+)
    - 约 50%非裔美国人 AS 患者,HLA-B27(+)
    - 非洲人和日本人几乎没有 HLA-B27(+)(HLA-B27<1%)
  - ○ 家族性明显
    - 在 HLA-B27(+) AS 患者第一代 HLA-B27(+)亲属中有 10%以上的 AS 可能性
  - ○ 抗原可见于 6%~10%的正常健康人
    - 1%~6% HLA-B27(+)患者有 AS
- 伴发异常
  - ○ 胸膜肺受累
    - 胸壁限制,上叶纤维大疱性疾病
      - □ 疾病发生后约 11.7 年出现肺部异常
      - □ 进行性肺纤维囊性疾病
- 流行病学
  - ○ 强直性脊柱炎的发生率约 6.6/10 万
    - 胸片上肺疾病的发生率:1%~3%
    - HRCT 上肺疾病的发生率:60%~88%
  - ○ 全球流行:0.1%~1.4%
- 诊断基于
  - ○ 炎性背痛病史
  - ○ 腰椎活动度和胸部扩张受限
  - ○ 平片显示骶髂关节炎

临床

临床表现

- 最常见的体征/症状
  - ○ 骶髂关节炎症,AS 的早期表现
    - 背痛或晨僵
  - ○ 外周关节和关节外结构也可受累
  - ○ 肺疾病
    - AS 的罕见和晚期表现

- □ 平均症状出现后 20 年
- □ 上叶缓慢进展的纤维囊性改变
  - 呼吸系统体征/症状
    - □ 咳嗽、呼吸困难、疲劳和偶尔的咯血
    - □ 真菌(曲霉菌)或非结核分枝杆菌重复感染
    - □ 咯血;通常提示霉菌球存在
  - ○ 睡眠呼吸暂停机制
    - 限制性肺疾病,口咽气道(颞下颌关节受累)阻塞,压迫延髓呼吸中枢(颈椎疾病)
  - ○ 自发性气胸
    - 发病率,0.29%(比正常人高)
  - ○ 胸痛
    - AS 的早期
    - 吸气疼痛;胸廓扩张轻度至中等下降
- 其他体征/症状
  - ○ 肺功能检测:限制性>阻塞性肺功能异常
    - 限制性与骨性关节强直相关
    - 阻塞性继发于小气道病变
  - ○ HLA-B27 的存在,对诊断并非是必需的

人口统计学

- 年龄
  - ○ 初始发病:15~35 岁
- 性别
  - ○ 男:女 = 10:1~16:1

自然病程和预后

- 最初累及骶髂关节,进展至脊柱受累
- 死亡率:主动脉炎、炎性肠病、肾炎(淀粉样变性)
- 最严重的并发症:脊柱骨折,颈椎最常见
- 晚期 AS,进行性纤维大疱性改变
  - ○ 与病程相关

治疗

- 无有效治疗可以阻止肺部受累进程
- 对于胸痛和晨僵的患者,推荐 NSAID 为一线用药
- 有症状的真菌球需要抗真菌剂
  - ○ 药物治疗无效需要外科手术
  - ○ 支气管动脉栓塞术用于危及生命的咯血的治疗
- 睡眠呼吸暂停
  - ○ CPAP,戒烟和体重下降
  - ○ 阿达木单抗和戈利木单抗可以帮助睡眠和提高睡眠质量

部分参考文献

1. Marquette D et al: Chronic bronchiolitis in ankylosing spondylitis. Sarcoidosis Vasc Diffuse Lung Dis. 30(3):231-6, 2013
2. Kanathur N et al: Pulmonary manifestations of ankylosing spondylitis. Clin Chest Med. 31(3):547-54, 2010
3. El Maghraoui A et al: Lung findings on thoracic high-resolution computed tomography in patients with ankylosing spondylitis. Correlations with disease duration, clinical findings and pulmonary function testing. Clin Rheumatol. 23(2):123-8, 2004

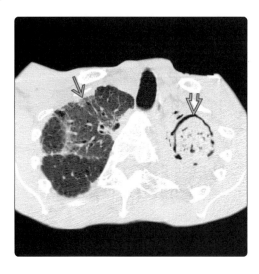

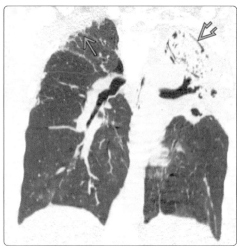

（左）强直性脊柱炎患者，横轴位 HRCT 显示右肺上叶胸膜下网状影➡和左肺上叶霉菌球➡。（N. L. Müller, MD, PhD 供图。）（右）同一患者冠状位 HRCT 显示右肺上叶胸膜下间质纤维化➡和体积减小。左肺上叶霉菌球➡表现为已有的大疱性病变内不均匀卵圆形肿块。曲霉菌倾向定植于尖段纤维大疱区。（N. L. Müller, MD, PhD 供图。）

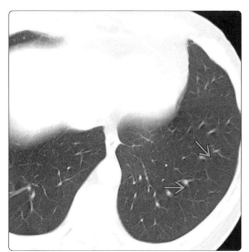

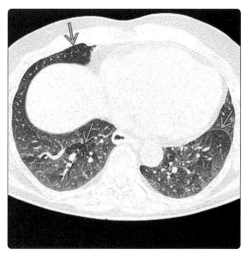

（左）强直性脊柱炎患者，吸气末横轴位平扫 CT 显示左肺下叶轻微密度减低区和血管减少➡，与小气道疾病一致。（右）强直性脊柱炎患者，呼气相横轴位平扫 CT 显示双侧基底段密度减低和少血管区（空气潴留）➡。考虑到小气道疾病的发病率，在评估 AS 患者时应包括呼气相成像。

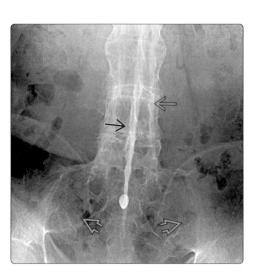

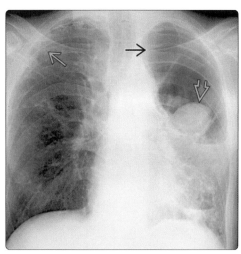

（左）强直性脊柱炎患者，前后位腰椎平片显示双侧骶髂关节强直➡，棘间韧带骨化（匕首征）（➡）和小关节面强直（轨道征）➡。（右）强直性脊柱炎患者，后前位胸片显示右肺尖纤维大疱性疾病。手术切除后证实了左肺上叶卵圆形霉菌球➡。注意左侧自发性气胸（➡）。

要　点

术语

- 炎性肠疾病(IBD)可能是由对基因易感性宿主的生理性肠道菌群的异常免疫应答引起
- 溃疡性结肠炎:局限于结肠
- 克罗恩病:胃肠道的任意节段
- 可累及肺实质、气道、胸膜或血管结构

影像

- 支气管扩张:最常见表现
- 气管壁增厚,气管狭窄
- 细支气管扩张
- 细胞性和缩窄性细支气管炎
- 机化性肺炎、非特异性间质性肺炎、嗜酸性粒细胞性肺炎
- 肺血栓栓塞
- 胸腔积液,胸膜增厚
- 药物毒性、机会性感染

主要鉴别诊断

- 类风湿关节炎
- 肺部感染引起的支气管扩张(鸟分枝杆菌复合群)
- 哮喘

病理

- 肺受累的假定病因
    - 呼吸道和肠道的共同胚胎起源
    - 上皮暴露于共同抗原

临床

- 肺部表现出现于 75%～85% 伴随 IBD 症状的患者中,与 IBD 症状同时出现为 5%～10%,在 IBD 症状之前为 10%～15%

诊断备忘

- 胸部异常表现或主诉和病史为 IBD 的患者,考虑胸部受累

(左) 37 岁女性,溃疡性结肠炎和支气管扩张患者,后前位胸片显示轻微的网状影和中央支气管壁增厚➡️。(右)同一患者横轴位平扫 CT 显示广泛柱状支气管扩张和支气管壁增厚➡️。支气管扩张是最常见的炎性肠病的肺部表现,可伴发支气管壁增厚、黏液栓塞、小叶中央结节➡️和马赛克密度。

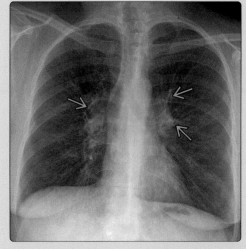
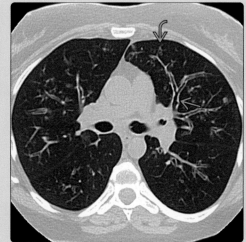

(左) 48 岁女性,克罗恩病患者,横轴位增强 CT 显示上叶轻微的磨玻璃密度影➡️和牵拉性细支气管扩张➡️。(右)同一患者横轴位增强 CT 显示基底段磨玻璃密度影和支气管扩张。注意胸膜下相对不受累➡️,为非特异性间质性肺炎的特征性表现,也可发生于炎性肠病或继发于药物毒性。停药后通常会使肺部病变改善。

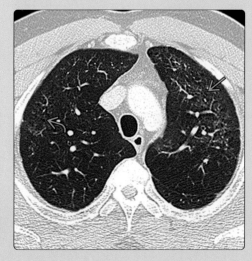
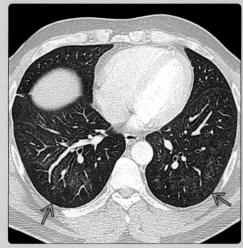

炎性肠疾病

术语

缩略词
- 炎性肠疾病(IBD)

同义词
- IBD-相关肺疾病

定义
- 可能由对基因易感性宿主的生理性肠道菌群的异常免疫应答引起
- 包括溃疡性结肠炎(UC)和克罗恩病(CD)
  - UC：局限于结肠
  - CD：胃肠道的任意节段
- IBD 患者肠道外表现出现概率为 16%~40%，在 CD 中更常见
  - 肺部表现罕见，且常被忽略
    - 可继发于疾病本身或可为治疗疾病药物的并发症(如药物毒性、机会性感染)

影像

总体特征
- 最佳诊断线索
  - IBD 病史患者的肺部异常
- 部位
  - 可累及肺实质、气道、胸膜或血管结构

平片表现
- 平片
  - 可正常
  - 出现时，异常通常为非特异性
    - 斑片状气腔影/实变
    - 支气管扩张
    - 胸腔积液

CT 表现
- 增强 CT
  - 胸膜疾病
    - 积液
      - 通常单侧
      - 可为出血性
    - 胸膜增厚
  - 肺血栓栓塞疾病
    - 0.7%~7.7%的受累患者
    - 肺动脉充盈缺损；可见其他血栓受累部位
- HRCT
  - 大气道异常与 UC 密切相关
    - 气管炎症
      - 气管上皮溃疡：气管壁环周增厚
      - 声门/声门下狭窄
    - 支气管扩张
      - IBD 的最常见表现(66%气道受累病例)
  - 小气道异常
    - 细支气管扩张
    - 其他异常
      - 细支气管壁增厚
      - 黏液栓塞
      - 小叶中央磨玻璃结节
      - 马赛克密度
      - 空气潴留
  - 实质病变
    - 机化性肺炎
      - 散发的密度增高影/实变；非肺段性，单侧或双侧，胸膜下和/或支气管血管束周围分布
      - 磨玻璃密度影
      - 小叶中央结节
      - 反晕征：中央磨玻璃密度影，被周围实变环绕
    - 嗜酸性粒细胞肺炎(美沙拉秦治疗的患者，外周嗜酸性粒细胞增多)
      - 单侧或双侧外周实变
      - 上叶受累为著
    - 非特异性间质性肺炎
      - 磨玻璃密度影和网状影，下叶为著
      - 小叶间隔增厚，小叶内线
      - 胸膜下未受累，支气管血管束周围影常见
      - 牵拉性支气管扩张，细支气管扩张
  - 机会性感染(抗 TNF-α 单克隆抗体治疗患者)
    - 结核
      - 治疗前筛查结核，对于潜在的感染使用预防性抗结核药物
      - 树芽征、斑片状实变、空洞
    - 耶氏肺孢子菌肺炎
      - 上叶受累为著
      - 磨玻璃密度影且肺外周相对不受累
      - 间隔线±小叶内线叠加于磨玻璃密度影之上(即，碎石路征)
    - 诺卡菌病
      - 实变、结节和肿块
      - 可见空洞
      - 胸壁受累(不常见)
    - 曲霉菌病
      - 肿块样实变、结节、晕征、反晕征、空洞
    - 其他：放线菌病、球孢子菌病、组织胞浆菌病
  - 其他异常
    - 结肠气管瘘、回肠气管瘘、食管气管瘘
      - 结肠脾曲-左下叶的结肠气管瘘或结肠胸膜瘘可引起复发性肺炎、脓胸、粪气胸
    - 渐进坏死性结节
      - 单发或多发(0.5~7.0cm)；中上野外周受累为著
    - 结节病

□ 偶然发现 vs. 可能与 IBD 有关

□ 肺门/纵隔淋巴结肿大,淋巴管周围肺结节

成像推荐

- 最佳成像工具
  - HRCT 或薄层 CT

鉴别诊断

类风湿关节炎

- 支气管扩张,胸腔积液,渐进坏死性结节,机化性肺炎
- 关节病累及小关节

肺感染引起的支气管扩张(如,鸟复合分枝杆菌)

- 支气管扩张,树芽征和马赛克密度
- 中叶和舌段受累严重

哮喘

- 支气管扩张,支气管壁增厚,气道狭窄和扩张
- 马赛克灌注/密度
- 嗜酸性粒细胞增多

病理

总体特征

- 病因学
  - 可能为多因素
    - 遗传易感性
    - 环境因素
    - 免疫功能异常
  - IBD 患者肺部受累假定的发病机制
    - 呼吸道和肠道的共同胚胎起源
    - 上皮暴露于吸入和摄食的共同抗原,引起淋巴组织的致敏作用和炎症
- 基因学
  - 10%~20%受累个体有 IBD 的家族史;第一代亲属患病率最高
  - *NOD2* 基因最近被发现为与 CD 相关的第一个基因
- 伴发异常
  - IBD 最常见的肠道外表现,累及骨骼肌系统和皮肤
    - 外周和中轴关节病(骶髂关节炎)
    - 坏疽性脓皮病
    - 结节性红斑
  - 其他表现
    - 前葡萄膜炎、巩膜外层炎、胆管周围炎、脂肪肝、肾结石、阻塞性尿路病、尿路瘘管形成
  - 不管 IBD 是否活动,可能出现共同存在的自身免疫疾病
    - 如,溶血性贫血、原发性硬化性胆管炎、慢性淋巴细胞性甲状腺炎

临床

临床表现

- 最常见的体征/症状
  - 非特异呼吸道症状
    - 气短、呼吸困难、喘鸣、嘶哑、发声困难、慢性排痰性咳嗽、哮喘
- 其他体征/症状
  - 肺疾病可能继发于药物毒性(例,甲氨蝶呤、米硫唑嘌呤、柳氮磺胺吡啶、美沙拉秦)或与免疫抑制相关的机会性感染
  - 呼吸道症状可以在 IBD 确诊前或后出现;可能在结肠切除术后出现
  - 通常出现肺功能异常,甚至在无症状患者中
    - 高达 50%的 UC 患者
    - 肺功能检查为阻塞性或限制性;支气管高反应性

人口统计学

- 年龄
  - 可以发生于任何年龄;典型于 15~35 岁确诊
- 性别
  - 男 = 女
- 种族
  - 高加索人和德系犹太人比其他种族或民族族群更容易受累

自然病程和预后

- 肺部表现
  - 75%~85%:在 IBD 症状出现后
  - 5%~10%:与 IBD 症状同时出现
  - 10%~15%:在 IBD 症状之前出现
- 呼吸道症状的加剧与活动性 IBD 所处的阶段一致
  - 浆膜炎通常与活动性 IBD 相关
  - 实质异常出现在非活动性 IBD 患者中

治疗

- IBD 相关的肺疾病通常用类固醇治疗
- 药物相关肺疾病,对药物撤回、类固醇和支持方法有效
- 继发于抗 TNF 药物的机会性感染,需要抗生素或抗真菌治疗

诊断备忘

考虑

- 有胸部主诉或异常以及 IBD 病史患者,考虑肺部受累

部分参考文献

1. Majewski S et al: Pulmonary manifestations of inflammatory bowel disease. Arch Med Sci. 11(6):1179-88, 2015
2. Ji XQ et al: Pulmonary manifestations of inflammatory bowel disease. World J Gastroenterol. 20(37):13501-11, 2014
3. Lu DG et al: Pulmonary manifestations of Crohn's disease. World J Gastroenterol. 20(1):133-41, 2014

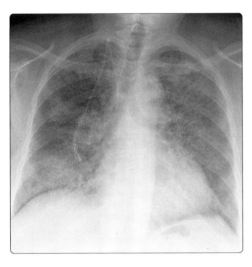

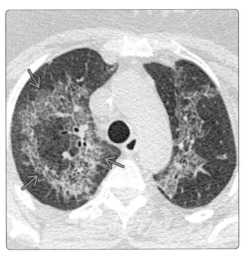

（左）克罗恩病和机化性肺炎患者，后前位胸片显示双侧弥漫气腔疾病和网状影。（右）同一患者横轴位 HRCT 显示双侧磨玻璃密度影➡并产生了右肺上叶的反晕征，这在机化性肺炎为常见异常但不特异。机化性肺炎可发生于炎性肠病本身，也可作为药物治疗的并发症出现。

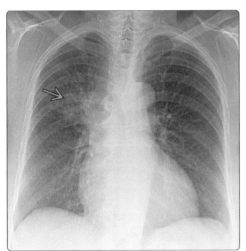

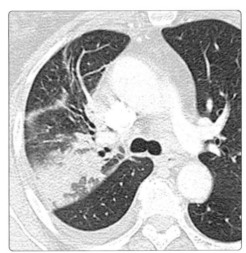

（左）39 岁女性，克罗恩病接受抗 TNF-α 单克隆抗体治疗的患者，后前位胸片显示右肺上叶边界不清实变➡，继发于放线菌病。（右）同一患者横轴位增强 CT 显示右肺上叶实变和周围的磨玻璃密度影。机会性感染是接受生物治疗患者 T 细胞介导免疫抑制的常见并发症。

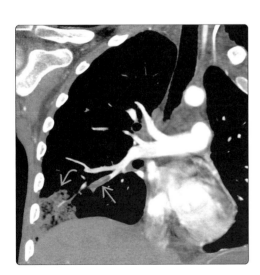

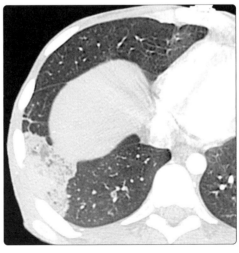

（左）37 岁男性，克罗恩病患者，斜冠状位增强 CT 显示急性肺血栓栓塞疾病➡，累及右肺下叶基底段肺动脉，以及外周肺梗死➡。（右）同一患者横轴位增强 CT 显示右肺下叶楔形实变伴内部透亮区，是肺梗死非常特征性表现。肺血栓栓塞疾病发生于 0.7%～7.7%的炎性肠病患者。

（翻译：金鑫，审校：赵绍宏）

第十章
血管性疾病

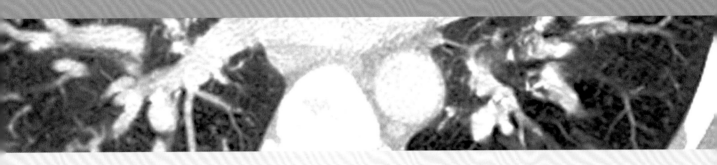

简介

弥漫性肺疾病的病因很多,其中一部分源于血管源性疾病过程,包括多种不同的累及肺实质和/或肺间质的病变,以及累及肺血管的病变,包括肺水肿、肝肺综合征(HPS)、肺动脉高压、肺静脉阻塞性疾病(PVOD)、肺毛细血管瘤,以及赋形剂肺疾病。

影像

胸片检查是放射科医生发现血管性疾病相关异常的首选检查方法。这可能最适用于肺水肿,在肺水肿中,肺间质和气腔影以及相关异常如心脏扩大和胸膜渗出,都能被很好地观察和评估。许多弥漫性肺血管性疾病导致肺动脉高压(PAH)和右心功能不全,表现为肺动脉干和中央肺动脉增粗以及右心腔扩张,以上表现胸片均能评估。然而,许多血管源性疾病在胸片上显示正常或非特异性表现。

薄层 CT 以及 HRCT 可作为发现和显示各种血管性疾病肺部异常特征、这些异常的分布和相关伴发表现、以及显示其他重要特征如疾病分布与伴发表现的影像检查方法。例如,在胸片上看不到的磨玻璃密度与结节很容易被发现。肺动脉高压(PAH)的常见伴发表现是肺动脉干扩张(>29mm)及右心功能不全,后者表现为右心腔较左心腔扩大,室间隔平直。本章将介绍几种重要的导致弥漫性肺疾病且放射科医生可遇到的血管性疾病。

肺水肿

肺水肿的定义是肺内血管外水的异常聚积,可分为流体静力性水肿,渗透性水肿±弥漫性肺泡损伤或混合性水肿。尽管 CT 不是心源性肺水肿的影像检查的首选,但肺水肿典型的横断图像特征在临床实践中经常遇到,需要认识并与其他疾病鉴别。

心源性/流体静力性肺水肿以小叶间隔,支气管壁增厚及磨玻璃密度影为特征,其他辅助表现包括心脏增大,纵隔脂肪密度增高,非肿瘤性淋巴结肿大和胸水。急性呼吸窘迫综合征早期可见磨玻璃密度影及实变影,呈前后梯度分布,慢性期进展为无梯度分布的磨玻璃密度影和粗大的网状影及结构破坏。其他病因包括高原肺水肿和复张性肺水肿,常分别形成不均匀非对称性结节影和磨玻璃密度影。

肝肺综合征

HPS 以慢性肝病、室内空气下肺泡动脉血氧梯度增高和肺内动静脉分流三联征为特点。其具体病因不详,但被假定源于弥散-灌注损伤。HPS 分期系统按照患者对 100% 氧气的临床反应设定。在 HRCT/CT 上,HPS 表现为外周肺动脉扩张,肺段动脉与肺段支气管直径比≥2,中央肺动脉直径正常。

肺动脉高压

肺动脉高压的定义为平均肺动脉压升高,静息时>25mmHg,劳力时>30mmHg。在 HRCT 或 CT 上,PAH 最可靠的征象为肺动脉干增粗。其他肺部表现依赖于疾病的严重程度及 PAH 的病因。由于马赛克灌注而形成的地图样磨玻璃密度影是最常见的表现,肺水肿及小叶中央磨玻璃密度结节也可见。

肺静脉闭塞性疾病

PVOD 是以肺静脉和小静脉内膜增生(纤维组织)和栓塞导致狭窄和闭塞为特征的病因不明的疾病。在 HRCT 或 CT 上,PVOD 表现为小叶间隔和叶间裂的增厚、磨玻璃密度影、微结节,以及马赛克密度。肺动脉高压相关的影像表现也可见,受累患者可发展为肺心病。

肺毛细血管瘤病

肺毛细血管瘤病(PCH)是一种罕见的由肺泡毛细血管增生导致肺动脉高压的疾病。有建议将肺动脉高压、PVOD、PCH 划分为同一种疾病谱,这些病变的主要鉴别点包括毛细血管增生的解剖部位及对特定治疗的反应。在 HRCT 或 CT 上,PCH 表现为轻微的小叶中央磨玻璃密度结节、肺动脉高压和右心功能不全。PCH 与 PVOD 影像表现相似。PCH 诊断准确十分重要,因为血管扩张剂为禁忌证。

赋形剂肺疾病

赋形剂肺疾病是指将口服药压碎后静脉内注射导致肺小动脉和毛细血管被异物颗粒阻塞,这导致血管及肺实质异常,最终导致急性或慢性肺心病。

在 HRCT 或 CT 上,滑石粉或纤维素导致的弥漫疾病表现为小叶中央结节和/或树芽征,典型的为双侧、弥漫、对称分布。然而,滑石粉肉芽肿病可形成融合肿块,与进行性块状纤维化相仿,发生在肺小结节背景下。受累患者可发展为肺动脉高压、右心室劳损。注射哌甲酯(利他林)可导致弥漫性肺疾病独特的表现,表现为下叶为著的全小叶型肺气肿,可类似 α_1 抗胰蛋白酶缺乏症。

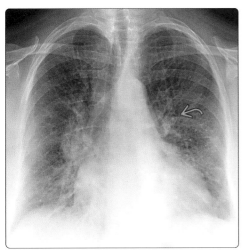

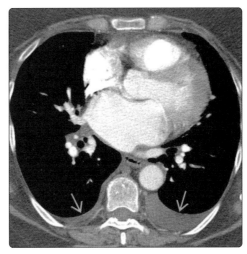

（左）心源性肺水肿患者，后前位胸片显示心影扩大，双侧间质性阴影和肺门旁模糊影➡，与心源性肺水肿一致。（右）同一患者横轴位增强CT（纵隔窗）显示心脏明显扩大和双侧少量胸水➡，后者是心源性肺水肿常见的辅助表现。

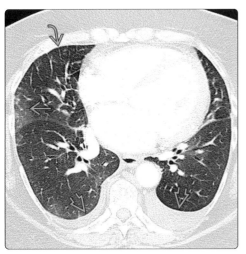

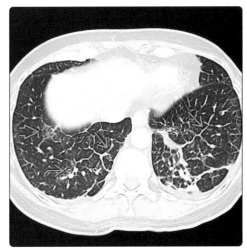

（左）同一患者横轴位增强CT显示边界模糊的磨玻璃密度影➡和轻度小叶间隔增厚➡，分别代表了水肿液体在肺泡内及间质内。注意双侧少量胸水➡。（右）心源性肺水肿患者，横轴位增强CT显示双肺弥漫光滑的小叶间隔增厚，支气管周围增厚➡和散发磨玻璃密度影➡，代表间质及肺泡性水肿混合。

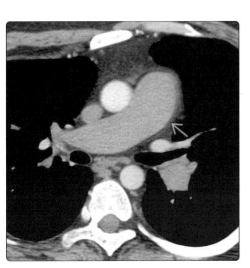

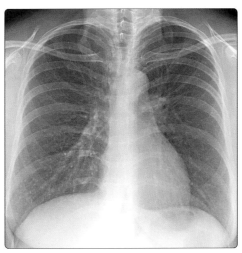

（左）肺毛细血管瘤病致肺动脉高压患者，横轴位增强CT显示肺动脉干增粗➡，是肺动脉高压最易识别的影像表现。（右）赋形剂肺疾病患者，后前位胸片显示双肺多发小结节，患者静脉内注射了滑石粉。纤维素性和滑石粉肉芽肿病的典型的表现为双肺多发小结节。

要 点

术语

- 肺水肿:肺内血管外水的异常聚积
  - ○ 流体静力性肺水肿
  - ○ 通透性水肿伴弥漫肺泡损伤(DAD):急性呼吸窘迫综合征(ARDS)
  - ○ 通透性水肿不伴DAD:阿片过量肺水肿、输血相关的肺损伤(TRALI)、高原肺水肿(HAPE)
  - ○ 混合性肺水肿:神经源性肺水肿、复张性肺水肿

影像

- 平片
  - ○ 流体静力性肺水肿
    - – 肺门旁模糊影,胸膜下水肿,支气管周围袖套征,间隔增厚
    - – 实变,蝶翼样水肿
    - – 心脏增大,胸腔积液
  - ○ ARDS:气腔病变,无心脏增大或间隔线
  - ○ HAPE:不对称、肺门旁、片状、结节状气腔影
  - ○ 复张性肺水肿:与先前的积液或气胸同侧
  - ○ 阿片过量、TRALI、神经源性肺水肿:可与流体静力性肺水肿表现相似
- CT/HRCT
  - ○ 在肺水肿评估中不是常规检查
  - ○ 流体静力性肺水肿
    - – 光滑的间隔增厚,叶间裂增厚,支气管壁增厚
    - – 小叶中央、小叶性、肺泡性、弥漫性磨玻璃密度影,实变
    - – 心脏增大,胸腔积液,淋巴结肿大
  - ○ HAPE:不对称,肺门旁结节状气腔病变

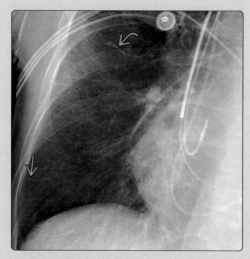
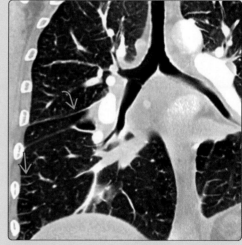

(左)心源性流体静力性肺水肿患者,低聚焦前后位胸片显示短的细线➡(Kerley B线),垂直于侧壁胸膜,以及稍长的斜线➡(Kerley A线)。(右)心源性流体静力性肺水肿患者,冠状位增强CT显示小叶间隔增厚➡和叶间裂增厚➡,分别代表了周围间隔的水肿及胸膜下间质的水肿。这些都是间质性水肿典型的胸片及CT表现。

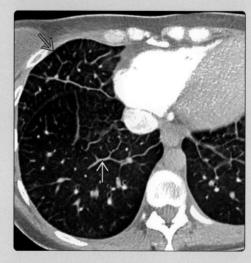
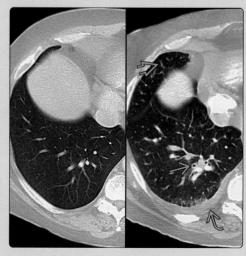

(左)间质性肺水肿患者,横轴位增强CT显示光滑的小叶间隔增厚➡,形成多边的弧形➡,勾画出多个次级肺小叶边缘。(右)同一患者正常右下肺平扫(左)与间质性肺水肿增强CT(右)组合图像显示支气管壁增厚➡,轻度间隔增厚➡和右侧少量胸水➡。CT很好地显示了间质性水肿的早期表现。

肺 水 肿

术语

定义
- 肺水肿:肺内血管外水的异常聚积
  - 流体静力性肺水肿
    - 常见的病因学
      - 心源性肺水肿:肺毛细血管压力升高(左心衰)
      - 液体过载:肾衰竭
  - 通透性肺水肿伴弥漫肺泡损伤(DAD)
    - 急性呼吸窘迫综合征(ARDS)
  - 通透性水肿不伴 DAD
    - 阿片过量肺水肿
    - 输血相关的肺损伤(TRALI);呼吸困难,缺氧,输入血液制品 6 小时内双肺阴影
    - 高原肺水肿(HAPE)
  - 混合性肺水肿:流体静力性肺水肿和通透性肺水肿
    - 神经源性肺水肿
    - 复张性肺水肿

影像

平片表现
- 流体静力性/心源性肺水肿
  - 宽的血管蒂:中心静脉压升高和循环血流量增加的标志
    - 正常人最大径为 58mm
    - 不同宽度与体型、纵隔脂肪有关
  - 肺静脉高压:左心房压力慢性升高
    - 血管再分布
  - 间质性水肿
    - 肺门旁模糊影或血管影不清
    - 胸膜下水肿
    - 支气管周围增厚/袖套征
    - 小叶间隔增厚:Kerley B 线、A 线、C 线
    - 肺密度增高
  - 肺泡性水肿
    - 实变:倾向于右肺
    - 蝶翼样水肿(<10%):见于心衰急性发作
    - 不对称
      - 有基础肺部疾病
      - 体位改变
      - 乳头肌断裂导致急性二尖瓣关闭不全:右肺上叶最易受累
  - 伴发表现
    - 心脏增大
    - 胸腔积液:双侧,右>左,叶间积液
- ARDS
  - 机械性通气的适应证
  - 渗出(急性)期(1~7 天)
    - 双侧对称不均匀密度增高影
    - 短期内无变化,无心脏增大或间隔线
  - 增生(机化)期(8~14 天)

- 粗大的网状影
  - 纤维化(晚)期(>15 天)
    - 密度不均匀的网状影缓慢吸收
- 阿片过量肺水肿
  - 实变:双侧、弥漫;可快速消散
- TRALI
  - 双侧间质和/或肺泡性肺阴影
- HAPE
  - 中央间质性水肿,无间隔线
  - 实变:不对称、片状、结节状
    - 肺尖及肺底不受累
  - 治疗后快速消散
- 神经源性肺水肿
  - 严重中枢神经系统损害后急性发作
  - 双侧、上叶为著的气腔病变
    - 常快速消散
- 复张性肺水肿
  - 继发于先前肺不张的快速复张(肺不张持续>3 天)
    - 胸腔积液或气胸引流术后
  - 进行性同侧气腔病变;可发展为双侧受累

CT 表现
- 流体静力性/心源性肺水肿
  - 间质性水肿
    - 小叶间隔增厚
      - 光滑,结节样增厚不典型,但也可发生
      - 勾画出次级肺小叶的边界
      - 碎石路征:间质性及肺泡性水肿
    - 胸膜下水肿:叶间裂增厚
    - 支气管血管束周围支气管壁增厚
  - 肺泡性水肿
    - 磨玻璃密度,弥漫或片状
    - 小叶中央磨玻璃密度结节
    - 小叶及腺泡性磨玻璃密度影
    - 实变
      - 弥漫或片状
      - 依赖性(重力性)
      - 中央及肺门旁蝶翼样水肿
  - 伴发异常
    - 心脏增大,胸腔积液,淋巴结肿大,纵隔脂肪密度增高
- ARDS
  - 早期
    - 肺部前后梯度受累
    - 双侧磨玻璃密度影
    - 密实梯度性实变
    - 支气管扩张
    - 胸腔积液
  - 晚期
    - 磨玻璃密度影
    - 非重力依赖区粗大的网状影和结构变形
- HAPE
  - 不对称受累

○ 肺门旁磨玻璃密度影及实变,结节状,不均一
- **复张性肺水肿**
  ○ 同侧磨玻璃密度影
- **TRALI,神经源性水肿**:很少用 CT 成像

成像推荐
- 最佳成像工具
  ○ 胸片
  ○ 不推荐 CT/HRCT,但因其他疾病 CT 检查时常可见到肺水肿
  ○ HRCT 有助于纤维化性 ARDS 的评估

鉴别诊断

间质性水肿
- 癌性淋巴管炎
  ○ 结节样小叶间隔增厚
  ○ 片状分布

肺泡性水肿
- 耶氏肺孢子菌肺炎
  ○ 严重的免疫受损状态
  ○ 磨玻璃密度影,囊腔
- 肺炎
  ○ 感染的症状和体征
  ○ 局灶或多灶的实变,细胞性细支气管炎
- 肺出血
  ○ 磨玻璃密度阴影,可表现为碎石路征
  ○ 小叶中央结节

间质性和肺泡性水肿
- 肺泡蛋白沉着症
  ○ CT 上碎石路征
  ○ 无心脏增大或胸腔积液

病理

总体特征
- 病因
  ○ **流体静力性/心源性肺水肿**
    - 毛细血管静水压增高
      □ 左心衰竭(可非纯流体静力性):毛细血管压力显著增高可破坏毛细血管内膜层,导致通透性水肿
      □ 血容量增加;水过载
    - 血管内胶体渗透压降低
      □ 低蛋白血症,肝脏/肾脏功能衰竭
  ○ **ARDS**
    - 临床损伤 1 周内出现呼吸系统症状+影像上双肺阴影+排除引起症状的心衰或液体过载
    - 毛细血管及肺泡内皮细胞通透性增高
  ○ **阿片过量**
    - 病理生理原理不明,假设为药物直接毒性、缺氧和酸中毒
  ○ **TRALI**
    - 易感性受血者:机械性通气、正性体液平衡、吸烟、慢性酒精中毒、休克、肝脏/心脏手术
    - 接受女性血浆/全血者风险升高

- **HAPE**
  - 快速升高海拔>3 000~4 000 米
  - 过大的肺动脉压力导致不均匀的缺氧性血管收缩
  - 导致肺泡内高分子蛋白、细胞和液体的漏出
- **神经源性肺水肿**
  - 脑内压力急速升高伴交感神经系统活动,导致儿茶酚胺释放
  - 对肺毛细血管内皮的作用尚不明白
- **复张性肺水肿**
  - 对肺复张的急性炎性反应和肺泡毛细血管内膜损伤

临床

临床表现
- 最常见体征/症状
  ○ **肺水肿**:呼吸窘迫、呼吸困难、端坐呼吸、低氧血症、咳嗽(粉红色泡沫痰)、爆裂音
  ○ **流体静力性/心源性肺水肿**:第三心音(S3)(心室奔马律)
  ○ **ARDS**:诱发事件 6~72 小时内发生症状
  ○ **阿片过量**
    - 高度怀疑,相应病史
    - 注射药物后数小时内出现症状
    - 危险因素:男性、短期阿片吸食史
  ○ **TRALI**:输血后 6 小时内出现症状
  ○ **HAPE**
    - 危险因素:个体易感性、男性、温度低、先存的肺部感染、劳力性活动
    - 到达高海拔地区后 2~4 天内发生症状
  ○ **神经源性肺水肿**
    - 早期:神经系统损伤后数分钟至数小时内发生症状
    - 晚期:神经系统损伤后 12~24 小时发生症状
  ○ **复张性肺水肿**
    - 持续性重度肺不张的年轻患者
    - 约 64% 患者在胸腔穿刺后 1 小时内发生症状

自然病程和预后
- **流体静力性/心源性肺水肿**:预后依赖于血流动力学障碍的严重程度及恢复情况
- **ARDS**:死亡率 26%~58%,随病情加重而升高
- **阿片过量肺水肿**:相应治疗后快速恢复
- **TRALI**:大部分患者应进入 ICU,并行机械性通气治疗;死亡率 5%~17%
- **HAPE**:早期认识和适当治疗者预后良好
- **神经源性肺水肿**:预后取决于神经系统损伤的严重程度
- **复张性肺水肿**:据报道,死亡率为 20%

部分参考文献

1. Bentz MR et al: Intensive care unit imaging. Clin Chest Med. 36(2):219-234, 2015
2. Gluecker T et al: Clinical and radiologic features of pulmonary edema. Radiographics. 19(6):1507-31; discussion 1532-3, 1999

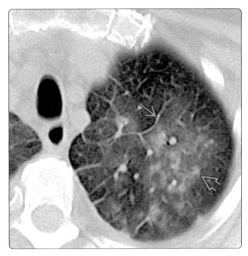

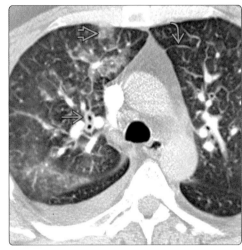

(左)肺水肿患者,横轴位平扫 CT 显示小叶中央磨玻璃密度影➡和光滑的小叶间隔增厚➡,与肺泡性和间质性水肿表现一致。注意斑片状分布的气腔影和同时存在的正常和不正常的(增厚的)小叶间隔。(右)横轴位增强 CT 显示间质性和肺泡性肺水肿,表现为非对称的右上肺磨玻璃密度影➡、小叶间隔增厚➡和支气管壁增厚➡。

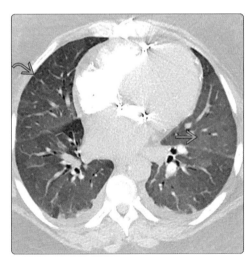

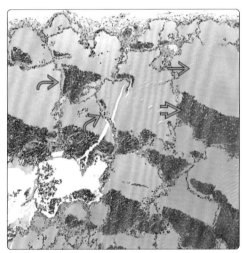

(左)二尖瓣病变合并肺水肿患者,横轴位增强 CT 显示双肺弥漫磨玻璃密度影➡、双侧少量胸腔积液和轻的小叶间隔增厚➡。(右)肺泡性肺水肿为著的标本,中倍视野显微镜(HE 染色)显示肺泡腔内水肿液➡及红细胞➡。此例肺间质厚度正常➡,间质性肺水肿很轻。

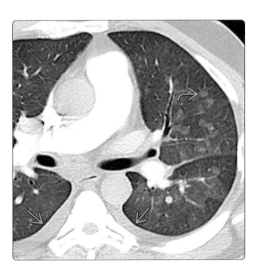

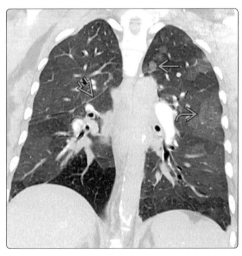

(左)横轴位增强 CT 显示肺泡性肺水肿,表现为小叶中央及腺泡样磨玻璃密度影➡。注意双侧少量胸膜积液➡,右侧较左侧略多。肺泡性肺水肿有多种 CT 表现,可从磨玻璃密度影到融合性实变。(右)同一患者横轴位增强 CT 显示肺水肿表现为片状融合性➡和小叶性➡磨玻璃密度影。注意叶间裂胸膜增厚➡,代表胸膜下水肿。

(左)前后位胸片显示不对称性肺泡性肺水肿,表现为双侧肺门旁模糊影及实变。注意支气管旁袖套征 ⟋、叶间裂增厚 ⟍(胸膜下水肿)和双侧胸腔积液。(右)蝶翼样肺水肿患者,横轴位 CT 平扫显示中央型肺门旁实变 ⟍,并见实变内空气支气管征,外周肺组织无受累。<10%的肺水肿患者可发生蝶翼样肺水肿,常合并急性发作的心功能衰竭。

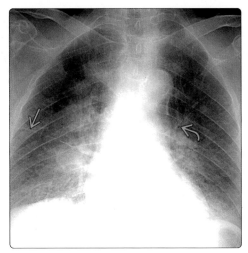
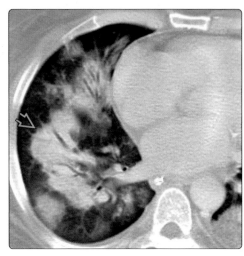

(左)急性二尖瓣关闭不全患者,后前位胸片显示易累及右上肺的并继发于二尖瓣反流的肺泡性肺水肿 ⟍、心脏扩大、左心耳扩大 ⟍和右侧胸腔积液。(右)58 岁女性患者,输血后 6 小时内出现急性呼吸窘迫,前后位胸片显示双侧肺泡性及间质性肺水肿,与输血相关肺损伤一致。

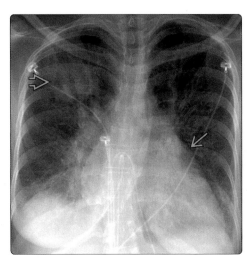
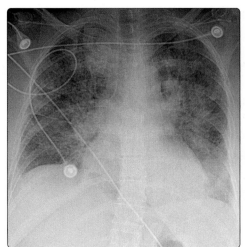

(左)55 岁男性,败血症引发急性呼吸窘迫综合征患者,前后位胸片显示双肺不对称的不均匀气腔病变。注意无小叶间隔增厚或胸腔积液。(右)同一患者横轴位平扫 CT 显示双肺弥漫性气腔病变伴前后梯度,以后部实变 ⟍和前部磨玻璃密度 ⟍为特点。此表现为弥漫性肺泡损伤继发肺水肿的特征。

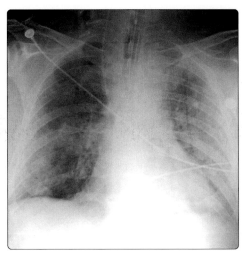
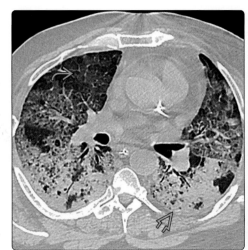

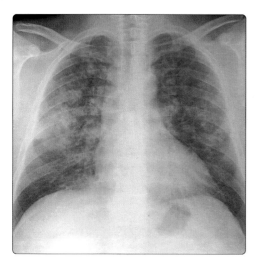

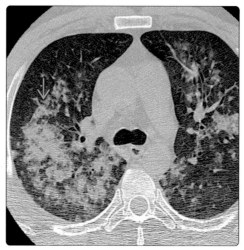

(左) 30 岁男性,阿片过量继发急性肺水肿患者,后前位胸片显示双肺非对称性不均匀肺泡阴影,未见小叶间隔线或胸腔积液。(右) 同一患者横轴位平扫 CT 显示双肺不对称的结节状实变➡,主要累及右肺。这些表现经适当治疗后通常快速消散。

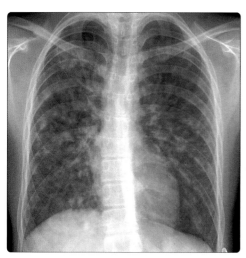

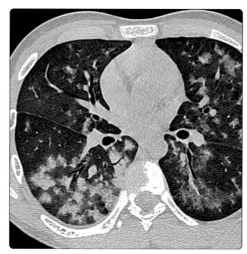

(左) 高原肺水肿的年轻男性患者,后前位胸片显示双肺不对称的结节状阴影,主要累及右肺。(右) 同一患者横轴位平扫 CT 显示双肺不对称的结节状实变,肺外周无受累。片状分布的阴影反映了存在不均匀的缺氧性血管收缩。注意无胸腔积液和间隔线。

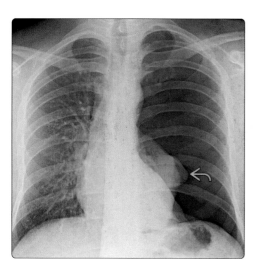

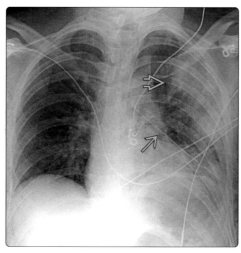

(左) 26 岁男性患者,胸痛数日,后前位胸片显示左侧大量气胸伴发左肺完全不张➡和对纵隔的占位效应。(右) 同一患者前后位胸片显示经放置左侧胸腔引流管➡后,左肺复张和单侧气腔疾病的发展➡,与复张性肺水肿一致。此病变通常见于年轻患者,继发于严重的肺不张缓解后。

要　点

术语

- 肝肺综合征(HPS):动脉氧合作用缺陷、肺内血管扩张、肝脏疾病

影像

- 平片
  - 胸片常为正常
  - 双肺基底部结节状或网状结节状阴影
  - 中央肺动脉管径正常
- CT
  - 外周肺动脉扩张:肺段动脉直径:肺段支气管直径≥2,且中央肺动脉管径正常
  - 怀疑HPS和气泡对比超声心动图检查阳性的病例,CT检查用于排除肺动静脉畸形(PAVM)
- 气泡对比超声心动图(经静脉注射对比剂)
  - 正常情况下气泡受限于肺毛细血管床
  - HPS:3次心跳后气泡出现在左心房

主要鉴别诊断

- 心内分流
- 肺动静脉畸形

病理

- 病因:慢性肝脏疾病(常见)
- 毛细血管前血管及毛细血管扩张,胸膜/肺动静脉分流,门静脉肺静脉吻合

临床

- 症状:呼吸困难,斜卧呼吸,直立型低氧血症
- 治疗
  - 轻到中度:观察±吸氧
  - 重度HPS:吸氧、肝移植

诊断备忘

- 慢性肝脏疾病+气泡对比超声心动图阳性(右心内气泡在3~6次心跳后出现在左心房)+CT无PAVM的证据,考虑HPS

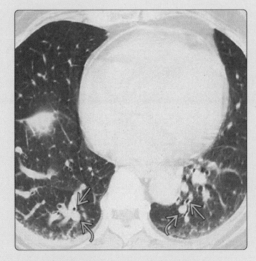
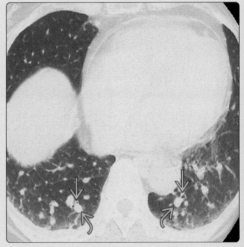

(左)肝肺综合征患者,横轴位平扫CT显示明显扩张的外周肺动脉�き,与伴行的外周支气管➡对比。(右)同一患者横轴位平扫CT显示明显扩张外周肺动脉�き,与伴行的外周支气管➡对比。这在疑似HPS是一种有帮助的表现,也可见于单纯肝脏疾病的患者。(K. Lee, MD供图。)

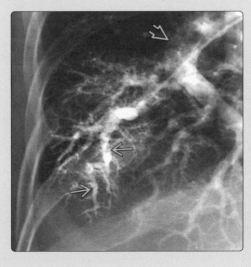
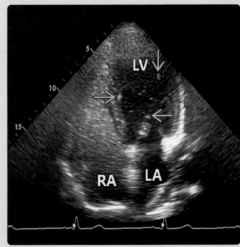

(左)68岁女性,肝硬化和肝肺综合征患者,肺血管造影前后位显示右下肺扩张扭曲的段及亚段肺动脉➡和正常的右叶间肺动脉➡。(右)58岁男性,肝硬化、肝肺综合征、门脉性肺动脉高压患者,气泡对比超声心动图四腔心位显示左心室的气泡➡,出现在右心的3次心跳后(S. Chang, MD供图。)

术语

缩略词
- 肝肺综合征(HPS)

定义
- 动脉氧合作用缺陷、肺内血管扩张和肝脏疾病(常为慢性)三联征

影像

总体特征
- 最佳诊断线索
  - 增强超声心动图上右心内气泡在 3~6 次心跳后出现在左心(右向左分流) + 慢性肝脏疾病患者无肺动静脉畸形(PAVM)的 CT 证据
  - 下叶肺动脉分支扩张

平片表现
- 胸片
  - 通常正常
  - 由于下叶外周肺动脉扩张的双肺基底部结节状或网状结节影
  - 正常的中央肺动脉管径

CT 表现
- 扩张的外周肺动脉
  - 肺段动脉直径与段支气管直径比值升高(≥2),且中央肺动脉管径正常
    - 特异性差;可见于单纯肝脏疾病患者
- 临床怀疑 HPS 且气泡对比超声心动图检查阳性的病例,CT 检查排除 PAVM 很重要

超声心动图表现
- 气泡对比超声心动图(静脉内对比剂)
  - 正常情况下气泡受限于肺毛细血管床,左心房内不可见
  - HPS:3 次心跳后气泡出现在左心房

核医学表现
- V/Q 扫描
  - 锝-99m 大颗粒聚合白蛋白(Tc-99m MAA)灌注扫描
    - 脑或肾摄取提示动静脉分流
    - 不能分辨分流的水平(肺内或心脏内)

成像推荐
- 最佳成像工具
  - 气泡对比超声心动图是临床疑似 HPS 患者的最佳筛查方法

鉴别诊断

心内分流
- 卵圆孔未闭、房间隔缺损、室间隔缺损等
- 气泡对比超声心动图:3 次心跳内气泡出现在左心房

肺动静脉畸形
- 气泡对比超声心动图:3 次心跳后气泡出现在左心房
- 增强 CT 适于显示典型的 PAVM:扩张的流入及流出血管+血管巢

病理

总体特征
- 病因
  - 慢性肝脏疾病(常见)
  - 其他(罕见):慢性非硬化性肝炎,无肝病背景的门脉高压,布加综合征,急性肝脏疾病(如,暴发型甲型肝炎),缺血性肝炎

镜下特征
- 毛细血管前血管及毛细血管扩张
- 胸膜和肺动静脉分流以及门静脉肺静脉吻合

临床

临床表现
- 最常见体征/症状
  - 呼吸困难
  - 斜卧呼吸
    - 直立体位呼吸困难加重及斜卧时缓解
  - 直立型低氧血症
    - 直立位时动脉血氧分压降低>4mmHg,或动脉血氧去饱和度降低>5%
  - 发绀及杵状指
- 其他体征/症状
  - 基础的慢性肝脏疾病
  - 一氧化碳弥散功能降低
  - 严重的低氧血症($PaO_2 < 50mmHg$);斜卧呼吸(仰卧位时 PaO_2 改善)

人口统计学
- 年龄
  - 40~70 岁,平均:58 岁

自然病程和预后
- 进行性呼吸困难

治疗
- 轻到中度:观察±吸氧
- 重度 HPS:吸氧,肝移植

诊断备忘

思考
- 慢性肝脏疾病伴气泡对比超声心动图阳性(右心内气泡在 3~6 次心跳后出现在左心房)且 CT 检查无 PAVM 的证据的患者,考虑 HPS

部分参考文献

1. Chen YA et al: CT scan does not differentiate patients with hepatopulmonary syndrome from other patients with liver disease. PLoS One. 11(7):e0158637, 2016

要 点

术语

- 肺高压(PH):肺动脉平均压力升高(静息时>25mmHg,活动后>30mmHg)
- 肺动脉高压(PAH)
- 慢性血栓栓塞性肺动脉高压(CTEPH)

影像

- CT
  - 马赛克灌注:地图样磨玻璃密度影
  - 肺水肿:小叶间隔增厚、支气管血管束周围增厚、磨玻璃密度影
  - 小叶中央磨玻璃密度影及结节影
    - 特发性 PAH 的丛源性动脉病
    - 毛细血管扩张:肺静脉阻塞性疾病及艾森门格综合征
    - 毛细血管增生:肺毛细血管瘤病
- V/Q 扫描作为筛查 CTEPH 的检查方法

主要鉴别诊断

- 特发性肺动脉扩张
- 肺动脉瓣狭窄
- 肺动脉肉瘤

临床

- 体征与症状
  - 呼吸困难、易疲劳、胸痛、雷诺现象
- 人口统计学
  - 男性患者易患:10%超过 35 岁,25%超过 65 岁
  - 特发性(原发性):女性 20~30 岁
  - PAH 患者,男:女 = 1:3
- 治疗
  - 不能治愈,30%患者内科治疗有效
  - CTEPH 患者行肺动脉内膜切除术
  - 肺±心脏移植
- 预后
  - CTEPH 患者的 5 年生存率为 30%

(左)慢性血栓栓塞性肺动脉高压患者,后前位胸片显示心脏轻度增大和双侧中央肺动脉扩张➡️。(右)同一患者横轴位增强 CT 显示左肺动脉内偏心性充盈缺损➡️,提示慢性血栓栓塞性疾病。临床上慢性血栓栓塞性疾病不仅包括动脉内充盈缺损,还包括肺动脉高压、右心室劳损及马赛克密度。

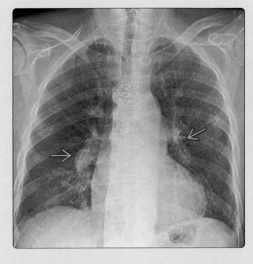
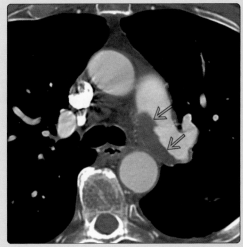

(左)慢性血栓栓塞性肺动脉高压患者,横轴位增强 CT 显示双肺散在马赛克密度。注意增粗的肺动脉干➡️提示肺动脉高压。总之,邻近的升主动脉管径应与肺动脉干管径一致。(右)同一患者横轴位增强 CT 显示右心室、右心房扩张,提示右心室功能不全,是慢性血栓栓塞性疾病的慢性表现。

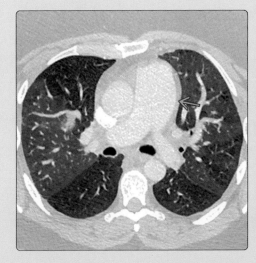
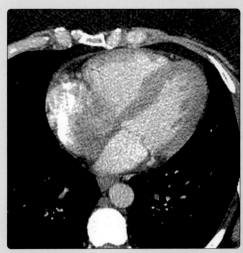

肺动脉高压

术语

缩略词

- 肺高压(PH)
- 肺动脉高压(PAH)
- 慢性血栓栓塞性肺动脉高压(CTEPH)

定义

- 血流动力学标准:肺动脉平均压力升高:静息时>25mmHg;活动后>30mmHg
- 会议共识分型(第5届世界肺动脉高压大会,尼斯,2013年)
  - 1组:PAH
  - 2组:左心疾病继发的PH
  - 3组:慢性肺疾病和/或缺氧继发的PH
  - 4组:CTEPH
  - 5组:不明原因多因素机制继发的PH

影像

总体特征

- 最佳诊断线索
  - 中央肺动脉扩张,向外周突然变细
  - 右心室(RV)肥厚/扩张

平片表现

- 肺动脉干及中央肺动脉增粗
  - 正位胸片可见左上纵隔突出
- 右肺叶间动脉横径异常
  - 男性>16mm
  - 女性>14mm

CT 表现

- HRCT
  - 马赛克灌注
    - 由于不均匀血流所致的肺内不均匀密度
    - 地图样磨玻璃密度代表灌注或过度灌注的肺
    - 低密度代表低灌注的肺
      - 肺血管管径缩小:血管阻塞或缺氧性血管收缩
    - 呼气相HRCT:鉴别马赛克灌注与小气道病变
      - 低密度区持续透亮(空气潴留)
  - 肺水肿
    - 小叶间隔增厚、支气管血管束周围间质增厚、片状/弥漫磨玻璃密度影,或以上表现联合出现
  - 小叶中央磨玻璃密度影及结节影
    - 在特发性肺动脉高压丛源性动脉病
    - 毛细血管扩张:肺静脉阻塞性疾病(PVOD)及艾森门格综合征
    - 毛细血管增生:肺毛细血管瘤病(PCH)
    - 胆固醇肉芽肿

- CTA
  - 中央肺动脉
    - 正常肺动脉干横径<28.6mm,在分叉处测量,与长轴垂直(敏感性85%,特异性75%)
    - 长期严重的肺动脉高压可有肺动脉内膜钙化
  - 心脏
    - 右心室扩大(心室腔的横径大于左心室腔)
    - 右心室壁增厚
    - 室间隔偏移,突出向左心室腔
    - 右心房扩大
  - 纵隔
    - 心包增厚或积液见于所有病因(>50%)
  - 慢性血栓栓子
    - 管腔内的血凝块,常呈偏心性;纤维网状物
- 双能CT
  - 诊断血管阻塞远侧的灌注缺损

MR 表现

- 敏感性和特异性低于CT,呼吸困难的患者检查困难
- 评估心脏和肺循环的形态、解剖及功能

血管造影表现

- 选择性肺血管造影(数字减影血管造影)
  - 诊断和证实慢性血栓栓塞性疾病的"金标准"

核医学表现

- V/Q 扫描
  - 通常采用低概率扫描
  - 慢性血栓栓塞性疾病:高概率扫描
  - V/Q扫描,慢性血栓栓塞性疾病的最佳检查方法
    - 敏感性:CTPA 51% vs. V/Q扫描>96%

成像推荐

- 最佳成像工具
  - CT常用于排除慢性肺血栓或后毛细血管高压
  - 术前评估:肺血管造影是决定性的诊断技术

超声表现

- 超声心动图广泛用于PH的初始诊断工具

鉴别诊断

特发性肺动脉扩张

- 年轻女性,单侧肺动脉干及左肺动脉扩张

肺动脉瓣狭窄

- 单侧肺动脉干及左肺动脉扩张

肺动脉肉瘤

- 肿瘤累及单侧肺动脉扩张
- 肿瘤致肺动脉内不规则充盈缺损,可有强化

病理

总体特征

- 病因

- ○ PAH（1 组）
  - 遗传性肺动脉高压
  - 特发性
  - 药物与毒物
    - □ 阿米雷斯、氟苯丙胺、右芬氟拉明、毒性菜籽油、苯氟雷司、选择性 5 羟色胺再摄取抑制剂
  - 伴发结缔组织病
    - □ 硬皮病（7%~12%），预后差
  - 伴发 HIV 感染
    - □ 发病率稳定（0.5%）
  - 门脉性肺动脉高压（达 2% 的门脉高压患者）
  - 成人先天性心脏病
  - 血吸虫病
  - 慢性溶血性贫血
    - □ 镰状细胞贫血、地中海贫血、球形红细胞血症、口形红细胞增多
  - 肺静脉阻塞性疾病和/或肺毛细血管瘤病
  - 新生儿持续性肺动脉高压（PPHN）
- ○ 左心疾病继发的 PH（2 组）
  - 左心室收缩障碍
  - 左心室舒张障碍
  - 瓣膜病
  - 先天性/获得性左心流入/流出道狭窄及先天性心肌病变
    - □ 艾森门格综合征
    - □ 左向右分流
    - □ PAH 合并先天性心脏病
    - □ 手术后 PAH
- ○ 慢性肺疾病和/或缺氧继发的 PH（3 组）
  - 慢性阻塞性肺疾病
  - 肺间质性疾病
    - □ 特发性间质纤维化、结节病、肺朗格汉斯细胞组织细胞增生症、肺尘埃沉着症
  - 其他肺疾病合并混合的限制性和阻塞性肺通气障碍
  - 睡眠呼吸异常
  - 肺泡通气不足
  - 长期处于高海拔地区
  - 肺发育性疾病
- ○ 慢性血栓栓塞性肺动脉高压（CTEPH）（4 组）
  - 肺动脉慢性阻塞
    - □ 肺栓塞和栓子不完全溶解反复发作
  - PH 潜在可治愈的病因
- ○ 不明原因多因素机制继发的 PH（5 组）
  - 血液疾病：慢性溶血性贫血、骨髓异常增殖症、脾切除

  - 系统性疾病：结节病、肺朗格汉斯细胞组织细胞增生症、淋巴管平滑肌瘤病
  - 代谢性疾病：糖原贮积症、戈谢病、甲状腺疾病
  - 其他：肿瘤性阻塞、纤维性纵隔炎、慢性肾衰、节段性 PH

分期、分级与分类
- Heath-Edwards 显微镜下分级
  - ○ 1 级：肺动脉肌化
  - ○ 2 级：内膜增生
  - ○ 3 级：内皮下纤维化
  - ○ 4 级：丛状病变
  - ○ 5 级：扩张血管破裂
  - ○ 6 级：坏死性动脉炎

大体病理与外科特征
- 慢性栓子可表现为网状、带状物及再通的栓子

镜下特征
- 原发性肺动脉高压及左、右分流中，可见坏死性动脉炎及毛细血管丛状病变
- 在 PCH 中毛细血管瘤病
- 肺静脉内膜纤维化，在肺静脉闭塞性疾病中的血栓再通及网状物

临床

临床表现
- 最常见体征/症状
  - ○ 呼吸困难、易疲劳、胸痛、雷诺现象

人口统计学
- 年龄
  - ○ 男性易患：10% 超过 35 岁，25% 超过 65 岁
  - ○ 特发性（原发性）：在 20~30 岁女性
- 性别
  - ○ 在肺动脉高压，男：女 =1：3

自然病程和预后
- 慢性血栓栓塞性肺动脉高压患者 5 年存活率为 30%
- 晚期并发症：右心衰、肺动脉夹层、肺动脉血栓形成

治疗
- 不能治愈，30% 患者内科治疗有效
- 深低温停循环肺动脉内膜切除术：被推荐的治疗 CTEPH 的手术技术
- 肺±心脏移植

部分参考文献

1. Rosenkranz S: Pulmonary hypertension 2015: current definitions, terminology, and novel treatment options. Clin Res Cardiol. 104(3):197-207, 2015

2. Simonneau G et al: Updated clinical classification of pulmonary hypertension. J Am Coll Cardiol. 62(25 Suppl):D34-41, 2013

3. Grosse C et al: CT findings in diseases associated with pulmonary hypertension: a current review. Radiographics.30(7):1753-77, 2010

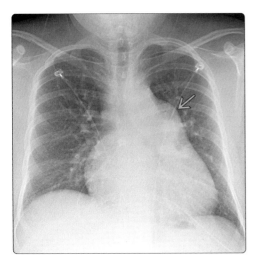
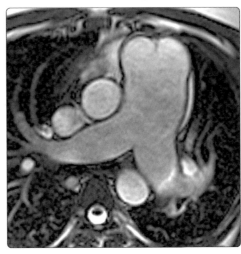

（左）动脉导管未闭并艾森门格综合征的年轻患者，前后位胸片显示肺动脉干扩张➡和中央肺动脉扩张以及心脏增大。（右）同一患者横轴位磁共振 SSFP 显示显著扩张的肺动脉干。作为快速参考，正常情况下肺动脉干管径应与邻近升主动脉的管径（假设正常）相同。肺动脉干管径>29mm 提示肺动脉高压。

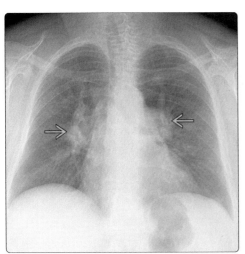
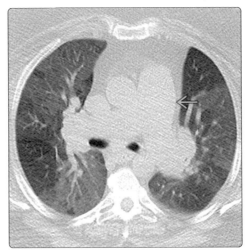

（左）长期服用氟苯丙胺的肺动脉高压患者，后前位胸片显示中央肺动脉显著扩张➡。（右）同一患者横轴位平扫 CT 显示肺动脉干扩张➡和肺实质内散在马赛克密度。氟苯丙胺因其并发症高发已退出市场（1997 年以后），并发症主要有心脏瓣膜病和肺动脉高压。

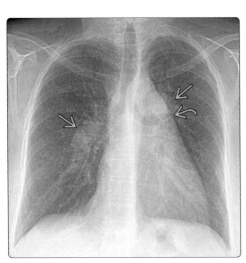
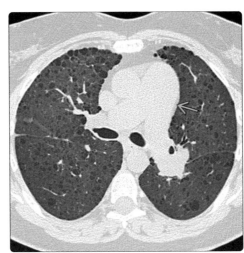

（左）肺气肿并肺动脉高压患者，后前位胸片显示中央肺动脉扩张➡，左上纵隔突出➡与肺动脉干增粗一致。（右）同一患者横轴位 HRCT 显示小叶中央肺气肿以及扩张的肺动脉干➡。一些慢性肺部疾病最终可导致肺动脉高压（例如，慢性阻塞性肺疾病和间质性肺疾病）。

要　点

术语

- 肺静脉闭塞性疾病（PVOD）：内膜增生（纤维组织）和血栓形成导致的肺静脉及小静脉的狭窄与闭塞

影像

- HRCT/CT
  - 小叶间隔增厚
  - 叶间裂增厚
  - 磨玻璃密度影：弥漫、地图样、肺门旁、片状、小叶中央分布
  - 马赛克密度
  - 肺动脉高压：肺动脉干及中央肺动脉扩张
  - 肺心病：右心腔扩大

主要鉴别诊断

- 肺动脉高压
- 肺毛细血管瘤病

病理

- 病理生理：静脉阻塞导致毛细血管流体静力压升高和间质性渗出增多
- 平滑肌增生和胶原沉积于静脉和小静脉，导致管腔闭塞
- 血管外改变：小叶间隔增厚、肺淋巴管填塞、胸内淋巴结肿大、肺泡出血

临床

- 气短、胸痛、疲劳、晕厥
- 动脉血氧分压减低，弥散能力下降
- 诊断后2年内死亡
- 治疗：肺移植、避免血管扩张药

诊断备忘

- HRCT/CT上小叶中央磨玻璃结节、小叶间隔增厚和纵隔淋巴结肿大患者，考虑PVOD

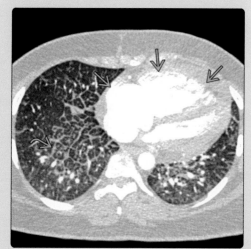
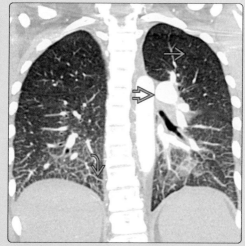

（左）27岁女性，肺静脉闭塞性疾病患者，横轴位增强CT显示小叶间隔光滑增厚➡和右心腔扩大➡。这些影像表现组合是肺静脉闭塞性疾病CT/HRCT的典型表现。
（右）同一患者冠状位增强CT显示下肺为著的光滑的小叶间隔增厚➡，上肺为著的边界模糊的小叶中央磨玻璃密度微结节➡和增粗的左肺动脉➡。

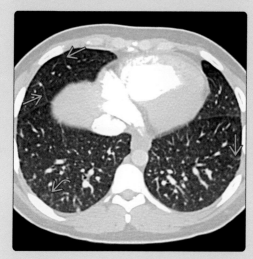
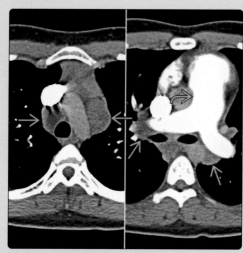

（左）19岁男性，肺静脉闭塞性疾病患者，横轴位增强CT显示小叶间隔增厚➡和弥漫边界模糊的磨玻璃密度微结节➡。
（右）横轴位增强CT组合图像显示纵隔和肺门淋巴结肿大➡和肺动脉干增粗➡，与肺动脉高压一致。淋巴结肿大、肺动脉干增粗是肺静脉阻塞性疾病的特征性表现，尽管不具有特异性。

肺静脉闭塞性疾病

术语

缩略词

- 肺静脉闭塞性疾病(pulmonary venoocclusive disease,PVOD)
- 肺动脉高压(pulmonary arterial hypertension,PAH)
- 肺毛细血管瘤病(pulmonary capillary hemangiomatosis,PCH)

定义

- 内膜增生(纤维组织)和血栓形成导致的肺静脉及小静脉的狭窄与闭塞

影像

总体特征

- 最佳诊断线索
  - 小叶中央磨玻璃密度微结节、小叶间隔增厚和纵隔淋巴结肿大三联征
- 部位
  - 下肺野为著

平片表现

- 胸片
  - 中央肺血管轮廓明显
  - 小叶间隔增厚(Kerley B 线)
  - 进行性右心室扩大

CT 表现

- HRCT/CT
  - 小叶间隔增厚
  - 叶间裂增厚
  - 磨玻璃密度影:弥漫、地图样、肺门旁、片状、小叶中央
    - 边界模糊的小叶中央磨玻璃密度微结节(最常见表现类型)
  - 马赛克密度
  - 肺动脉高压:肺动脉干及中央肺动脉增粗
  - 肺心病:右心腔扩大
  - 中央肺静脉和左心房大小正常
  - 纵隔和/或肺门淋巴结肿大
  - 胸腔积液
  - 多灶性气腔病变/实变(不常见)

核医学表现

- V/Q 扫描
  - 通常正常
  - 慢性血栓栓塞性疾病除外
  - 肺血管造影阴性情况下多节段不匹配的灌注缺损

成像推荐

- 最佳成像工具
  - HRCT/CT

鉴别诊断

肺动脉高压

- 1/3 的 PAH 患者可见边界模糊的小叶中央磨玻璃密度微结节

- 小叶间隔增厚(不常见)

肺毛细血管瘤病

- 广泛分布边界模糊的小叶中央微结节
- 小叶间隔增厚并胸腔积液;不如 PVOD 常见

病理

总体特征

- 病因
  - 病因不明
  - 病理生理:静脉阻塞导致毛细血管流体静力压升高和间质性渗出增多
  - PAH、PVOD 和 PCH 的主要区别
    - 血管增生部位:PCH 在静脉/小静脉,PAH 在毛细血管/毛细血管前小动脉
    - PVOD 和 PCH 在临床上与 PAH 相仿,但血管扩张药可加重 PVOD 和 PCH 的症状或导致死亡
    - PCH 和 PVOD 在影像上相仿

镜下特征

- 平滑肌增生、胶原沉积于静脉和小静脉,导致管腔闭塞
- 血管外改变:小叶间隔增厚、肺淋巴管填塞、胸内淋巴结肿大、肺泡出血

临床

临床表现

- 最常见体征/症状
  - 右心室功能不全体征:气短、胸痛、疲劳、晕厥
  - 肺动脉高压所致发绀、咯血、肝脾肿大
- 其他体征/症状
  - 危险因素:结缔组织病、化疗史、干细胞移植和有机溶剂接触史(如三氯乙烯)
- 临床资料
  - 动脉血氧分压(PaO_2)减低,弥散功能下降
  - 可存在基因突变

人口统计学

- (0.3~1.4)/100 万
- 成人 30~50 岁;遗传性病例可见于年轻个体

自然病程和预后

- 诊断后 2 年内死亡

治疗

- 肺移植;避免血管扩张药

诊断备忘

考虑

- HRCT/CT 上小叶中央磨玻璃结节、小叶间隔增厚和纵隔淋巴结肿大患者,考虑 PVOD

部分参考文献

1. Chaisson NF et al: Pulmonary capillary hemangiomatosis and pulmonary veno-occlusive disease. Clin Chest Med. 37(3):523-34, 2016
2. Frazier AA et al: From the archives of the AFIP: pulmonary veno-occlusive disease and pulmonary capillary hemangiomatosis. Radiographics. 27(3):867-82, 2007

要 点

术语

- 肺毛细血管瘤病(PCH):由肺泡毛细血管增生引起的肺动脉高压的罕见原因

影像表现

- CT/HRCT
  - 轻微的小叶中央磨玻璃结节
  - 肺动脉高压表现
    - 中央肺动脉及肺动脉干增粗
    - 右心室肥大
  - 右心功能不全并进行性肺动脉高压表现
    - 轻度右心室扩大
    - 室间隔向左侧突出
    - 对比剂反流入下腔静脉和肝静脉
  - 小叶间隔增厚(罕见)

主要鉴别诊断

- 肺静脉闭塞性疾病

- 特发性肺动脉高压
- 慢性肺动脉血栓栓塞
- 呼吸性细支气管炎

病理

- 毛细血管增生至少2层增厚

临床

- 进行性呼吸困难、疲劳、慢性咳嗽隐匿起病;咯血(30%)
- 预后差:诊断后存活超过5年者罕见
- 肺或心肺移植治疗
- 禁用血管扩张药,后果严重

诊断备忘

- CT上肺动脉高压、小叶间隔增厚和小叶中央磨玻璃结节患者,考虑PCH

(左)肺毛细血管瘤病患者,后前位胸片显示肺动脉干增粗➡和中央肺动脉增粗➡,并远端迅速变为正常管径,与肺动脉高压一致。双肺正常。
(右)同一患者横轴位增强CT显示肺动脉干增粗➡和双侧弥漫小叶中央磨玻璃密度结节➡。肺移植时经组织学确诊。

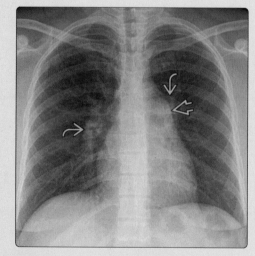
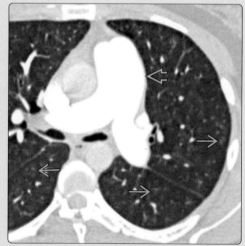

(左)肺毛细血管瘤病患者,矢状位增强CT显示边界模糊的小叶中央磨玻璃密度结节➡。沿胸膜和肋缘走行的胸膜下窄带状区域➡无病变。
(右)肺毛细血管瘤病患者,横轴位增强CT显示肺动脉干➡和右肺动脉增粗,以及肺内散发边界模糊的小叶中央磨玻璃密度结节➡。隆突下淋巴结肿大➡为此病不常见的影像表现。

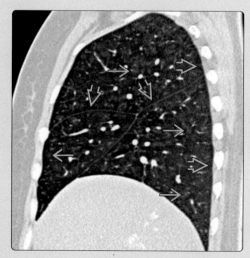
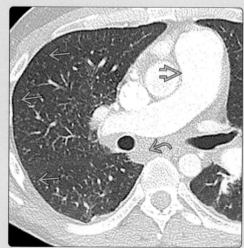

肺毛细血管瘤病

术语

同义词
- 肺毛细血管瘤病（PCH）

定义
- 由肺泡毛细血管增生引起的肺动脉高压的罕见原因

影像

总体特征
- 最佳诊断线索
  - 中央肺动脉增粗和小叶中央磨玻璃密度结节
- 部位
  - 无特定区域

平片表现
- 平片
  - 肺动脉高压
    - 中央肺动脉增粗并迅速变细
  - ±轻微边界模糊的结节，常弥漫分布，但偶尔基底部为著
  - 少量胸腔积液

CT 表现
- 轻微的小叶中央磨玻璃密度微结节
- 肺动脉高压
  - 中央肺动脉增粗，肺动脉干管径：升主动脉管径>1.0
  - 右心室肥厚
  - 右心功能不全：轻度右心室扩大，室间隔左突，对比剂反流入下腔静脉和肝静脉
- 血性胸腔积液（25%）
- 小叶间隔增厚（罕见）

鉴别诊断

肺静脉闭塞性疾病
- 罕见；肺动脉高压源于后毛细血管阻塞，累及肺静脉和小静脉
- 肺动脉压力升高，而肺毛细血管楔形压正常或减低
- 小叶间隔增厚
- 肺动脉高压的影像表现
- 存在小叶间隔增厚而无小叶中央结节可与 PCH 鉴别

特发性肺动脉高压
- 肺动脉高压的影像表现
- 偶见小叶中央磨玻璃结节，代表胆固醇肉芽肿
  - 与 PCH 无法区分，应行肺活检确诊

慢性肺血栓栓塞
- 无小叶中央磨玻璃密度结节
- CT：肺动脉高压和慢性血栓栓塞（后者可与 PCH 区分）

呼吸性细支气管炎
- 上叶的小叶中央磨玻璃密度结节

- 无肺动脉高压

过敏性肺炎
- CT：小叶中央磨玻璃密度结节、小叶性空气潴留
- 肺动脉高压源于 2 型病变导致的纤维化
- 肺动脉高压患者的纤维化和小叶性空气潴留可区别于 PCH

病理

总体特征
- PAH、PVOD 和 PCH 的主要区别
  - 毛细血管增生部位：PCH 在静脉/小静脉，PAH 在毛细血管/毛细血管前小动脉
  - PVOD 和 PCH 临床上与 PAH 相仿，血管扩张药可加重 PVOD 和 PCH 的症状或导致死亡
  - PCH 和 PVOD 在影像上相仿

镜下特征
- 毛细血管增生至少 2 层增厚

临床

临床表现
- 最常见体征/症状
  - 隐匿性进行性呼吸困难、疲劳、咳嗽
  - 咯血（30%）
- 其他体征/症状
  - 独特的血流动力学（也可见于 PVOD）
    - 肺动脉压力升高，而肺毛细血管楔形压正常或减低
    - 区分 PCH 与毛细血管后肺动脉高压疾病

人口统计学
- 年龄
  - 婴儿到老年人；平均年龄 30 岁
- 性别
  - 男=女

自然病程和预后
- 预后差：诊断后存活超过 5 年者罕见
- 需要外科活检确诊，但重症患者存在危险

治疗
- 肺或心肺移植治疗
- 禁用血管扩张药（用于特发性肺动脉高压），后果严重
  - 诱导有潜在生命威胁的肺水肿

诊断备忘

考虑
- CT 上肺动脉高压、小叶间隔增厚和弥漫性小叶中央磨玻璃密度结节，考虑 PCH

部分参考文献

1. Chaisson NF et al: Pulmonary capillary hemangiomatosis and pulmonary veno-occlusive disease. Clin Chest Med. 37(3):523-34, 2016

要　点

术语

- 赋形剂肺疾病
- 将仅供口服的药片碾碎后静脉内注射（IV），不可溶解的异物颗粒使肺小动脉及毛细血管闭塞，最终导致急性或慢性肺心病

影像

- 滑石/纤维素
  - 弥漫的小叶中央微结节和/或树芽征
  - 叶间裂无受累
  - 无气道疾病体征
  - 肺动脉干增粗（>3cm）提示肺动脉高压
  - 右心扩大（右心室劳损）
- 哌甲酯（利他林）
  - 下叶分布为著的全小叶型肺气肿
  - 类似 α₁ 抗胰蛋白酶缺乏症

主要鉴别诊断

- 细胞性细支气管炎
- 粟粒性感染
- 肺动脉高压
- 肺毛细血管瘤病
- α₁ 抗胰蛋白酶缺乏症
- 结节病

病理

- 异物导致血管中心性肉芽肿形成
- 双折射棒状纤维素晶体，20~200μm
- 双折射针状或盘状滑石晶体，5~15μm

临床

- 患者通常否认注射史，甚至在事实面前仍否认
- 快速进展为肺动脉高压和肺心病，可导致猝死
- 治疗：停止静脉内注射

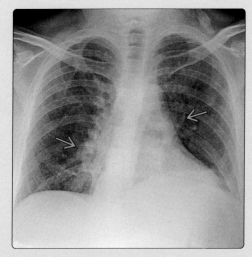
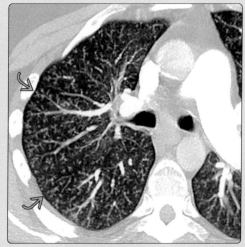

（左）37 岁滑石性肉芽肿病患者，前后位胸片显示双肺边界模糊的微结节影。注意增粗的肺动脉➡️提示肺动脉高压，是一种非常常见的辅助影像表现。（右）同一患者横轴位增强 CT 显示双肺弥漫分布的小叶中央微结节伴树芽征。注意结节不累及胸膜下区➡️，呈弥漫、均匀分布。

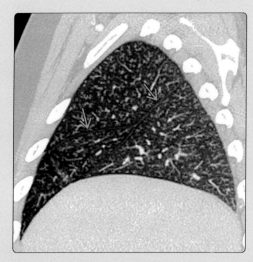
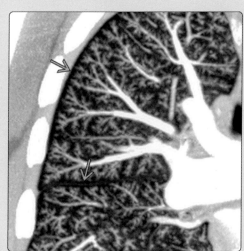

（左）同一患者矢状位增强 CT 显示弥漫分布的小叶中央微结节影伴树芽征。注意水平裂及斜裂➡️无结节，提示为小叶中央分布，而不是粟粒样分布或淋巴管周围分布。（右）同一患者冠状位增强 CT 最大密度投影（MIP）重建图像显示弥漫分布的树芽征，肺胸膜下区无受累明显➡️，提示微结节为小叶中央分布。MIP 重建使树芽征显示更明显。

术语

同义词

- 赋形剂肺疾病(ELD)
- 血管中心性系统性肉芽肿病
- 肺血管栓塞性肉芽肿病
- 肺肉芽肿性血管炎
- 肺异物血管性肉芽肿病
- 肺静脉注射性肉芽肿病
- 滑石粉栓塞
- 异物性微栓子栓塞
- 异物性肉芽肿病
- 血管内滑石沉着症
- 哌甲酯(利他林)肺

定义

- 将仅供口服的药片碾碎后静脉内注射(IV),不可溶解的异物颗粒使肺小动脉及毛细血管闭塞,最终导致急性或慢性肺心病
- 口服药物含有活性和非活性成分
  - 非活性成分(赋形剂)
    - 可作为黏合剂或填料
    - 可作为稳定剂、填充剂、基质,或起到加强药效的作用
    - 纤维素(最常见)
    - 滑石粉(常见,但正在减少)
    - 其他(少见)
      - 玉米淀粉
      - 棉纤维
      - 交聚维酮
- 哌甲酯(利他林)含有滑石粉
  - 合并全小叶型肺气肿
    - 可能为药物本身与滑石粉的协同作用触发了疾病
      - 肺气肿与IV期哌甲酯滥用确定相关
      - 假设长期合理口服哌甲酯与肺气肿相关

影像

总体特征

- 最佳诊断线索
  - 弥漫分布的小叶中央微结节和/或树芽征
  - 叶间裂不受累
- 部位
  - 纤维素性肉芽肿:弥漫分布
  - 哌甲酯(利他林)肺:下叶分布为著
- 大小
  - 微结节(1~2mm)

平片表现

- 胸片常为正常
- 纤维素性和滑石性:弥漫分布微结节
- 哌甲酯(利他林):下叶分布为著的肺气肿和肺大疱

CT 表现

- 纤维素性
  - 常见小叶中央分布的微结节和/或树芽征
    - 弥漫、双侧、均匀分布
    - 胸膜和叶间裂无受累
- 滑石性
  - 常见小叶中央结节和/或树芽征
    - 弥漫、双侧、均匀分布
    - 胸膜和叶间裂无受累
  - 在肺微结节背景下的融合肿块(与进行性块状纤维化相仿)
  - 磨玻璃密度
  - 全小叶型肺气肿
- 无气道疾病表现,例如
  - 支气管壁增厚
  - 支气管扩张
  - 黏液栓
  - 马赛克密度
  - 空气潴留
- 肺动脉干增粗(>3cm)提示肺动脉高压
- 右心扩大(右心室劳损)
  - 右心室与左心室横径比值>1.0
  - 室间隔平直或向左心室腔突出
- 如果系列检查存在
  - 可见小叶中央微结节进展和逐渐清楚
  - 可见进行性肺动脉干和右心扩大
- 哌甲酯(利他林)
  - 下叶为著的全小叶型肺气肿(最常见)
    - 类似 α_1 抗胰蛋白酶缺乏症
  - 融合性肿块(进行性块状纤维化)
  - 小叶中央微结节(不常见)

成像推荐

- 最佳成像工具
  - 最大密度投影(MIP)重建有助于将小叶中央分布与粟粒样和淋巴管周围分布微结节区分开来
    - 粟粒样和淋巴管周围分布微结节可累及叶间裂

鉴别诊断

细胞性细支气管炎

- 树芽征的主要成因
  - 感染性细支气管炎
  - 弥漫误吸性细支气管炎
- 树芽征可呈弥漫性,但不是典型的均匀分布
- 气道疾病的其他表现
  - 支气管壁增厚
  - 支气管扩张
  - 黏液栓
  - 马赛克密度
  - 空气潴留(呼气相)

粟粒性感染

- 感染的血行播散
  - 结核:呼吸困难、咳嗽、低氧血症
  - 组织胞浆菌病
- 可见一些结节沿胸膜和叶间裂分布

肺动脉高压

- 丛源性动脉病
  - CT可表现为弥漫的小叶中央结节
- 25%发生胆固醇肉芽肿
  - CT可表现为弥漫的小叶中央结节
  - 与纤维素性肉芽肿病难以区分

肺毛细血管瘤病

- 小叶中央磨玻璃密度结节,与血管瘤样增生有关
- 与纤维素性肉芽肿病难以区分

α_1抗胰蛋白酶缺乏症

- 与哌甲酯(利他林)肺鉴别
- 肺气肿表现相同
  - 即:下肺为著,全小叶型肺气肿
- 鉴别诊断依赖于病史、血清α_1抗胰蛋白酶水平和病理

结节病

- 受累患者通常无症状
- 淋巴管周围分布的微结节
  - 大量结节沿胸膜和叶间裂分布
- 常见肺门和纵隔淋巴结肿大

病理

总体特征

- 异物导致血管中心性肉芽肿形成
- 纤维素性
  - 肉芽肿内晶体
    - HE染色呈透明的和无色或暗淡的蓝灰色
    - 双折射棒状晶体,20~200μm
  - 闭塞和再通的肺小动脉
  - 血管内和血管周围可见伴巨细胞的异物肉芽肿
- 滑石粉性
  - 血管内见双折射的滑石晶体
    - HE染色呈无色或暗淡的黄色
    - 强双折射光的针状或盘状晶体,5~15μm
  - 血管周围可见异物巨细胞
  - 间质性肉芽肿导致纤维化(与进行性块状纤维化相同),周围可见瘢痕性肺气肿
  - 小的滑石粉颗粒可经毛细血管进入肺静脉,沉积在视网膜、肾脏、肝脏、脾、淋巴结、骨髓和脊髓

临床

临床表现

- 最常见体征/症状
  - 受累患者可无症状
  - 呼吸困难、咳痰

  - 发热
  - 心律不齐和猝死
- 其他体征/症状
  - 眼底镜检查可显示视网膜动脉内滑石粉晶体
  - 超声心动图:肺动脉高压、右心腔扩大
- 临床资料
  - 危险因素
    - 滥用静脉注射药物
    - 长期使用镇痛药、兴奋剂和抗组胺药
    - 长期使用治疗用阿片类药物(例如可待因和氢可酮)
      □ 静脉注射美沙酮药片产生严重症状
      □ 常见临床特征:慢性疼痛、恶性肿瘤、多发硬化、偏头痛、精神疾病
    - 长期使用哌甲酯(利他林)
    - 医疗工作者
    - 长期中心静脉置管[例如,中央静脉置管、经外周静脉穿刺中心静脉置管术(PICC)],植入性输液端口,血液透析导管置入
  - 停止静脉注射滑石粉后表现
    - 肺纤维化进展(硅肺的进行性块状纤维化)和长期肺动脉高压,逐渐加重的呼吸困难、呼吸衰竭,直至死亡

自然病程和预后

- **患者通常否认注射史,甚至在事实面前仍否认**
  - 诊断需要高度怀疑指数
  - 诊断常需经病理证实
- 多数病例是由反复静脉注射导致
  - 反复发作的气短、发热、心律不齐
  - 患者可存在静脉注射痕迹或静脉滥用药物病史
- 少数病例是由一次大剂量注射导致
- **无论是大剂量、急性或反复注射,常进展为肺动脉高压和肺心病而引发猝死**

治疗

- 一旦影像表现高度怀疑,应密切监视患者,直到发现其注射和/或经病理证实
- 停止静脉注射

诊断备忘

考虑

- 伴弥漫均匀分布的树芽征的任何患者,应考虑纤维素性肉芽肿病
  - 通常否认碾碎药片静脉注射
  - 猝死概率很高

部分参考文献

1. Nguyen VT et al: Pulmonary effects of i.v. injection of crushed oral tablets: "excipient lung disease". AJR Am J Roentgenol. 203(5):W506-15, 2014
2. Bendeck SE et al: Cellulose granulomatosis presenting as centrilobular nodules: CT and histologic findings. AJR Am J Roentgenol. 177(5):1151-3, 2001

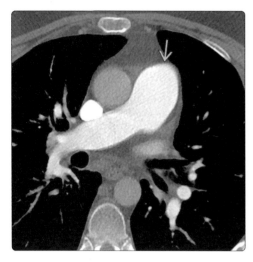
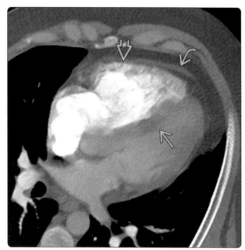

（左）纤维素性肉芽肿病患者，横轴位增强 CT 显示增粗的肺动脉干➡️，与肺动脉高压一致。正常情况下，肺动脉干管径应与相邻的升主动脉管径相同。（右）同一患者斜横轴位（四腔心位）CTA 显示右心室扩大➡️、室间隔向左侧突出➡️和少量心包积液➡️，提示肺小动脉树机械性阻塞导致的右心压力增高。

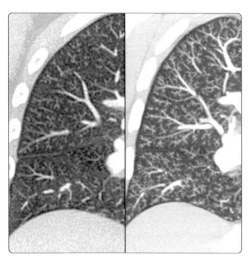
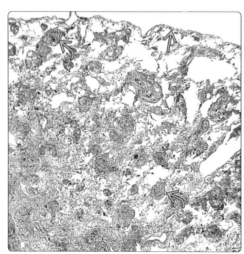

（左）同一患者冠状位 MIP 重建基线（左）和数月后（右）组合图像显示树芽征进展，因为患者仍持续静脉注射碾碎后的药片代替口服。（右）同一患者标本，低倍镜下（HE 染色）可见无数的集中在支气管血管束的小结节状病灶➡️。尽管有些结节靠近胸膜下，但胸膜本身➡️并无结节。

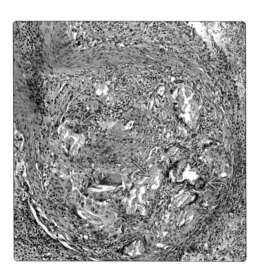
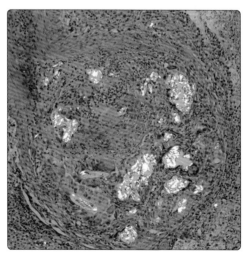

（左）同一患者标本，高倍镜下（HE 染色）可见含肌层的肺动脉被大量异物➡️阻塞和多核巨细胞➡️反应。多核巨细胞反应是被称为滑石性或纤维素性肉芽肿病的原因。（右）同一患者高倍偏振光镜下可见管腔内双折射颗粒。滑石粉常表现为强双折射光针状或盘状结晶，大小 5～15μm。

(左)35 岁男性,纤维素性肉芽肿病患者,后前位胸片显示双肺弥漫轻微的微结节。(右)同一患者横轴位平扫 CT 显示双肺弥漫小叶中央微结节。注意胸膜下区肺内无结节,证实微结节为小叶中央分布。典型的辅助表现包括肺动脉干扩张,右心劳损。

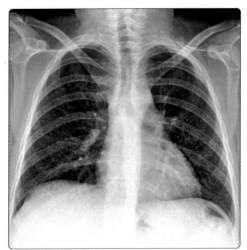
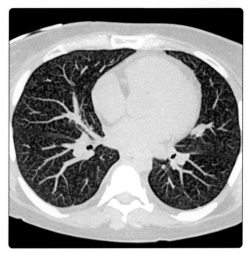

(左)同一患者标本,高倍镜下(HE 染色)可见含肌层的肺动脉管腔被暗蓝灰色异物➡阻塞。(右)同一患者低倍偏振光镜下可见双折射的棒状颗粒➡,20 ~ 200μm,与纤维素晶体一致。赋形剂肺疾病患者几乎都否认注射史,即使事实就在眼前。因此,相当比例的病例需要病理证实。

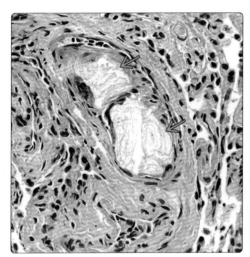
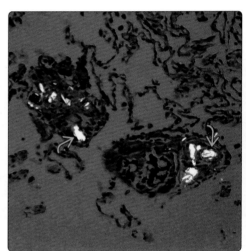

(左)纤维素性肉芽肿病患者,前后位胸片显示非常轻微的微结节影。(右)同一患者横轴位增强 CT 显示弥漫分布的树芽状微结节,胸膜下区无受累。尽管有的细胞性细支气管炎可弥漫分布,但不如血管性树芽征疾病的均匀分布那样典型。弥漫均匀性分布总是提示为血管性树芽征。

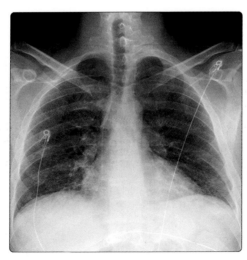
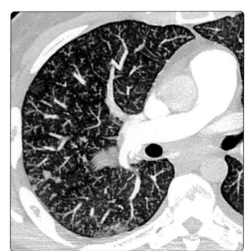

赋形剂肺疾病(滑石/纤维素性肉芽肿病)

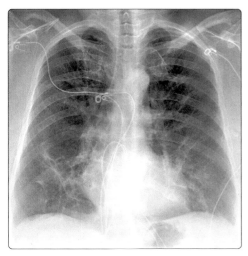
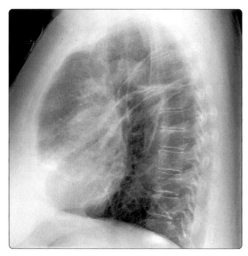

(左)65岁女性,哌甲酯(利他林)肺患者,后前位胸片显示肺过度膨胀和下肺区带状阴影。(右)同一患者侧位胸片显示下叶透光度增高。已知哌甲酯可导致全小叶型肺气肿,可能与药物本身及滑石粉的药物协同作用有关。肺气肿表现与α_1抗胰蛋白酶缺乏症相同,主要累及下叶。

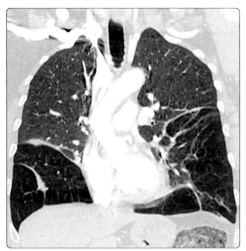
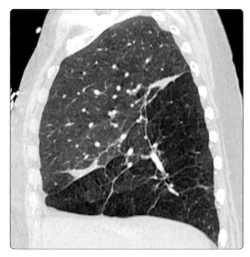

(左)同一患者冠状位增强CT显示主要累及下叶的全小叶型肺气肿。尽管存在滑石粉所致的小叶中央微结节,主要表现仍是典型的肺下叶全小叶型肺气肿。(右)同一患者矢状位增强CT显示主要累及下叶的全小叶型肺气肿。同时可见带状阴影,代表肺内的瘢痕区。

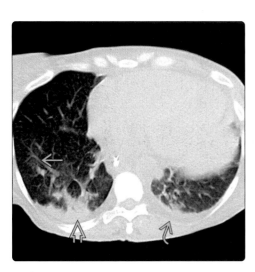
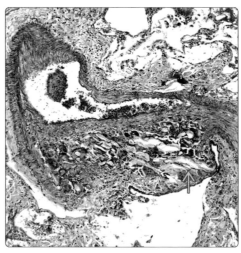

(左)交聚维酮赋形剂肺疾病患者,横轴位平扫CT显示模糊的小叶中央微结节➡、下叶实变➡,以及双侧微量胸腔积液➡。(右)同一患者标本,低倍镜下(Movat pentachrome染色)可见含肌层肺动脉内黄色珊瑚状颗粒➡。交聚维酮的独特表现包括珊瑚状颗粒,长径超过100μm,无双折射。

(翻译:吴坚,审校:赵绍宏)

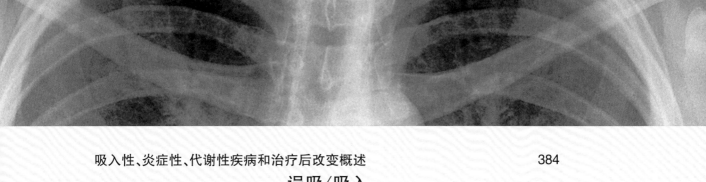

第十一章
吸入性、炎症性、代谢性疾病和治疗后改变

简介

多种情况可造成弥漫性肺部疾病,包括吸入性、炎症性、代谢性疾病以及治疗后改变。吸入性肺疾病是其中最重要的肺部疾病,是由吸入的各种物质沉积于肺内所致。所致肺部疾病取决于几种因素,比如肺部易感性、吸入颗粒的大小和浓度、暴露时间;所致疾病包括误吸、脂质性肺炎(LP)和吸入性损伤。相对比,炎症性和代谢性疾病所致的弥漫性肺改变是特发性或系统性疾病所致,包括结节病、淀粉样变性、肺泡蛋白沉着症(PAP)和特发性含铁血黄素沉着症(IPH)。最后,诸如肺癌、食管癌和纵隔淋巴瘤等胸部恶性肿瘤的全身性或局部治疗的飞速发展,由于化疗、靶向治疗、免疫治疗和放疗技术所致的治疗后反应可能导致肺实质和肺间质异常。

影像

与其他原因导致的大多数肺弥漫性病变一样,胸片通常是首要影像检查方法,放射科医生有机会去发现异常。胸片可显示如网状影、气腔影、实变及蜂窝等异常。在一些病例中,胸片上病变的分布及范围可显示。但是,薄层 CT 和 HRCT 是识别和显示异常表现特征及其他重要特征,如疾病分布和范围的影像学方法。横断面影像对磨玻璃密度影的检出特别重要,其在胸片上不能确定。本章将介绍放射科医生可能遇到的几种重要的由吸入性、炎症性、代谢性和治疗后所引起的弥漫性肺疾病。

吸入性疾病

误吸相关性疾病的疾病谱

误吸相关性疾病是由于固体和/或液体物质误吸入呼吸道及肺组织导致的一组异质性疾病。疾病谱包括误吸相关性感染(误吸性肺炎)和炎症(误吸性炎症)、异物、LP 和弥漫误吸性细支气管炎。每种疾病在影像上表现不同。

在 HRCT/CT 上,误吸性肺感染和炎症可表现为树芽征及实变,最终进展为急性呼吸窘迫综合征。气道内异物因位置和密度不同可能会漏诊。然而,并发症如阻塞性肺不张、肺炎和/或感染会更明显。LP 影像特征表现为实变或肺结节内存在脂肪密度影,而碎石路征也有描述。最后,弥漫性误吸性细支气管炎表现为小叶中央结节、树芽征、支气管扩张。

脂质性肺炎

LP 指的是肺内存在内源性物质或外源性物质的误吸所致的疾病。后者包括植物性、动物性和矿物性油脂,前者包括阻塞的支气管远端的分泌物。一般来说,矿物性和植物性为主的油脂可引起极小到轻度的炎症反应,影像学上异常表现与误吸或吸入的油脂或脂肪的类型和数量、误吸发生频率、持续时间有关。

LP 在 HRCT/CT 上的影像表现依赖于误吸的时期。急性 LP 主要的影像表现包括实变和/或磨玻璃密度影,主要发生于下叶和/或中叶。另外,碎石路征由磨玻璃密度影伴小叶间隔增厚也有描述。慢性 LP 可能表现为实变、磨玻璃密度影和/或碎石路征,但在实变或肺结节内可能存在脂肪密度。有时候,邻近肺组织的炎症改变可能会使脂肪密度显示不清。随时间推移,会出现慢性改变如肺纤维化伴结构扭曲、小叶间隔增厚及支气管血管束增粗和/或支气管扩张。

吸入性损伤

吸入性损伤是由吸入燃烧时产生的烟雾及化学产物所致的弥漫性肺疾病。高热的空气引起的热损伤通常累及上呼吸道,然而化学性或烟雾相关性毒物和刺激物通常累及气道和肺。大部分患者在几分钟或几小时内出现症状。建议无症状患者至少观察 6 小时,以评估迟发性症状。

在 HRCT/CT 上可能出现多种表现,取决于气道和/或肺组织是否受累。气道异常改变包括气道水肿、支气管炎/细支气管炎、缩窄性细支气管炎和支气管扩张。相对比,急性呼吸窘迫综合征、肺炎和机化性肺炎(OP)等异常可见于肺。

炎症性和代谢性疾病

结节病

结节病是一种系统性慢性肉芽肿性疾病,以多器官非干酪性肉芽肿为特征。高于 90% 病例累及肺及纵隔。结节病的诊断通常需要结合临床病史、实验室表现、组织活检出现特征性组织学异常和影像特征。

在 CT 上,高达 95% 病例可出现双侧肺门和右气管旁淋巴结肿大,高度提示结节病诊断。在 HRCT/CT,最常见的异常表现为淋巴管周围分布的肺内多发小结节,累及支气管血管束周围和胸膜下间质以及小叶间隔,双肺上叶受累为著,结节可融合成较大病变。疾病晚期,可能出现上叶为著的网状影、牵拉性支气管扩张、结构扭曲和容积减小,融合性肿块样病灶可类似进行性块状纤维化。

淀粉样变性

淀粉样变性指异常不溶解的蛋白质沉积于全身各种组织内。可分为局限性和全身性，前者累及单个器官，后者是一种全身性过程。淀粉样沉积在刚果红染色后偏振光下呈典型的苹果绿双折射。

淀粉样变性可累及肺和/或呼吸道，HRCT/CT可观察到异常。肺实质淀粉样变性可表现为结节状肺实质型或弥漫肺泡间隔型。结节型表现为边界清晰的孤立或多发肺结节，通常含有钙化。干燥综合征患者可能出现肺囊腔和伴发淋巴细胞间质性肺炎。弥漫肺泡间隔型常表现为小叶间隔增厚、小结节和实变伴钙化。当气道受累时，黏膜下层局限或广泛沉积可导致管壁增厚和局部钙化。

肺泡蛋白沉着症

PAP是一种以表面活性物质在气道，特别是肺泡和终末细支气管聚积为特征的综合征。PAP有多种类型，包括自身免疫性、继发性、遗传性、先天性，其中自身免疫性占90%。疾病确诊通常需支气管肺泡灌洗。

在HRCT/CT上，PAP特征表现为碎石路征，由磨玻璃密度影伴小叶间隔增厚或小叶内线组成，原发性PAP比继发性PAP更常见。磨玻璃密度影可见于两种类型，但在原发性PAP中多为地图状，在继发性PAP中为弥漫性。其他表现如实变、蜂窝和支气管扩张也可出现。

特发性肺含铁血黄素沉着症

IPH是一种病因不明，以反复性肺泡毛细血管出血导致肺内铁血黄素沉积为特征的疾病。肺含铁血黄素沉着症可能为原发性或特发性（IPH）或继发于任何导致肺泡出血的疾病。已提出导致IPH的几种潜在的病因包括自身免疫、环境因素、过敏反应。

IPH在HRCT/CT上的表现取决于疾病所处的阶段。急性期，IPH表现为肺门周围区域和双肺下叶多发磨玻璃密度影和/或实变。这些表现出现于小叶间隔增厚和/或小叶内线的背景下，可形成碎石路征。小叶间隔增厚和小叶内线与含铁血黄素的巨噬细胞在间质内沉积有关。慢性期，肺下叶纤维化是主要表现，由小叶内线、结构扭曲和牵拉性支气管扩张及细支气管扩张组成。可出现蜂窝，通常下肺为著。伴发小叶中央结节可由肺泡内巨噬细胞所致。

治疗相关性疾病

由于胸部恶性肿瘤如肺癌、食管癌、淋巴瘤和其他肿瘤的治疗方法迅速增多，且这些肿瘤患者生存期有所改善，在重新分期及随访的影像检查中常更容易碰到治疗相关的反应。放射科医生应该熟知这些治疗相关的反应的胸部表现。

放疗引起的肺疾病

放射治疗（RT）应用电离辐射通过损伤肿瘤组织的DNA来控制细胞生长，最终导致细胞死亡。RT用于治疗/缓解累及胸部的肿瘤，包括肺癌、乳腺癌、食管癌、胸腺上皮肿瘤、淋巴瘤和恶性胸膜间皮瘤。

在HRCT/CT上，RT所致的治疗相关的异常表现主要取决于胸部放疗区域和治疗后间隔时间。例如，放射性肺炎通常发生于最初6个月内，表现为磨玻璃密度影、气腔影和/或实变。放射性肺炎进展为放射性纤维化一般发生于放疗后6~12个月。放射性纤维化表现为磨玻璃密度影、气腔影及实变减少，伴发容积减小、结构扭曲和牵拉性支气管扩张及细支气管扩张。

药物引起的肺疾病

药物引起的肺疾病指由多种药物包括抗生素、心血管药物、抗炎药、抗痉挛药、化学治疗药物以及毒品导致的肺部弥漫性疾病。已描述疾病的多种组织病理学类型包括弥漫性肺泡损伤、OP、非特异性间质性肺炎（NSIP）、寻常性间质性肺炎（UIP）、过敏性肺炎、嗜酸性粒细胞肺炎、弥漫性肺泡出血和肺水肿。这些组织病理学表现和HRCT/CT异常表现高度相关。

HRCT/CT是识别主要异常、描述疾病分布、患者治疗后再次评估的方法。最常见的异常表现包括磨玻璃密度影、网状影、实变和蜂窝。例如，OP特征性表现为支气管血管束周围、外周、胸膜下阴影，类固醇治疗有效。NSIP表现为基底部胸膜下磨玻璃密度影，它的纤维化型可表现为网状影、牵拉性支气管扩张和/或细支气管扩张。UIP表现为下叶胸膜下为著的网状影、蜂窝和牵拉性支气管扩张和/或细支气管扩张。认识这些及其他表现类型可在合适的临床背景下有助于缩窄鉴别诊断。

(左)头颈部癌症和反复误吸的患者,冠状位增强CT 显示双肺下叶基底部为著的气腔和结节影➡。(右)食管癌和反复误吸的患者,冠状位增强CT 显示双肺后部或重力依赖区弥漫磨玻璃密度影及气腔影。反复误吸的表现以肺部重力依赖区结节、磨玻璃密度影和/或实变为特征。

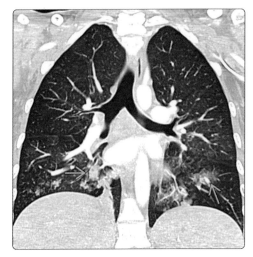
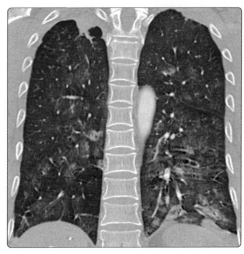

(左)41 岁女性,脂质性肺炎患者,横轴位平扫CT 显示右肺中叶结节状病灶➡伴周围磨玻璃密度影。(右)同一患者横轴位平扫CT 显示肺部结节➡几乎完全由低密度脂肪成分组成,其密度和皮下脂肪密度相近。结节或肿块内含有肉眼可见的脂肪密度,应该提示良性病变如错构瘤和脂质性肺炎。

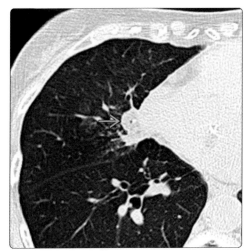
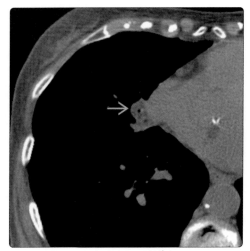

(左)吸入性损伤后机械通气患者,后前位胸片显示双肺弥漫性阴影,右肺为著。可见气管内插管➡。(右)同一患者横轴位增强 CT 显示双肺广泛的气腔病变,由前方的磨玻璃密度影➡及后方的致密实变➡组成。肺部受累的这种表现符合急性呼吸窘迫综合征。也可见微量胸腔积液➡。

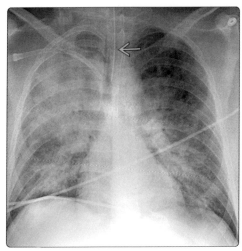
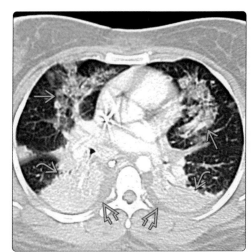

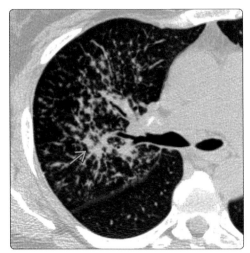
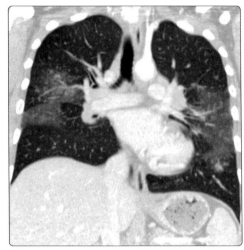

（左）结节病患者，横轴位平扫 CT 显示大量淋巴管周围小结节，沿支气管血管束分布，融合形成更大的不规则阴影 ➡️。（右）结节病患者，冠状位增强 CT 显示沿支气管血管束分布的淋巴管周围小结节以及双肺磨玻璃密度影。HRCT/CT 上双肺淋巴管周围微结节是结节病常见表现，可见于 75%~90% 的患者。

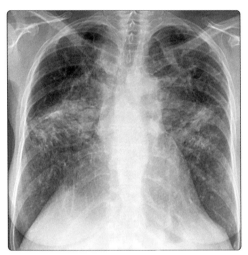
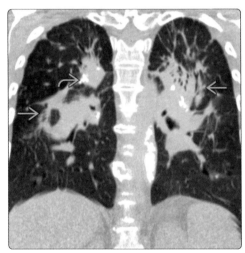

（左）晚期慢性结节病患者，后前位胸片在中、上肺野可见大量小结节和融合的肿块样阴影伴结构扭曲。（右）同一患者冠状位平扫 CT 显示中央支气管血管束周围肿块样纤维化 ➡️ 伴内部钙化 ➡️ 和结构扭曲，由晚期结节病所致。这种表现可与尘肺并发的进行性块状纤维化相似。

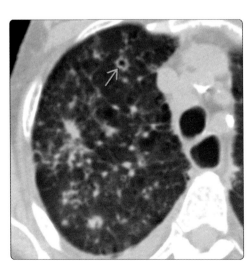
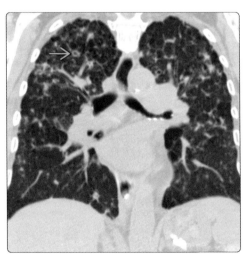

（左）长期吸烟者，横轴位平扫 CT 显示肺气肿和大量不规则毛刺状结节及结节状影，其中部分结节出现空洞 ➡️。（右）同一患者冠状位平扫 CT 显示肺气肿和不规则肺结节，很多结节出现空洞 ➡️。注意病变主要累及上肺和中肺区域，下叶相对较少。这些病变的形态特征和分布是朗格汉斯细胞组织细胞增生症的特征。

(左)急性嗜酸性粒细胞性肺炎患者,冠状位平扫CT显示双侧多发磨玻璃密度影➡和支气管壁增厚➡。(右)慢性嗜酸性粒细胞性肺炎患者,横轴位平扫CT显示胸膜下及外周不均匀实变➡。如这些病例所显示,嗜酸性粒细胞性肺炎的影像表现在不同时期有所不同。

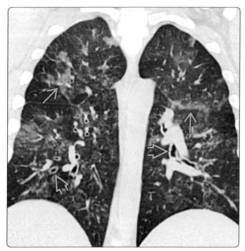
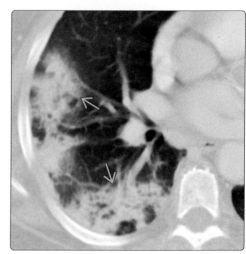

(左)淀粉样变性患者,横轴位平扫CT显示双肺多发结节和肿块➡,其内可见致密钙化。(右)同一患者横轴位平扫CT(软组织窗)显示肺结节、肿块、增厚的胸膜内➡可见广泛无定形钙化➡。淀粉样变性的CT影像常可见钙化,放射科医生见到这种影像表现应该提示该诊断。

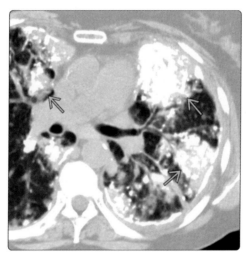
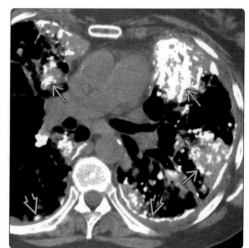

(左)肺泡蛋白沉着症患者,后前位胸片显示双肺弥漫阴影,以中、下肺野最显著。(右)同一患者冠状位平扫CT显示在小叶间隔增厚的背景下出现双肺广泛的磨玻璃密度影,CT表现为碎石路征,是肺泡蛋白沉着症的典型表现。

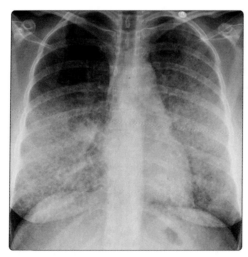
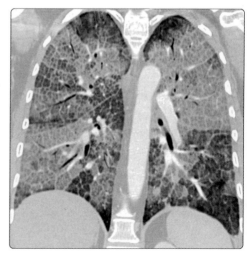

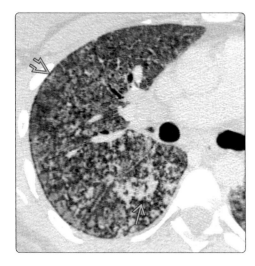
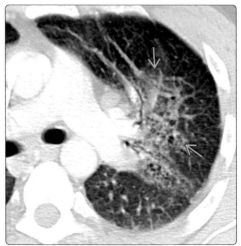

(左)特发性肺含铁血黄素沉着症患者,横轴位平扫CT显示右肺大量实性⊟和磨玻璃密度结节⊟。(右)特发性肺含铁血黄素沉着症患者,横轴位增强CT显示左肺上叶一边界不清的磨玻璃密度区域⊟。肺含铁血黄素沉着症最常见的影像表现是由肺出血所致的磨玻璃密度影。

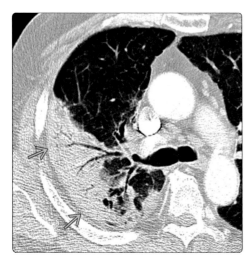
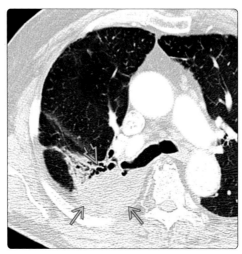

(左)71岁男性,肺腺癌放射治疗后4个月,横轴位增强CT显示右肺实变⊟,符合放射性肺炎,通常发生于治疗后6月内。(右)同一患者横轴位增强CT显示右肺实变较前减小⊟,新发牵拉性支气管扩张⊟,反映了放射性纤维化。放射性肺炎通常在治疗后6个月开始进展为纤维化。

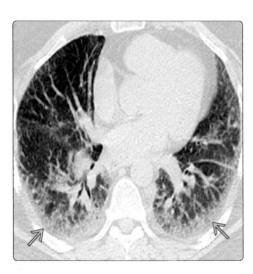
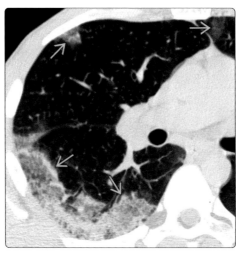

(左)结肠癌患者,横轴位平扫CT显示胸膜下网状影及磨玻璃密度影⊟,肺下叶最明显,反映了药物引起的肺疾病所致的肺纤维化。(右)药物引起的肺疾病患者,横轴位平扫CT显示胸膜下及外周磨玻璃密度影⊟,代表机化性肺炎。药物引起的肺部疾病可有多种影像表现,影像表现和组织学表现高度相关。

要　点

术语

- 误吸相关性疾病:由固体和/或液体物质误吸入气道和肺所致的疾病。
  - 误吸性肺炎和肺部炎症
  - 异物:儿童最常见气管内病灶;食物颗粒(蔬菜)和牙齿碎片(老年人)
  - 外源性脂质性肺炎:油脂类物质反复误吸或吸入
  - 弥漫性误吸性细支气管炎:反复误吸;通常发生于有神经系统疾病、痴呆或口咽部吞咽困难的老年患者

影像

- 误吸性肺炎和肺部炎症
  - 树芽征
  - 实变;可能进展为肺炎或急性呼吸窘迫综合征
- 异物

- 依赖密度可能漏诊
- 根据远端肺叶或肺不张和气腔实变可追溯到气道受阻部位
- 脂质性肺炎:实变中低密度影(脂肪)可与肺癌相似;可表现碎石路征
- 弥漫性误吸性细支气管炎
  - 小叶中央结节和树芽征
  - 支气管扩张

临床

- 误吸性肺炎:发热、咳嗽和化脓性痰
- 弥漫性误吸性细支气管炎:食管疾病和神经系统受损
- 隐匿性误吸:50%的麻醉患者;可无症状

诊断备忘

- 重力依赖性肺阴影应提示误吸

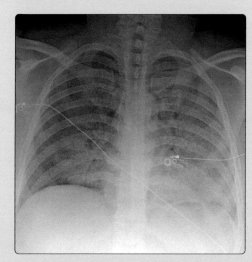
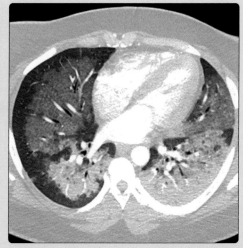

(左)癫痫发作期间发生大量误吸的患者,前后位胸片显示双肺弥漫不均匀阴影。(右)同一患者横轴位增强 CT 显示双侧混合磨玻璃密度影和实变。注意双肺重力依赖区致密实变,误吸患者常出现该表现。然而,当大量误吸或患者体位不同时,误吸可能也累及肺部非重力依赖区。

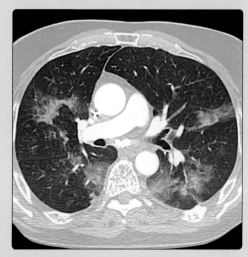
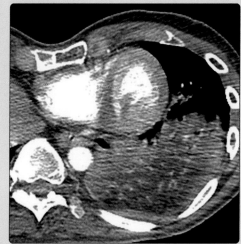

(左)误吸性肺炎患者,横轴位增强 CT 显示双侧多发磨玻璃密度影和结节状实变。这些异常通常累及肺部重力依赖区。由于患者误吸时体位不同,也可累及肺部其他区域。(右)41 岁脂质性肺炎患者,横轴位增强 CT 显示左肺下叶实变伴内部低密度影,为肉眼可见的脂肪。CT 上出现脂肪密度是脂质性肺炎的影像标志。

误吸相关性疾病的疾病谱

术语

定义

- 误吸相关性疾病:固体和/或液性物质误吸进入气道及肺内所致的肺部疾病
  - 误吸性肺炎:
    - 误吸被病原菌定植的口咽分泌物而导致的肺部感染
    - 常表现为社区获得性肺炎(CAP)
  - 误吸性肺部炎症(Mendelson 综合征):
    - 无菌的胃内容物误吸导致的急性肺损伤
- 特异性误吸综合征
  - 异物:儿童最常见的支气管内病变;食物颗粒(蔬菜)及牙齿碎片(老年人)
    - 最常位于主支气管及叶支气管
  - 硫酸钡的误吸:由于钡的惰性,所以早期反应较轻
    - 气道内不透射线的物质(树芽征)
  - 外源性脂质性肺炎:成人反复误吸或吸入矿物油或油性滴鼻剂,在儿童则为鱼肝油及牛奶
  - 近乎溺水:大量淡水或盐水的急性误吸后肺水肿
    - 混合有误吸和非心源性水肿
    - 根据吸入物成分可继发肺部感染
  - 烃类肺炎:各种毒性物质所致的意外性、故意性或职业性误吸
    - 儿童:家具抛光剂
    - 液性烃类:以石油为基础的液体
    - 吞火者(称作吞火者肺炎)
  - 弥漫性误吸性细支气管炎:反复误吸;通常见于神经系统疾病、痴呆或口咽吞咽困难的老年患者
    - 播散性树芽征伴斑片状小叶性实变
    - 扁豆性肺炎:弥漫性吸入性细支气管炎的亚型;误吸入豆类物质(如扁豆、大豆、豌豆)所致的肉芽肿性肺部炎症

影像

总体特征

- 最佳诊断线索
  - 误吸的诊断没有"金标准"
    - 误吸常不被见证,或亚临床性
  - 重力依赖区阴影
  - 气道腔内不透射线物质
    - 固体和/或液体
    - 异物
- 部位
  - 重力依赖区,咳嗽可使其播散至其他部位

平片表现

- 误吸性肺炎和肺部炎症
  - 重力依赖性区分布的单侧或双侧实变
    - 仰卧位:下叶背段及上叶后段
    - 站立位:下叶基底段,右侧>左侧
    - 侧卧位:上叶的腋窝侧亚段
    - 即使大容积误吸综合征也可能是单侧的
  - 弥漫性肺门周围实变,在误吸性肺部炎症中更常见
  - 气管内插管或气管切开插管不能防止误吸
    - 液体可聚积于气管内的球囊之上,是误吸性肺炎的来源
  - 急性误吸性肺部炎症可迅速进展为急性呼吸窘迫综合征(ARDS)
  - 误吸性肺炎未经治疗可形成坏死性肺炎及肺脓肿
  - 慢性误吸综合征可导致支气管扩张
  - 反复性误吸:多次发作,有时表现相同,可随时间此消彼长
  - 根据吸入物的数量和类型不同,吸收消散不同;非毒性吸入物可于数小时内清除
- 异物
  - 肺不张:根据异物的大小和位置不同,可出现全肺、叶性或段性肺不张
  - 儿童更常见肺过度膨胀和空气潴留

CT 表现

- 误吸性肺炎和肺部炎症
  - 根据吸入物的量和质不同,则表现不同
    - 磨玻璃密度影和实变
      □ 通常累及肺部重力依赖区
      □ 可能进展为肺炎或 ARDS
    - 吸入物位于小气道内可形成树芽征
    - 支气管扩张:根据吸入物的毒性,可急性发生
    - 间质纤维化与气腔损伤有关
- 异物
  - 依靠密度可能漏诊
  - 根据远端肺叶或肺不张和气腔实变可追溯到气道受阻部位
- 脂质性肺炎:实变内低密度(脂肪),可与肺癌相似,可表现为碎石路征
- 烃类肺炎:实变肺组织内出现肺气囊
- 近乎溺水:弥漫磨玻璃密度影或气腔影、网状影和小叶中央结节;如果砂粒(珊瑚)随水一起吸入,表现为"砂粒支气管征"不透光影
- 弥漫性误吸性细支气管炎和肉芽肿性肺部炎症(扁豆性肺炎):界限不清的小叶中央结节(异物性肉芽肿)和树芽征、支气管扩张

成像推荐

- 最佳成像工具
  - CT 对显示气腔及气道异常更敏感
- 扫描方案建议
  - 最大密度投影(MIP)重建对小叶中央结节及树芽征显示更佳
  - 侧卧位胸片可发现婴幼儿误吸异物造成的空气潴留
  - 食管造影可评估食管运动及结构异常

鉴别诊断

急性误吸

- 肺栓塞
  - 住院患者出现急性呼吸窘迫的常见病因
  - 梗死常位于外周并伴发胸腔积液
- 肺水肿
  - 心脏增大,常伴双侧胸腔积液
  - Kerley B 线少见于误吸
- ARDS
  - 平片表现相同

慢性误吸

- 支气管内阻塞
  - 缓慢生长的支气管内肿瘤(类癌)或慢性阻塞性疾病(支气管结石)
- 支气管扩张及树芽征
  - 非结核性分枝杆菌的感染,支气管扩张型
    - 慢性咳嗽的老年女性;易累及中叶和舌段

反复性误吸

- 嗜酸性粒细胞肺炎
- 隐源性机化性肺炎
  - 通常位于外周及基底部

病理

总体特征

- 病因
  - 易感因素
    - 意识丧失
    - 酗酒和药物过量
    - 神经肌肉疾病和食管动力障碍
  - 50%成人在睡眠过程中可发生口咽分泌物误吸
  - 不良牙列增加了细菌接种量及肺炎危险性
    - 无牙患者出现空洞性肿块更可能是肺癌,而不是肺脓肿
  - Mendelson 综合征:pH<2.5 及胃内容物吸入容积>25ml
- 伴发异常
  - 食管裂孔疝
  - 贲门失弛缓症
  - Zenker 憩室
  - 胃食管反流
- 流行病学
  - 美国每年 30 万~60 万例
  - 异物误吸更常见于健康的婴儿及幼儿
  - 5%~15%的 CAP 病例的诱发因素

镜下特征

- 误吸性肺炎
  - 根据误吸物不同产生不同的损伤
    - 细支气管破坏,被急性炎症和坏死取代
    - 肺泡水肿、出血、中性粒细胞浸润和异物肉芽肿

临床

临床表现

- 最常见体征/症状
  - 误吸性肺炎
    - 发热、咳嗽和脓性痰
      □ 少见症状:胸膜炎性胸痛和咯血
    - 突然发作:肉类误吸后,酷似心肌梗死("咖啡冠状动脉综合征")
  - 误吸性肺部炎症(Mendelson 综合征)
    - 非特异性;从无症状到呼吸窘迫
      □ 肺水肿、低血压和低氧血症
      □ 重症 ARDS 和死亡
  - 弥漫性误吸性细支气管炎
    - 通常伴发食管动力障碍、胃食管反流疾病和神经系统损伤
    - 可与哮喘相似
  - 隐匿性误吸:50%的麻醉患者,可能没有症状

自然病程和预后

- Mendelson 综合征进展为 ARDS 的患者死亡率高达 50%

治疗

- 预防
  - 药物降低胃内 pH,抬高床头
  - 经鼻胃管行胃内抽吸(胃管应置于胃底,仰卧位时胃分泌物聚积处)
- 误吸后
  - 广谱抗生素
  - 经支气管镜取出异物

诊断备忘

影像解释要点

- 重力依赖区肺阴影应提示误吸

部分参考文献

1. DiBardino DM et al: Aspiration pneumonia: a review of modern trends. J Crit Care. 30(1):40-8, 2015
2. Marik PE: Pulmonary aspiration syndromes. Curr Opin Pulm Med. 17(3):148-54, 2011

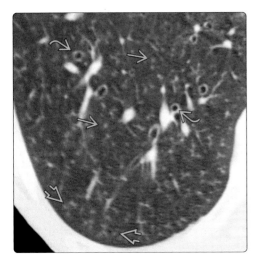

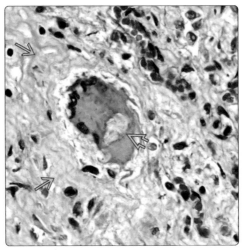

（左）弥漫性误吸性细支气管炎患者，横轴位平扫CT显示右肺下叶基底段大量散在的小叶中央小结节➡️和树芽征➡️，以及轻度支气管壁增厚➡️。（右）同一患者标本在高倍镜下（HE染色）显示异物多核巨细胞，中心包裹蔬菜颗粒➡️，同心圆性纤维化围绕➡️。这就是扁豆性肺炎的特征性镜下表现。

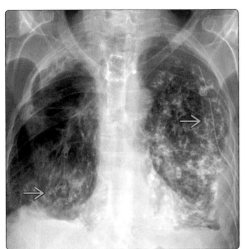

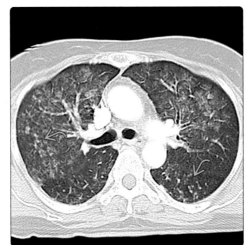

（左）之前硫酸钡误吸患者，后前位胸片显示双肺高密度微结节影➡️，左肺比右肺更重。（右）近乎淡水淹溺的患者，横轴位增强CT显示双肺弥漫磨玻璃密度影和散在小叶中央结节➡️。这些表现通常与误吸与非心源性肺水肿的结合一致。因此，磨玻璃密度影、网状影、小叶中央结节是患者常见的CT异常。

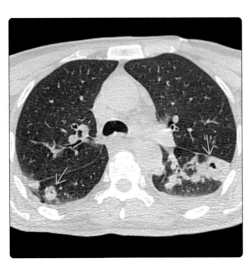

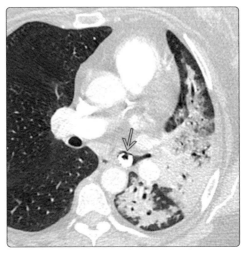

（左）误吸性肺炎患者，横轴位平扫CT显示双肺下叶重力依赖区空洞性结节及实变➡️。（右）支气管结石➡️嵌顿于左侧主支气管和阻塞性肺炎患者，横轴位增强CT显示左肺容积减小和广泛的气腔病变，其内支气管扩张。中央气道异物常伴发慢性肺炎。

要 点

术语

- 脂质性肺炎（LP）
- 根据病因 LP 通常可分为外源性或内源性
  - 外源性 LP：植物性、动物性或矿物性油脂误吸所致气腔病变，很少或没有急性炎症反应
  - 内源性 LP：支气管阻塞远端分泌物积聚导致的气腔病变

影像

- CT
  - 实变或磨玻璃密度影；肺结节或肿块
    - 肉眼可见的脂肪密度
    - 碎石路征
- FDG PET/CT：重叠感染/炎症时 FDG 摄取增加

主要鉴别诊断

- 肺错构瘤

- 脂肪瘤
- 脂肪肉瘤
- 肺泡蛋白沉着症
- 肺癌
- 肺炎

病理

- 矿物油和植物油可致最小至轻度炎症反应
- 异常改变取决于误吸或吸入的油或脂肪的类型、数量、频率、持续时间

临床

- 急性 LP：咳嗽、呼吸困难、低热
- 慢性 LP：老年患者常无症状
- 治疗：停止刺激物暴露；支持治疗

（左）43 岁女性，外源性脂质性肺炎患者，后前位胸片显示右上及左中肺野边界不清、毛刺状肿块样影➡。脂质性肺炎可类似原发性肺癌。（右）同一患者冠状位增强 CT 显示双肺肿块，其内含肉眼可见的脂肪密度。内部含肉眼可见的脂肪是脂质性肺炎最特异的影像表现，尽管也可见于其他疾病，如肺错构瘤和脂肪肉瘤肺转移。

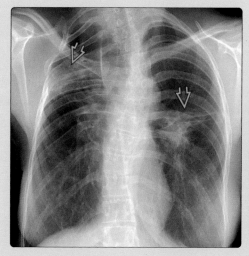 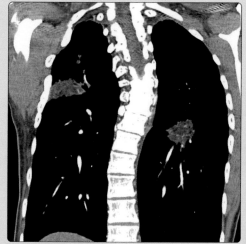

（左）同一患者标本低倍镜下（HE 染色）显示被纤维组织和大量淋巴细胞分隔的大量"空的"脂滴➡，以及泡沫组织细胞➡充填的肺泡。泡沫组织细胞位于肺泡内，最终移入间质。（右）同一标本高倍镜下（苏丹黑染色）证实镜下肺泡内脂肪的存在，表现为棕染区➡。

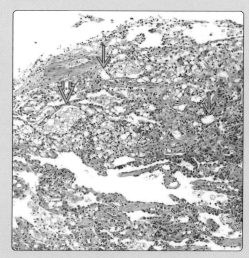 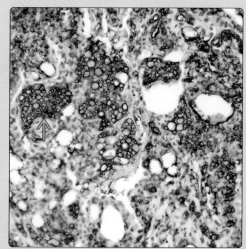

脂质性肺炎

术语

缩略词
- 脂质性肺炎(LP)

同义词
- 脂类肺炎
- 胆固醇肺炎
- 金色肺炎

定义
- 根据病因 LP 可分为外源性和内源性
- 外源性 LP:植物性、动物性或矿物性油脂误吸所致气腔病变,很少或没有急性炎症反应
  - 急性 LP:不常见,通常是由于误吸入大量石油基础产物所致
  - 慢性 LP:由于长时间反复误吸或吸入动物性脂肪、矿物或植物脂质所致
- 内源性 LP:支气管阻塞远端分泌物积聚导致的气腔病变
  - 常伴发非小细胞肺癌;偶尔伴发肺部感染

影像

总体特征
- 最佳诊断线索
  - 实变伴肉眼可见的脂肪密度
- 部位
  - 下叶和中叶

平片表现
- 平片
  - 急性 LP
    - 实变或边界不清的阴影
      - 叶性或段性,双侧或单侧
    - 中叶和/或下叶
    - 潜在并发症:气胸和纵隔气肿
  - 慢性 LP
    - 累及下叶和/或中叶的实变
    - 结节或肿块

CT 表现
- HRCT
  - 急性 LP
    - 实变或磨玻璃密度影
      - 下叶和/或中叶
      - 碎石路征:小叶间隔增厚的背景下出现磨玻璃密度影
    - 并发症:肺气囊、气胸、纵隔气肿
  - 慢性 LP
    - 实变或磨玻璃密度影,累及 1 个或多个肺段
      - 下叶为著
      - 实变可呈支气管血管束周围分布
      - 碎石路征
    - 内部脂肪密度
      - 与炎症反应重叠时可使脂肪成分模糊
    - 结节,肿块±脂肪密度影
    - 纤维化
      - 结构扭曲伴发实变
      - 小叶间隔增厚或支气管扩张
- PET/CT
  - 继发重叠感染/炎症时 FDG 摄取增加

MR 表现
- T_1WI
  - 高信号与脂肪成分一致

成像推荐
- 最佳成像工具
  - 薄层 CT/HRCT+临床病史(即使用、误吸或吸入油脂类物质)
- 扫描方案建议
  - 软组织窗评估脂肪密度的存在
  - 软组织和空气的平均密度可与脂肪密度相似

鉴别诊断

肺错构瘤
- 良性肿瘤,孤立性肺结节常见原因
- 边界光滑或呈分叶状的界线清楚的结节或肿块
- 大小不一,大多数<4cm
- 软骨和脂肪是最主要的组织成分

脂肪瘤
- 起源于脂肪组织的间叶组织肿瘤(不常见)
- 界限清楚的均匀脂肪密度的结节或肿块
  - 起源于胸壁脂肪组织的胸膜下肿块(常误认为是肺内胸膜脂肪瘤)
  - 支气管腔内的脂肪瘤表现为脂肪或软组织密度的支气管内结节

脂肪肉瘤
- 分化良好的脂肪肉瘤代表了软组织脂肪肉瘤最常见的类型
- 原发性胸内或胸外的脂肪肉瘤可转移至肺内
  - 分化良好的脂肪肉瘤转移可含有不等量的脂肪成分
  - 多发边界清楚的含脂肪密度的结节

肺泡蛋白沉着症
- 病因不明,以肺泡内表现活性物质聚积为特征的罕见肺疾病
- 与烟草使用高度相关,男:女 = 3:1

- 双侧中央对称性阴影,伴磨玻璃密度影和碎石路征
- 肺尖和基底部相对少见

肺癌

- 吸烟者;男性多于女性
- 肿块、结节或肿块样实变
- 可出现伴发的胸内淋巴结肿大

肺炎

- 急性发作;发热、咳嗽、咳痰
- 致密的实变或磨玻璃密度影,无特定分布

病理

总体特征

- 外源性脂质性肺炎的诊断基于摄入或误吸油脂的病史和相应的影像表现
- LP 表现为没有脂肪密度的肿块或结节的病例应行支气管肺泡灌洗(BAL)或活检
- LP 特征是存在肺泡内泡沫(载脂)巨噬细胞
- 矿物油和植物油常引起最小至轻度炎症反应
  - 矿物油是惰性的,可能抑制咳嗽反射和纤毛运动,因而加重误吸
- LP 的肺实质异常改变取决于误吸或吸入油脂或脂肪的种类、数量、频率以及持续时间

镜下特征

- 肺泡内和间质的泡沫组织细胞
- 肺泡内脂滴可融合,被纤维组织包绕形成结节或肿块(石蜡瘤)
- 可存在异物巨细胞反应
- 动物脂肪被肺内脂酶分解成自由脂肪酸,可造成严重的炎性反应,表现为局部水肿和肺泡内出血;可能进展为纤维化

临床

临床表现

- 最常见体征/症状
  - 症状通常不具有特异性
  - 急性 LP
    - 咳嗽、呼吸困难和低热
  - 慢性 LP
    - 常无症状
    - 慢性咳嗽或呼吸困难、发热、体重减低、胸痛和咯血
  - 诊断后常回顾性的发现接触史
    - 直接询问可引出病史
- 其他体征/症状:
  - 合并感染可能导致肺部表现进展

人口统计学

- 年龄
  - 急性 LP:偶然接触油脂类物质
    - 中年患者
  - 慢性 LP
    - 老年患者
- 流行病学
  - 职业接触:吞火者、石油工业爆破行业、润滑油行业、清洁油桶行业
  - 某些文化中长期使用油脂类物质的传统民间疗法
  - 老年人长期使用通便剂
  - 易感因素:智力缺陷、腭裂、解剖或功能性吞咽困难、Zenker 憩室、食管裂孔疝、胃食管反流、危重患者鼻饲

自然病程和预后

- 自然病程可由于误吸或吸入的油脂类物质的数量、时间长短和种类的不同而不同
- 急性 LP 可能在误吸或吸入 30 分钟内出现影像表现
  - 大多数患者 24 小时内可见肺部阴影
  - 临床和影像表现可在几周内缓解或吸收
- 慢性 LP
  - 停止接触油脂类物质后临床症状可改善
  - 影像学异常可吸收较缓慢,但即使停止接触油脂类物质之后,其影像表现通常也会稳定存在

治疗

- 停止接触刺激物
- 支持治疗

诊断备忘

考虑

- 无症状老年患者长期存在下叶实变时应考虑 LP

影像解释要点

- LP 最初可表现为肺内不伴脂肪密度的肿块或结节,此时可能与原发肺癌难以鉴别

报告小贴士

- 详细的临床病史对于辨别误吸或吸入脂质类物质的可能来源非常重要

部分参考文献

1. Rea G et al: Exogenous lipoid pneumonia (ELP): when radiologist makes the difference. Transl Med UniSa. 14:64-8, 2016
2. Byerley JS et al: Clinical approach to endogenous lipoid pneumonia. Clin Respir J. ePub, 2014
3. Marchiori E et al: Exogenous lipoid pneumonia. Clinical and radiological manifestations. Respir Med. 105(5):659-66, 2011
4. Betancourt SL et al: Lipoid pneumonia: spectrum of clinical and radiologic manifestations. AJR Am J Roentgenol. 194(1):103-9, 2010
5. Hadda V et al: Lipoid pneumonia: an overview. Expert Rev Respir Med. 4(6):799-807, 2010

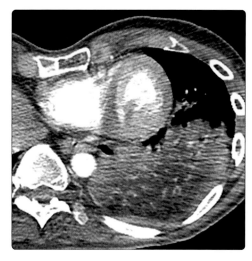
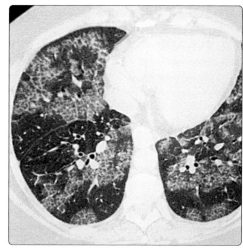

（左）41 岁脂质性肺炎患者，横轴位增强 CT 显示左肺下叶实变，其内为肉眼可见的脂肪所致的低密度区。CT 上脂肪密度的存在是脂质性肺炎的影像标志。（右）37 岁吞火者，横轴位 HRCT 显示外源性脂质性肺炎，表现为多发磨玻璃密度影与网状影重叠（碎石路征）。这种非特异性、不常见的表现在脂质性肺炎病例中有描述。

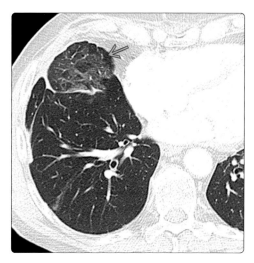
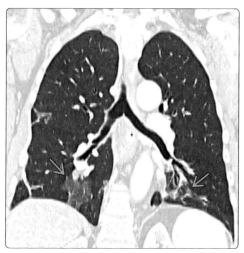

（左）48 岁男性，无症状的脂质性肺炎患者，横轴位增强 CT 显示右肺中叶磨玻璃密度影➡。（右）同一患者冠状位增强 CT 显示双肺下叶多发磨玻璃密度影➡。进一步询问，患者说有长期使用油脂类滴鼻剂的病史。磨玻璃密度影是非特异性的影像表现，在急性和慢性外源性脂质性肺炎中均可出现。

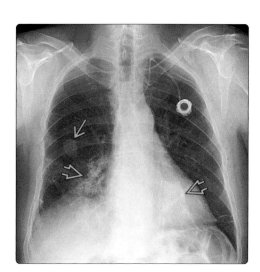
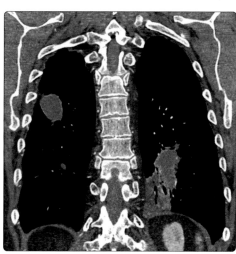

（左）68 岁男性，脂质性肺炎患者，后前位胸片显示右肺中野可见边界清晰的肺结节➡和双肺下叶实变➡。（右）同一患者冠状位增强 CT 显示右肺结节和左肺下叶实变，其内没有明显脂肪。患者承认长期使用通便剂。常在病理诊断脂质性肺炎之后才回顾性地发现接触矿物油的病史。

术语

- 吸入性损伤：由吸入燃烧产生的烟雾或化学产物所致，通常由意外泄露、爆炸或火灾所引起

影像

- CT/HRCT
  - 气道水肿：气管及支气管壁增厚、管腔狭窄
  - 急性呼吸窘迫综合征（ARDS）：双肺磨玻璃密度影、实变、间隔增厚；容积减小、网状影、牵拉性支气管扩张/细支气管扩张
  - 支气管炎/细支气管炎：支气管壁增厚、小叶中央结节、磨玻璃密度影
  - 肺炎：斑片状致密实变；肺段性或肺叶性，单侧或双侧
  - 缩窄性细支气管炎：马赛克密度影、呼气性空气潴留

主要鉴别诊断

- 哮喘
- 误吸性肺部炎症
- 其他原因导致的急性呼吸窘迫综合征
- 过敏性肺炎

病理

- 高热空气所致的热损伤，通常累及上气道
- 化学或烟雾相关毒性物和刺激物常累及气道和肺

临床

- 数分钟或数小时内可出现症状
- 无症状患者必须观察至少 6 小时以评估迟发性症状

诊断要点

- 鼻部和口部周围烧伤患者，出现声音嘶哑、喘息和/或喘鸣，应考虑气道损伤

（左）25 岁男性，6 天前烟雾吸入史，后前位胸片示双肺斑片状影➡️。
（右）同一患者横轴位平扫 CT 显示双侧多发实变➡️，周围可见磨玻璃密度影➡️伴支气管壁增厚➡️。这些表现与气道感染或炎症相符。肺部感染是吸入性损伤患者常见的并发症，通常发生于暴露大概 1 周后。

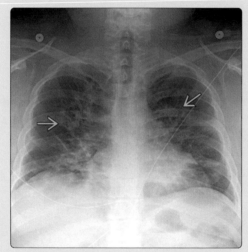
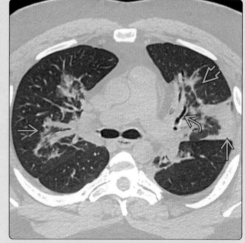

（左）31 岁男性，烟雾吸入所致的呼吸道损伤，横轴位增强 CT 显示双侧支气管扩张➡️和区域性密度减低及血管减少➡️所致的多发马赛克密度。
（右）同一患者横轴位增强 CT 示双侧多发囊状及曲张样支气管扩张➡️、散在小叶中央微结节➡️和马赛克密度。这些表现符合缩窄性细支气管炎，这是吸入性损伤的一种罕见表现。

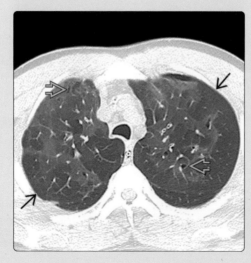
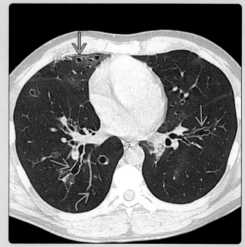

术语

缩略词

- 吸入性损伤

同义词

- 吸入损伤

定义

- 吸入性损伤由吸入燃烧产生的烟雾或化学产物所致,通常由意外泄露、爆炸或火灾所引起
  - 肺和气道的损伤是由高温或局部化学刺激所致
    - 高温气体常损伤隆突以上的气道上皮
    - 烟雾产生的化学损伤是由于释放的毒性物质造成肺和气道的上皮和毛细血管内皮细胞损伤
    - 化学物质:气体,气溶胶,烟雾和灰尘造成上皮和/或毛细血管内皮细胞损伤
- 吸入性损伤更常发生于家庭环境,而非工作场所

影像

总体特征

- 最佳诊断线索
  - 接触史,常为意外
- 部位
  - 气道、肺

平片表现

- 平片
  - 急性并发症,接触数小时到数天内出现
    - 气道水肿
      - □ 气管腔狭窄
    - 急性呼吸窘迫综合征(ARDS)(24~72 小时)
      - □ 初期:肺容积减小、双肺广泛的实变和磨玻璃密度影、空气支气管征;阴影可呈斑片状或弥漫性,对称或不对称
      - □ 纤维增生期:粗网状影、容积减小
    - 支气管炎/细支气管炎(12~24 小时)
      - □ 斑片影、支气管壁增厚
    - 肺炎(5~7 天)
      - □ 最常见的并发症,尤其是热损伤病例
      - □ 局限性或弥漫性阴影,单侧或双侧
  - 慢性肺部并发症(暴露数周或数月后)
    - 缩窄性细支气管炎
      - □ 过度膨胀、血管密度
    - 机化性肺炎
      - □ 双侧胸膜下和下肺区域为著的斑片状实变
    - 支气管扩张:管状分支影、轨道影、环状影
  - 气管狭窄(接触数月后)
    - 声门下和气管向心性狭窄

CT 表现

- HRCT
  - 气道水肿
    - 气管和支气管壁增厚、管腔狭窄
  - ARDS
    - 双侧广泛磨玻璃密度影、实变、小叶间隔增厚
    - 容积减小、网状影、牵拉性支气管扩张/细支气管扩张
  - 支气管炎或细支气管炎
    - 支气管壁增厚、小叶中央结节、磨玻璃密度影;弥漫或细支气管周围分布
  - 肺炎
    - 斑片状致密实变;肺段性或肺叶性,单侧或双侧
  - 缩窄性细支气管炎
    - 马赛克密度影(密度减低和血管减少区域与正常区或密度增高、血管增加区域相结合),呼气性空气潴留
    - 中央和外周支气管扩张、支气管壁增厚
  - 机化性肺炎
    - 沿支气管血管束或胸膜下分布的致密实变、磨玻璃密度影或结节
  - 支气管扩张
    - 支气管扩张、黏液栓塞、支气管壁增厚

成像推荐

- 最佳成像工具
  - HRCT
- 扫描方案建议
  - 胸片可能正常
  - 呼气 HRCT 有助于检测缩窄性细支气管炎相关的空气潴留
  - 虚拟支气管镜可用于气道狭窄观察和特征显示

鉴别诊断

哮喘

- 儿童和青年人,之前发作的临床病史
- 支气管壁增厚和管腔狭窄
- 支气管扩张、空气潴留、小叶中央结节

误吸性肺炎

- 伴发意识改变或丧失(酒精中毒、卒中、药物过量)
- 误吸之后几分钟到 2 小时内急性发作或症状突然进展
- 上叶后段和下叶背段实变

继发于其他病因的急性呼吸窘迫综合征

- 与临床病史有关

过敏性肺炎

- 有过敏史的患者在接触大量过敏原之后数小时内症状突然发作
- 双肺弥漫磨玻璃密度影,与肺水肿相似
- 大量边界不清小磨玻璃密度结节(<5mm)

病理

总体特征

- 病因
  - 吸入高温或化学刺激物,最常见于金属、化学和采矿工业或暴露于意外火灾的情况下
  - 化学刺激物及火灾和燃烧产物造成急性吸入性损伤(氯气、氨气、硫化氢、二氧化硫)
    - 水溶性和颗粒大小决定损伤部位
    - 高水溶性:氨气(肥料、塑料、杀虫剂、家居清洁用品),二氧化硫(化学工厂、发电厂),甲醛(纺织行业、汽车工业)和硫化氢(矿业、石油工业、下水道和仓房)
    - 中度水溶性:氯气(饮用水和游泳池的消毒剂)
    - 低水溶性:碳酰氯(脱漆剂、溶剂、干洗剂、杀虫剂、塑料和药物),芥子气(化学战剂),氮氧化物(肥料和爆炸产物)
  - 一氧化碳是火灾现场不完全燃烧产生的无刺激性气体
    - 取代氧气与血红蛋白结合

分期、分级和分类

- 高溶解性气体(氨、二氧化硫)和颗粒直径>10μm 的试剂进入上呼吸道,会快速引起上呼吸道刺激反应
- 低溶解性气体(二氧化氮)和更小颗粒(1~5μm)可到达下呼吸道,会产生迟发的呼吸道症状和肺泡损伤
- 中等溶解度的试剂和直径>5μm 且<10μm 的颗粒可引起早期刺激症状,但也可产生迟发症状
- 几个因素可影响损伤程度:暴露时长、吸入毒物的浓度和患者个体因素,如年龄、吸烟史、潜在的衰弱性疾病

大体病理和外科特征

- 高温气体产生的热损伤通常累及上气道
  - 大范围肿胀→阻塞
- 化学或烟雾相关性毒物和刺激物通常同时累及气道和肺
  - 上皮细胞和毛细血管内皮细胞损伤→表面活性物质减少→肺泡塌陷和肺不张
  - 激活的巨噬细胞→气道炎症改变→严重水肿→坏死性支气管炎

临床

临床表现

- 最常见体征/症状
  - 咳嗽、喘息和/或喘鸣伴口鼻周围皮肤烧伤;眼部刺激
    - 可出现迟发性症状
  - 持续存在呼吸道症状的患者可出现慢性并发症
- 其他体征/症状
  - 缺氧损伤、神经系统损伤和一氧化碳吸入可导致死亡

人口统计学

- 接触可为职业性或意外事故(房屋火灾)
  - 意外的职业接触最常见于金属和采矿行业

自然病程和预后

- 症状可在接触后数分钟或数小时内出现,取决于试剂的水溶性及颗粒大小
- 无症状患者必须观察至少 6 小时以评估迟发症状
- 据报道吸入性损伤伴烧伤患者中 10%~20%可发生肺炎
- 缩窄性细支气管炎、机化性肺炎和支气管扩张是罕见的并发症,通常发生于接触后数周或数月

诊断

- 支气管镜是诊断气道吸入性损伤的标准,损伤评分基于支气管镜表现

治疗

- 呼吸支持、支气管扩张剂(用于维持气流量)、抗生素

诊断备忘

考虑

- 鼻部和口部周围烧伤患者,出现声音嘶哑、喘息和/或喘鸣,应考虑气道损伤

报告小贴士

- 吸入性接触后 24 小时内出现肺部阴影且有呼吸道症状的患者应提示 ARDS

部分参考文献

1. Akira M et al: Acute and subacute chemical-induced lung injuries: HRCT findings. Eur J Radiol. 83(8):1461-9, 2014
2. Dries DJ et al: Inhalation injury: epidemiology, pathology, treatment strategies. Scand J Trauma Resusc Emerg Med. 21:31, 2013
3. Oh JS et al: Admission chest CT complements fiberoptic bronchoscopy in prediction of adverse outcomes in thermally injured patients. J Burn Care Res. 33(4):532-8, 2012
4. Reske A et al: Computed tomography—a possible aid in the diagnosis of smoke inhalation injury? Acta Anaesthesiol Scand. 49(2):257-60, 2005

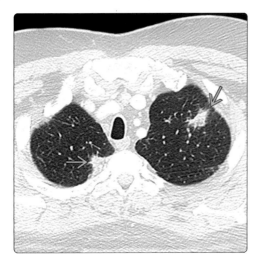

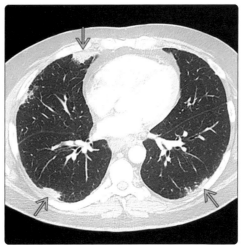

（左）45 岁男性，4 个月前意外吸入杀虫剂，横轴位增强 CT 显示双肺外周胸膜下结节状实变➡️，周围见毛刺。（右）同一患者横轴位平扫 CT 显示双肺多发胸膜下结节状实变➡️，与机化性肺炎相符。所有暴露受害者中<10%可出现吸入性损伤后慢性肺部并发症。

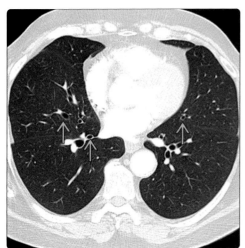

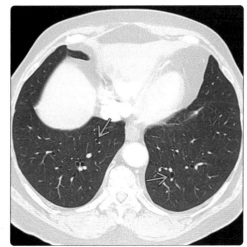

（左）63 岁男性，8 个月前氨气接触所继发的吸入性损伤患者，横轴位增强 CT 显示中叶和下叶轻度支气管扩张➡️。（右）同一患者横轴位增强 CT 显示双肺下叶轻度支气管扩张➡️。吸入性损伤相关的支气管扩张可与其他疾病继发的支气管扩张有相同的临床和放射性特征。

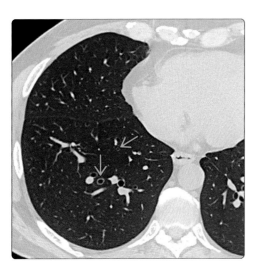

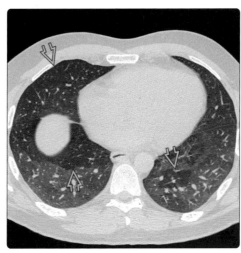

（左）51 岁男性军人，有燃烧矿井产生的毒性烟雾接触史，横轴位 HRCT 显示双肺下叶极轻的支气管壁增厚➡️。（右）同一患者横轴位呼气相 HRCT 显示双肺呼气性空气潴留➡️，与缩窄性细支气管炎相符。缩窄性细支气管炎患者可能在吸入性损伤数月或数年后开始出现进行性呼吸困难。

要　点

术语

- 结节病:以多器官非坏死性肉芽肿为特征的系统性慢性肉芽肿性疾病
  - 大于90%病例可累及肺和纵隔

影像

- CT/HRCT
  - 95%患者可出现双侧肺门和右侧气管旁淋巴结肿大
- HRCT
  - 双侧淋巴管周围微结节(75%~90%)
  - 肺结节和肿块(20%)
  - 孤立性结节或肿块(罕见)
  - 肺泡阴影(10%~20%)
  - 磨玻璃密度影(40%)
  - 肺纤维化(20%)
    - 上叶为著的网状影、牵拉性支气管扩张、结构扭曲、容积减小

主要鉴别诊断

- 矽肺
- 铍肺
- 癌性淋巴管炎
- 淋巴瘤

病理

- 诊断基于非干酪性肉芽肿组织学表现+相应的临床、实验室和影像表现

临床

- 人口统计学:成人<40岁;发病高峰20~29岁
- 症状和体征
  - 无症状,以及咳嗽、呼吸困难、疲乏

诊断备忘

- <40岁,症状轻微和双侧肺门/纵隔淋巴结肿大的患者应考虑结节病

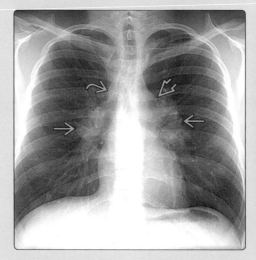
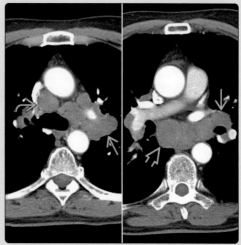

(左)27岁男性,结节病患者,后前位胸片示双侧肺门▷、右侧气管旁▷和主肺动脉窗▷淋巴结肿大。(右)同一患者横轴位增强CT组合图像显示双侧对称的肺门▷、气管旁▷和隆突下▷淋巴结肿大。虽然这是典型的人口统计学、平片和CT表现,结节病仍是一项排除性诊断,需要结合临床、影像、实验室和组织学表现。

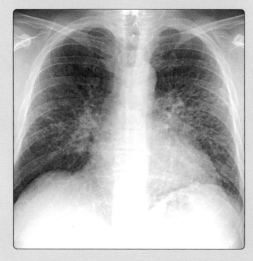
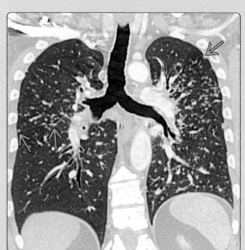

(左)结节病患者,后前位胸片显示双侧弥漫网状结节状影,向肺门处轻度融合(支气管血管束周围分布)。(右)同一患者冠状位增强CT显示淋巴管周围分布的大量支气管血管束周围微结节▷,沿胸膜下间质也有分布。微结节的这种分布是典型的结节病,但可发生于其他淋巴管周围受累的疾病。

结 节 病

术语

同义词

- 肉样瘤

定义

- 以多器官非坏死性肉芽肿为特征的系统性慢性肉芽肿性疾病
- 肺、肺门及纵隔受累患者>90%
  - 最大发病率/死亡率源于胸部受累
  - 20%患者出现慢性肺疾病

影像

总体特征

- 最佳诊断线索
  - 95%患者可出现双侧肺门和右侧气管旁淋巴结肿大
- 部位
  - 淋巴结肿大:两侧肺门(最常见)
  - 肺:上肺野
- 形态
  - 淋巴结钙化;钙化发生率随病程延长而增加

平片表现

- 平片
  - 双侧肺门和纵隔对称性淋巴结肿大
  - 双侧多发微结节,上肺野为著
  - 多发大结节、肿块及肿块样实变:钱币状或肺泡状肉样瘤
  - 纤维化:上肺野为著的网状影、结构扭曲、容积减小
    - 肿块样病灶类似进行性块状纤维化
  - 胸腔积液罕见

CT 表现

- 淋巴结肿大
  - 双侧、对称性:肺门、气管旁、主肺动脉窗、隆突下淋巴结肿大
  - 淋巴结钙化(诊断时20%)
    - 爆米花样、不定形、点状或蛋壳状
  - 非典型淋巴结肿大:纵隔非对称性、单侧肺门、内乳、椎旁、膈脚后间隙淋巴结(5%病例出现单侧淋巴结肿大)
- 结节和肿块
  - 双侧淋巴管周围微结节(75%~90%)
    - 淋巴管周围:支气管血管束周围+胸膜下间质+小叶间隔
    - 上叶为著
    - 圆形或长簇状小结节,靠近但不融合:肉样瘤

簇状征
  - 肺结节和肿块(20%)
    - 多发肺实质结节和肿块
    - 外周和肺门周围分布
    - 肺结节或肿块可出现空气支气管征(5%~10%)
      - 通常被称为钱币状结节病
      - 中央肿块或大结节的周围围绕小的卫星结节:银河系征
      - 空洞性结节或肿块(缺血坏死或血管炎)
  - 孤立性结节或肿块(罕见)
- 实变和磨玻璃密度影
  - 实变影(10%~20%)
    - 实变继发于微结节融合压迫肺泡
    - 双侧、对称性,可能出现空气支气管征
      - 上叶为著
  - 磨玻璃密度影(40%)
    - 斑片状或广泛性实变
    - 通常伴发微结节
- 小气道疾病
  - 小气道受累可出现马赛克密度和空气潴留
- 纤维化
  - 肺纤维化
    - 上叶为著的网状影、牵拉性支气管扩张、结构扭曲、容积减小
    - 融合性肿块样阴影可类似进行性块状纤维化
    - 支气管血管束周围蜂窝
    - 肺动脉增粗
- 其他表现
  - 霉菌球形成
    - 之前存在的肺大疱或囊腔内形成霉菌球
  - 心包受累:通常表现为心包积液
  - 肺动脉高压所致的肺动脉干增粗

MRI 表现

- 评估心脏受累的理想影像方法
- T_1WI 增强
  - 局灶性或斑片状心室强化
  - 弥漫的心内膜下心肌强化

核医学表现

- 镓-67 闪烁法:
  - 熊猫征指双侧泪腺及腮腺摄取增加而鼻咽部黏膜摄取正常
  - λ 征指右侧气管旁及双侧肺门淋巴结摄取增加
- PET/CT
  - 疾病活动期 FDG 摄取增加

成像推荐

- 最佳成像工具

○ 胸片有助于初步评估
- 扫描方案建议
  ○ HRCT
    – 可识别及显示微结节、结节和纤维化的特征

鉴别诊断

矽肺

- 二氧化硅接触史
- 小叶中央和胸膜下微结节;可钙化
- 上叶后段聚积的结节和肿块
- 肺门/纵隔淋巴结±蛋壳样钙化

基于胸片的结节病分期	
分期	平片异常
0 期	正常
1 期	淋巴结肿大
2 期	淋巴结肿大和肺部异常
3 期	肺部异常
4 期	肺纤维化

铍肺

- 铍接触史
- 纵隔及肺门淋巴结肿大;较结节病少见
- 双侧支气管血管束周围、小叶间隔和胸膜下微结节

癌性淋巴管炎

- 恶性肿瘤的临床病史
- 光滑或不规则的支气管血管束和小叶间隔增厚
- 单侧或双侧

淋巴瘤

- 多处纵隔和肺门淋巴结肿大(通常体积较大)
- 微结节少见

病理

总体特征

- 病因
  ○ 免疫介导的疾病
    – 抗原刺激引发炎症反应假说
    – CD4(+)T 细胞与抗原致敏细胞相互作用引起肉芽肿的形成和维持
- 诊断基于非干酪性肉芽肿的组织学表现+相应的临床、实验室和影像表现

临床

临床表现

- 最常见体征/症状
  ○ 无症状

○ 咳嗽、呼吸困难、疲乏、盗汗、体重减轻
○ 眼部受累
○ 皮肤受累:结节性红斑、冻疮样狼疮
- 其他体征/症状
  ○ Löfgren 综合征(急性表现)
    – 发热、结节性红斑、多发关节痛、双侧肺门淋巴结肿大
  ○ Heerfordt 综合征
    – 发热、腮腺肿大、面瘫、前葡萄膜炎

人口统计学

- 年龄
  ○ 年轻人,通常<40 岁
  ○ 高峰年龄:20~29 岁
- 性别
  ○ 男:女 = 1:2
- 种族
  ○ 非洲裔美国人的患病率高丁其他人群

自然病程和预后

- 患者常出现双侧肺门淋巴结肿大,肺部阴影和眼睛、皮肤和关节受累
- 绝大多数患者可缓解或最初诊断后 10 年内病情保持稳定
  ○ 高达 20%的患者进展为慢性疾病和肺纤维化
  ○ 结节病以缓解和复发交替为特征
- 预后不良的相关因素:高龄、最初诊断为 2 期或 3 期、肺外疾病、肺动脉高压

治疗

- 皮质类固醇激素治疗可稳定或改善症状
- 英夫利昔单抗用于难治性结节病

诊断备忘

考虑

- <40 岁、症状轻微和双侧肺门/纵隔淋巴结肿大的患者应考虑结节病

影像解释要点

- 结构扭曲、牵拉性支气管扩张和蜂窝提示不可逆性肺纤维化

报告小贴士

- 结节病是排除性诊断
- 影像分期与预后相关

部分参考文献

1. Tavana S et al: Pulmonary and extra-pulmonary manifestations of sarcoidosis. Niger Med J. 56(4):258-62, 2015
2. Al-Jahdali H et al: Atypical radiological manifestations of thoracic sarcoidosis: a review and pictorial essay. Ann Thorac Med. 8(4):186-96, 2013
3. Nunes H et al: Imaging of sarcoidosis of the airways and lung parenchyma and correlation with lung function. Eur Respir J. 40(3):750-65, 2012
4. Hawtin KE et al: Pulmonary sarcoidosis: the 'Great Pretender'. Clin Radiol. 65(8):642-50, 2010

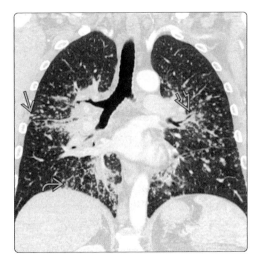

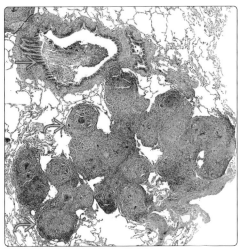

(左)结节病患者,冠状位增强 CT 显示双侧肺门旁肿块样阴影和沿小叶间隔⇨、支气管血管束⇨及胸膜下区域⇨的淋巴管周围微结节。(右)结节病标本在低倍镜(HE 染色)下显示沿支气管血管束⇨的多发结节状非坏死性间质上皮样肉芽肿⇨,符合淋巴管周围分布的疾病。(摘自 *DP*: *Thoracic*,第 2 版。)

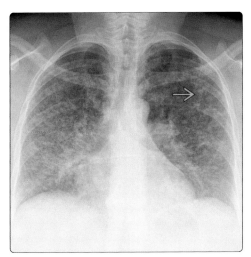

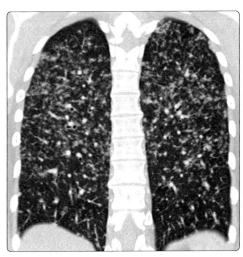

(左)结节病患者,后前位胸片显示双肺大量微结节和一些较大的肺结节⇨。(右)同一患者冠状位平扫 CT 显示双肺大量不规则结节和微结节。尽管结节病通常表现为特征性淋巴管周围分布,但病变较多时相对难以区分淋巴管周围微结节与转移所致的随机分布结节或感染所致的小叶中央结节。

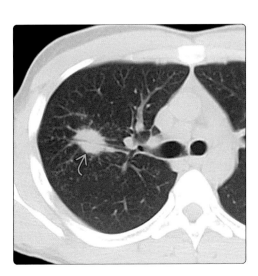

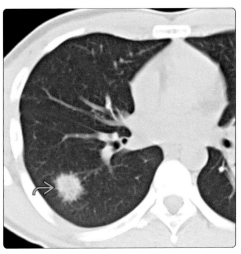

(左)结节病患者,横轴位平扫 CT 显示散在的右肺上叶结节⇨,其内可见空气支气管征,周围可见少许淋巴管周围微结节(即银河系征),使病变形成轻度毛刺状边缘。(右)同一患者横轴位平扫 CT 显示右肺下叶相似的结节⇨。周围的淋巴管周围微结节形成毛刺。这种结节符合所谓的肺泡性或钱币状结节病。

(左) 结节病患者, 横轴位增强 CT 显示右肺上叶后段明显毛刺状部分实性结节➡️和纵隔淋巴结肿大➡️。孤立性结节是结节病非典型表现, 应怀疑原发肺癌的可能性。

(右) 结节病患者, 横轴位 HRCT 显示广泛的马赛克密度和双侧肺门➡️及纵隔淋巴结肿大➡️。结节病可能累及小气道导致空气潴留。

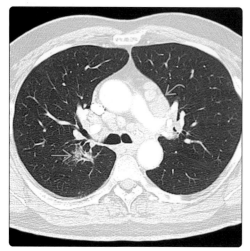
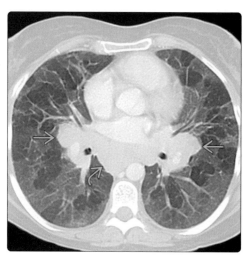

(左) 结节病 4 期患者, 后前位胸片显示双肺上叶结构扭曲和容积减小。

(右) 同一患者横轴位 HRCT 显示支气管血管周围结构扭曲、牵拉性支气管扩张、肺门向后牵拉及与进行性块状纤维化相似的融合阴影。这种表现是晚期结节病的特征, 但也可发生于 2 型过敏性肺炎和矽肺。

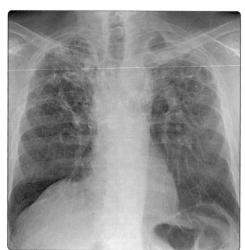
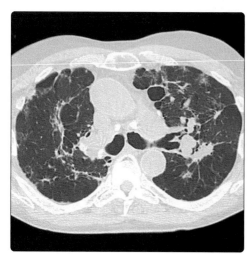

(左) 晚期结节病患者, 出现咯血, 后前位胸片显示非对称性、右肺较左肺更严重的纤维化及右肺上叶被新月形透亮影➡️围绕的肿块➡️。这种表现符合腐生性曲霉菌病。

(右) 同一患者横轴位平扫 CT 显示右肺上叶曲菌球➡️表现为软组织密度肿块, 其内透亮影, 由非重力性的新月形空气➡️所包绕。注意双肺上叶纤维化➡️。

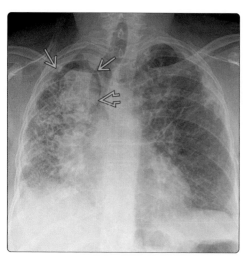
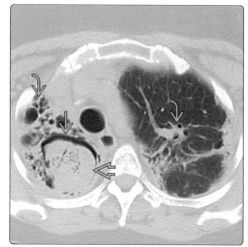

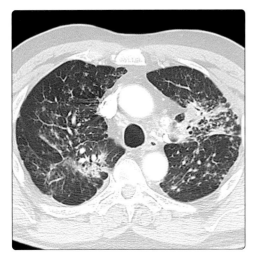

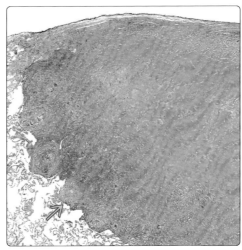

（左）晚期结节病患者，横轴位增强 CT 显示双肺上叶为著的结构扭曲、肺门旁毛刺状肿块样病变，以及散在的淋巴管周围结节。（右）结节病标本在低倍镜（HE 染色）下显示肉芽肿融合形成大的结节状肿块➡️，影像上类似恶性肿瘤。纤维性肿块样结节病病灶也可与进行性块状纤维化相似。（摘自 *DP*：*Thoracic*，第 2 版。）

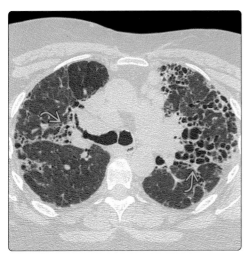

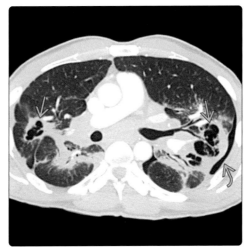

（左）晚期结节病患者，横轴位 HRCT 显示上肺区域和支气管血管束周围网状影和蜂窝➡️。该病分布与寻常性间质性肺炎不同，后者纤维化分布于基底部和胸膜下。（右）晚期结节病患者，横轴位增强 CT 显示肺门旁肿块伴空洞或囊变➡️，左侧少量气胸➡️。空洞不常见，可源于坏死或血管炎。

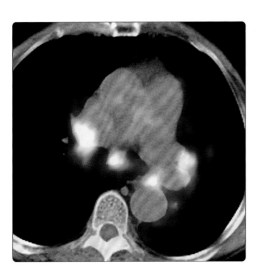

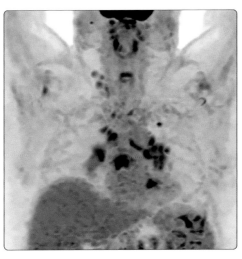

（左）结节病患者，横轴位 FDG PET/CT 融合图像显示双侧肺门和隆突下淋巴结呈 FDG 摄取增加的典型分布。结节病病灶通常存在 FDG 和镓摄取增加。（右）结节病患者，冠状位 FDG PET 显示双侧肺门、右侧气管旁和隆突下淋巴结肿大，表现为 FDG 摄取增加。肿大淋巴结的这种分布是结节病的特征，但仍是排除性诊断。

要 点

术语

- 肺朗格汉斯细胞组织细胞增生症（PLCH）：吸烟者朗格汉斯细胞组织细胞增生症的独立形式；以肉芽肿性和朗格汉斯细胞浸润远端支气管壁为特征
- Erdheim-Chester 病（ECD）：以泡沫样组织细胞累及组织形成的黄色瘤浸润为特征的非朗格汉斯细胞组织细胞增生症的树突细胞疾病
- Rosai-Dorfman 病（RDD）（窦组织细胞增生症伴块状淋巴结肿大）：组织细胞和/或吞噬细胞的良性增生性疾病

影像

- CT/HRCT
  - PLCH
    - 疾病早期：小叶中央星状小结节±空洞
    - 疾病晚期：囊腔（薄壁或厚壁、形状怪异、大小不等）
  - ECD
    - 小叶间隔增厚（32%）
    - 小叶中央微结节（21%）
  - RDD
    - 肺结节
    - 淋巴管周围增厚
    - 纵隔淋巴结肿大

主要鉴别诊断

- PLCH
  - 早期：粟粒性结核、结节病、转移瘤
  - 晚期：淋巴管平滑肌瘤病、淋巴细胞间质性肺炎
- ECD：淋巴瘤、癌性淋巴管炎
- RDD：非典型感染、淋巴瘤、转移瘤

病理

- 巨噬细胞、树突细胞或单核细胞衍生细胞在不同组织和器官中聚积

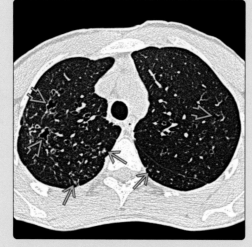
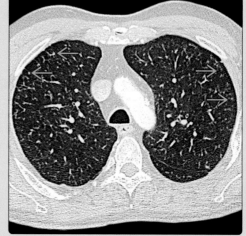

（左）肺朗格汉斯细胞组织细胞增生症患者，横轴位 HRCT 显示不规则肺结节➡️，其中很多结节存在形状怪异的空洞或囊腔➡️。注意胸膜下未见实性和空洞性结节，提示病灶属于小叶中央分布。（右）40 岁女性，肺朗格汉斯细胞组织细胞增生症患者，横轴位 HRCT 显示小叶中央微结节➡️。在疾病早期，肺结节可为完全为实性，随着结节增大易出现空洞。

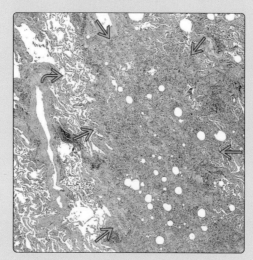
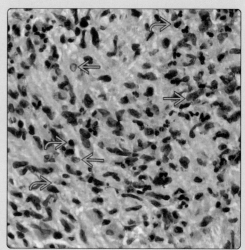

（左）朗格汉斯细胞组织细胞增生症标本在低倍显微镜（HE 染色）下显示结节状细胞性浸润➡️邻近相对正常的肺组织➡️。这些细胞性浸润通常沿小气道分布（即细支气管和肺泡管），这与 CT 上小叶中央分布对应。（右）同一样本在高倍镜（HE 染色）下显示在成熟的嗜酸性粒细胞之间➡️可见具有圆形或卵圆形细胞核的大片朗格汉斯细胞。

组织细胞增生性疾病

术语

缩略词
- 肺朗格汉斯细胞组织细胞增生症(PLCH)
  - 朗格汉斯细胞组织细胞增生症(LCH)
- Erdheim-Chester 病(ECD)
- Rosai-Dorfman 病(RDD)

同义词
- RDD:窦组织细胞增生症伴块状淋巴结肿大

定义
- 巨噬细胞、树突细胞或单核细胞衍生细胞在不同组织和器官中聚积的罕见疾病
- PLCH:吸烟者朗格汉斯细胞组织细胞增生症的独立形式;以来源于髓系树突状细胞(即朗格汉斯细胞)远端支气管壁的肉芽肿性浸润为特征
- ECD:非朗格汉斯细胞组织细胞增生症的树突细胞疾病,以泡沫样组织细胞累及组织的黄色肉芽肿性浸润为特征
- RDD:组织细胞和/或吞噬细胞的非恶性增生性疾病

影像

平片表现
- PLCH:非特异性网状影
- RDD:基底部为著的网状影,无蜂窝

CT 表现
- CT/HRCT
  - PLCH
    - 最常见的肺部表现
      - 疾病早期:结节(小叶中央,1~10mm,星状±空洞)
      - 疾病晚期:囊腔(厚或薄的结节状壁,形状怪异或不规则,大小不等并与囊腔融合有关)
      - 中上肺为著,肺基底部不受累(靠近肋膈角处)
    - 少见表现
      - 大结节(>10mm)
      - 小叶中央肺气肿
      - 磨玻璃密度影
      - 线状影
    - 其他异常
      - 气胸
      - 淋巴结肿大
      - 肺动脉高压(即肺动脉干增粗)
  - ECD
    - 最常见的肺部表现
      - 小叶间隔增厚(32%)
      - 小叶中央微结节(21%)
    - 少见肺部表现
      - 磨玻璃密度影(12%)
      - 实变(9%)
      - 小囊腔(6%);伴发支气管扭曲变形
      - 上叶为著的薄壁囊腔(6%)
    - 其他表现
      - 胸膜增厚(24%)、胸腔积液(21%)
      - 叶间裂增厚
      - 心包增厚和/或积液
      - 主动脉周围环形软组织(套性主动脉)
      - 对称性肾周浸润
  - RDD
    - 肺部表现
      - 肺结节
      - 淋巴管周围增厚(外周和基底部为著)
      - 孤立或多发息肉样气管支气管结节/肿块
    - 其他表现
      - 淋巴结肿大(颈部、纵隔、腹膜后、腋窝或腹股沟)
      - 胸腔积液
      - 鼻窦黏膜强化的息肉样肿块或弥漫性增厚
      - 肌锥外间隙(眼眶)软组织肿块
      - 硬膜外或硬膜下病变(可与脑膜瘤混淆)
- 骨 CT
  - PLCH
    - 溶骨性病变
      - 可累及长骨骨干和干骺端
      - 颅骨:穿凿样病变
      - 扁平椎
      - "牙齿漂浮征"
  - ECD:长骨干骺端髓内斑片状骨质硬化,骨骺不受累
  - RDD:多中心溶骨性病变

鉴别诊断

肺朗格汉斯细胞组织细胞增生症
- 早期
  - 粟粒性结核
  - 结节病
  - 矽肺
  - 转移瘤
- 晚期
  - 肺淋巴管平滑肌瘤病
  - 淋巴细胞间质性肺炎
  - 过敏性肺炎
  - 小叶中央肺气肿
  - 淀粉样变性

Erdheim-Chester 病
- 淋巴瘤
- 癌性淋巴管炎
- 淀粉样变性
- 结节病
- 肺水肿

Rosai-Dorfman 病
- 非典型慢性感染(分枝杆菌或真菌)
- 低级别淋巴瘤
- IgG4 相关间质性肺病
- 转移瘤

病理

总体特征

- 组织细胞是组织内的巨噬细胞
- 树突细胞、单核细胞和巨噬细胞都属于单核吞噬系统的细胞
- PLCH
  - 肺受累占全部 LCH 的 10%
  - 肺受累可单独发生或作为系统性疾病的一部分
  - 肺是青年人最常受累的器官,也常是单独受累的器官
  - 儿童 PLCH 罕见,常为多系统疾病的一部分
- ECD
  - 双侧长骨干骺端和骨干对称性骨硬化
  - 骨外病变(50%)
    - 中枢神经系统、肺、心血管系统、腹膜后、肾脏、肾上腺、骨骼肌
    - 肺受累(20%~53%)表现为沿淋巴管周围分布(小叶间隔、支气管血管束周围和胸膜下间质)
- RDD
  - 无痛性淋巴结肿大
  - 淋巴结外病变(20%~40%)
    - 皮肤、骨骼、鼻旁窦、眼眶、肾脏和肺
    - 肺受累(占淋巴结外病变患者 2%~3%)

镜下特征

- PLCH
  - 朗格汉斯细胞和组织细胞增生与炎症细胞和大量嗜酸性粒细胞混合
  - 朗格汉斯细胞 S100 及 CD1a 染色阳性
  - 电子显微镜下朗格汉斯细胞显示特有的 Birbeck 颗粒
  - 细胞性、中间的、纤维性肺实质结节
  - 坏死或空洞
- ECD
  - 伴大量泡沫及嗜酸性粒细胞胞浆的组织细胞弥漫性浸润
  - 多核组织细胞
  - 组织细胞过碘酸希夫染色(PAS)阴性
  - 免疫组化:CD68 和 XⅢa 因子染色阳性
- RDD
  - 大的组织细胞混合炎性 T 细胞的弥漫性浸润
  - 共生现象(组织细胞吞噬淋巴细胞)
  - 组织细胞染色 S100 和 CD68 强阳性,但 CD1a 阴性

临床

临床表现

- 最常见体征/症状
  - PLCH
    - 呼吸困难、干咳、发热、不适、体重减轻、咯血
    - 1/4 无症状
  - ECD

- 临床表现取决于器官受累情况
  - 骨痛(95%)
  - 尿崩症(CNS 受累)
  - 眼球突出
  - 心脏衰竭
- RDD
  - 无痛性颈部淋巴结肿大
  - 发热
  - 血沉增高
  - 轻度贫血

人口统计学

- PLCH
  - 青年人;无性别差异
  - 几乎只发生于吸烟者
- ECD
  - 中老年人
- RDD
  - 儿童和青年人

自然病程和预后

- PLCH
  - 临床病程稳定(50%),戒烟后自发缓解(25%),戒烟后病程仍进展(25%)
- ECD
  - 临床病程不一
    - 可由稳定到快速进展和致命性疾病
    - 神经系统、肺和心脏受累提示预后不良
- RDD
  - 所有患者预后良好

治疗

- PLCH
  - 戒烟
  - 皮质类固醇、化疗
- ECD
  - 干扰素治疗、化疗
- RDD
  - 50%患者不需要治疗
  - 皮质类固醇、α 干扰素

诊断备忘

考虑

- 年轻吸烟者出现上肺野为著的结节、囊腔或空洞性结节,应考虑 PLCH
- 长骨干骺端斑片状骨硬化伴弥漫小叶间隔和叶间裂增厚患者,应考虑 ECD
- 无痛性淋巴结肿大及肺和气道异常,应考虑 RDD

部分参考文献

1. Vargas D et al: Cardiothoracic manifestations of primary histiocytoses. Br J Radiol. 89(1068):20160347, 2016
2. Ahuja J et al: Histiocytic disorders of the chest: imaging findings. Radiographics. 35(2):357-70, 2015
3. Antunes C et al: Thoracic, abdominal and musculoskeletal involvement in Erdheim-Chester disease: CT, MR and PET imaging findings. Insights Imaging. 5(4):473-82, 2014

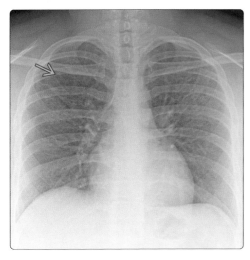
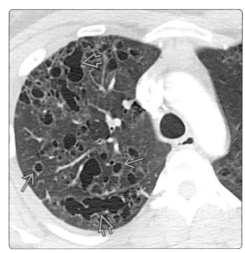

(左) 22 岁女性吸烟者, 肺朗格汉斯细胞组织细胞增生症患者, 出现胸痛和呼吸困难, 后前位胸片显示双肺上叶为著的网状影 ➡️。(右) 同一患者横轴位增强 CT 显示明显的不规则薄壁囊腔 ➡️, 融合成形状怪异的更大囊腔 ➡️。疾病晚期可与晚期融合性小叶中央肺气肿或其他囊性肺疾病难以鉴别。

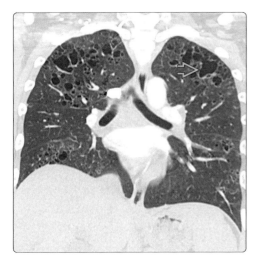
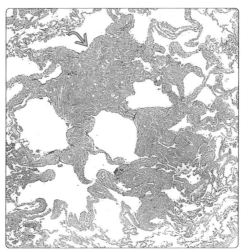

(左) 同一患者冠状位增强 CT 显示双侧多发囊性病变, 部分形状怪异 ➡️, 以上叶为著, 相对肺基底部不受累。(右) 晚期肺朗格汉斯细胞组织细胞增生症标本在低倍镜 (HE 染色) 显示透明的星芒状瘢痕 ➡️, 常缺乏残留的朗格汉斯细胞, 通常沿小气道分布 (即细支气管和肺泡管)。这些病变与 CT 上的星状结节对应。

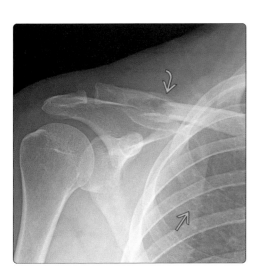
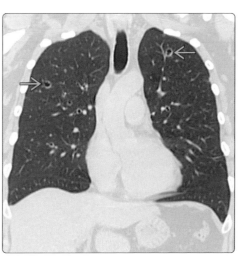

(左) 年轻吸烟者, 肺朗格汉斯细胞组织细胞增生症患者, 前后位肩关节平片显示右侧锁骨远端边界清楚的溶骨性病灶 ➡️ 伴皮质破坏及骨膜反应。注意少许右肺上叶囊腔 ➡️。溶骨性病变可发生于 PLCH 患者, 可为非对称性或伴发局部骨痛。(右) 同一患者冠状位平扫 CT 显示双肺上叶囊腔, 伴轻度结节状囊壁 ➡️。注意肺基底部未受累。

(左)肺朗格汉斯细胞组织细胞增生症患者,横轴位平扫 CT 显示右肺上叶孤立性毛刺状结节➡,其内可见小空洞。(右)同一患者冠状位 FDG PET/CT 融合图像显示右肺上叶结节➡ FDG 摄取增加,无其他表现。提示肺朗格汉斯细胞组织细胞增生症,这一病灶在 CT 和 FDG PET/CT 影像表现与原发性肺癌相似。最终诊断是亚叶肺切除术后诊断。

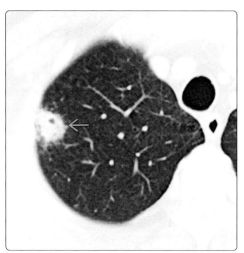
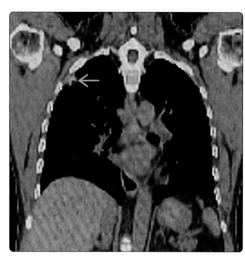

(左)ECD 患者,横轴位 HRCT 显示大量边界不清的磨玻璃密度小叶中央结节、散在的小叶间隔增厚➡及少量肺内小囊腔➡。(D. Vargas, MD 供图。)(右)同一患者横轴位 HRCT 显示双侧弥漫磨玻璃密度影、小叶间隔增厚和叶间裂增厚➡和不规则大囊➡。肺部受累可能占 ECD 患者的 55%,由组织细胞浸润所致。(D. Vargas, MD 供图。)

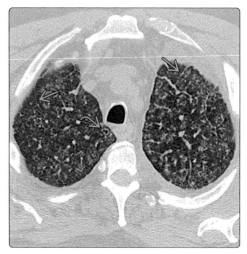
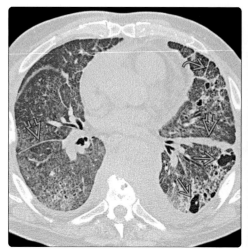

(左)同一患者横轴位增强 CT 显示纵隔椎旁浸润性软组织➡包裹主动脉,所谓的"套性主动脉",还可见心包右侧局限性增厚➡。(D. Vargas, MD 供图。)(右)同一患者冠状位增强 CT 显示椎旁浸润性软组织➡和特征性浸润性密度均匀的肾周软组织➡。肾周软组织浸润也可发生于淋巴组织增生性疾病如淋巴瘤。(D. Vargas, MD 供图。)

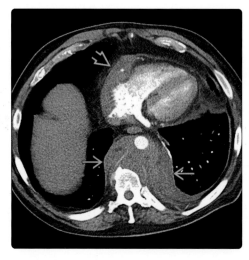
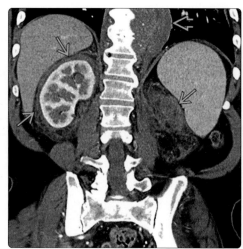

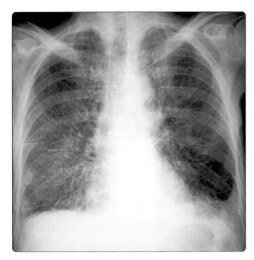

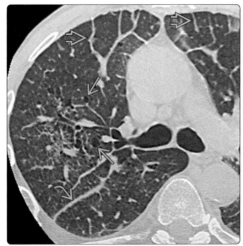

(左) ECD 患者,出现呼吸困难,后前位胸片显示双肺弥漫间质阴影。(右) 同一患者横轴位平扫 CT 显示薄壁肺囊腔➡、广泛小叶间隔增厚➡和叶间裂增厚➡,这些与组织学上组织细胞沿淋巴通路浸润(即胸膜、小叶间隔和支气管血管间质)和不同程度基质纤维化有关。

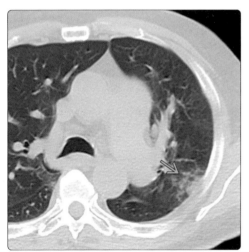

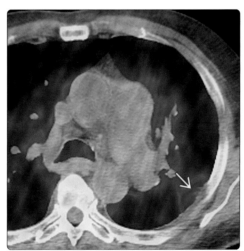

(左) RDD 患者,横轴位平扫 CT 显示左肺上叶边界不清胸膜下结节状实变伴周围磨玻璃密度影➡。(D. Vargas, MD 供图。)(右) 同一患者横轴位 FDG PET/CT 融合图显示左肺上叶病灶 FDG 摄取增加➡。总体来说,组织细胞疾病的组织细胞浸润区域 FDG 摄取增加,当病灶局限时可类似原发性肺癌。(D. Vargas, MD 供图。)

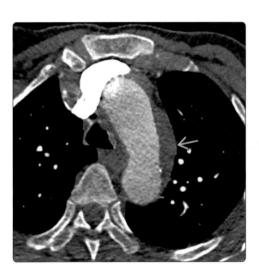

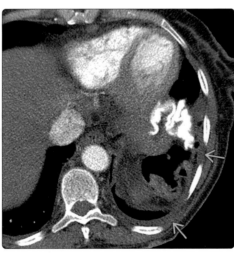

(左) 同一患者横轴位增强 CT 显示毗邻主动脉弓的淋巴结肿大➡。颈部、较少程度上腹膜后、纵隔、腋窝和腹股沟淋巴结肿大是 RDD 患者最常见的影像表现。受累的淋巴结在 PET/CT 表现特征性 FDG 摄取增加。(D. Vargas, MD 供图。)(右) 同一患者横轴位增强 CT 显示左侧基底部胸膜增厚➡。(D. Vargas, MD 供图。)

要 点

术语

- 嗜酸性粒细胞疾病:肺部疾病谱伴发
  - 外周血或组织中嗜酸性粒细胞增多
  - 支气管肺泡灌洗液中嗜酸性粒细胞增多

影像

- 单纯性肺嗜酸性粒细胞增多症:单侧或双侧非段性实变
- 急性嗜酸性粒细胞肺炎:磨玻璃密度影(100%)、碎石路征、马赛克密度;可类似肺水肿
- 慢性嗜酸性粒细胞肺炎(CEP):外周密度均匀的实变(100%)
- 特发性高嗜酸性粒细胞综合征:心脏功能衰竭继发的肺水肿
- 变应性支气管肺曲霉菌病(ABPA):上叶中央支气管扩张±高密度黏液栓塞(30%)

- 支气管中心性肉芽肿病(BG):局限性肿块或叶性实变伴肺不张
- 药物反应或寄生虫感染继发的嗜酸性粒细胞肺炎:实变或磨玻璃密度影
- 嗜酸性粒细胞肉芽肿性多血管炎(E-GPA):实变、磨玻璃密度影及小叶间隔增厚

主要鉴别诊断

- 隐源性机化性肺炎
- 社区获得性肺炎
- 心源性肺水肿

诊断备忘

- 哮喘患者考虑 E-GPA,ABPA 和 BG
- 上叶中央支气管扩张及高密度黏液栓塞的患者,考虑 ABPA
- CEP 可能存在所谓的反肺水肿影像表现

(左)40 岁男性,慢性嗜酸性粒细胞肺炎患者,外周嗜酸性粒细胞占 30%,支气管肺泡灌洗液中嗜酸性粒细胞占 35%,前后位胸片显示双肺外周为著实变➡。这种所谓的"反肺水肿影像表现"是嗜酸性粒细胞肺炎的一种非常特异表现,但只存在于<50%患者。(右)同一患者横轴位平扫 CT 显示双肺外周实变➡,一种特征性 CT 表现。

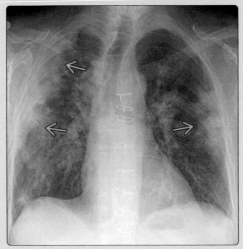
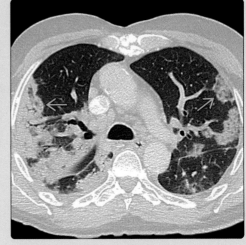

(左)慢性嗜酸性粒细胞肺炎标本在低倍镜(HE染色)下显示小细支气管➡管腔内大量的嗜酸性粒细胞和组织细胞溢出进入邻近肺泡囊。这种组织学表现与 CT/HRCT 上常见的磨玻璃密度影和/或气腔影一致。(右)同一标本在高倍镜(HE染色)下显示肺泡腔内大量的组织细胞和红染的嗜酸性粒细胞➡。

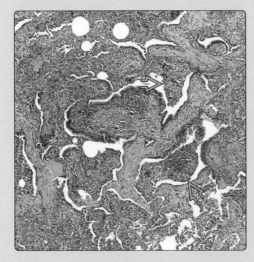
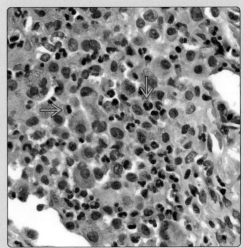

术语

同义词
- 单纯性肺嗜酸性粒细胞增多症(SPE):Löffler 综合征
- 嗜酸性粒细胞肉芽肿性多血管炎(E-GAP):Churg-Strauss 综合征(已不再使用)

定义
- 肺部疾病谱伴发
  - 外周血或组织嗜酸性粒细胞增多
  - 支气管肺泡灌洗液(BAL)中嗜酸性粒细胞增多

分类
- 特发性嗜酸性粒细胞肺炎
  - SPE
  - 急性嗜酸性粒细胞肺炎(AEP)
  - 慢性嗜酸性粒细胞肺炎(CEP)
  - 特发性高嗜酸性粒细胞综合征(IHS)
- 已知病因的嗜酸性粒细胞肺炎
  - 变应性支气管肺曲霉菌病(ABPA)
  - 支气管中心性肉芽肿病(BG)
  - 药物反应或寄生虫感染继发的嗜酸性粒细胞肺炎
- 嗜酸性粒细胞血管炎
  - E-GPA
- 偶尔伴发嗜酸性粒细胞浸润的疾病
  - 特发性肺纤维化、结节病、隐源性机化性肺炎(COP)、过敏性肺炎

影像

平片表现
- SPE
  - 亚段性阴影
    - 外周,单侧或双侧,短暂和/或游走性;通常 1 个月内吸收
- AEP
  - 与心源性肺水肿相似,但心脏大小正常
  - 最早期表现:间隔线和网状影
  - 快速进展成双侧广泛的磨玻璃密度影和融合性实变
  - 常见双侧少量胸腔积液
- CEP
  - 双侧、非段性、对称性实变,以外周(外 2/3)和上肺野为著(也指的是"反肺水肿影像表现")
- IHS
  - 局限性或弥漫性,网状或密度不均匀亚段性阴影
  - 胸腔积液(<50%)
- ABPA
  - 中央支气管扩张:中央性支气管扩张、轨道征、环状影
    - 黏液栓塞:指套征或管状阴影

- BG
  - 结节或肿块(60%)及实变(27%)
- 药物反应继发的嗜酸性粒细胞肺炎
  - 外周上肺区域为著的气腔实变和磨玻璃密度影
- 寄生虫感染继发的嗜酸性粒细胞肺炎
  - 斑片状实变,更严重的病例可能出现实变融合(例如类圆线虫)
- E-GPA
  - 双侧非段性实变
    - 短暂性或外周为著
  - 网状或网状结节影
  - 单侧或双侧胸腔积液

CT 表现
- SPE
  - 单侧或双侧亚段性实变
  - 斑片状胸膜下结节±晕征
  - 斑片状磨玻璃密度影
  - 无空洞及胸腔积液
- AEP
  - 磨玻璃密度影(100%)、碎石路征或马赛克密度
  - 光滑的小叶间隔增厚(90%)
  - 支气管血管束增厚(66%)
  - 实变(55%)
  - 边界不清的小叶中央结节(30%)
- CEP
  - 上叶为著,外周密度均匀的实变
  - 间隔增厚背景下磨玻璃密度影(碎石路征)
  - 结节或肿块(不常见);可类似肺癌
- IHS
  - 心功能衰竭继发的肺水肿
    - 光滑的间隔增厚和支气管血管束增厚
  - 外周结节(几毫米到 1cm)±周围磨玻璃密度影
  - 孤立的或多发的磨玻璃密度影;外周分布
- ABPA
  - 中央性支气管扩张,双肺上叶更明显
    - 高密度黏液栓塞(30%)
    - 远端肺不张或萎陷
- BG
  - 局限性肿块或叶性实变伴肺不张
- 药物反应或寄生虫感染继发的嗜酸性粒细胞肺炎
  - 实变、磨玻璃密度影及碎石路征
    - 蛔虫病:游走性磨玻璃密度影
    - 类圆线虫:经常与细菌性肺炎重叠感染
  - 外周和上肺野分布
    - 热带性肺嗜酸性粒细胞增多症
      - 下肺野内弥漫细网状结节状阴影
- E-GPA
  - 气腔实变或磨玻璃密度影
    - 斑片状、外周分布为著
  - 支气管壁增厚、支气管扩张及树芽征

○ 小叶间隔增厚
○ 结节>10mm

鉴别诊断

隐源性机化性肺炎
- 影像表现可与 CEP 相同
- 反复游走性实变
- 常见反晕征
- 支气管扩张更常见于 COP
- COP 更可能表现为结节或肿块
- 通常不对称

社区获得性肺炎
- 患者症状:咳嗽、发热、白细胞增多
- 抗生素治疗有效

心源性肺水肿
- 心脏增大和胸腔积液
- 实变通常发生于重力依赖区域
- 光滑小叶间隔增厚

临床

临床表现
- 最常见的体征/症状
  ○ SPE
    - 自限性,通常 1~2 周内吸收
    - 对人蛔虫和寄生虫感染免疫过敏反应,而不是其他蛔虫物种
  ○ AEP
    - 迅速发作的呼吸衰竭和发热(持续<1 个月)
      □ 继发于进行性嗜酸性粒细胞肺浸润
    - 病因:近期开始吸烟、接触二手烟、吸调味雪茄、世贸中心事件粉尘接触
  ○ CEP
    - 呼吸困难、咳嗽和不同程度低氧血症
      □ 肺及血液内嗜酸性粒细胞增多
    - 通常累及哮喘患者
  ○ IHS
    - 血液嗜酸性粒细胞计数>1 500 个/mm³(>6 个月)
      □ 支气管肺泡灌洗液嗜酸性粒细胞高达 73%
    - 多器官受累
      □ 常累及心脏(充血性心衰)
      □ 高达 40% 患者可出现肺部表现
  ○ ABPA
    - 对曲霉菌抗原的过敏反应,通常是烟曲霉菌
  ○ BG
    - 对气道真菌定植的复杂的组织反应
      □ 描述性病理诊断
    - 常伴发 ABPA
  ○ 药物反应继发的嗜酸性粒细胞肺炎
    - 多种药物和毒性物质

□ 不一定与药物累积剂量和持续治疗时间有关
    - 急性或亚急性发病
      □ SPE 样症状对暴发性 AEP 样症状
      □ 中毒性表皮坏死和伴发嗜酸性粒细胞增多及系统性症状的药物反应(DRESS 综合征),可威胁生命
  ○ 寄生虫感染继发的嗜酸性粒细胞肺炎
    - 不同地区寄生虫感染不同
      □ 从疫区返回的旅行者
    - 人蛔虫:是外周血嗜酸性粒细胞增多伴肺部阴影最常见的原因
    - 粪类圆线虫:可造成威胁生命过度感染综合征,更常见于免疫功能低下的患者(例如长期糖皮质激素治疗);常与细菌性肺炎发生重叠感染
    - 热带肺嗜酸性粒细胞增多症
      □ 由班氏吴策线虫和马来丝虫引起
      □ BAL:IgE 和 IgG 水平增高
  ○ E-GAP
    - 不常见的系统性疾病,哮喘患者伴发热、外周血嗜酸性粒细胞增多>10%、暂时或游走的肺部阴影、鼻旁窦异常和活检发现的血管外嗜酸性粒细胞

呼吸系统症状
- 自限性、轻度:SPE 和 IHS
- 中到重度:CEP,ABPA,E-GPA
- 重度:AEP

诊断备忘

考虑
- E-GPA,ABPA,BG 发生于哮喘患者
- 从疫区返回的旅行者由于寄生虫感染可引起嗜酸性粒细胞肺炎
- 任何局限性或弥漫性肺部病变可考虑药物毒性引起的嗜酸性粒细胞肺炎
- 心脏大小正常和流体静力性肺水肿对利尿剂治疗无效的患者,考虑 AEP

影像解释要点
- CEP 可产生反肺水肿影像表现
- ABPA 以上叶中央支气管扩张和高密度黏液栓塞为特征
- AEP 类似肺水肿

部分参考文献

1. Cottin V: Eosinophilic lung diseases. Clin Chest Med. 37(3):535-56, 2016
2. Cottin V et al: Respiratory manifestations of eosinophilic granulomatosis with polyangiitis (Churg-Strauss). Eur Respir J. 48(5):1429-1441, 2016
3. Katre RS et al: Cardiopulmonary and gastrointestinal manifestations of eosinophil- associated diseases and idiopathic hypereosinophilic syndromes: multimodality imaging approach. Radiographics. 36(2):433-51, 2016
4. Price M et al: Imaging of eosinophilic lung diseases. Radiol Clin North Am. 54(6):1151-1164, 2016
5. Cordier JF et al: Hypereosinophilic obliterative bronchiolitis: a distinct, unrecognised syndrome. Eur Respir J. 41(5):1126-34, 2013

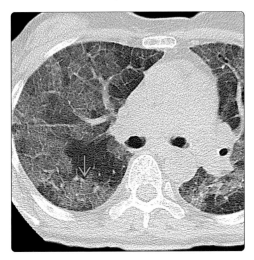

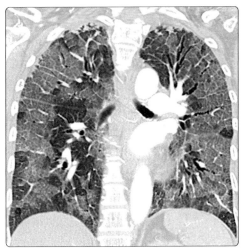

(左)61 岁女性,特发性急性嗜酸性粒细胞肺炎患者,横轴位平扫 CT 显示在小叶间隔增厚和小叶内线➡的背景下弥漫性磨玻璃密度影,所谓的碎石路征。(右)同一患者冠状位平扫 CT 显示双侧弥漫性磨玻璃密度影。急性嗜酸性粒细胞肺炎是以急性发作的呼吸衰竭、发热和嗜酸性粒细胞增多为特征,与近期开始吸烟和世贸中心事件粉尘暴露有关。

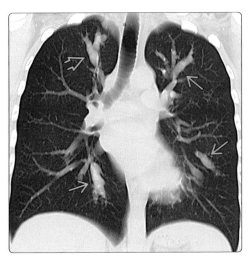

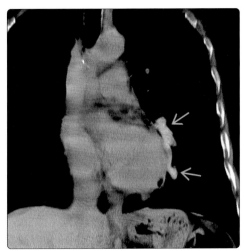

(左)31 岁男性,变应性支气管肺曲霉菌病和外周嗜酸性粒细胞增多患者,冠状位平扫 CT MIP 重建显示双侧管状支气管扩张伴黏液栓塞➡。部分黏液栓塞表现为特征性的指套状外观➡。(右)同一患者冠状位平扫 CT 显示舌段黏液栓塞表现为高密度黏液➡。这一表现见于 30% 变应性支气管肺曲霉菌病患者。

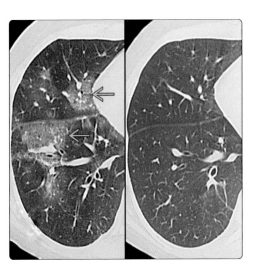

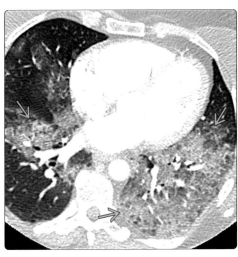

(左)单纯性肺嗜酸性粒细胞增多症患者,急性症状发作(左)和 1 个月后(右)横轴位 HRCT 组合图像显示斑片状磨玻璃密度影➡和随后几乎完全吸收。(右)42 岁男性,特发性高嗜酸性粒细胞综合征患者,出现呼吸困难、全身性红斑皮疹和持续 8 个月的嗜酸性粒细胞增多,横轴位增强 CT 显示非特异性双侧弥漫性磨玻璃密度影➡。

术语

- 淀粉样变性:异常不溶解的蛋白质于全身组织的沉积

影像

- 肺结节样淀粉样变性:孤立或多发肺结节,常伴有钙化
- 弥漫性肺泡间隔淀粉样变性:小叶间隔增厚、淋巴管周围结节、实变。
- 气道淀粉样变性:局限或弥漫气管支气管壁环形增厚,±钙化
- 心脏淀粉样变性:双侧心室肥厚、舒张功能受限、心内膜下心肌延迟期环形强化

主要鉴别诊断

- 肺结节样淀粉样变性:肉芽肿性感染
- 肺泡间隔淀粉样变性:癌性淋巴管炎
- 心脏淀粉样变性:肥厚型心肌病

病理

- 蛋白质沉积于组织内
- 蛋白质:血清淀粉样蛋白 P、糖胺聚糖及纤维蛋白质的结合
- 蛋白质呈层状排列,呈刚果红染色伴特征性苹果绿双折射

临床

- 肺内淀粉样变
  - 结节状:常无症状
  - 肺泡间隔性:进行性呼吸困难、呼吸衰竭,发展为肺动脉高压
- 气管支气管淀粉样变性:临床症状取决于气道近端、中段及远段的受累情况
  - 呼吸困难,咳嗽、咯血
  - 近端气道受累:喘鸣
  - 中段及远段气道受累:哮鸣
- 心脏淀粉样变性:舒张功能异常、进行性双心室功能衰竭

(左)弥漫性肺泡间隔淀粉样变性患者,横轴位平扫CT(软组织窗)显示中叶部分钙化的实变➡。舌段➡也受累,但范围较小。注意右侧少量胸腔积液➡。患者进行性呼吸衰竭,最后行肺移植。(右)同一患者的横轴位 HRCT 显示串珠状小叶间隔增厚➡,以及胸膜下➡和小叶中央➡微结节。

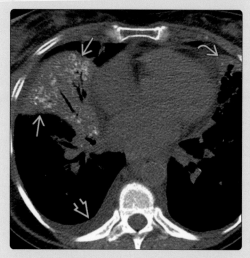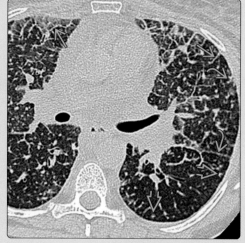

(左)同一患者低倍镜刚果红染色(上)和偏振光(下)混合图像显示特征性的苹果绿双折射➡。淀粉样物质在 HE 染色下表现为无定形的间质和血管周围嗜酸性粒细胞沉积。(右)单发淀粉样瘤患者,横轴位平扫CT 显示左肺上叶胸膜下多分叶性部分钙化的肿块➡。活检确诊。注意左侧少量胸腔积液➡。

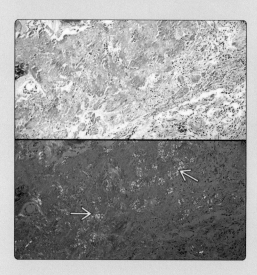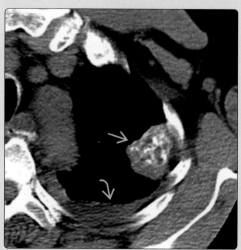

淀粉样变性

术语

缩略词
- 淀粉样轻链(AL)
- 血清淀粉样蛋白 A(AA)
- 转甲状腺素淀粉样蛋白(ATTR)

定义
- 淀粉样变性:异常不溶解的蛋白质于全身组织内的沉积

影像

总体特征
- 最佳诊断线索
  - 肺实质:部分钙化的结节或实变、小叶间隔增厚
  - 气道:部分钙化、局限或弥漫性气管壁增厚
  - 心脏:心内膜下心肌环形延迟强化

平片表现
- 肺实质淀粉样变性
  - 结节性肺实质型:孤立或多发肺结节±钙化
  - 弥漫性肺泡间隔型:网状结节状影±含有钙化的融合阴影
- 平片对气道淀粉样变性诊断不敏感

CT 表现
- 肺实质淀粉样变性
  - 结节性肺实质型
    - 边界清楚、孤立或多发肺结节
      - 钙化(常见)
      - 空洞(罕见)
    - 干燥综合征患者可伴有肺囊腔,伴发淋巴细胞间质性肺炎
  - 弥漫性肺泡间隔淀粉样变性
    - 小叶间隔增厚
    - 2~4mm 微结节;可为小叶中央或淋巴管周围型
    - 融合性实变±钙化(常见)
    - 胸膜增厚和胸腔积液(常见)
    - 空洞(罕见)
- 气道淀粉样变性
  - 局限性较系统性更常见
  - 局限或弥漫性气道黏膜下沉积,可沿气管支气管树任何部分
    - 长节段管壁增厚较局限性支气管内病变常见
    - 钙化区域(常见)
    - 累及气管后方膜部
- 心脏淀粉样变性:心肌肥厚
- 纵隔淀粉样变性:系统性疾病出现无症状的淋巴结肿大

MR 表现
- 心脏淀粉样变性
  - 双心室肥厚
  - 舒张功能不全、舒张松弛减少
  - 钆剂扫描延迟强化
    - 早期心脏累及:心内膜下心肌环形强化
    - 晚期心脏累及:弥漫性透壁心肌强化
    - 心房壁和心脏瓣膜可强化
  - 血池内钆的早期清除及心肌组织内钆剂滞留
    - TI 定位序列:血池排空早于心肌,与正常情况相反
  - 少量心包积液(常见)
  - 新兴的:平扫 T_1 弛豫时间延长(T_1 图像),提示浸润的纤维化

核医学表现
- FDG PET 显像淀粉样物质 FDG 摄取增高
- Florbetapir F-18 作为新兴的影像生物标志物,可特异性结合 AL 和 ATTR

成像推荐
- 最佳成像工具
  - 肺泡间隔淀粉样变性:HRCT
  - 心脏淀粉样变性:MR

鉴别诊断

肺实质淀粉样变性
- 结节型:肉芽肿性感染、血管炎(肉芽肿性多血管炎)、原发性肺癌
- 弥漫肺泡间隔型:癌性淋巴管炎、肺尘埃沉着症、非典型性肉芽肿性感染

气道淀粉样变性
- 软骨性病变:骨化性气管支气管病、复发性多软骨炎
  - 软骨性病变不累及气管后方膜部,而淀粉样变则累及
- 肿瘤:鳞状细胞癌、腺样囊性癌
- 炎症:肉芽肿性多血管炎、结节病

心脏淀粉样变性
- 结节病、肥厚型心肌病、心肌梗塞

病理

总体特征
- 异常不溶解蛋白质沉积于全身
- 蛋白沉积:血清淀粉样蛋白 P、糖胺聚糖及纤维蛋白质的结合
  - 纤维蛋白异常折叠形成层状排列
  - 淀粉样蛋白是不溶解的,在组织内沉积

分期、分级及分类
- 解剖学分型基于异常蛋白沉积的部位
  - 局灶性:沉积于单一器官
  - 系统性:沉积于多个器官
    - 原发系统性:伴发浆细胞恶病质

- 继发系统性:慢性感染/炎症患者
- 生物化学分类系统基于沉积的纤维蛋白类型
  - >30 种蛋白被确定
  - AL
    - 工业国家中最常见的淀粉样变性类型
    - 由浆细胞产生的正常免疫球蛋白轻链异常分解
    - 发生于潜在浆细胞恶病质患者
    - AL 患者有异常蛋白沉积
  - AA:急性期反应物,由肝脏产生
    - 在系统性感染或炎症情况下,即使没有淀粉样变性,该蛋白也会升高
    - 淀粉样变性:异常折叠的 AA 蛋白沉积于组织内
    - 有 AA 和 β_2M 淀粉样物质患者:正常但过量的蛋白异常沉积
  - β_2 微球蛋白:透析相关性蛋白
  - ATTRwt:老年系统性淀粉样变性
  - 遗传类型
    - 遗传性 ATTR,ALys,AGel,遗传性 β_2 微球蛋白

镜下特征

- 淀粉样物质沿间质和血管呈无定形嗜酸性沉积
- 钙化和骨化(常见)
- 刚果红染色:肺淀粉样沉积在偏振光下显示苹果绿双折射

临床

临床表现

- 最常见体征/症状
  - 不同器官受累可引起不同的临床症状和表现
  - 局灶性常没有症状,系统性常有症状
  - AL:1/3 患者可出现巨舌症和眶周紫癜
  - 心脏沉积:限制性心肌病是导致发病和死亡的因素
    - 50%患者伴 AL 淀粉样变性,罕见于 AA 淀粉样变性
      - 常表现为舒张功能不全,右心室>左心室衰竭
  - 肺实质或气道沉积
    - 局灶性结节型,常无症状,胸片偶然发现
    - 弥漫肺泡间隔型常进展为呼吸衰竭,出现肺动脉高压
    - 气管支气管淀粉样变性
      - 症状取决于气道的近段、中段和远段受累情况
      - 呼吸困难、咳嗽、喘鸣、哮鸣、咯血、复发性肺炎
  - 肾脏沉积:在 AA 和 AL 淀粉样变性最常见
    - 蛋白尿
    - 肾病综合征
  - 神经系统病变

- AL:1/5 的患者就诊时有周围神经病
- 软组织:沉积于肌肉和唾液腺;可造成巨舌症,腕管综合征

人口统计学

- 流行病学
  - 全身性(或系统性)淀粉样变性:80%~90%
  - 局灶性淀粉样变性:10%~20%
  - 呼吸系统常受累(50%),常作为全身淀粉样变性一部分
- 年龄:50~70 岁

自然病程和预后

- 肺实质淀粉样变性:
  - 结节型:良性病程,缓慢生长,无症状
  - 弥漫性肺泡间隔型:进行性呼吸功能下降,中位生存期 16 个月
- 气管支气管淀粉样变性:缓慢进展,近段气道受累较远段气道受累预后更差
- 气道淀粉样变性:5 年生存率 30%~50%
- 心脏淀粉样变性:进展性疾病,预后差

治疗

- 淀粉样纤维类型及沉积部位决定治疗方案
- 治疗目的
  - 减少前体蛋白:最重要
    - AL 淀粉样变性:治疗基础性浆细胞恶病质
    - AA 淀粉样变性:治疗基础性感染/炎症
  - 维持淀粉样变性受累器官的功能
    - 气道淀粉样变性
      - 支气管内治疗:激光、支架
  - 最终器官移植

诊断备忘

考虑

- 具有慢性呼吸道症状的患者,CT 表现为部分钙化实变和小叶间隔增厚,应考虑肺泡间隔淀粉样变性

影像解释要点

- 肺结节性淀粉样变性:孤立或多发肺结节或肿块,常伴部分钙化
- 肺泡间隔淀粉样变性:弥漫性小叶间隔增厚及部分钙化实变
- 气管支气管淀粉样变性:弥漫/局灶气道壁增厚,累及后部气管壁,±钙化
- 心脏淀粉样变性:心内膜下环形延迟强化,T_1 定位序列血池排空早于心肌排空

部分参考文献

1. Wechalekar AD et al: Systemic amyloidosis. Lancet. 387(10038):2641-54, 2016
2. Czeyda-Pommersheim F et al: Amyloidosis: modern cross-sectional imaging. Radiographics. 35(5):1381-92, 2015

淀粉样变性

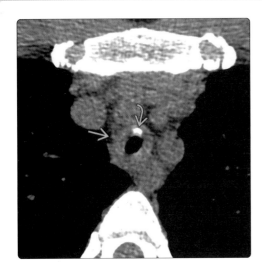 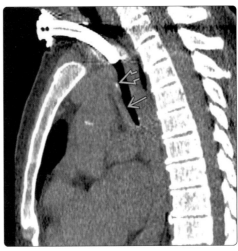

(左)气管支气管淀粉样变性患者,横轴位平扫CT显示环状气管壁增厚➡️及内部钙化➡️所致的气管狭窄。注意该疾病也累及后方膜部气管。(右)同一患者矢状位平扫CT显示气管壁增厚➡️伴有钙化➡️。由于声门下狭窄,需行气管切开术。气管支气管淀粉样变性更常发生于局灶性疾病而不是系统性受累。

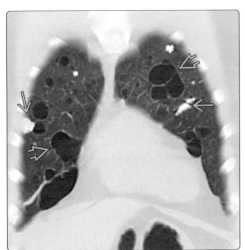 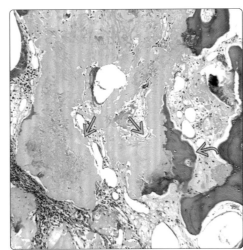

(左)干燥综合征、淋巴细胞间质性肺炎及结节性淀粉样变性患者,冠状位平扫CT显示双肺多发钙化结节➡️和双肺多发囊腔➡️。淀粉样变性伴淋巴细胞间质性肺炎罕见,但已知存在于干燥综合征。(右)同一患者标本在高倍显微镜(HE染色)显示无定形嗜酸性淀粉样物质沉积➡️和灶性骨化➡️。

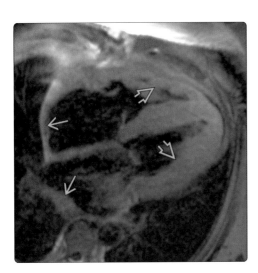 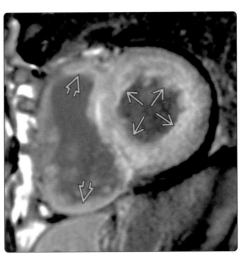

(左)淀粉样变性患者,横轴位SSFSE MR显示双心室肥厚➡️和双心房壁增厚➡️。淀粉样物质沉积于心腔壁是心脏淀粉样变性常见表现。(右)短轴延迟增强MR显示整个左心室心肌➡️的弥漫性延迟强化和右心室壁➡️部分强化。淀粉样物质开始沉积于心内膜下区域,但最终扩展到整个心肌壁。

轻链沉积病

要　点

术语

- 轻链沉积病（LCDD）：以免疫球蛋白轻链全身细胞外的聚积为特征的罕见疾病，常累及肾、肝及心脏。

影像

- 平片
  - 胸片通常正常
- CT
  - 肺囊腔
    - 4~15mm（平均：10mm）
    - 薄壁、圆形，无分布趋向性
    - 肺血管在囊壁和/或囊内走行
  - 结节
    - 3~20mm（平均：10mm）
    - 实性（常见）、磨玻璃密度结节（少见）
    - 无分布趋向性

主要鉴别诊断

- 淀粉样变性
- 淋巴细胞间质性肺炎
- 肺朗格汉斯细胞组织细胞增生症
- 肺淋巴管平滑肌瘤病
- BHD综合征

病理

- 含有无定形嗜酸性粒细胞的不规则结节
  - 刚果红染色不着色
- 异物巨细胞反应

临床

- 肺部累及常为偶发，出现呼吸困难、气短
- 伴过剩单克隆轻链的基础性浆细胞恶病质（如多发骨髓瘤）
- 治疗：缺乏有效的治疗手段，严重患者可行肺移植

（左）83岁男性，多发骨髓瘤和轻链沉积病病史患者，横轴位HRCT显示双肺上叶散在大小不等的肺囊腔。部分肺囊腔壁内见肺血管➡️，为轻链沉积病肺囊腔特异性征象。（右）同一患者冠状位平扫CT显示双肺多发肺囊腔。注意肺血管位于囊壁内➡️或穿过囊腔➡️。

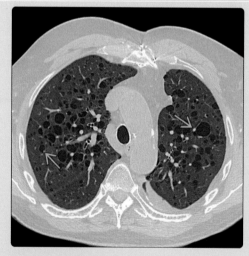
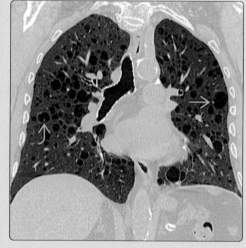

（左）66岁男性，轻链沉积病患者，冠状位HRCT显示左肺上叶大囊腔，囊腔壁含有小的肺血管➡️。（右）同一患者横轴位平扫CT的MIP重建显示双肺小的实性和磨玻璃密度结节➡️，出现肺结节也是轻链沉积病常见的表现。结节通常与肺囊腔并存。肺结节常为实性，磨玻璃密度结节也可出现。

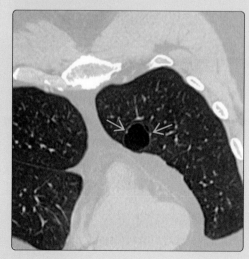
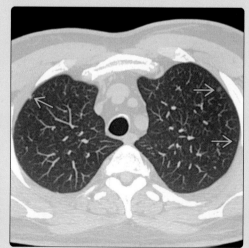

轻链沉积病

术语

缩略词
- 轻链沉积病（LCDD）

定义
- 以免疫球蛋白轻链全身细胞外聚积为特征的罕见疾病,常累及肾、肝及心脏
  - 无定形非纤维性物质沉积,不含淀粉样纤维物质

影像

平片表现
- 胸片通常正常
- 偶尔可见肺囊腔

CT 表现
- 肺囊腔
  - 4~15mm（平均：10mm）
  - 薄壁、圆形
  - 无分布趋向性
  - **肺血管在囊壁和/或囊内穿行**
- 结节
  - 3~20mm（平均：10mm）
  - 实性结节（常见）、磨玻璃密度结节（少见）
  - 无分布趋向性
- 磨玻璃密度影
- 支气管壁增厚
- 纵隔淋巴结肿大（不常见）

鉴别诊断

淀粉样变性
- 干燥综合征患者：相似的囊腔和钙化结节（即淀粉样瘤）应提示淀粉样变性的诊断

淋巴细胞间质性肺炎
- 影像表现相似
- 自身免疫性疾病（如干燥综合征）或免疫缺陷病史

淋巴管平滑肌瘤病
- 女性和/或结节性硬化病史
- 弥漫性分布的圆形肺囊腔
- 乳糜胸、气胸、淋巴结肿大、肾血管平滑肌脂肪瘤

肺朗格汉斯细胞组织细胞增生症
- 吸烟史
- 形态不规则囊腔、肺基底部不受累

BHD 综合征
- 囊肿毗邻基底部肺血管近端或胸膜
- 皮肤纤维毛囊瘤、双侧肾细胞癌

病理

总体特征
- 非纤维的无定形物沉积,没有淀粉样变性的 β 折叠层状结构
- 沉积的轻链大多数为 κ 链,但 λ 链也可发生

镜下特点
- 含有无定形嗜酸性物质的不规则结节
  - 刚果红染不着色（排除淀粉样变性）
- 对轻链的异物巨细胞反应
  - 伴发形成不良的非坏死性肉芽肿
  - 舒曼小体（即肉芽肿中多核巨细胞胞浆内发现的嗜碱性、层状、壳样小体）,反映了从肉芽肿向疾病晚期的演变过程
- 轻链沉积区及非沉积区的淋巴细胞浸润
  - 分布：淋巴管周围、支气管血管束、小叶间隔、肺泡

临床

临床表现
- 最常见的体征/症状
  - 最常见表现：肾脏受累
    - 蛋白尿、镜下血尿或肾衰竭;如果不治疗可进展为晚期肾衰竭
    - 血清肌酐、尿蛋白测定评估
  - 肺部累及为偶发
    - 呼吸困难、呼吸短促
- 临床资料
  - 基础性浆细胞恶病质伴过剩单克隆轻链
    - 多发骨髓瘤（2/3）
    - 淋巴增生性疾病（如淋巴瘤）

人口统计学
- 年龄
  - 35~76 岁,平均：60 岁
- 性别
  - 相关资料非常少（没有精确的统计）
    - 男：女 = 2：1
- 流行病学
  - 相关资料非常少

自然病程和预后
- 从病情稳定到快速进展,预后不良

治疗
- 无有效的治疗手段
- 严重患者可行肺移植

部分参考文献

1. Sheard S et al: Pulmonary light-chain deposition disease: CT and pathology findings in nine patients. Clin Radiol. 70(5):515-22, 2015
2. Rho L et al: Pulmonary manifestations of light chain deposition disease. Respirology. 14(5):767-70, 2009
3. Colombat M et al: Pathomechanisms of cyst formation in pulmonary light chain deposition disease. Eur Respir J. 32(5):1399-403, 2008
4. Bhargava P et al: Pulmonary light chain deposition disease: report of five cases and review of the literature. Am J Surg Pathol. 31(2):267-76, 2007
5. Colombat M et al: Pulmonary cystic disorder related to light chain deposition disease. Am J Respir Crit Care Med. 173(7):777-80, 2006

要　点

术语

- 肺泡蛋白沉着症（PAP）：以肺泡和终末细支气管内表面活性物质聚积为特征的综合征
  - 自身免疫性（90%）
  - 继发性
  - 遗传性和先天性

影像

- 磨玻璃密度影
  - 自身免疫性 PAP 表现为地图样分布
  - 继发性 PAP 表现为弥漫性分布
- 碎石路征
  - 可能与邻近小叶间隔和/或间质纤维化的外周气腔内表面活性物质聚积相关
  - 自身免疫性 PAP（75%）
  - 继发性 PAP（25%）
- 实变

主要鉴别诊断

- 肺水肿
- 弥漫性肺泡出血
- 急性呼吸窘迫综合征
- 耶氏肺孢子菌肺炎

病理

- 肺泡和终末细支气管内表面活性物质聚积

临床

- 亚急性或慢性隐匿病程可延误诊断
- 呼吸困难、咳嗽、疲倦、体重减轻

诊断备忘

- 亚急性或慢性呼吸道症状且 CT 上表现为地图样碎石路征患者应考虑 PAP
- 磨玻璃密度影和碎石路征的鉴别诊断很广泛，不应该局限于 PAP

（左）25 岁女性，自身免疫性肺泡蛋白沉着症患者，横轴位 HRCT 显示典型的地图样磨玻璃密度影及小叶间隔增厚重叠，即所谓的碎石路征。而碎石路征也可见于其他疾病。（右）肺泡蛋白沉着症患者的肺泡灌洗液图片显示因富含卵磷脂和表面活性蛋白而呈乳白色外观。

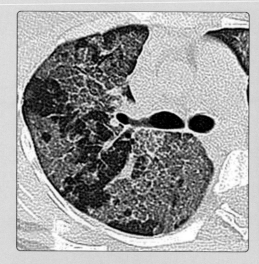
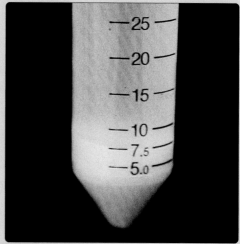

（左）低倍镜下图片（HE 染色）显示肺泡蛋白沉着症肺泡内蛋白质物质➡，肺结构保存，肺泡壁完好➡。（摘自 DP：Thoracic，第 2 版。）（右）高倍镜下（HE 染色）图片显示颗粒状蛋白物质包绕明亮嗜酸性物质的小团块➡是肺泡蛋白沉着症经典表现。注意缺乏细胞结构，尤其是巨噬细胞。

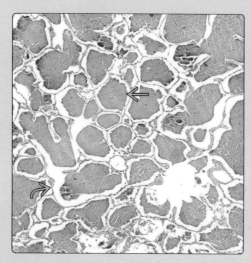
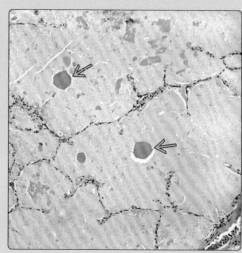

肺泡蛋白沉着症

术语

缩略词
- 肺泡蛋白沉着症(PAP)

同义词
- 肺泡脂蛋白沉着症

定义
- PAP 是以表面活性物质平衡失调所致肺泡及终末细支气管内表面活性物质聚积为特征的综合征
  - 自身免疫性(有时称为原发性):90%的病例
  - 继发性
  - 遗传性
  - 先天性

影像

总体特征
- 最佳诊断线索
  - CT 表现
    - 自身免疫性 PAP 的碎石路征
    - 继发性 PAP 的磨玻璃密度影

平片表现
- 平片
  - 从肺内边界不清的阴影(或磨玻璃密度影)到边界不清的实变
    - 与肺泡填充相关
  - 多种分布
    - 外周或肺基底部对称性分布
    - 不对称、单侧、外周或叶性分布
    - 肺尖无受累
  - 边界不清的结节
    - 位于融合性实变的边缘
  - 网状或网状结节状影
  - 气胸
    - 与胸膜下的囊腔破裂有关
  - 重叠感染
    - 常见微生物:奴卡菌属、分枝杆菌(结核性、非结核性)、真菌(曲霉菌、隐球菌、组织胞浆菌、接合菌)
    - 胸腔积液
    - 肿块或空洞
    - 淋巴结肿大

CT 表现
- HRCT
  - 磨玻璃密度影
    - 自身免疫性 PAP 呈地图样分布
    - 继发性 PAP 呈弥漫性分布
    - 自身免疫性 PAP 胸膜下不受累
  - 碎石路征
    - 磨玻璃密度影与小叶间隔增厚或小叶内线重叠
    - 蛋白物质在邻近小叶间隔和/或间质纤维化的外周气腔内聚积被认为是产生这种表现的机制
    - 自身免疫性 PAP(75%)
    - 继发性 PAP(25%)
  - 实变
    - 掩盖内部血管的致密影
    - 空气支气管征少见
  - 牵拉性支气管扩张
    - 首次 HRCT 检查(9%)
    - 随访 HRCT(23%)
  - 蜂窝
    - 随访 HRCT(5%)
  - 肺囊腔(20%)
    - 与纤维化或吸烟导致肺泡壁破坏有关
  - 纵隔淋巴结肿大
    - 1 或 2 个增大的淋巴结
    - 短径稍>1cm
  - 硅蛋白沉着症
    - 实变内出现钙化区
    - 碎石路征不常见

成像推荐
- 最佳成像工具
  - HRCT

鉴别诊断

流体静力性肺水肿
- 磨玻璃密度影/碎石路征/实变
- 重力性分布
- 心脏增大,胸腔积液
- 急性临床表现

急性呼吸窘迫综合征
- 磨玻璃密度影/碎石路征/实变
- 肺受累呈前后梯度
- 肺内和/或肺外疾病
- 急性临床表现

弥漫性肺泡出血
- 磨玻璃密度影/碎石路征/实变
- 分布不一
- 贫血、咯血
- 病史背景:自身免疫性疾病、肺肾综合征

耶氏肺孢子菌肺炎
- 磨玻璃密度影/碎石路征
- 肺囊腔
- 亚急性病程
- 免疫系统损害:获得性免疫缺陷综合征(AIDS)

肺癌
- 可出现碎石路征
  - 腺癌亚型
- 局灶性或多灶性分布
- 淋巴结肿大、肺结节
- 全身症状

其他可出现碎石路征的疾病
- 结节病
- 非特异性间质性肺炎
- 机化性肺炎
- 脂质性肺炎
- 慢性嗜酸性粒细胞肺炎

病理

总体特征

- 自身免疫性 PAP
  - 由高水平的抗粒细胞-巨噬细胞集落刺激因子自身抗体引起的粒细胞-巨噬细胞集落刺激因子(GM-CSF)信号转导的破坏
- 继发性 PAP
  - 损害肺泡巨噬细胞数量或功能的疾病(包括表面活性物质的分解代谢)
    - 血液系统疾病
      □ 骨髓疾病:骨髓异常增生综合征、慢性粒细胞白血病
      □ 淋巴细胞疾病:急性淋巴细胞白血病、淋巴瘤(霍奇金淋巴瘤和非霍奇金淋巴瘤)和成人 T 细胞白血病/淋巴瘤
    - 非血液系统恶性肿瘤
      □ 胶质母细胞瘤、肺癌和间皮瘤
    - 自身免疫性疾病
      □ 牛皮癣、淀粉样变性、免疫球蛋白 G 单克隆性丙种球蛋白病
    - 免疫缺陷
      □ 胸腺淋巴组织发育不全、免疫球蛋白 A 缺乏症、重症联合免疫缺陷病、器官移植免疫抑制
    - 毒物吸入
      □ 硅、棉、水泥、钛、铝
- 表面活性剂生成障碍
  - *SFTPB* 突变
  - *SFTPC* 突变
  - *ABCA3* 突变
  - *TTF1*(*NKX2-1*) 突变
- GM-CSF 自身抗体
  - GM-CSF 自身抗体是多克隆(IgG1,IgG2,少量的 IgG3 和 IgG4)
  - 当 GM-CSF 自身抗体阈值>5μg/ml 时,患 PAP 危险性增高
  - GM-CSF 自身抗体:诊断敏感性和特异性分别为 100% 和 98%

大体病理和外科特征

- 支气管肺泡灌洗液
  - 乳白色混浊的浓密沉淀物
  - 含磷脂和表面活性蛋白 A、B 和 D,伴低浓度的磷脂酰胆碱和磷脂酰甘油

镜下特征

- 嗜酸性蛋白样颗粒状物质肺泡内聚积
  - 也可累及细支气管和肺泡管
- 颗粒状嗜酸性物质中发现的胆固醇裂片、巨噬细胞和嗜酸性物质球状体
- 蛋白质物质呈过碘酸希夫染色(PAS)阳性
- 轻度间质增厚,无炎症或纤维化

临床

临床表现

- 最常见的体征/症状
  - 亚急性或慢性隐匿临床病程导致延迟诊断几个月或几年
    - 呼吸困难
    - 咳嗽
    - 疲劳
    - 体重减轻
- 其他体征/症状
  - 发热
  - 咳痰
  - 湿啰音、杵状指、发绀
- 吸烟史(自身免疫性 PAP)
  - 德国人(79%)、意大利人(64%)、日本人(57%)
- 灰尘或烟雾接触
  - 德国人(54%)、意大利人(32%)、日本人(26%)

人口统计学

- 年龄
  - 诊断时平均年龄:51~52 岁
- 性别
  - 男女比例范围为(2.1:1)~(2.7:1)
- 流行病学
  - (3.7~6.2)/100 万

自然病史与预后

- 病程不一
  - 自发缓解(5%~7%)
  - 持续、不间断的症状
  - 进展性病程伴呼吸衰竭
- 预后良好
  - 5 年生存率
    - 不治疗时为 85%
    - 全肺灌洗治疗时为 94%

治疗

- 全肺灌洗
- 皮下注射或吸入 GM-CSF、利妥昔单抗、血浆置换和肺移植

诊断备忘

考虑

- 亚急性或慢性呼吸系统症状且 CT 上表现为地图样分布的碎石路征患者应考虑 PAP

影像解释要点

- 磨玻璃密度影和碎石路征的鉴别诊断很广泛,不应局限于 PAP

部分参考文献

1. Suzuki T et al: Pulmonary alveolar proteinosis syndrome. Clin Chest Med. 37(3):431-40, 2016
2. Ben-Dov I et al: Autoimmune pulmonary alveolar proteinosis: clinical course and diagnostic criteria. Autoimmun Rev. 13(4-5):513-7, 2014
3. Souza CA et al: Comparative study of clinical, pathological and HRCT findings of primary alveolar proteinosis and silicoproteinosis. Eur J Radiol. 81(2):371-8, 2012

肺泡蛋白沉着症

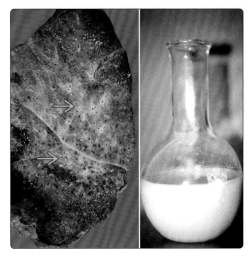

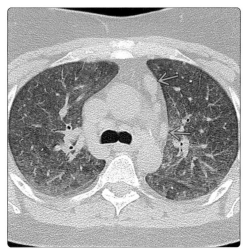

（左）右肺（左）和支气管肺泡灌洗液（右）的组合图像显示肺泡蛋白沉着症表现为淡黄色变色区➡和乳白色富含脂质和蛋白的液体。（右）白血病和继发性肺泡蛋白沉着症患者，横轴位 HRCT 显示弥漫性磨玻璃密度影，无小叶间隔增厚，并可见纵隔淋巴结肿大➡。碎石路征不常见于继发性肺泡蛋白沉着症。

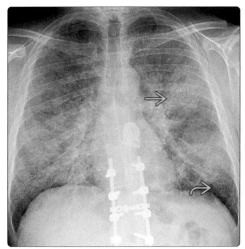

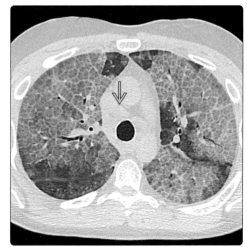

（左）自身免疫性肺泡蛋白沉着症患者，后前位胸片显示双肺弥漫性不均质性气腔疾病➡和网状影➡。这些表现类似肺水肿或肺泡出血。（右）同一患者横轴位 HRCT 显示经典的碎石路征和右侧气管旁淋巴结肿大➡。虽然为非特异性，但碎石路征常见于自身免疫性肺泡蛋白沉着症。

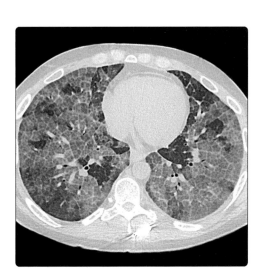

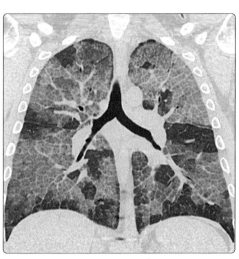

（左）同一患者横轴位 HRCT 显示地图样碎石路征。碎石路征常见于自身免疫性肺泡蛋白沉着症，但弥漫性磨玻璃密度影更常见于继发性肺泡蛋白沉着症。（右）同一患者冠状位 HRCT 显示地图样碎石路征。该表现以小叶间隔增厚的背景下磨玻璃密度影为特征。

(左)长期的自身免疫性肺泡蛋白沉着症患者,后前位胸片显示肺容积减小及双肺弥漫性网状影。

(右)同一患者横轴位HRCT显示弥漫性磨玻璃密度影、支气管血管束周围➡及胸膜下➡网状影、蜂窝及牵拉性支气管扩张➡,都是肺纤维化的特征。病变的分布不是典型的寻常性间质性肺炎分布(如胸膜下和下叶为著)。

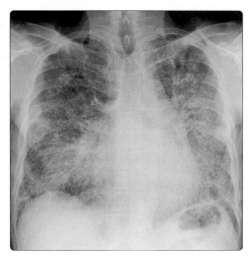
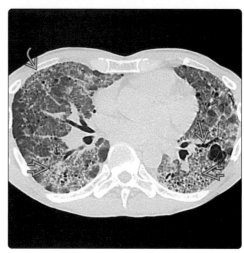

(左)同一患者冠状位HRCT显示双肺弥漫性磨玻璃密度影及支气管血管束周围、胸膜下网状影,蜂窝和牵拉性支气管扩张➡。

(右)长期的肺泡蛋白沉着症和肺纤维化患者,横轴位HRCT组合图像显示不均匀的网状影伴牵拉性支气管和细支气管扩张➡和一些蜂窝➡。

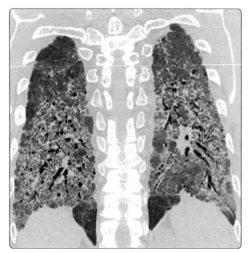
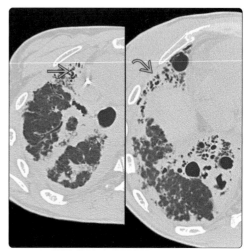

(左)慢性肺泡蛋白沉着症及纤维化患者,横轴位HRCT显示双肺网状影、肺气肿及上叶散在结节➡。后者提示机遇性感染。

(右)同一患者横轴位HRCT显示胸膜下结节状和网状影。机会致病菌包括诺卡菌、分枝杆菌(结核性、非结核性)和真菌(如曲霉菌、隐球菌、组织胞浆菌)。

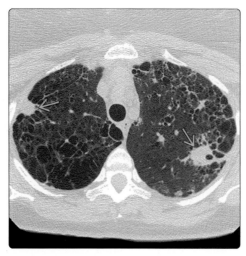
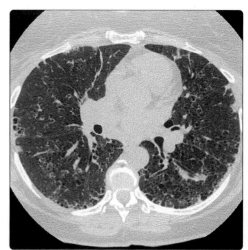

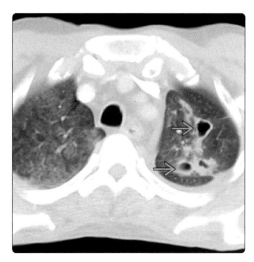

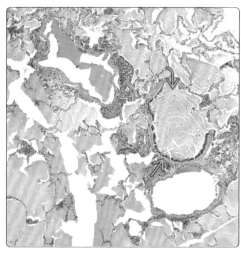

(左)肺泡蛋白沉着症和奴卡菌病患者,横轴位增强 CT 显示弥漫性磨玻璃密度影和左肺上叶几个空洞型结节➡️。(右)肺泡蛋白沉着症标本在低倍镜(HE 染色)图像显示气道部分破坏➡️,其内充满特征性蛋白样物质➡️。虽然肺泡蛋白沉着症寓意肺泡疾病,但病变也可累及气道。(摘自 *DP:Thoracic*,第 2 版。)

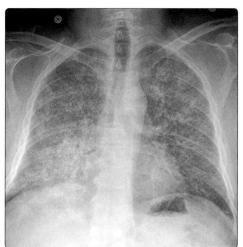

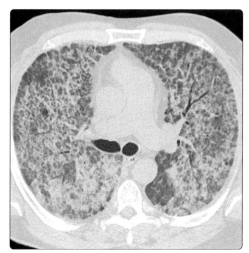

(左)自身免疫性肺泡蛋白沉着症患者,后前位胸片显示双肺弥漫性不均匀网状影。(右)同一患者横轴位 HRCT 显示双肺弥漫性碎石路征及小片状相对正常肺组织。全肺肺泡灌洗常可成功治疗该类患者。二线治疗包括皮下注射或吸入 GM-CSF、利妥昔单抗、血浆置换和肺移植。

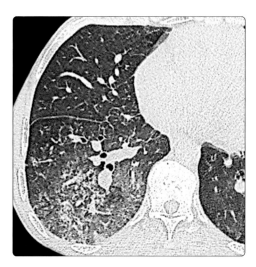

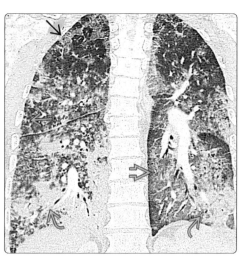

(左)23 岁男性,白血病和继发性肺泡蛋白沉着症患者,横轴位 HRCT 显示右肺下叶磨玻璃密度影和结节性实变。(右)同一患者冠状位 HRCT 显示多发磨玻璃密度影➡️、小叶中央微结节➡️、地图样碎石路征➡️及致密实变➡️。继发性肺泡蛋白沉着症可发生于恶性肿瘤、免疫缺陷、自身免疫性疾病及特定的吸入暴露情况下。

要　点

术语

- 正常肺实质内钙沉积
  - 钙质代谢异常
  - 诱病因素:慢性肾衰竭、高钙血症、组织碱性增高

影像

- 易累及相对偏碱性 pH 的组织:肺上叶、胃壁、肾髓质
- 胸片上很少检测到钙化,除非病情严重
- CT
  - 局灶或弥漫性高密度(或钙化)异常
  - 局灶性:常表现为外周大小不同的实变,近于完全钙化。
  - 弥漫性:桑葚样或微棉球状无定形钙化,直径 3～10mm
  - 位于小叶中央,常形成小玫瑰花形状
- 伴发表现:在胸壁、心脏或肺血管结构可见小血管钙化

主要鉴别诊断

- 结节病
- 矽肺
- 滑石肺
- 肺泡微石症

病理

- 高钙血症:慢性肾衰竭(最常见的病因)
- 站立时肺上叶高通气/血流比所致碱性 pH (7.51)(也见于胃壁和肾髓质)

临床

- 通常是无症状的,呈良性病程
- 几种全身和肺部疾病

诊断备忘

- 转移性肺钙化中淋巴结钙化不可见

(左)转移性肺钙化患者,后前位胸片显示双肺外周结节状高密度的肺实变➡。大多数转移性钙化病灶密度不够高,在胸片上不能识别。(N. L. Müller,MD,PhD 供图。)
(右)同一患者横轴位平扫 CT 显示左肺上叶外周多发结节性钙化➡。CT 识别钙化较胸片敏感。(N. L. Müller,MD,PhD 供图。)

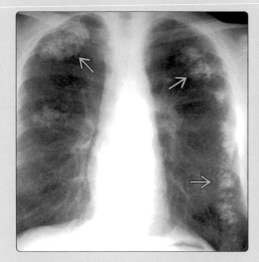
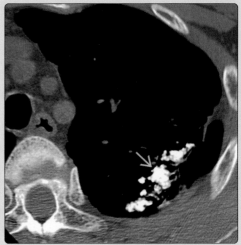

(左)继发性甲状旁腺功能亢进和转移性肺钙化患者,低聚焦正位胸片显示多发结节状气腔阴影,胸膜下不受累➡。注意胸壁上小血管钙化➡,一个非常常见且特异性的辅助表现。(右)同一患者横轴位平扫 CT 显示高密度肺结节状病变,形成玫瑰花状表现,胸膜下相对不受累➡,反映了病变小叶中央分布的性质。

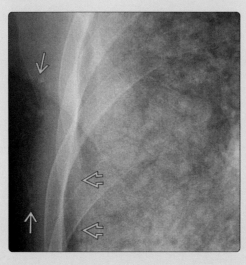
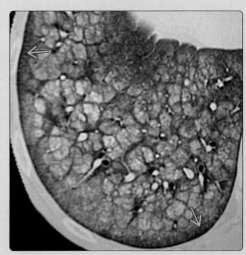

转移性肺钙化

术语

缩略词
- 转移性肺钙化(MPC)

同义词
- 肺钙质沉着症

定义
- 肺内钙化
  - 营养不良性钙化
    - 钙沉积于损伤的肺实质内
    - 血清钙水平不升高
  - 转移性钙化
    - 钙沉积于正常的肺实质内
    - 钙质代谢异常
    - 诱病因素:慢性肾衰竭、高钙血症,以及组织的碱性增高
- 钙化防御
  - 小血管钙化导致终末器官缺血
  - 可导致快速致死性非心源性水肿

影像

总体特征
- 最佳诊断线索
  - 上肺野高密度影(或钙化)
- 部位
  - 上肺野:趋向于相对偏碱性 pH 组织

平片表现
- 胸片
  - 很少能看到钙化,除非病情严重
    - 传统的高 kVp 技术不适合检测钙化
    - 双能量数字平片比传统平片更加敏感
  - 融合的或片状气腔阴影
    - 类似肺水肿或者肺炎
    - 很少能见到内部钙化
  - 散在或融合的结节±钙化
  - 弥漫性间质病变

CT 表现
- 钙化识别较平片敏感
  - 非常小的结节 CT 上可不表现钙化,尽管显微镜下出现钙化
  - 高达 40% 病例可能看不到钙化
- 弥散型或局限型
  - 弥漫性(更常见)
    - 好发于上肺野:碱性增高
    - 结节状、环状或弥漫性阴影中点状钙化
      □ 位于小叶中央,表现为小玫瑰状,胸膜下正常
    - 直径 3~10mm 桑葚样或微棉球状无定形钙化
    - 结节通常与肺气肿和磨玻璃密度影混合出现
  - 局限型(少见)
    - 通常由于血管闭塞引起,可用 CT 血管造影识别
    - 通常表现为肺外周大小不等的楔形实变
    - 大多数异常肺组织会出现钙化
    - 没有分布趋向性
- 伴发表现
  - 胸壁、心脏或肺动脉中可见小血管钙化
  - 甲状旁腺肿块代表甲状旁腺腺瘤
  - 多发甲状腺结节(甲状腺髓样癌)或肾上腺肿块(嗜铬细胞瘤)提示多发内分泌肿瘤 2 型(MEN2);20%出现甲状旁腺功能亢进
  - 胰腺肿块(胰岛细胞)、胸腺或支气管类癌提示 MEN1;80%出现甲状旁腺功能亢进
  - 甲状旁腺功能亢进会出现溶骨性病变
  - 转移性肺钙化患者不出现纵隔和肺门淋巴结钙化

核医学表现
- 锝-99m 亚甲基二磷酸盐成像(Tc-99m MDP)
  - 早期检测转移性肺钙化最敏感的技术
  - 放射性同位素摄取增加
    - 双侧对称且密度足够高减弱了肋骨轮廓

MR 表现
- 是显示代谢疾病所致的肺部钙质沉积特征的优良选择
  - T_1W1 上高信号,病灶内钙质浓度低

成像推荐
- 最佳成像工具
  - CT 具有敏感性和特异性

鉴别诊断

结节病
- 结节钙化罕见,主要累及肺上叶
- 结节病伴发高钙血症(由于骨化三醇增多)发生 MPC 的风险增高
  - 结节病的高钙血症由于紫外线敏感性而具有季节性

矽肺
- 矽肺结节可出现钙化,主要累及肺上叶
- 职业接触史

滑石肺
- 静脉注射药物病史
- 上叶微结节(<1mm)比 MPC 结节小,可融合成肺门旁纤维性肿块

肺泡微石症
- 小(约 1mm)点状钙化
- 弥漫累及,肺下叶更严重

肺结核
- 主要累及肺上叶,不伴发广泛钙化除非愈合期

- 在 MPC 空洞不可见
- 之前肉芽肿性病变更可能导致牵拉性支气管扩张和肺部瘢痕

二尖瓣狭窄
- 左心房增大和血流再分配(肺静脉高压)
  - MPC 患者也常出现全心扩大和慢性水肿
- 骨化主要累及肺下叶

淀粉样变性
- 大结节、小结节通常不发生钙化
- 通常伴发小叶间隔增厚

分支状肺骨化症
- 肺下叶分支状钙化
  - 可单独存在或伴发间质性肺疾病
- 常在老年男性中偶然发现

病理

总体特征
- 病因
  - MPC 很少发生于钙代谢正常的患者
  - 高钙血症(高磷酸钙>70)
  - 高钙血症的良性病因
    - 慢性肾衰竭
    - 类固醇和磷酸盐治疗
    - 慢性制动
    - 甲状旁腺功能亢进
    - 维生素 D 过多症
    - 乳碱综合征
    - 结节病
    - 肝移植
  - 高钙血症的恶性病因
    - 骨转移(尤其是乳腺癌)
    - 多发骨髓瘤
    - 淋巴瘤和白血病
    - 头颈部鳞状细胞癌
    - 绒毛膜癌
    - 甲状旁腺癌
  - 病理生理学
    - 慢性酸中毒使骨钙流失
    - 甲状旁腺功能亢进症导致骨再吸收
    - 肾功能不全导致高磷血症,磷酸钙生成增多
    - 碱性环境钙溶解度降低
  - 站立时肺上叶高通气/血流比值所致碱性 pH(7.51)环境(也见于胃壁和肾髓质)
    - 易出现上肺野弥漫性钙质沉积
  - 局灶性钙化提示供血区域的血管闭塞(局部通气/血流比值增高)
- 伴发异常
  - 肺、胃、肾和心脏(最常见)转移性钙化
- 总体病理学评价

- MPC 是钙质沉积于正常组织内,与营养不良钙化相反(其累及异常组织)

大体病理和外科特征
- 切面具有硬度及砂砾感,肺结构存留

镜下特征
- 位于间质
  - CT 上间质异常罕见
    - CT 异常类似气腔病变
- 肺泡间隔和血管性沉积(>正常的 50 倍)
  - 趋向于弹性组织(中、小型血管)
- 肺泡内渗出物的机化和钙化
- 钙化在茜素红和硝酸银染色中阳性
- 更严重或长期病例可进展为纤维化

临床

临床表现
- 最常见的体征/症状
  - 常无症状,良性病程
  - 逐渐出现呼吸困难,一些患者突然出现症状和快速暴发病程

自然病程和预后
- 肺功能检测通常正常
  - 严重时,出现限制性肺功能障碍及弥散能力降低
  - 肺功能与高钙血症呈负相关
- 从症状持续几年偶然发现到几天内暴发危及生命的病程
- 死于心脏受累(传导通路改变)
- 纠正高钙血症后 MPC 可逆转
  - 出现纤维化后不可逆

治疗
- 纠正高钙血症和治疗潜在的病因
- 尽管肾移植后 MPC 仍可进展
- 硫代硫酸钠治疗初步有效

诊断备忘
- 肺部异常和已知特定的致病因素的患者,考虑 MPC
- 诊断需要 CT、MR 和 Tc-99m MDP

影像解释要点
- MPC 患者中淋巴结钙化不可见

部分参考文献

1. Arrestier R et al: Successful treatment of lung calciphylaxis with sodium thiosulfate in a patient with sickle cell disease: a case report. Medicine (Baltimore). 95(6):e2768, 2016
2. Belém LC et al: Metastatic pulmonary calcification: state-of-the-art review focused on imaging findings. Respir Med. 108(5):668-76, 2014
3. Li YJ et al: Fulminant pulmonary calciphylaxis and metastatic calcification causing acute respiratory failure in a uremic patient. Am J Kidney Dis. 47(4):e47-53, 2006
4. Hartman TE et al: Metastatic pulmonary calcification in patients with hypercalcemia: findings on chest radiographs and CT scans. AJR Am J Roentgenol. 162(4):799-802, 1994

转移性肺钙化

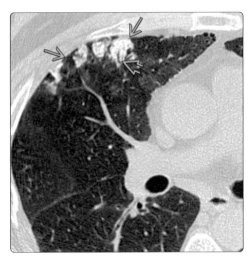

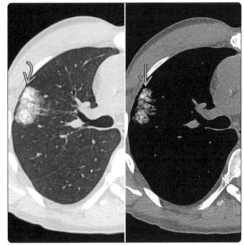

(左)转移性肺钙化患者,横轴位 HRCT 显示右肺上叶多发高密度结节状钙化⇨伴内部空气支气管征⇨。(右)46 岁男性,慢性肾脏疾病和转移性肺钙化患者,横轴位平扫 CT 肺窗(左)与软组织窗(右)组合图像显示右肺上叶不均匀实变伴内部钙化⇨(软组织窗较好观察),不累及胸膜下⇨。

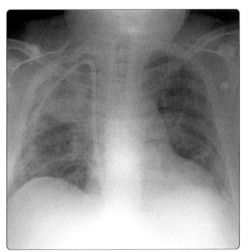

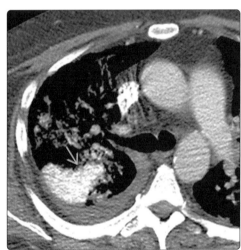

(左)53 岁男性,血液透析患者,后前位胸片显示转移性肺钙化,表现为右肺上叶实变,最初诊断为肺炎。因为胸片复查没有改善,行胸部 CT 进一步评估。(右)同一患者横轴位增强 CT 显示右肺上叶钙化的亚段性实变⇨。钙化在胸片上很少看到,CT 上更容易见到。

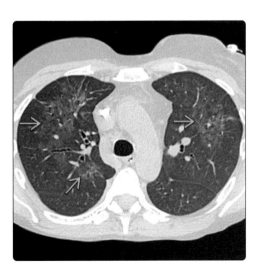

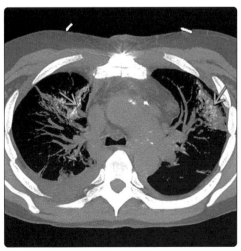

(左)54 岁女性,慢性肾疾病基础上转移性肺钙化患者,横轴位平扫 CT 显示双肺上叶轻微的磨玻璃密度影⇨和轻度网状影。注意未见明显的钙化,很难作出确切诊断。(右)同一患者 18 个月后横轴位平扫 CT 的 MIP 重建图像显示上叶支气管血管束周围点状钙化⇨。高达 60% 患者 CT 上可见钙化。

第十一章　吸入性、炎症性、代谢性疾病和治疗后改变

433

弥漫性肺骨化症

术语

- 弥漫性肺骨化症(DPO):肺间质及肺泡腔中慢性进行性化生性骨化和成熟骨组织形成

影像

- 平片
  - 小的钙化结节,由于太小可能看不见
- CT
  - 胸膜下钙化的微结节
    - 由于太小可能在肺窗上很难看到,在骨窗上可很容易识别
    - MIP 重建图像上微小结节更明显
  - 下叶、胸膜下为著的分支状钙化
  - 下叶胸膜下网状影和蜂窝提示基础的间质性肺疾病

主要鉴别诊断

- 转移性肺钙化、肉芽肿性疾病

病理

- DPO 可为特发性或与先前存在的疾病伴发
  - 组织类型:结节型和分支型
    - 分支型 DPO:间质性肺炎(寻常性间质性肺炎或非特异性间质性肺炎)、淀粉样变性、石棉肺、药物中毒
    - 结节型 DPO:二尖瓣狭窄、主动脉瓣或主动脉瓣下狭窄、慢性左心衰

临床

- 患者常无症状;报道称高达 9% 患者伴有特发性肺纤维化

诊断备忘

- 肺基底部胸膜下微结节或分支状肺钙化患者应考虑 DPO

(左)晚期肺纤维化和弥漫性肺骨化症患者,横轴位 HRCT 显示双肺胸膜下网状影、蜂窝和胸膜下散在高密度致密钙化➡。注意右侧前部少量气胸➡。(右)同一患者横轴位 HRCT(软组织窗)显示胸膜下分支状钙化。已描述两种组织病理学和形态学表现(分支型和结节型)。

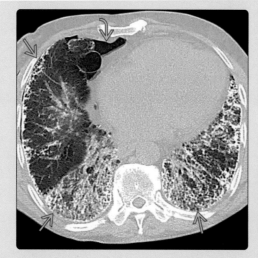
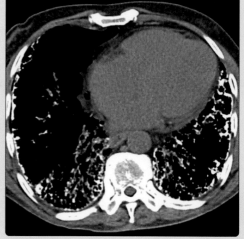

(左)分支型肺骨化症标本在低倍镜图像(三色染色法)显示分支状肺骨化,其内含骨髓成分➡。(右)慢性心衰、钙化性主动脉瓣狭窄➡及弥漫性肺骨化症患者,横轴位 CT 增强 MIP 重建显示双肺下叶胸膜下大量小的钙化性微结节➡。结节型伴发心血管疾病。

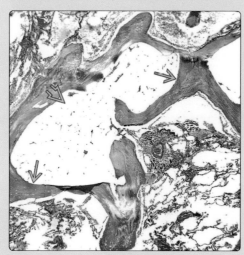
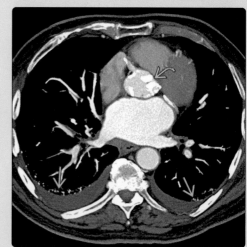

弥漫性肺骨化症

术语

缩略词
- 弥漫性肺骨化症(DPO)

同义词
- 播漫性肺骨化症
- 特发性肺骨化症
- 分支状肺骨化症
- 结节型肺骨化症

定义
- 在肺间质及肺泡腔中慢性进行性化生性骨化和成熟骨组织形成

影像

平片表现
- 小的钙化性结节
  - 由于结节太小可能看不到

CT 表现
- 胸膜下钙化性微结节
  - 由于太小可能在肺窗很难识别,在骨窗上容易识别
  - MIP 重建图像上微结节更明显
- 下叶胸膜下为著的分支状钙化
- 下叶胸膜下网状影和蜂窝提示基础的间质性疾病(ILD)

成像推荐
- 最佳成像工具
  - HRCT 包括俯卧位成像排除 ILD

鉴别诊断

转移性肺钙化
- 结节状、环状或弥漫阴影内点状钙化,胸膜下不受累
  - 病灶位于小叶中央时表现为小玫瑰状
  - 可表现为桑葚样或者微小棉球样

肉芽肿性疾病
- 结节数量较少,可表现为粟粒状

病理

总体特征
- DPO:肺间质或肺泡中成熟骨组织形成±骨髓岛
  - 病理机制不清楚
  - 可为特发性或与先前存在的疾病伴发
- 2 种形态
  - 分支型 DPO
    - 间质性肺炎[寻常性间质性肺炎或非特异性间质性肺炎(NSIP)]
  - 慢性阻塞性肺疾病
  - 机化性肺炎
  - Hamman-Rich 综合征
  - 成人呼吸窘迫综合征(ARDS)
  - 尘肺:石棉肺
  - 淀粉样变性
  - 药物毒性(如白消安)
  - 特发性
  - 结节型 DPO
    - 二尖瓣狭窄
    - 主动脉瓣狭窄或主动脉瓣下狭窄
    - 慢性左心衰

镜下特征
- 组织学表现:结节型和分支型
  - 可出现形态上的重叠
  - 分支型 DPO
    - 细小分支状异位骨化,通常累及肺泡间质
    - 通常含有骨髓成分,包含脂质和/或造血成分
  - 结节型 DPO
    - 圆形和散在的结节状骨化,主要累及肺泡腔
    - 骨髓成分不典型,结节主要位于致密的纤维化区

临床

临床表现
- 最常见的体征/症状
  - 患者通常无症状
- 其他体征/症状
  - 可由基础的肺部或心脏疾病存在引起症状
  - 血清生化评估没有意义,钙磷水平正常

人口统计学
- 确切的发病率不详
- 报道称9%患者伴有特发性肺纤维化
- 老年人更常见
- 男:女 = 7:1

自然病程和预后
- 临床病程呈惰性或进展非常缓慢,常出现轻度肺功能下降
- 患者的年龄和基础疾病会影响预后

治疗
- 没有已知的治疗方法

诊断备忘
- 下叶外周的微结节状或分支状钙化,尤其伴发心肺疾病的患者,应考虑 DPO

部分参考文献

1. Reddy TL et al: Idiopathic dendriform pulmonary ossification. J Thorac Imaging. 27(5):W108-10, 2012

要　点

术语

- 肺气肿:终末细支气管远端肺泡壁破坏及气腔永久性扩张

影像

- 小叶中央肺气肿(CLE):局灶性透亮影,无确切壁
  - 中央点状密度代表小叶中央动脉并被破坏的肺泡围绕
  - 上叶为著
  - 随着 CLE 进展,透亮影融合成有壁的肺大疱,其壁代表小叶间隔或不张的肺组织
- 间隔旁型肺气肿:单层的胸膜下透亮影
  - 可表现为边界清晰、规则腔隙的分隔边界,代表小叶间隔
- 全小叶型肺气肿(PLE):弥漫性肺密度减低区
  - 透亮区域内小血管是由于局部缺氧导致的血管收缩所致

主要鉴别诊断

- 囊性肺疾病
  - 肺朗格汉斯细胞组织细胞增生症
  - 肺淋巴管平滑肌瘤病
  - 淋巴细胞性间质性肺炎
- 特发性肺纤维化
- 缩窄性细支气管炎

临床

- CLE 与间隔旁型肺气肿与吸烟有关
- PLE 与 α_1 抗胰蛋白酶缺乏高度相关

诊断备忘

- 吸烟者出现上叶透亮影,没有边界清晰的壁,考虑 CLE
- 上叶胸膜下单层透亮影,考虑间隔旁型肺气肿
- 下叶出现均匀一致的透亮影,其内伴小血管时考虑 PLE

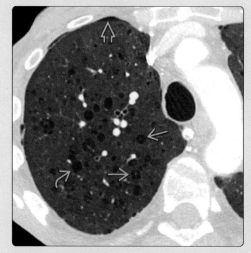
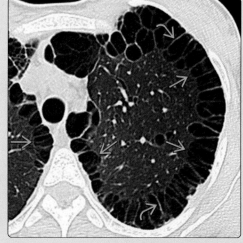

(左)小叶中央肺气肿患者,横轴位平扫 CT 显示双肺上叶无壁透亮影⬇。几个透亮影中央点征➡代表小叶中央动脉并被破坏的肺实质包绕。注意少量气胸➡,一种肺气肿常见的并发症。(右)间隔旁肺气肿患者,横轴位 HRCT 显示上叶胸膜下单层肺囊腔➡,以邻近小叶间隔➡为界。

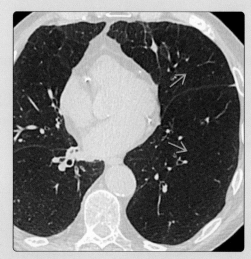
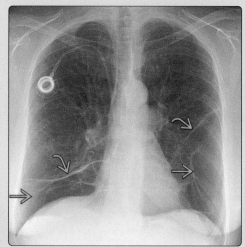

(左)继发于 α_1 抗胰蛋白酶缺乏的全小叶型肺气肿患者,横轴位平扫 CT 显示舌段及下叶广泛的不对称性肺透亮影➡。肺透亮区内肺血管变细、数量减少。(右)继发于 α_1 抗胰蛋白酶缺乏的全小叶型肺气肿患者,后前位胸片显示双肺下叶肺大疱➡伴邻近肺实质压缩性线样肺不张➡。

肺 气 肿

术语

缩略词

- 晚期破坏性肺气肿(ADE)
- 小叶中央肺气肿(CLE)
- 全小叶型肺气肿(PLE)
- 肺减容手术(LVRS)
- 寻常性间质性肺炎(UIP)

同义词

- 全小叶性=全腺泡性
- 巨大肺大疱性肺气肿=消失肺综合征

定义

- 肺气肿:终末细支气管远端肺泡壁破坏及气腔永久性扩张
- 肺大疱:局灶透亮影,直径>1cm,具有边界清楚薄壁
- CLE:邻近小叶中央细支气管的肺泡壁破坏及肺泡扩张
  - 邻近小叶间隔的周围肺泡不受累
- PLE:次级肺小叶的所有肺泡壁破坏及所有肺泡扩张
- 间隔旁型肺气肿:次级肺小叶周围的肺泡壁破坏及肺泡扩张
  - 邻近小叶中央细支气管的中央肺泡不受累

影像

总体特征

- 最佳诊断线索
  - CLE:通常表现为局限性无壁透亮影
    - 中央点状密度代表破坏的肺泡围绕的小叶中央动脉
  - 间隔旁型肺气肿:胸膜下单层透亮影
    - 可存在边界清楚且规则的边界,代表小叶间隔
  - PLE:弥漫性肺内密度减低区
    - 肺小叶过度膨胀
    - 由于局部缺氧导致血管收缩,所以透亮区内血管变细
    - 没有明显的支气管扩张(可鉴别 PLE 与缩窄性细支气管炎)
  - 不同类型的肺气肿常并存
- 部位
  - CLE:通常上叶为著
  - PLE:通常下叶为著
  - 间隔型旁肺气肿:胸膜下、上叶为著
- 形态
  - 透亮区(CT 值<-950HU)

CT 表现

- CLE:小叶中央肺泡破坏
  - 局限性无壁透亮影,周围围绕正常肺组织
  - 上叶为著
  - 早期 CLE:透亮影中央点状密度(即中央点征)代表破坏的肺泡围绕的小叶中央动脉
  - 随着 CLE 进展,透亮影融合成有壁的肺大疱,其壁代表小叶间隔或不张肺组织
    - 融合的透亮影称为融合性肺气肿
      - 很难确定小叶中央分布
    - ADE:普遍肺密度减低
      - "晚期"CLE
      - 结构扭曲
      - 中心小血管分支减少
      - 可与 PLE 很难鉴别
- 间隔旁型肺气肿:次级肺小叶外周的肺泡破坏
  - 胸膜下连续单层透亮影,直径<1cm
  - 上叶为著
  - 透亮影可有边界清晰的壁,壁代表增厚的小叶间隔或邻近不张的肺组织
  - 透亮影可融合成胸膜下肺大疱
  - 巨大肺大疱性肺气肿:融合的肺大疱透亮影占单侧肺部 1/3 以上
    - 通常无症状
- PLE:遍布次级肺小叶的弥漫性肺泡破坏
  - 弥漫性低密度±界限清楚的壁,其代表小叶间隔
  - 下叶为著
  - 小血管分支减少
  - 早期 PLE 可轻微,很难检出;定量分析可有帮助
- 定量 CT:计算机软件包可定量分析透亮区(定义为 CT 值<-950HU)
- 肺纤维化合并肺气肿
  - 上叶为著的肺气肿(CLE 或间隔旁型肺气肿)
  - 下叶为著的纤维化:符合美国胸科协会标准的 UIP 或可能 UIP 表现

成像推荐

- 最佳成像工具
  - CT:可以识别透亮影,相对于次级肺小叶的位置,观察透亮区的壁
- 扫描方案推荐
  - 推荐薄层容积平扫 CT
    - 最小密度投影重建可识别轻微肺气肿区域

鉴别诊断

囊性肺疾病

- 囊性肺疾病:与 CLE 相反,可有边界清楚的壁
  - 小叶中央动脉被气囊腔移位,血管呈偏心性,与 CLE 血管位于中央相反
- 肺朗格汉斯细胞组织细胞增生症:形状怪异的厚

壁气囊腔
- 淋巴管平滑肌瘤病
  - 弥漫性圆形薄壁气囊腔
- 淋巴细胞性间质性肺炎
  - 少量薄壁气囊腔,磨玻璃密度影,±小叶中央结节

特发性肺纤维化
- 可类似间隔旁型肺气肿
- 以多层堆积的边界清楚的厚壁囊腔为特征的蜂窝
- 间隔旁型肺气肿表现为胸膜下单层透亮影±边界清楚的薄壁

缩窄性细支气管炎
- 小气道疾病导致缺氧性血管收缩伴有透亮影
- 缩窄性细支气管炎的透亮影类似 PLE
- 小气道壁的炎症导致支气管扩张
- 在发生支气管扩张之前,缩窄性细支气管炎与 PLE 很难鉴别

气胸
- 肺尖肺大疱或巨大肺大疱可类似气胸,可能很难与气胸鉴别
- 临床病史可有帮助:气胸通常会引起急性胸痛或急性呼吸困难
- 看见胸膜线更倾向于气胸
- 气胸或巨大肺大疱都可出现分隔,肺大疱更常见

病理

总体特征
- CLE
  - 肺气肿最常见的亚型
  - 次级肺小叶的小叶中央部分肺泡扩张及肺泡壁破坏
    - 随着疾病进展,整个肺小叶最终全部破坏
  - 小叶中央病灶融合成肺大疱
- 间隔旁型肺气肿
  - 次级肺小叶外周的肺泡壁破坏及肺泡扩张
  - 巨大肺大疱性肺气肿:肺大疱与气管支气管树相通,吸气时先填充;导致邻近肺实质进行性塌陷
- PLE:整个次级肺小叶的肺泡壁破坏
- 肺纤维化合并肺气肿
  - 吸烟相关的肺疾病
  - 肺气肿(CLE 或间隔旁型肺气肿)和纤维化(UIP 或非特异性间质性肺炎)并存

临床

临床表现
- 最常见的体征/症状
  - 进行性呼吸困难
    - 慢性咳嗽,可产生清痰/白痰

  - 肺功能检测
    - 阻塞性功能障碍
    - DLCO 下降
- 其他体征/症状
  - 肺大疱破裂导致气胸时可出现急性胸膜炎性胸痛或呼吸困难

人口统计学
- CLE 和间隔旁型肺气肿与吸烟高度相关
  - 间隔旁型肺气肿可累及非吸烟者
  - 巨大肺大疱性肺气肿:最常见于年轻男性吸烟者
- PLE 与 α_1 抗胰蛋白酶缺乏高度相关
  - 尤其是吸烟者
    - α_1 抗胰蛋白酶缺乏的非吸烟者中很少发生肺气肿
  - 患者年轻时可能就会出现
  - 静脉滥用哌甲酯(利他林)也可能会引起

自然病程和预后
- 进行性缺氧并进展为肺动脉高压及肺心病

治疗
- 所有患者采用肺康复治疗和最佳药物治疗(支气管扩张剂、抗炎药物)
- 戒烟
- LVRS:间隔旁型肺气肿伴有大的肺大疱(包括巨大肺大疱性肺气肿)或不均质肺气肿伴局部肺大疱(即靶向区域切除)
  - 占位性肺大疱可干扰正常的呼吸功能,增加呼吸做功
  - 治疗目标:减少通气/灌注的不匹配,改善呼吸功能
- 巨大肺大疱性肺气肿的肺大疱切除
- 肺移植

诊断备忘
- CLE 表现为吸烟者上叶无壁透亮影
- 间隔旁型肺气肿患者表现为上叶为著的胸膜下单层透亮影
- PLE 表现为下叶均一透亮影,其内可见小血管

影像解释要点
- 没有明确边界的透亮影中央点征应提示 CLE
- 间隔旁型肺气肿表现为胸膜下单层薄壁透亮影,与蜂窝相反,后者表现为多层厚壁透亮影

部分参考文献

1. Kligerman S et al: Clinical-radiologic-pathologic correlation of smoking-related diffuse parenchymal lung disease. Radiol Clin North Am. 54(6):1047-1063, 2016
2. Shah PL et al: Lung volume reduction for emphysema. Lancet Respir Med. ePub, 2016
3. Lynch DA et al: CT-definable subtypes of chronic obstructive pulmonary disease: a statement of the Fleischner Society. Radiology. 277(1):192-205, 2015

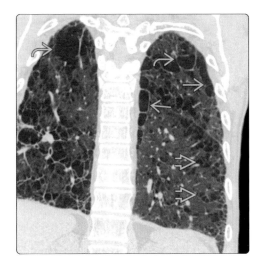

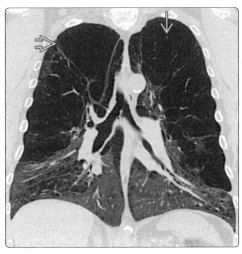

（左）小叶中央肺气肿患者，冠状位平扫 CT 显示肺组织破坏的融合区，不伴邻近结构扭曲，与融合性肺气肿一致➡️。也可以看到早期小叶中央肺气肿区域➡️及灶性间隔旁型肺气肿➡️。（右）肺气肿患者，冠状位平扫 CT 显示过度膨胀的双肺上叶几乎被融合的透亮影➡️取代，其内可见小血管➡️，与晚期破坏性肺气肿一致。

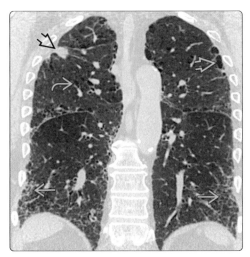

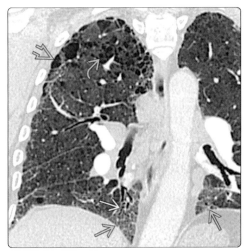

（左）男性吸烟者，冠状位平扫 CT 显示下叶胸膜下细网状影➡️、上叶间隔旁型➡️和小叶中央➡️肺气肿，与肺纤维化合并肺气肿一致。右肺尖结节➡️考虑原发性肺癌。（右）冠状位增强 CT 显示下叶胸膜下细网状影➡️伴其内牵拉性支气管扩张➡️、上叶小叶中央➡️和间隔旁型➡️肺气肿，与肺纤维化合并肺气肿一致。

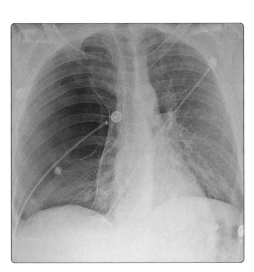

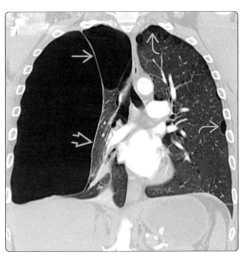

（左）35 岁男性，巨大肺大疱性肺气肿患者，出现进行性呼吸困难，后前位胸片显示几乎占据右肺的大的透亮影。鉴别诊断包括大的右侧包裹性气胸和巨大肺大疱性肺气肿。（右）同一患者冠状位增强 CT 显示间隔➡️穿过大的囊腔，与巨大肺大疱性肺气肿一致。正常右肺实质➡️向内侧移位。注意左肺间隔旁型肺气肿➡️。

要　点

术语

- 特发性肺含铁血黄素沉着症(IPH):病因不明,以肺泡毛细血管反复出血所致肺内含铁血黄素沉着为特征

影像

- CT
  - 急性期:肺门周围及下肺分布的多发磨玻璃密度影和/或实变
    - 小叶间隔增厚和小叶内线可存在而形成碎石路征
  - 慢性期:下叶为著的纤维化
    - 小叶内线、结构扭曲、牵拉性支气管及细支气管扩张
    - 下叶为著的蜂窝
  - 罕见表现
    - 肺门周围肿块(进行性块状纤维化)
    - 出血引起的高密度胸腔积液

主要鉴别诊断

- 肉芽肿性多血管炎
- 系统性红斑狼疮
- Goodpasture 综合征
- 二尖瓣狭窄

病理

- 排除诊断:发现肺泡内吞噬含铁血黄素的巨噬细胞

临床

- 最常见于<10岁的儿童被诊断(80%的患者)
- 典型三联征:咯血、缺铁性贫血、影像上肺部阴影
  - 儿童:发育停滞、呼吸困难和咳嗽
  - 成人:呼吸困难和运动性疲劳
- 系统性糖皮质激素治疗可减少发作性出血及降低纤维化形成

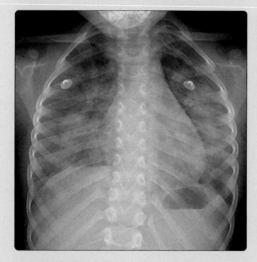
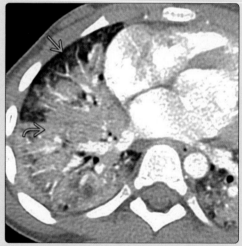

(左)4岁儿童,特发性肺含铁血黄素沉着症患者,出现咯血,前后位胸片显示双肺弥漫性均匀气腔影。(右)同一患者横轴位增强CT显示特发性肺含铁血黄素沉着症的表现(排除性诊断),以双肺实变➡️和磨玻璃密度影➡️为特征。支气管肺泡灌洗液显示吞噬含铁血黄素的巨噬细胞。没有其他引起肺出血的病因。

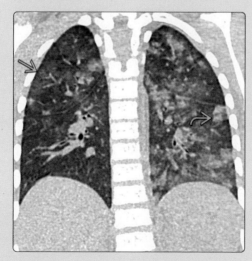
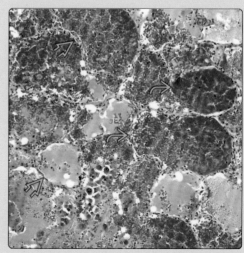

(左)同一患者2年后复查,冠状位平扫CT显示多发结节状实变➡️和散在的磨玻璃密度影➡️。支气管肺泡灌洗证实为复发性出血。反复发作性出血的患者可进展为肺纤维化。(右)特发性肺含铁血黄素沉着症标本在高倍镜下(HE染色)显示,在正常肺泡结构➡️背景下出现新鲜肺泡内出血➡️。(摘自 DP:Thoracic,第2版。)

特发性肺含铁血黄素沉着症

术语

缩略词

- 特发性肺含铁血黄素沉着症（IPH）：病因不明，以肺泡毛细血管反复出血所致肺内含铁血黄素沉着为特征

伴发综合征

- Lane-Hamilton 综合征：IPH 合并腹部疾病

影像

总体特征

- 最佳诊断线索
  - 没有特异性影像表现
  - 最初气腔阴影是由于出血产生，最终进展为纤维化
- 分布部位
  - 肺门旁、下肺为著，通常不累及肺基底部和肺尖

平片表现

- 急性期：实变代表了出血，常表现为肺门周围蝙蝠翼样分布
  - 通常 3~10 天内吸收
- 慢性期：肺容积减低，与纤维化有关的网状影

CT 表现

- 急性期：肺门周围和下叶分布的多发磨玻璃密度影和/或实变
  - 小叶间隔增厚和小叶内线存在形成碎石路征
- 慢性期：下叶为著的纤维化
  - 小叶内线、结构扭曲、牵拉性支气管和细支气管扩张
  - 可出现蜂窝，不一定位于胸膜下，常以下肺为著
- 罕见表现
  - 肺门周围融合肿块（进行性块状纤维化）
  - 出血所致的高密度（CT 值>70HU）胸腔积液

鉴别诊断

肉芽肿性多血管炎

- 弥漫性肺泡出血（DAH）导致的继发性含铁血黄素沉着症
- 血清中抗中性粒细胞胞浆抗体（+）

系统性红斑狼疮

- DAH 导致的继发性含铁血黄素沉着症
- 血清中抗核和抗 DNA 抗体（+）

Goodpasture 综合征

- 继发性含铁血黄素沉着症的病因
- 血清中抗肾小球基底膜抗体（GBM）（+）

二尖瓣狭窄

- 严重的肺静脉高压可导致肺泡出血，导致肺含铁血黄素沉着症
- 小结节（1~3mm 肺结节）±下肺网状影

病理

总体特征

- 肺含铁血黄素沉着症可能是原发性或特发性（IPH）或者继发于引起肺泡出血的任何疾病
- 肺泡毛细血管出血后，血红蛋白转化为含铁血黄素
- 含铁血黄素被巨噬细胞吞噬，然后释放促炎症物质
  - 反复出血导致慢性炎症和纤维化
- IPH 的病因尚不清楚，几种理论如下
  - 自身免疫性：25%的 IPH 存活儿童患者会出现自身免疫性疾病
  - 环境性：肺出血与黑霉病和葡萄穗霉有关
  - 过敏性：IPH 与牛奶过敏有关

临床

临床表现

- 最常见的体征/症状
  - 典型三联征：咯血（可能致命）、缺铁性贫血、影像学上肺部阴影
  - 急性期：咳嗽、呼吸困难、咯血、急性呼吸衰竭
  - 慢性期：杵状指、发绀、肺心病
  - 儿童：发育停滞、呼吸困难、咳嗽
  - 成人：呼吸困难和运动性疲劳

人口统计学

- 最常见于<10 岁的儿童被诊断（80%的患者）
- 20%的患者于成年被诊断，常在 30 岁以前

自然病程和预后

- 排除诊断：组织或肺泡灌洗液中发现吞噬含铁血黄素的肺泡巨噬细胞
- 确诊儿童平均生存期：2.5 年
  - 复发和缓解病程：大多数患者进展为肺纤维化和肺心病
- 成人病情更轻

治疗

- 系统性糖皮质激素治疗有利于减少发作性出血并减少肺纤维化形成

诊断备忘

- 咯血或者发育停滞病史的儿童，CT 表现为肺门周围磨玻璃密度影或纤维化，应考虑 IPH

部分参考文献

1. Khorashadi L et al: Idiopathic pulmonary haemosiderosis: spectrum of thoracic imaging findings in the adult patient. Clin Radiol. 70(5):459-65, 2015

肺部高分辨率 CT

术语

- 放射治疗(RT)是指通过利用电离辐射损伤癌组织 DNA 来控制细胞生长,从而导致细胞死亡
- 治疗/缓解胸部肿瘤:肺、乳腺、食管癌;胸腺上皮肿瘤、淋巴瘤、恶性胸膜间皮瘤

影像

- CT
  - 放射治疗区内肺部阴影,边缘呈边界清楚的直线或曲线性边缘
  - 位置和分布取决于肿瘤的位置、放疗技术、治疗计划和病变范围
  - 放射性肺炎(治疗完成后 1~6 个月)
    - 磨玻璃密度影、气腔影和/或实变
    - 单侧少量胸腔积液
  - 放射性纤维化(治疗完成后 6~12 个月)
    - 阴影缩小、牵拉性支气管扩张、容积减小、结构扭曲
    - 胸膜光滑增厚、胸腔积液
- FDG PET/CT
  - 检测复发和远处转移
  - 放射性肺炎:弥漫且均匀 FDG 摄取增加,但随时间推移而降低
  - 放射性纤维化:局限性 FDG 摄取增加提示疾病复发

鉴别诊断

- 肺癌(复发)
- 肺炎
- 癌性淋巴管炎

诊断备忘

- RT 治疗的患者出现肺内新发阴影,应考虑放射引起的肺疾病

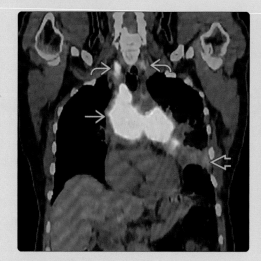
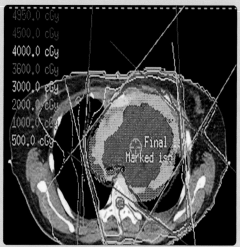

(左) 67 岁女性,小细胞肺癌患者,冠状位 FDG PET/CT 融合图像显示纵隔➡和双侧锁骨上淋巴结肿大➡的广泛 FDG 摄取增高,以及左肺阻塞性肺炎➡。行放射治疗使肿瘤细胞减灭。(右) 同一患者调强放疗计划的横轴位 CT 显示用于对受累的纵隔和左肺门淋巴结行姑息性放射剂量的射线束配置。

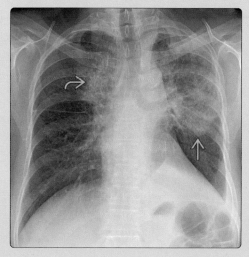
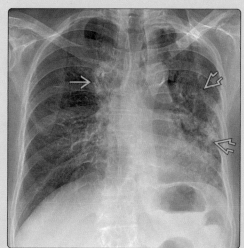

(左) 同一患者放疗后 8 周,后前位胸片显示左肺上叶➡和右肺上叶纵隔旁➡不均匀阴影,与放射性肺炎相符。(右) 同一患者放疗后 13 个月,后前位胸片显示右肺上叶阴影中出现牵拉性支气管扩张➡,左肺残余线状和不规则阴影➡,与放射性纤维化相符。放射性纤维化通常在放疗后 12~24 个月稳定。

放射引起的肺疾病

术语

缩略词

- 放射引起的肺疾病(RILD)

定义

- 放射治疗(RT)是指通过利用电离辐射损伤癌组织 DNA 来控制细胞生长,从而导致细胞死亡
  - 治疗/缓解胸部肿瘤:肺、乳腺、食管癌;胸腺上皮肿瘤、淋巴瘤、恶性胸膜间皮瘤(MPM)
- 传统二维 RT(2DRT)使用 2 个平行且方向相反的射线束(前后、后前)进行放疗
- 新 RT 技术已开发用来增加靶病灶的放射剂量及减少周围结构放射剂量
  - 利用 CT 数据重建的三维(3D)图像来确定靶病变的体积;多射线束适形于靶病变,使肿瘤获得最大的放射剂量
    - 三维适形 RT(3DCRT):每一射线束都与靶病变的体积轮廓相适应(之前,放射治疗的射线束仅与靶病变的高度和宽度相匹配)
      - 四维适形 RT 使用呼吸门控
    - 调强 RT(IMRT):下一代的 3DCRT;通过调节多个小体积内的射线束强度,使更精确适形于三维形状
    - 立体定向体部 RT(SBRT):进行分次高放射剂量来治疗早期非小细胞肺癌(NSCLC)
    - 质子治疗(PT):放射剂量达到一定的深度,使靶病变外的剂量最小,对于靠近纵隔的肿瘤有用

影像

总体特征

- 最佳诊断线索
  - 放射治疗区内的肺部阴影,界线清楚的直线或曲线性边缘
- 部位
  - 肺部异常与所治疗的肿瘤位置有关
    - NSCLC:邻近原发病变;如果淋巴结肿大包括在治疗范围内的话,则病变位于纵隔旁。放疗范围包括原发肿瘤周围 2cm 和区域淋巴结周围 1cm 的边界
    - 小细胞肺癌:放疗范围包括原发肿瘤和扩展到包括锁骨上、肺门、纵隔和上腹部淋巴结;肺部阴影可出现在多点部位
    - 胸腺上皮肿瘤、食管癌、淋巴瘤:纵隔旁阴影,胸腺肿瘤可出现在肺上叶,远端食管癌可出现在肺下叶

    - MPM:邻近放疗区的肺、纵隔和胸壁
    - 乳腺癌:上叶、中叶和舌段;前胸膜下分布
- 大小
  - 肺阴影的范围取决于放疗技术
    - 传统的 2DRT 范围较广泛
    - 3DRT,IMRT,SBRT 和 PT 范围较小(局限于放射区)
- 形态学
  - 早期阶段,肺内阴影与原发肿瘤形状相同

平片表现

- 放射性肺炎:(放疗完成后 1~6 个月):斑片状气腔阴影和/或实变
- 放射性纤维化:(放疗完成后 6~12 月,12~24 个月后稳定):气腔阴影/实变缩小、牵拉性支气管扩张、容积减少、结构扭曲
- 机化性肺炎:斑片状或结节状实变,位于放射野之外,可累及对侧肺
  - 乳腺癌放疗后更常见(放疗完成后 1 年内)
    - 乳腺癌的切线放疗所致,其他胸部恶性肿瘤不会出现

CT 表现

- HRCT
  - 放射性肺炎
    - 传统 2DRT:磨玻璃密度影、气腔阴影和/或实变
    - 其他技术(3DCRT,IMRT,PT)
      - 斑片状或弥漫磨玻璃密度影和/或实变
    - 单侧少量胸腔积液
    - 所治疗的肺肿瘤可嵌入放射性肺炎内
    - 阴影可在 6 个月之后吸收或进展为纤维化
    - CT 表现可远离治疗的恶性肿瘤部位,但局限于放射野内
  - 放射性纤维化
    - 2DRT:致密实变、牵拉性支气管扩张、容积减少、结构扭曲
    - 其他技术(3DCRT,IMRT,SBRT,PT)
      - 改良的传统模式(新技术):致密实变、牵拉性支气管扩张、容积减少、结构扭曲(但范围比 2DRT 小)
      - 肿块样表现
      - 瘢痕样表现
    - 胸膜光滑增厚、胸腔积液(可呈包裹性)
  - 机化性肺炎
    - 磨玻璃密度影和/或实变
      - 常发生双侧和外周,常可迁移
    - 反晕征
- 骨 CT

○ 肋骨硬化、骨折

核医学表现
- PET/CT
  - 用于检测复发和远处转移
  - 放射性肺炎:弥漫且均匀 FDG 摄取增加,随时间推移 FDG 摄取减低
  - 放射性纤维化:局灶性 FDG 摄取增加提示疾病复发

成像推荐
- 最佳成像工具
  - CT 可用于评估放疗后肺部异常的进展
  - PET/CT 用于检测复发/转移
    - 放射治疗完成后 3 个月内可用 PET/CT 检测远处转移或非区域淋巴结,但不评估原发肿瘤

鉴别诊断

肺癌(复发)
- 常发生于治疗后的前 2 年内
- CT:之前稳定的放射性纤维化密度增高;分叶状轮廓,新发结节,之前扩张的支气管气道闭塞
  - 放射性纤维化内局灶性强化
  - 新发淋巴结肿大,新发胸膜增厚或积液

肺炎
- 放射治疗野外急性肺部表现的出现
  - 气腔阴影、实变、小叶中央结节和/或分支状线样阴影

癌性淋巴管炎
- 已知原发胸内或胸外恶性肿瘤
- 结节状小叶间隔增厚;支气管血管束周围增粗,叶间裂增厚,胸膜下结节

病理

总体特征
- 放疗所致的弥漫肺泡损伤:急性渗出期、增殖期及慢性纤维化

镜下特征
- 急性期
  - 血管充血,毛细血管通透性增加,肺泡内蛋白样物质,炎细胞浸润
- 亚急性或增殖期
  - 间质纤维化,Ⅱ 型肺泡细胞增生,微血管血栓形成致毛细血管功能破坏,病变可能吸收或进展为慢性或纤维化期
- 纤维化期
  - 成纤维细胞增生,进行性肺泡间隔增厚

临床

临床表现
- 最常见的体征/症状
  - 放射性肺炎:呼吸困难、咳嗽、低热
  - 放射性纤维化:无症状或慢性呼吸困难
- 其他体征/症状
  - 放射性肺纤维化可并发肺心病
  - 心包积液
  - 食管炎
  - 心肌病
  - 冠状动脉病变
  - 放射引起的肝损伤(治疗远端食管癌和 MPM)

自然病程和预后
- 影响放射性组织损伤的因素
  - 放射剂量
  - 照射体积
  - 分次
  - 化学治疗
  - 之前放射治疗
  - 先前存在的肺疾病(肺气肿、肺纤维化)
  - 年龄
  - 吸烟
- 放射剂量和肺损伤之间没有线性关系
- 放射剂量>40Gy 常可出现肺损伤,但偶尔也发生于放射剂量<20Gy 时
- 出现第二个原发恶性肿瘤:肺癌放化疗后患者年发生率 2.4/100

治疗
- 有症状者用糖皮质激素治疗

诊断备忘

考虑
- 放射治疗患者肺部新发阴影,应考虑 RILD

影像解释要点
- 影像异常与放射野和治疗时间有关

报告小贴士
- 阴影出现在放射野之外或放疗完成前后的早期,则提示不同病因

部分参考文献

1. Pastis NJ Jr et al: Assessing the usefulness of 18F-fluorodeoxyglucose PET-CT scan after stereotactic body radiotherapy for early-stage non-small cell lung cancer. Chest. 146(2):406-11, 2014
2. Benveniste MF et al: New era of radiotherapy: an update in radiation-induced lung disease. Clin Radiol. 68(6):e275-90, 2013
3. Chargari C et al: Complications of thoracic radiotherapy. Presse Med. 42(9 Pt 2):e342-51, 2013
4. Larici AR et al: Lung abnormalities at multimodality imaging after radiation therapy for non-small cell lung cancer. Radiographics. 31(3):771-89, 2011

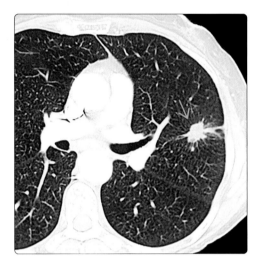
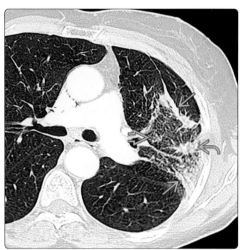

(左)61 岁女性,无症状,横轴位增强 CT 显示左肺上叶毛刺状结节➡,活检证实为腺癌。(右)同一患者调强放射治疗后 9 周,横轴位增强 CT 显示原发腺癌➡被磨玻璃密度影➡和外周致密的线状实变➡围绕,与放射性肺炎相符。

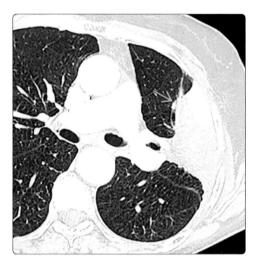
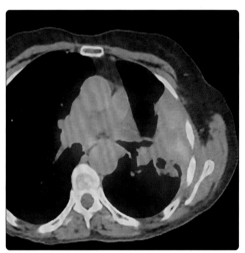

(左)同一患者治疗后 12 个月,横轴位增强 CT 显示左肺上叶致密实变,掩盖肺纹理显示出轻度分叶轮廓➡,怀疑复发性恶性肿瘤。(右)同一患者横轴位 FDG PET/CT 融合图像显示实变区 FDG 摄取与纵隔相似,没有肿瘤复发证据。PET/CT 有助于鉴别肿瘤复发和放射性纤维化。

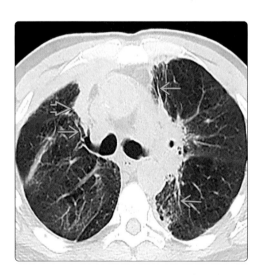
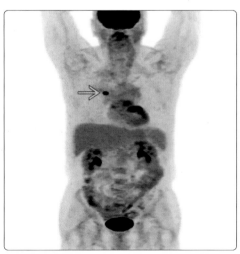

(左)64 岁放射治疗患者,横轴位平扫 CT 显示双肺纵隔旁阴影➡和结构扭曲,内部牵拉性支气管扩张➡,与放射性肺纤维化相符。(右)同一患者冠状位 FDG PET 显示小的局限性 FDG 摄取增加➡,怀疑肿瘤复发,活检已证实。新发的局限性 FDG 摄取增加强烈提示肿瘤复发,应活检证实。

(左)恶性肿瘤放射治疗患者,横轴位平扫 CT 显示左肺外周轻微带状磨玻璃密度影,穿过叶间裂,与邻近未累及的正常肺组织边界平直 ➡。
(右)活检证实原发肺癌患者,横轴位增强 CT 显示小叶中央肺气肿背景下右肺上叶多分叶性结节 ➡。这个患者不适合手术,最后采取肿瘤放射治疗。

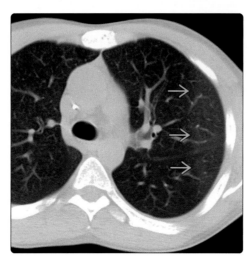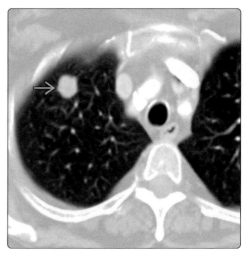

(左)同一患者该病灶放射治疗完成后 2 个月,横轴位增强 CT 显示肺气肿背景下不均匀致密实变和右肺上叶结节模糊,与放射性肺炎相符。这种异常 PET/CT 成像可显示 FDG 摄取增高。(右)同一患者放射治疗完成后 10 个月,横轴位平扫 CT 显示右肺上叶容积减少和弧形带状阴影 ➡,代表放射性纤维化。

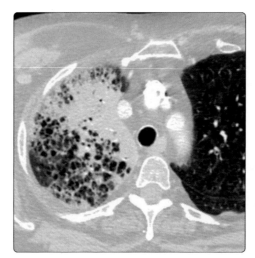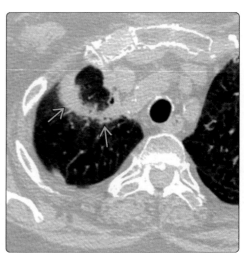

(左)乳腺癌放射治疗后的患者,横轴位平扫 CT 显示右肺下叶外周不均匀实变 ➡。活检证实为机化性肺炎。(右)肺癌脑转移行姑息性脑放疗后形成机化性肺炎患者,横轴位 FDG PET/CT 融合图像显示双肺外周多发实变 ➡,FDG 摄取增高。机化性肺炎是放射引起的肺疾病中很好识别的一种形式,发生于放疗野之外。

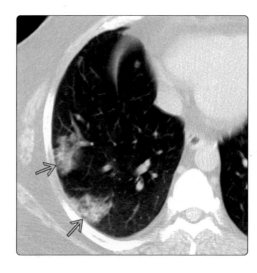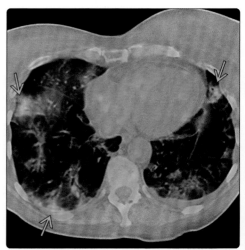

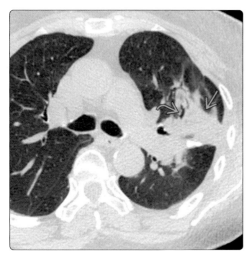

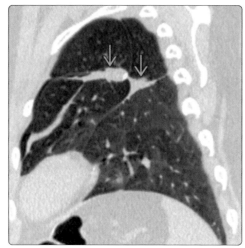

（左）原发肺癌立体定向体部放射治疗的患者，横轴位平扫 CT 显示肿块样实变➡累及左肺上叶及小部分左肺下叶，其内见空气支气管征➡。（右）同一患者矢状位平扫 CT 显示左肺上叶及下叶线状气腔病变➡，与放射性纤维化相符。如果该病变厚度增加和/或出现分叶状轮廓，应该怀疑肿瘤复发。

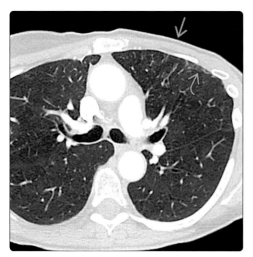

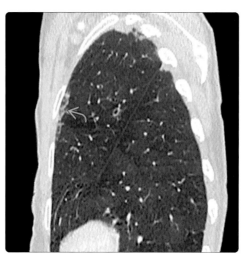

（左）乳腺癌左侧乳腺切除术➡，术后对手术区行辅助性放疗患者，横轴位增强 CT 显示前部胸膜下特征性网状影和结构扭曲➡，与放射性纤维化相符。（右）同一患者矢状位增强 CT 显示乳腺癌治疗侧放射性纤维化特征性胸膜下部位，以放疗野同侧网状影和磨玻璃密度影➡为特征。

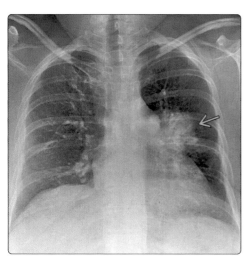

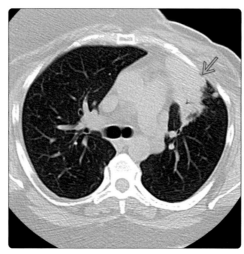

（左）女性患者，较早期有左侧乳腺癌行乳腺切除术和放疗病史，出现放射引起的肺癌，后前位胸片显示左侧肺门旁肿块➡。（右）同一患者横轴位平扫 CT 显示左肺上叶肿块样实变➡，病理证实为先前存在的放射性纤维化中出现的原发性肺腺癌。放疗可增加放疗野内发生恶性肿瘤的风险。

第十一章 吸入性、炎症性、代谢性疾病和治疗后改变

447

要　点

术语

- 药物引起的肺疾病（DILD）：抗生素、心血管药物和抗炎药、抗惊厥药、化疗药物和娱乐性药物

影像

- HRCT/CT：较好显示疾病特征
  - 弥漫性肺泡损伤：重力依赖区为著的实变，斑片状磨玻璃密度影
  - 机化性肺炎：支气管血管束周围、胸膜下、小叶周围阴影；反晕征
  - 非特异性间质性肺炎（NSIP）：基底部为著的磨玻璃密度影；网状影，纤维化型NSIP中支气管扩张和/或细支气管扩张
  - 过敏性肺炎：双肺磨玻璃密度影和/或小叶中央结节，空气潴留
  - 嗜酸性粒细胞肺炎：外周胸膜下阴影
  - 弥漫性肺泡出血：双肺散在或弥漫性磨玻璃密度影

主要鉴别诊断

- 弥漫性肺泡损伤
- 机化性肺炎
- 非特异性间质性肺炎
- 过敏性肺炎
- 嗜酸性粒细胞肺炎

临床

- 症状：呼吸困难、咳嗽、发热，以及嗜酸性粒细胞增多
- 药物毒性受高龄、吸烟、先前存在的肺疾病、遗传易感性、先前或当前放射治疗、抗癌药联合的影响
- 治疗：停药、糖皮质激素治疗

诊断备忘

- 有药物治疗病史的患者出现新发和/或进展性呼吸系统症状，应考虑DILD
- 诊断需要了解用药史和特定的损伤表现

（左）46岁女性，环磷酰胺治疗肺癌➡后出现呼吸困难，横轴位增强CT显示左肺弥漫性磨玻璃密度影➡和实变➡。（右）同一患者冠状位增强CT显示左肺中央为著的磨玻璃密度影。支气管肺泡灌洗显示吞噬含铁血黄素巨噬细胞，支持肺出血的诊断。肺出血患者通常出现呼吸困难，可没有咯血。

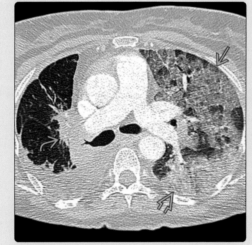
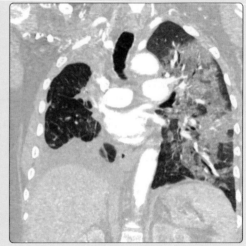

（左）72岁男性，胺碘酮治疗房颤的患者，横轴位平扫CT显示双肺胸膜下磨玻璃密度影➡和网状影➡，不伴蜂窝，与非特异性间质性肺炎表现相符。组织学和CT表现通常没有特异性；少数情况下，胺碘酮可导致高密度阴影（无显示）。（右）胺碘酮肺损伤标本在高倍镜（HE染色）下显示胸膜下明显淋巴细胞浸润➡。

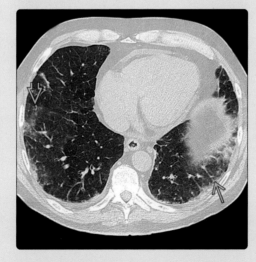
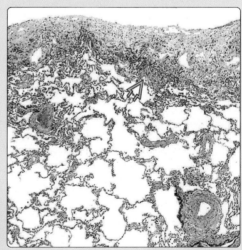

药物引起的肺疾病

术语

缩略语

- 药物引起的肺疾病(DILD)

同义词

- 药物引起的肺损伤

定义

- DILD 包括肺部对多种药物的反应,存在多种组织学表现
  - 常见药物:报道有抗生素、心血管药物、抗炎药、抗惊厥药、化疗药物和娱乐性药物

影像

总体特征

- 最佳诊断线索
  - 排除诊断
    - 非特异性的临床和影像学表现
  - 出现肺部病变后高度怀疑
  - 停止治疗后可见到临床和/或影像学表现好转

平片表现

- 平片
  - 平片上的异常可能是疾病的第一提示
  - 同一患者可同时存在几种表现
- 疾病的特异性表现
  - 肺部异常
    - 弥漫性肺泡损伤(DAD)
      □ 与其他原因所致的急性呼吸窘迫综合征(ARDS)相同(即阴影累及全肺4个肺区)
      □ 疾病早期胸片通常正常
    - 机化性肺炎(OP)
      □ 单侧或双侧斑片状实变,可具有迁移性
      □ 支气管周围和胸膜下分布
    - 非特异性间质性肺炎(NISP)
      □ 基底部网状影和/或外周斑片状阴影
    - 过敏性肺炎(HP)
      □ 非特异性阴影
      □ 可在开始用药后几小时、几天或几个月内出现
    - 嗜酸性粒细胞肺炎
      □ 上叶外周阴影
      □ 所谓的反肺水肿影像学表现
      □ 可表现弥漫性气腔病变
    - 肺水肿
      □ 与非心源性或心源性肺水肿难以鉴别
      □ 双肺弥漫性间质性和肺泡性阴影
    - 弥漫性肺泡出血(DAH)
      □ 斑片状或弥漫性肺泡阴影(咯血)
    - 血管炎
      □ 斑片状间质性和/或气腔阴影
      □ 亚段、外周分布
      □ 空洞

- 伴发异常
  - 胸腔积液,气胸
  - 纵隔气肿
  - 淋巴结肿大

CT 表现

- HRCT
  - 较好显示肺部阴影特征:磨玻璃密度、肺泡性、间质性(网状和/或结节状)
  - 特异性肺部表现
    - DAD
      □ 重力依赖区为著的实变
      □ 斑片状磨玻璃密度影进展为弥漫受累
    - OP
      □ 支气管血管束周围、外周、胸膜下阴影
      □ 小叶周围阴影
      □ 反晕征或环礁征
    - NSIP
      □ 基底部胸膜下磨玻璃密度影
      □ 网状影,牵拉性支气管扩张和/或细支气管扩张,提示纤维化型NSIP
    - HP
      □ 双肺磨玻璃密度影和/或边界不清小叶中央小结节、空气潴留
    - 嗜酸性粒细胞肺炎
      □ 上叶外周密度均匀的阴影
      □ 弥漫性气腔病变
    - DAH
      □ 双肺斑片状或弥漫性磨玻璃密度影
      □ 可出现碎石路征
    - 肺水肿
      □ 小叶间隔增厚,磨玻璃密度影
      □ 心脏增大,胸腔积液
    - 高密度肺部阴影
      □ 胺碘酮DILD的特征性表现
      □ 平扫CT显示最佳
- 伴发异常
  - 胸腔积液、胸膜纤维化
  - 淋巴结肿大
    - 肺门、纵隔和/或颈部淋巴结肿大;可呈全身性(类似淋巴瘤)
  - 心血管
    - 血栓栓塞,肺动脉高压,心肌病,心包积液

核医学表现

- FDG PET/CT:报道在没有症状和HRCT异常的疾病早期FDG摄取增加

成像推荐

- 最佳成像工具
  - HRCT:检出和显示DILD特征
  - 平扫CT:评价胸膜/心包病变、淋巴结肿大
- 扫描方案推荐
  - 薄层CT(1~3mm)

　　○ 仰卧位吸气和呼气相成像

鉴别诊断

机化性肺炎
- 病毒和/或细菌感染；环境激发

非特异性间质性肺炎
- 可为特发性或继发于结缔组织病
　　○ 硬皮病：食管扩张充气
　　○ 类风湿关节炎：远端锁骨侵蚀，手和足滑膜炎
　　○ 炎性肠病：支气管扩张

特发性肺纤维化
- 可为特发性或继发于结缔组织病
- 与 DILD 影像表现相同

过敏性肺炎
- 接触有机粉尘；之前多次发作

嗜酸性粒细胞肺炎
- 环境激发，致病药物通常不是抗癌药物、感染

病理

总体特征
- 病因
　　○ DILD 机制尚未完全了解
　　　 － 药物损伤肺泡和支气管上皮
　　　　　□ 绝大多数不直接产生细胞毒性，但药物代谢产物可导致细胞损伤
　　　 － 可能的病因
　　　　　□ 肺部的药物浓度高于其他器官
　　　　　□ 特异性肺活化途径
　　　　　□ 诱导免疫级联反应
　　○ 大多数组织学异常是非特异性的；少数可立即识别病因（例如胺碘酮）
　　○ DAD/间质性纤维化：环磷酰胺、甲氨蝶呤、吉西他滨、利妥昔单抗、白介素、干扰素
　　○ NSIP：胺碘酮、呋喃妥因、博来霉素、甲氨蝶呤、多西他赛、伊立替康、吉非替尼、厄洛替尼
　　○ UIP：胺碘酮、硫唑嘌呤、氟卡尼、异环磷酰胺、美法仑、呋喃妥因、利妥昔单抗
　　○ HP：美沙胺、氟西汀、阿米替林、环磷酰胺、紫杉醇
　　○ OP：胺碘酮、呋喃妥因、卡马西平、博来霉素、甲氨蝶呤、环磷酰胺
　　○ DAH：抗凝剂、卡马西平、贝伐单抗、阿糖胞苷
　　○ 心脏毒性肺水肿：罗格列酮、齐多夫定、多柔比星、道诺霉素、环磷酰胺、舒尼替尼、伊马替尼、可卡因、乙基醇（ETOH）
　　○ 胸腔/心包积液：多西他赛
　　○ 肺门/纵隔淋巴结肿大：甲氨蝶呤
　　○ 血栓栓塞：吉西他滨、顺铂

大体病理和外科特征
- 大多数肺活检不具有特异性，可排除其他疾病和描述损伤表现

镜下特征
- DAD
　　○ 急性渗出期：透明膜
　　○ 修复期：Ⅱ型肺泡细胞增生和纤维化
- NSIP
　　○ Ⅱ型肺泡细胞增生，单核细胞间质浸润，轻度间质纤维化
- UIP
　　○ 致密的间质纤维化；蜂窝
- HP
　　○ 急性期：间质淋巴细胞浸润，水肿，非坏死性肉芽肿和闭塞性细支气管炎
　　○ 慢性期：纤维化
- 嗜酸性粒细胞肺炎
　　○ 肺泡间隔的嗜酸性粒细胞、淋巴细胞和浆细胞浸润
- OP
　　○ 不成熟的成纤维细胞堵塞呼吸性细支气管和肺泡管

临床

临床表现
- 最常见的体征/症状
　　○ 各种症状：呼吸困难，咳嗽，发热，开始用药后立即到几年可出现不同症状

人口统计学
- 年龄
　　○ 新生儿到老年人均可发病

自然病史与预后
- 药物毒性受高龄、吸烟、先前存在的肺部疾病、遗传易感性、先前或当前放射治疗，抗癌药联合的影响
- 停药后症状改善
- 预后取决于药物的类型和 DILD 的基础临床、生理和病理严重程度

治疗
- 首先应停药，最重要的一步
- 处理肺部症状
- 糖皮质激素用于症状很重或停药后 DILD 仍进展的患者

诊断备忘

考虑
- 有药物治疗病史的患者出现新发和/或进展性呼吸症状，应考虑 DILD

影像解释要点
- 诊断需要了解用药史和肺部损伤的个体表现

部分参考文献

1.　Carter BW et al: Acute thoracic findings in oncologic patients. J Thorac Imaging. 30(4): 233-56, 2015

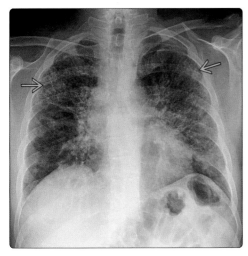
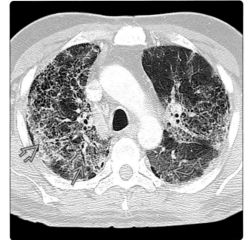

(左)42岁女性,环磷酰胺治疗的患者,后前位胸片显示双肺网状影和气腔影➡️。(右)同一患者横轴位增强CT显示支气管扩张和细支气管扩张➡️背景下双肺阴影。注意斑片状实变➡️和磨玻璃密度影➡️,呈右肺为著的非对称性分布。这些表现与非特异性间质性肺炎表现相符。该患者对糖皮质激素治疗有效。

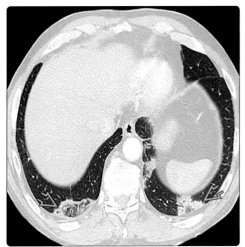
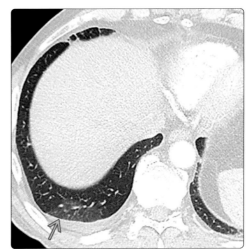

(左)68岁女性,顺铂治疗的患者,横轴位增强CT显示双肺胸膜下不均匀阴影➡️,以中央磨玻璃密度影和周围实变为特征(反晕征),与机化性肺炎相符。(右)同一患者,停止治疗后8周,横轴位增强CT显示右肺基底部残留磨玻璃密度影➡️。患者预后不同,取决于肺损伤的严重性。

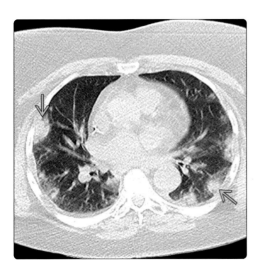
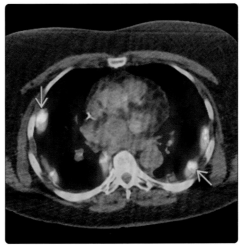

(左)52岁男性,环磷酰胺、阿霉素和多柔比星治疗的患者,横轴位平扫CT显示双肺胸膜下结节状气腔影➡️。(右)同一患者,横轴位FDG PET/CT融合图像显示外周肺部阴影➡️FDG摄取增加。活检排除真菌感染,结果提示机化性肺炎。联合使用抗癌药物会增加药物引起的肺疾病的可能性。

(翻译:许惠娟、曹建霞,审校:赵绍宏)

第十二章

先天性肺疾病

简介

多种多样的先天性异常和综合征会导致胸部各部分的异常。在一些病例中，这些疾病可能不产生明显的临床症状，而是因其他症状行影像学检查时偶然发现的相关病变。而在另一些病例中，这些疾病可能会导致明显的临床症状，提示就医。不管临床表现如何，影像学在发现和显示累及胸部，尤其是累及肺实质和肺间质的先天性疾病特征上起着很重要的作用。一些病例中，识别主要病变如肺纤维化、囊腔、支气管扩张和钙化结节可作出确切的诊断。而在另一些病例中，结合影像学特征及临床病史才能缩小鉴别诊断。

影像

累及胸部的先天性疾病可能出现异常，最初在胸部 X 线检查中发现。然而 CT 是全面评估、描述表现特征、确定累及范围，以及识别潜在并发症的影像学方法。累及肺实质和间质的疾病可能会出现多种 CT 表现，但通常根据主要异常进行分类，如家族性特发性肺纤维化（FIPF）、Hermansky-Pudlak 综合征（HPS）中的肺纤维化，Birt-Hogg-Dubé 综合征（BHD）中的囊性肺疾病，肺泡微石症中的微结节钙化，以及原发性纤毛运动障碍（PCD）和囊性纤维化（CF）中的支气管扩张。

家族性特发性肺纤维化

家族性特发性肺纤维化（FIPF）是一种常染色体显性遗传性疾病，以特发性肺纤维化（IPF）相符的临床特征和同寻常性间质性肺炎（UIP）相一致的 HRCT 和组织学表现为特征。2 位及以上直系亲属（父母、兄弟姐妹或子女）受累时，则应怀疑此病。大量基因突变已被描述，该疾病可能由基因和环境因素的相互作用（如吸烟、金属粉尘接触、胃食管反流）所致。尽管两者的预后相似，但 FIPF 患者较 IPF 患者更年轻。

HRCT/CT 上，FIPF 表现为典型的 UIP/IPF 影像特征，包括下肺分布为著的胸膜下网状影、蜂窝及牵拉性支气管扩张/细支气管扩张。FIPF 和 IPF 鉴别诊断不能仅靠影像学，还应结合个人和家族史。

Birt-Hogg-Dubé 综合征

BHD 综合征是一种常染色体显性遗传性疾病，通过编码卵泡滤泡激素（肿瘤抑制蛋白）的 17p11.2（FLCN）染色体基因缺陷诱发患者肺和肾的囊肿、肾肿瘤、纤维毛囊瘤。特定的诊断标准已建立，包括主要标准和次要标准。

HRCT/CT 上，最常见的异常表现为双肺基底部为著的囊腔（89% 病例）。囊腔通常薄壁、大小不一、下叶为著，毗邻胸膜和叶间裂，可能毗邻或包绕部分相邻肺血管。BHD 综合征可能并发气胸。

Hermansky-Pudlak 综合征

HPS 是一种常染色体隐性遗传性疾病，以眼皮肤白化病、血小板功能障碍、多器官和网状内皮系统细胞溶酶体内蜡样色素-脂褐质聚积为特征。现已确认有 10 种不同的类型，HPS-1 型最严重，也是最常见的类型，50%～70% 患者可发展成肺纤维化。在美洲，HPS 在波多黎各最常见，患病率为 1:1 800。

HRCT/CT 上，发病早期和晚期可能会出现特异性表现。疾病早期最常见的表现为小叶间隔增厚、网状影、肺门周围纤维化、磨玻璃密度影。疾病晚期典型表现包括蜂窝、胸膜下囊腔、支气管周围增厚，以及牵拉性支气管扩张/细支气管扩张。HPS 可能与 IPF 表现相似，尽管后者通常下叶为著更明显。

结节性硬化

结节性硬化症（TSC）是一种多系统常染色体显性遗传性疾病，以大脑、皮肤、视网膜、肾脏、心脏和肺的多发错构瘤和良性和恶性肿瘤为特征。TSC 是仅次于 1 型神经纤维瘤病（NF1）的第二常见的斑痣性错构瘤病，由 TSC1 和 TSC2 基因突变所致。TSC 诊断有主要和次要标准，可根据这些标准来判断确诊的程度（明确、可能、可疑）。

HRCT/CT 上，肺部最常见的表现包括淋巴管平滑肌瘤病（LAM）和多发微结节性肺泡细胞增生（MMPH）。LAM 表现与不伴 TSC 患者相同，表现为双肺弥漫性薄壁囊腔，随时间推移，囊腔数量和大小可增加。MMPH 可区别 TSC 和 LAM，表现为多发非钙化的肺内微结节，可能实性或磨玻璃密度。潜在并发症包括气胸和乳糜性胸腔积液。其他受累器官包括心脏（心肌脂肪灶、横纹肌瘤），肾脏（血管平滑肌脂肪瘤、囊肿、肾细胞癌）和骨骼（囊样或成骨样病变、脊柱侧弯）。

神经纤维瘤病

NF1 是一种常染色体显性遗传性疾病，由人类 17 号染色体上负责产生神经纤维瘤蛋白的 NF1 基因发生突变所致。这是最常见的斑痣性错构瘤病，可伴发包括胸部在内的全身表现，典型特征为局限性（纤维神经瘤）或弥漫性（丛状神经纤维瘤）良性外周神经鞘瘤。NF1 患者中有 2%～16% 会出现周围神经鞘瘤恶变。

HRCT/CT 上,肺部可能表现为肺尖薄壁肺大疱、囊腔和肺纤维化(网状影、蜂窝和牵拉性支气管扩张/细支气管扩张)。肺内神经纤维瘤不常见,但其出现时可表现为边界清楚的肺结节或肿块。伴发表现包括肺外神经纤维瘤和胸部脊膜膨出。

肺泡微石症

肺泡微石症是一种罕见的常染色体隐性遗传性疾病,以 SLC34A2 基因突变所致的结节状磷酸钙在肺泡内沉积(也称微石或钙盐沉积)为特征。尽管大多数患者在疾病早期没有症状,但很多患者会进展为肺心病和呼吸衰竭。

HRCT/CT 上,特征性表现为大量致密、小的(<1mm)肺内微结节,即微结石。其他表现包括实变、磨玻璃密度影、小叶间隔增厚、支气管血管束增厚,以及囊腔。当多发钙化结节沿着小叶间隔分布时,可见到所谓的碎石路征。

α₁ 抗胰蛋白酶缺乏症

α_1 抗胰蛋白酶缺乏症(AATD)是由 SERPINA1 基因各种异常导致的一种遗传性疾病,如单点突变、嵌入和缺失。AATD 患者易出现肺和肝脏异常,伴有慢性阻塞性肺疾病(COPD)、肝硬化和恶性肿瘤如肝细胞癌的早发。其主要表现为早发型全小叶型肺气肿,1%~5%的 COPD 患者有 AATD。尽管极为罕见,但已有报道患有 AATD 的儿童出现肺气肿。

HRCT/CT 上,AATD 表现为全小叶型肺气肿伴肺密度均匀减低,累及整个次级肺小叶并表现为下叶为著。通常受累区域肺血管减少。

原发性免疫缺陷

原发性免疫缺陷(PID)是免疫系统的一个或几个部分的免疫功能下降、缺失或紊乱的遗传性疾病。这组 PID 包括超过 200 种不同的疾病和综合征,临床表现和并发症取决于缺陷类型。这些疾病主要可累及上呼吸道(如鼻窦炎和中耳炎)或下呼吸道[如肺炎、支气管炎、支气管扩张和间质性肺疾病(ILD)]。

HRCT/CT 上,可识别各种异常改变,并根据基础病因加以区别。肺炎是最常见的表现之一,可能表现为段或叶性实变、磨玻璃影或碎石路征。小气道受累表现为树芽征或支气管壁增厚。潜在并发症包括肺气囊、脓肿形成和肺出血。

慢性肉芽肿性疾病

慢性肉芽肿性疾病(CGD)是一种可增加人体对特定细菌和真菌感染的易感性的遗传性疾病。CGD 的具体机制是编码烟酰胺腺嘌呤二核苷酸磷酸氧化酶系统的基因缺陷所致的吞噬泡内杀灭微生物所需的氧自由基供应不足。X 连锁 CGD 占所有病例的 70%,常染色体隐性 CGD 占剩余 30%。肺部感染(肺炎和肺脓肿)是 CGD 最常见的并发症。

HRCT/CT 上,通常出现的影像表现与肺部感染相一致,最常见的表现包括实变和肺脓肿形成、反应性淋巴结肿大、肺结节、树芽征和纵隔脓肿。反复肺部感染患者可能出现伴发牵拉性支气管扩张和肺气肿的瘢痕。

儿童间质性肺疾病

儿童间质性肺疾病(chILD)指各种罕见肺部疾病,包括生长和发育异常和引起气体交换障碍的免疫疾病。当婴儿(<2 岁)出现弥漫性肺部疾病,常见的肺疾病病因已排除,下列 4 个标准中至少符合 3 个,应考虑为 chILD 综合征:①呼吸系统症状(如咳嗽);②呼吸系统体征(如三凹征或杵状指);③低氧血症;④胸部平片或 CT 上弥漫性异常。初步诊断应排除弥漫性肺部疾病较常见的病因,比如囊性纤维化、免疫缺陷综合征、先天性心脏病、支气管肺发育异常、肺部感染、原发性纤毛运动障碍(PCD)和反复误吸。

HRCT/CT 表现千差万别,视基础疾病而定。最常见的异常表现包括弥漫性磨玻璃密度影、小叶间隔增厚、肺囊腔、马赛克密度和空气潴留。

原发性纤毛运动障碍

原发性纤毛运动障碍(PCD)是一种常染色体隐性遗传性疾病,以纤毛超微结构异常所致的黏膜纤毛功能障碍和耳-鼻窦-肺疾病为特征。Kartagener 综合征包括内脏转位、鼻窦炎和/或鼻息肉、支气管扩张三联征,占 PCD 病例的 50%。功能性气道异常易造成反复肺部感染。

HRCT/CT 上,PCD 所致的支气管扩张易累及舌段和中叶。其他表现包括支气管壁增厚、黏液栓塞、小叶中央结节、树芽征和实变。可伴发内脏位置异常,可提供诊断线索。

囊性纤维化

囊性纤维化(CF)是常染色体隐性遗传性疾病,以氯离子转运功能障碍为特征,占成人支气管扩张的 25%。

HRCT/CT 上,支气管扩张是最常见的表现,趋于弥漫性,双肺上叶最严重。最早期表现为支气管壁增厚。病程早期也可表现为过度膨胀,最初可逆转,但最终成为永久不可逆。应注意的是 CT 异常与临床状况恶化较肺功能更相关。

（左）47 岁男性，家族性特发性肺纤维化患者，后前位胸片显示网状影 ➭，大部分位于胸膜下和肺基底部。（右）同一患者横轴位扫 CT 显示肺纤维化 ➭，以双肺牵拉性支气管扩张和细支气管扩张 ➭ 为特征，与散发的特发性肺纤维化难以区分。两者的区别不能仅靠影像表现，还应了解相关的个人和家族史。

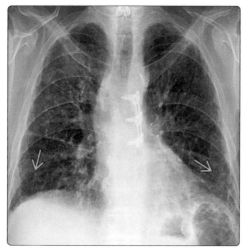
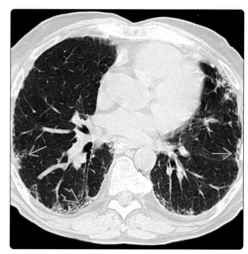

（左）41 岁女性，Birt-Hogg-Dubé 综合征患者，横轴位增强 CT 显示右肺多发性薄壁囊腔 ➭ 和右肺下叶亚叶性肺不张 ➭。（右）同一患者经腹部的横轴位增强 CT 显示右肾不均匀肿块 ➭，平均 CT 值 > 50HU。Birt-Hogg-Dubé 综合征患者发生肾恶性肿瘤，如肾细胞癌的风险增加。

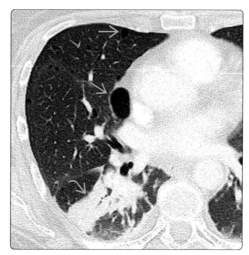
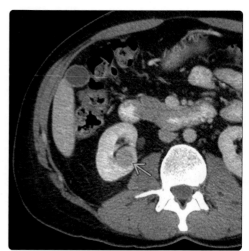

（左）重度 Hermansky-Pudlak 综合征患者，横轴位平扫 CT 显示双肺下叶磨玻璃密度影的背景下大量簇状薄壁囊腔。（右）同一患者冠状位平扫 CT 显示双肺下叶分布为著的囊腔。在疾病晚期，典型表现包括蜂窝、胸膜下囊腔、支气管血管束周围增厚和牵拉性支气管扩张或细支气管扩张。

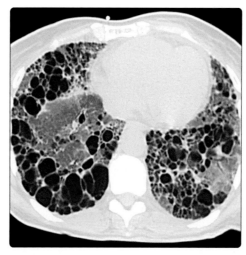
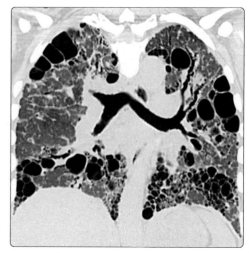

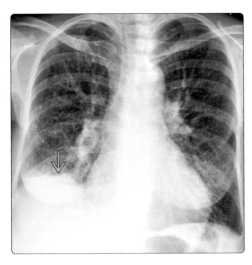

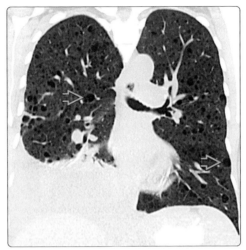

（左）结节性硬化症患者，后前位胸部平片显示双肺网状影和右侧少量胸腔积液➡。（右）同一患者，冠状位平扫CT显示全肺散在分布的大量薄壁囊腔➡，右侧少量至中等量的胸腔积液。淋巴管平滑肌瘤病患者最常见的肺部异常是弥漫性薄壁囊腔，且会随时间逐渐增多增大。

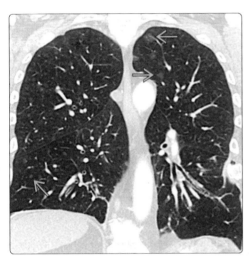

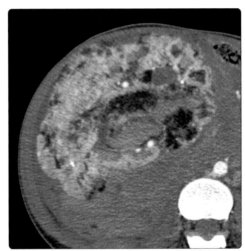

（左）结节性硬化症患者，冠状位增强CT显示双侧大量磨玻璃密度结节➡，与多发性微结节性肺泡细胞增生相一致。后者可区别结节性硬化症和淋巴管平滑肌瘤病，表现为肺部多发实性或磨玻璃密度结节。（右）同一患者的经腹部横轴位增强CT显示了起源并几乎占据整个右肾的多发血管平滑肌脂肪瘤。

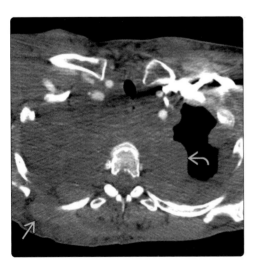

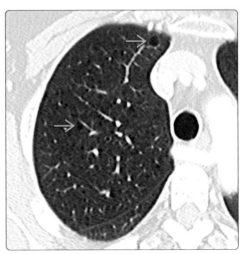

（左）1型神经纤维瘤病患者，上胸部横轴位增强CT显示起源于胸壁➡和纵隔➡的多发神经纤维瘤，占据双肺上叶。（右）1型神经纤维瘤病患者，横轴位增强CT显示右肺大量薄壁囊腔➡。其他肺部异常包括肺尖肺大疱和囊腔和肺纤维化表现。

（左）肺泡微石症患者，横轴位增强 CT 显示双肺外周大量微结节➡️。
（右）同一患者横轴位增强 CT（骨窗）显示许多肺内微结节出现钙化。这是肺泡微石症的非典型表现并类似弥漫性肺骨化症。

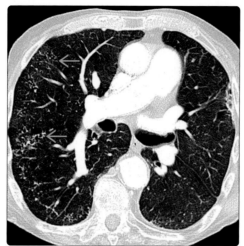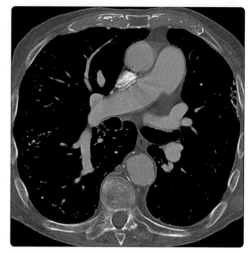

（左）α₁ 抗胰蛋白酶缺乏患者，后前位胸部平片显示双肺过度膨胀和气肿，以下肺野➡️最明显。
（右）同一患者冠状位增强 CT 显示以下叶为著的全小叶型肺气肿，以肺密度减低和其内肺血管减少➡️为特征。患者易患早发型慢性阻塞性肺疾病（COPD）、肝硬化和肝细胞癌。

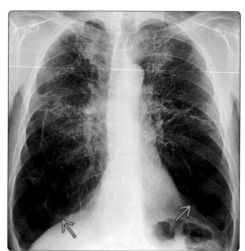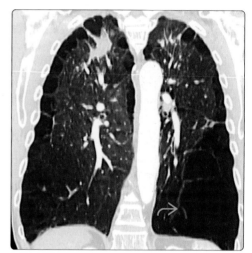

（左）后前位胸部平片显示右位心➡️和内脏转位以及双侧下肺野气腔影等其他特征。（右）同一患者横轴位平扫 CT 显示广泛的双肺基底部支气管扩张➡️，以及支气管血管周围影、实变➡️和右位心➡️。这些表现与原发性纤毛运动障碍相一致，患者为 Kartagener 综合征。

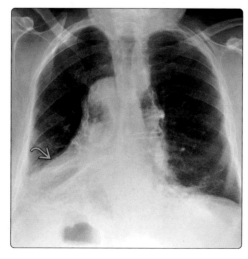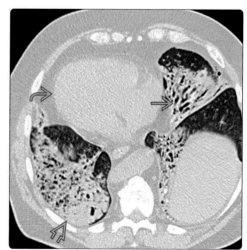

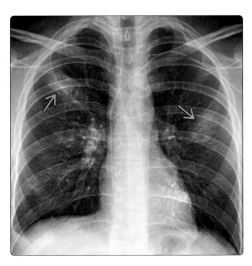

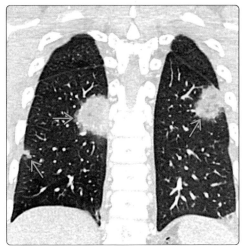

（左）19岁男性，慢性肉芽肿性疾病患者，后前位胸部平片显示双肺多发实变➡和右侧少量胸腔积液。（右）同一患者冠状位平扫CT显示边界不规则的结节状和肿块样实变➡。肺部感染的影像表现最常见，包括实变、肺结节、树芽征和反应性淋巴结肿大，以及并发症如肺或纵隔脓肿。

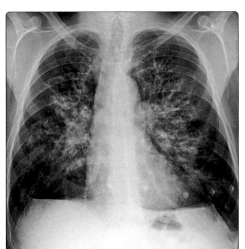

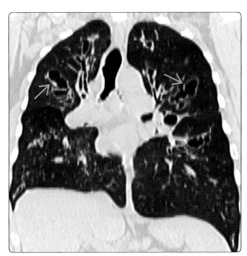

（左）囊性纤维化患者，后前位胸部平片显示以上、中肺野为著的中央支气管扩张。也可见双侧支气管壁增厚。（右）同一患者冠状位平扫CT显示肺上叶显著的支气管扩张➡，而下叶程度较轻。这种支气管扩张的分布是囊性纤维化的特征。

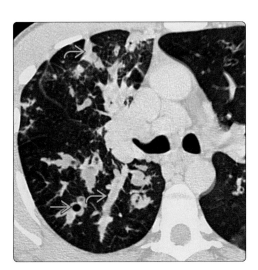

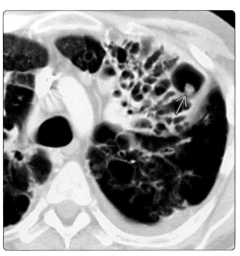

（左）囊性纤维化患者，横轴位平扫CT显示右肺多发支气管扩张➡，伴有广泛的腔内黏液栓塞➡。（右）囊性纤维化患者，横轴位增强CT显示左肺上叶前段严重支气管扩张。上叶扩张的支气管腔内重力区的结节影➡，代表腐生的真菌定植（霉菌球）。

要 点

术语

- 家族性特发性肺纤维化（FIPF）
  - ≥2 位直系亲属（父母、兄弟姐妹或子孙）受累时，则应怀疑此病
  - 临床特征和特发性肺纤维化（IPF）相同+HRCT 或组织学表现与寻常性间质性肺炎（UIP）相同

影像

- CT
  - UIP 的特征性表现
    - 肺尖到基底逐渐加重（即下叶为著）
    - 胸膜下网状影（>90%）
    - 牵拉性支气管扩张（>80%）
    - 胸膜下蜂窝（30%）
  - 肺门和纵隔淋巴结肿大
  - 不建议 FIPF 患者的家庭成员进行 HRCT 筛查

主要鉴别诊断

- 特发性肺纤维化

- Hermansky-Pudlak 综合征

病理

- 外显率不一的常染色体显性遗传
- 基因检测可用于/推荐用于端粒酶基因或表面活性蛋白基因
- 伴有广泛蜂窝改变的 UIP 的组织学特征

临床

- 临床症状：劳力性呼吸困难（85%），咳嗽（70%）
- 临床、放射学或病理特征与非家族性 IPF 相比，没有明显的差别
- 预后不良：中位生存期<3 年

诊断备忘

- 具有 UIP 的纤维化表现和已知家族成员有间质肺纤维化的患者考虑 FIPF

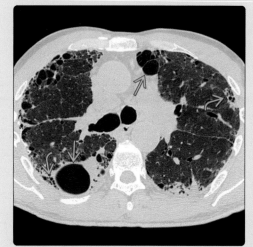
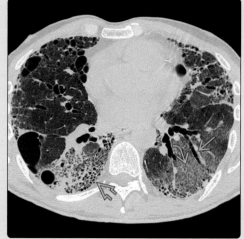

（左）57 岁男性（兄弟1），家族性特发性肺纤维化患者，横轴位 HRCT 显示双侧胸膜下囊腔➡、蜂窝➡和胸膜下散在斑片影，下肺分布为著。（右）同一患者横轴位 HRCT 显示基底部为著的多发囊腔、胸膜下蜂窝➡、牵拉性支气管扩张➡和磨玻璃密度影。≥2 位直系亲属受累时应怀疑 FIPF。

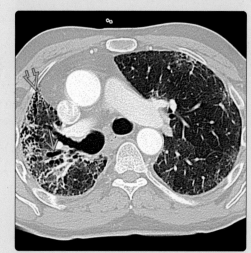
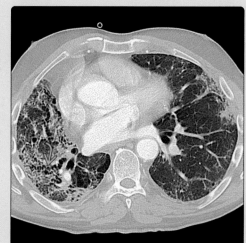

（左）55 岁男性（兄弟2），家族性特发性肺纤维化患者，横轴位 HRCT 显示广泛的肺纤维化，以胸膜下蜂窝➡和牵拉性支气管扩张➡为特征。注意右肺更严重的病变导致容积缩小。（右）同一患者横轴位增强 CT 显示非对称性间质纤维化，以牵拉性支气管扩张➡为特征，右侧较显著。该病与大量的基因变异相关。

术语

缩略词

- 特发性肺纤维化(IPF)
- 家族性特发性肺纤维化(FIPF)
- 寻常性间质性肺炎(UIP)

同义词

- 家族性肺纤维化

定义

- FIPF 是 IPF 的亚型
- 没有被广泛接受的定义
  - ≥2 位直系亲属(父母、兄弟姐妹或子孙)患 IPF
  - 临床特征与特发性肺纤维化(IPF)相同+HRCT 或组织学表现与寻常性间质性肺炎(UIP)相同

影像

CT 表现

- UIP 的特征性表现
  - 肺尖到基底部逐渐加重(即下叶为著)
  - 胸膜下网状影(>90%)
  - 牵拉性支气管扩张(>80%)
  - 胸膜下蜂窝(30%)
- 肺门和纵隔淋巴结肿大
- 不建议 FIPF 患者的家庭成员进行 HRCT 筛查

成像推荐

- 最佳成像工具
  - HRCT

鉴别诊断

特发性肺纤维化

- 散发或非家族性 IPF
- 影像表现相同

Hermansky-Pudlak 综合征

- 眼皮肤白化病、血小板功能障碍、肺纤维化、肉芽肿性结肠炎
- 青年期(20~40 岁)肺纤维化

病理

总体特征

- 外显率不一的常染色体显性遗传
- 可能是基因和环境因素的相互作用所致(如吸烟、金属粉尘接触、胃食管反流病)
- 已描述的基因突变
  - 常见:10 位点(3q26,4q22,5p15,6p24,7p22,10q24,11p15,13q34,15q14-15 及 19q13)
  - 罕见:9 种基因[*TERT，TERC*(hTR)，*DKC1，TINF2，RTEL1* 和 *PARN，SFTPC，SFTPA2*，以及 *ABCA3*]
- 基因测试的作用尚不确定,但可以用于端粒酶基因测试[*TERT，TERC*(hTR)，*DKC1，TINF2，RTEL1* 和 *PARN*]或表面活性蛋白基因(*SFTPC，SFTPA2，ABCA3*)

镜下特征

- 伴有广泛蜂窝状改变的 UIP 的组织学特征
- 在 UIP 背景下重叠有弥漫性肺泡损伤已有描述

临床

临床表现

- 最常见的体征/症状
  - 除了 FIPF 诊断年龄更年轻之外,FIPF 与散发性 IPF 几乎难以区别
  - ≥2 位直系亲属受累时,应怀疑此病
  - 临床、放射学或病理特征与散发性 IPF 相比,没有明显差别
- 其他体征/症状
  - 劳力性呼吸困难(85%)
  - 咳嗽(70%)
  - 基底部啰音(>90%)
  - 杵状指(30%)
  - 肺癌(约 10%)

人口统计学

- FIPF 占所有 UIP 的 3%~5%;可能高达 20%
- 女性稍多
- 较 IPF 年轻
  - 根据"遗传预测":逐代发病时发病年龄更早或病情更严重
- 受累患者中现吸烟者或既往吸烟者所占比例较高

自然病程和预后

- 预后不良
  - FIPF 和 IPF 预后相似
  - 中位生存期<3 年
- 受累家庭成员总数与早期死亡风险增加相关
  - 每增加一个受累的家庭成员的危险比为 1.4
- 高达 10%的 IPF 患者最终都与特发性间质性肺炎密切相关

治疗

- 没有有效的治疗方法
- 对于散发性 IPF,通常需行肺移植

诊断备忘

考虑

- 具有 UIP 的纤维化表现和已知家族成员有间质肺纤维化的患者考虑 FIPF

部分参考文献

1. Kropski JA et al: Genetic evaluation and testing of patients and families with idiopathic pulmonary fibrosis. Am J Respir Crit Care Med. ePub, 2016
2. Ravaglia C et al: Features and outcome of familial idiopathic pulmonary fibrosis. Sarcoidosis Vasc Diffuse Lung Dis. 31(1):28-36, 2014
3. Talbert JL et al: Familial Interstitial Pneumonia (FIP). Clin Pulm Med. 21(3):120-127, 2014
4. Rosas IO et al: Early interstitial lung disease in familial pulmonary fibrosis. Am J Respir Crit Care Med. 176(7):698-705, 2007
5. Lee HL et al: Familial idiopathic pulmonary fibrosis: clinical features and outcome. Chest. 127(6):2034-41, 2005

要 点

术语

- 以肺囊腔(气胸)、肾和皮肤病变三联征为特征的罕见的遗传性疾病

影像

- 平片
  - 可正常,肺囊腔通常不可见
  - 可能出现气胸(高达 38% 病例)
- CT/HRCT
  - 双肺基底部为著的肺囊腔(高达 89% 病例)
    - 圆形、卵圆形或豆状囊腔
    - 薄壁囊腔;可能为分叶状和/或多分隔
    - 囊腔可毗邻胸膜、小叶间隔和血管
  - 气胸
    - 既往有治疗气胸行肺切除术和胸膜固定术的表现

主要鉴别诊断

- 淋巴管平滑肌瘤病
- 肺朗格汉斯细胞组织细胞增生症
- 淋巴细胞间质性肺炎
- 耶氏肺孢子菌肺炎

临床

- 罕见疾病;常染色体显性遗传
- 通常无症状,偶然诊断
- 与自发性气胸相关的胸痛和呼吸困难
- 肺部严重受累时可出现慢性咳嗽和呼吸困难
- 通常肺功能正常

诊断备忘

- 年轻患者出现自发性气胸(或气胸家族史)、皮肤和肾病变时应考虑 Birt-Hogg-Dubé 综合征

(左)68 岁男性,Birt-Hogg-Dubé 综合征患者,横轴位增强 CT 显示双侧多发薄壁肺囊腔。其中一个囊腔呈豆状形态➡,另一个囊腔与肺血管关系密切➡。(右)同一患者冠状位增强 CT 显示囊腔以双肺基底部为著,呈豆状➡,与胸膜面➡关系密切。邻近肺实质正常,囊腔不伴发肺结节。

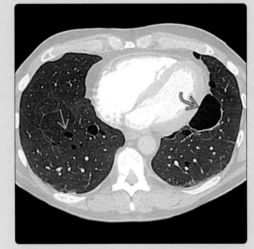
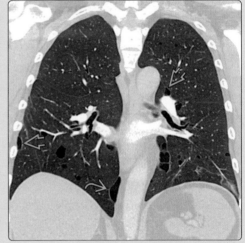

(左)46 岁男性,Birt-Hogg-Dubé 综合征伴自发性气胸➡患者,横轴位平扫 CT 显示豆状➡和分隔状➡肺囊腔,与胸膜面关系密切。(右)33 岁女性,Birt-Hogg-Dubé 综合征患者,横轴位增强 CT 显示左肺上叶卵圆形薄壁肺囊腔。注意一个特征表现为小血管➡伸入到囊腔内。患者出现胸痛,与自发性纵隔气肿➡相关。

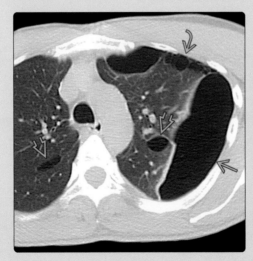
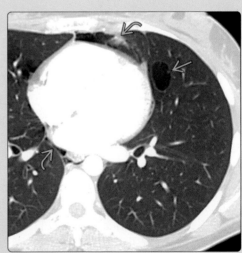

术语

定义
- 以肺囊腔(常伴发气胸)、肾和皮肤病变三联征为特征的罕见遗传性疾病

影像

总体特征
- 最佳诊断线索
  - 双肺基底部为著的毗邻胸膜、间隔和肺血管的豆状囊腔

平片表现
- 平片
  - 可能正常,肺囊腔通常不可见
  - 可能出现气胸(反复性)

CT 表现
- 双肺基底部为著的肺囊腔(高达 89%病例)
  - 圆形、卵圆形或豆状囊腔
  - 薄壁囊腔
    - 数量、大小不一,可能>2cm
    - 形态:分叶状和/或多分隔
    - 下叶和胸膜下为著
    - 毗邻或包绕部分肺血管
    - 毗邻胸膜和小叶间隔
- 气胸(高达 38%病例)
  - 既往有治疗气胸行肺切除术和胸膜固定术的表现
- 纵隔气肿

成像推荐
- 最佳成像工具
  - HRCT 可评估和显示肺囊腔特征
  - 腹部影像可检测和显示肾脏病变的特征

鉴别诊断

淋巴管平滑肌瘤病
- 育龄期女性,症状进展
- 弥漫性肺囊腔、乳糜胸、气胸、淋巴结肿大和肾血管平滑肌脂肪瘤

肺朗格汉斯细胞组织细胞增生症
- 吸烟相关性疾病
- 上肺区域为著的不规则形/怪异形状的囊腔±小星状结节

淋巴细胞间质性肺炎
- 干燥综合征病史
- 肺囊腔、磨玻璃密度影、小叶中央结节

轻链沉积病
- 淋巴组织增生或自身免疫性疾病
- 系统性免疫球蛋白轻链沉积
- 血管走行于囊壁内的弥漫性肺囊腔及肺结节

病理

总体特征
- 染色体 17p11.2(*FLCN*)基因缺陷;该基因编码卵泡滤泡激素(肿瘤抑制蛋白)
  - 假设金属蛋白酶过表达可造成肺泡壁破裂和囊腔形成
- 诊断标准(1 个主要,2 个次要)
  - 主要:≥5 个成人出现的纤维毛囊瘤(至少 1 个组织学确诊),*FLCN* 突变
  - 次要:双肺基底部肺囊腔±气胸,发病早(≤50岁),多发/双侧肾细胞癌,第一代亲属有 Birt-Hogg-Dubé 综合征

大体病理和外科特征
- 肺囊腔
  - 豆状、胸膜下,<30%肺受累
- 肾病变
  - 双侧多发肾癌、肾囊肿,偶见血管平滑肌脂肪瘤
- 皮肤病变
  - 纤维毛囊瘤(毛囊错构瘤)、毛盘瘤、皮赘
  - 其他皮肤病变包括基底细胞癌和鳞状细胞癌
- 其他器官
  - 许多器官良性和恶性病变,包括:甲状腺、甲状旁腺、腮腺、乳腺、结肠和外周神经

镜下特征
- 内衬肺泡上皮细胞的肺囊腔,毗邻间隔、血管和/或胸膜;小的肺静脉可以伸入囊腔内

临床

临床表现
- 最常见体征/症状
  - 通常无症状;偶然发现
  - 与自发性气胸相关的胸痛和呼吸困难
  - 肺部严重受累时可出现慢性咳嗽和呼吸困难
- 其他体征/症状
  - 通常肺功能正常

人口统计学
- 罕见疾病,常染色体显性遗传
- 报道约 200 个家庭受累

诊断备忘

考虑
- 年轻患者出现自发性气胸(或气胸家族史)、皮肤和肾病变时应考虑 Birt-Hogg-Dubé 综合征

部分参考文献

1. Dal Sasso AA et al: Birt-Hogg-Dubé syndrome. State-of-the-art review with emphasis on pulmonary involvement. Respir Med. 109(3):289-96, 2015
2. Tobino K et al: Characteristics of pulmonary cysts in Birt-Hogg-Dubé syndrome: thin-section CT findings of the chest in 12 patients. Eur J Radiol. 77(3):403-9, 2011

要 点

术语

- Hermansky-Pudlak 综合征(HPS)
- 以眼皮肤白化病、血小板功能障碍、肺纤维化、肉芽肿性结肠炎为特征的常染色体隐性遗传性疾病

影像

- 平片
  - 可能正常
  - 网状/网状结节状影,间质阴影、肺门周围纤维化
  - 累及上、中、下肺野
  - 非对称性累及
  - 胸膜增厚
- CT
  - 早期:磨玻璃密度影、小叶间隔增厚、网状影、肺门周围纤维化
  - 晚期:胸膜下囊腔、支气管周围增厚、牵拉性支气管扩张/细支气管扩张、蜂窝

主要鉴别诊断

- 特发性肺纤维化、非特异性间质性肺炎、胶原血管病相关的间质性肺病、家族性特发性肺纤维化

病理

- 视网膜和皮肤黑色素小体内的黑色素在细胞内转运障碍:眼皮肤白化病
- 多个器官和网状内皮系统蜡样色素-脂褐素聚积:肺纤维化、肉芽肿性结肠炎、肾衰竭和心肌病

临床

- 50%~70%受累患者出现肺纤维化
- 波多黎各患病率:1:1 800

诊断备忘

- 患有白化病和间质性肺疾病的年轻患者考虑 HPS

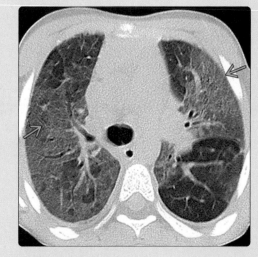
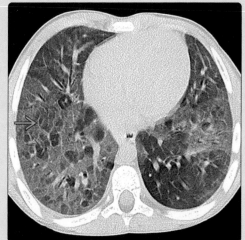

(左) 8 岁男孩,Hermansky-Pudlak 综合征患者,出现白化病、水平型眼球震颤、先天性中性粒细胞减少、血小板功能障碍,横轴位平扫 CT 显示在网状影背景下的双侧磨玻璃密度影➡。运动伪影可能与呼吸困难有关。
(右) 同一患者横轴位平扫 CT 显示磨玻璃密度影、小叶间隔增厚➡和马赛克密度。磨玻璃密度影、小叶间隔增厚在疾病早期常见。

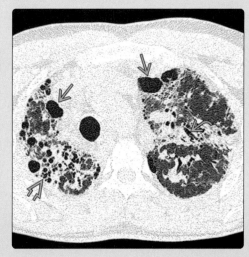
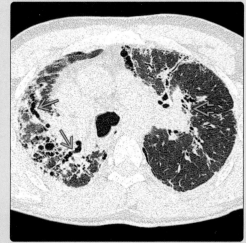

(左) 43 岁男性,Hermansky-Pudlak 综合征和眼皮肤白化病、眼球震颤、慢性进行性呼吸困难患者,横轴位 HRCT 显示双肺上叶晚期肺纤维化,以结构扭曲、胸膜下囊腔➡、蜂窝➡和牵拉性支气管扩张➡为特征。
(右) 同一患者横轴位 HRCT 显示广泛的非对称性肺门周围肺纤维化,伴有结构扭曲➡和牵拉性支气管扩张➡,典型的疾病晚期表现。

术语

缩略词
- Hermansky-Pudlak 综合征

定义
- 常染色体隐性遗传疾病,特征为
  ○ 眼皮肤白化病(即皮肤、头发和眼睛色素沉着不足)
  ○ 血小板功能障碍(导致出血时间延长和容易擦伤)
  ○ 肺纤维化
  ○ 肉芽肿性结肠炎

影像

平片表现
- 就诊时胸部平片可能表现正常
- 网状/网状结节状影
- 间质阴影,肺门周围纤维化
- 上、中和下肺野均可累及,常累及上叶,尤其是疾病晚期
- 非对称性肺部累及
- 胸膜增厚

CT 表现
- 疾病早期
  ○ 磨玻璃密度影、小叶间隔增厚、网状影、肺门周围纤维化
- 疾病晚期
  ○ 胸膜下囊腔、支气管周围增厚、牵拉性支气管扩张/细支气管扩张
  ○ 蜂窝(比在寻常性间质性肺炎中少)

鉴别诊断

特发性肺纤维化
- 患者年龄常>50 岁
- 下叶胸膜下纤维化、网状影和蜂窝

非特异性间质性肺炎
- 双侧对称性磨玻璃密度影和网状影
- 蜂窝少见

胶原血管病相关的间质性肺病
- 自身免疫性疾病病史
- 寻常性间质性肺炎和非特异性间质性肺炎表现

家族性特发性肺纤维化
- ≥2 位家庭成员受累
- 通常表现为寻常性间质性肺炎表现

病理

总体特征
- 常染色体隐性遗传疾病;已描述 10 种类型 HPS
- 视网膜和皮肤黑色素小体内的黑色素在细胞内转运障碍:眼皮肤白化病

- 血小板致密体形成受损:出血性疾病
- 多个器官和网状内皮系统蜡样色素-脂褐素聚积:肺纤维化、肉芽肿性结肠炎、肾衰竭和心肌病

镜下特征
- 肺泡间隔和支气管周围纤维化是由于肺泡巨噬细胞内蜡样色素-脂褐素沉积所致
- Ⅱ型肺泡上皮细胞:泡沫样肿胀和变性,脱落进入肺泡腔内
- 表面活性物质异常堆积
- 寻常性间质性肺炎样间质性肺炎伴有重度肺纤维化和蜂窝状改变

临床

临床表现
- 最常见的体征/症状
  ○ 眼皮肤白化病
- 其他体征/症状
  ○ 出血性体质、鼻出血、黑便和易擦伤
  ○ 50%~70% HPS 患者可出现肺纤维化
    − 女性;30~40 岁
    − 与 HPS-1、HPS-2 和 HPS-4 变异有关
    − 非特异性呼吸道症状

人口统计学
- 全球患病率:(1:50 万)~(1:100 万)
- 在北美,大多 HPS 患者来自波多黎各
  ○ 波多黎各患病率:1:1 800,每 6 位白化患者中有 5 位
- 肺纤维化最常见于女性
- 据报道其他国家和所有种族、民族的散发病例中没有性别差异

自然病程和预后
- 20~40 岁患者肺纤维化
- 大多数 HPS-1 型患者死于肺纤维化并发症
- 死于肉芽肿性结肠炎并发症

治疗
- 辅助供氧
- 避免吸烟和其他刺激物
- 肺移植是唯一有效的治疗方法
- 部分患者使用吡非尼酮(抗生素)可能有助于减慢纤维化进展

诊断备忘

考虑
- 患有白化病和间质性肺疾病的年轻患者考虑 HPS

部分参考文献

1. El-Chemaly S et al: Hermansky-Pudlak syndrome. Clin Chest Med. 37(3):505-11, 2016
2. Vicary GW et al: Pulmonary fibrosis in Hermansky-Pudlak syndrome. Ann Am Thorac Soc. 13(10):1839-1846, 2016

要 点

术语

- 结节性硬化症(TSC)
- 淋巴管平滑肌瘤病(LAM)
- 多发微结节肺泡细胞增生(MMPH)
- TSC:罕见的多系统性常染色体显性遗传性神经皮肤疾病,以多发性错构瘤、良性和恶性肿瘤为特征
- 肺部受累可为 LAM 和/或 MMPH

影像

- CT
  - LAM
    - 双肺弥漫性薄壁囊腔
    - 气胸
    - 胸腔积液(乳糜胸)
  - MMPH:非钙化结节,1~3mm
  - 心肌脂肪灶、横纹肌瘤
  - 肾血管平滑肌脂肪瘤、肾囊肿、肾细胞癌

主要鉴别诊断

- 肺朗格汉斯细胞组织细胞增生症
- Birt-Hogg-Dubé 综合征
- 淋巴细胞间质性肺炎
- 轻链沉积病

病理

- TSC:常染色体显性遗传
- LAM:肿瘤样平滑肌(LAM)细胞增生
- MMPH:Ⅱ型肺泡上皮细胞沿着肺泡间隔呈多中心、边界清楚的结节状生长
- 肺膨胀,弥漫分布的肺囊腔

临床

- 可能无症状;咳嗽、呼吸困难、咯血

诊断备忘

- 伴有皮肤病变、神经系统症状和囊性肺疾病的患者考虑 TSC-LAM

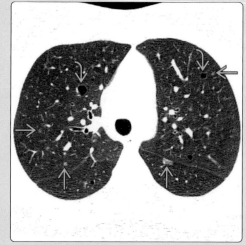
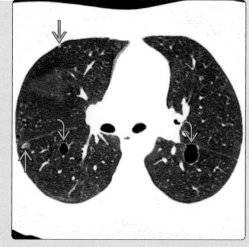

(左)36 岁女性,结节性硬化症患者,横轴位平扫CT 显示肺内多发小结节➡,与多发微结节肺泡细胞增生相符;以及淋巴管平滑肌瘤病(LAM)的表现,特征为薄壁肺囊腔⇨。(右)同一患者横轴位平扫CT 显示大量肺内小结节➡,可能与多发微结节肺泡细胞增生相关;以及代表 LAM 的小的薄壁肺囊腔⇨。

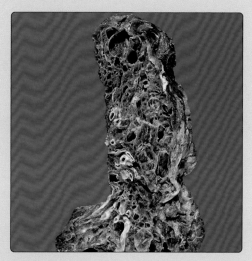
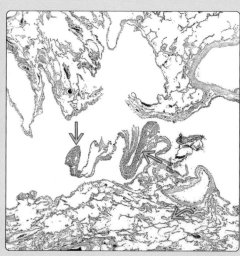

(左)结节性硬化症和晚期淋巴血管平滑肌瘤病行肺移植术患者,肺部切面的大体图片显示正常肺组织完全被大小不等的多发薄壁肺囊腔取代。(右)同一患者低倍镜(HE 染色)下显示部分肺囊腔塌陷和被正常不受累肺实质▱包绕的多区域平滑肌细胞增生➡。

结节性硬化

术语

缩略词

- 结节性硬化症(TSC)
- 淋巴管平滑肌瘤病(LAM)
- 多发微结节肺泡细胞增生(MMPH)

同义词

- Bourneville 病、Bourneville-Pringle 病

定义

- 罕见的多系统性常染色体显性遗传性神经皮肤疾病,以多发性错构瘤及良性和恶性肿瘤为特征
  ○ 通常累及脑、皮肤、视网膜、肾脏、心脏和肺
  ○ 面部纤维血管瘤、癫痫、智力迟钝为典型三联征(Vogt 三联征)
  ○ 肺受累:LAM 和/或 MMPH
  ○ TSC-LAM 比散发性 LAM(S-LAM)常见 5~10 倍
- TSC 是第二常见的斑痣性错构瘤病,仅次于 1 型神经纤维瘤病

影像

平片表现

- 肺容积增加
- 弥漫性细网状影
- 继发自发性气胸
- 单侧或双侧胸腔积液
  ○ 2/3 是乳糜性(乳糜胸)

CT 表现

- LAM
  ○ 囊腔
    - 弥漫性(累及全肺),双侧
    - 薄壁
    - 大小相对一致
    - 病变之间的肺组织正常
    - 随着时间推移,囊腔增大增多
  ○ 气胸
  ○ 胸腔积液:水样密度甚至乳糜性
  ○ 罕见:纵隔和胸导管受累;肺动脉瘤
- MMPH
  ○ 肺内非钙化结节;实性或磨玻璃密度
    - 多发,大小为 2~10mm
    - 随机分布;可呈粟粒状
- 心脏
  ○ 心肌脂肪灶;CT 上为脂肪密度
  ○ 横纹肌瘤:单发或多发心肌结节
- 肾脏
  ○ 血管平滑肌脂肪瘤
    - 通常较大,多发,双侧
    - 密度不均匀,内部可见脂肪(CT 值<-20HU)
    - 动脉瘤形成
  ○ 肾囊肿,多囊肾;常累及青少年
  ○ 肾细胞癌(2%~4%的 TSC)
    - 透明细胞癌是最常见的亚型
      □ 增强 CT 表现为富血供
      □ 可出现囊变和钙化
- 骨质表现:囊样病变、成骨病变、脊椎侧弯

成像推荐

- 最佳成像工具
  ○ HRCT 是显示 LAM 和/或 MMPH 特征的理想检查方法
  ○ TSC 患者的欧洲呼吸协会指南
    - 建议所有女性在 18 岁进行 HRCT 检查
    - 如果正常,30~40 岁时行 HRCT 随访
    - 任何年龄出现不明原因的呼吸系统症状时行 HRCT 检查

鉴别诊断

肺朗格汉斯细胞组织细胞增生症

- 男=女;吸烟者
- 上肺野受累为著
  ○ 肺基底部近肋膈角处不受累
- 小囊腔,形状不规则,结节状囊壁
- 不规则肺内小结节(≤10mm)

Birt-Hogg-Dubé 综合征

- 罕见的常染色体显性遗传性皮肤病,伴有肺囊腔、肾和皮肤病变
- 肺囊腔±继发自发性气胸
  ○ 囊腔毗邻胸膜、间隔和血管
- 肾肿瘤(例如,肾嫌色细胞癌、肾嗜酸性粒细胞瘤、混合型嫌色-嗜酸性粒细胞瘤、透明细胞癌、肾乳头状癌、肾血管平滑肌脂肪瘤)
- 皮肤错构瘤(例如,纤维毛囊瘤、毛盘瘤、皮赘)

淋巴细胞间质性肺炎

- 成年女性;50~60 岁
- 免疫抑制、干燥综合征
- 几个大的囊腔、磨玻璃密度影,边界不清的结节

轻链沉积病

- 与淋巴组织增生疾病相关
- 轻链沉积于肺泡壁、小气道和血管
- 大小不一的弥漫性肺囊腔

病理

总体特征

- LAM 可能是散发性(S-LAM)或遗传性和伴发 TSC(TSC-LAM)
  ○ TSC
    - 80%由新生突变所致
    - 20%由遗传突变所致
- TSC:常染色体显性遗传
  ○ 突变
    - TSC1 基因位于染色体 9q34,编码错构瘤蛋白
    - TSC2 基因位于染色体 16p13.3,编码马铃薯球蛋白
    - 高达 25%的 TSC 患者不能通过基因测试明确基因突变(临床诊断标准的值)

- ○ TSC-LAM：在 *TSC1* 或 *TSC2* 出现一个生殖系突变和一个获得性突变
  - ○ S-LAM：通常 *TSC2* 出现两个获得性突变

大体病理和外科特征

- 肺膨胀：弥漫分布的肺囊腔
- 胸部、腹部和盆腔淋巴结肿大
- 胸导管和淋巴管扩张
- 淋巴管平滑肌瘤：乳糜填充的包裹性肿块

镜下特征

- LAM
  - ○ 围绕细支气管、肺泡壁、淋巴管、血管和囊壁周围肿瘤样平滑肌（LAM）细胞增生
  - ○ 对 α-平滑肌细胞肌动蛋白、结蛋白、波形蛋白和人类黑色素（HMB-45）的免疫应答
- MMPH
  - ○ Ⅱ型肺泡上皮细胞沿着肺泡间隔呈多中心、边界清楚的结节状生长
    - HMB-45 免疫组织化学染色缺失
    - 见于 TSC 和 TSC-LAM

临床

临床表现

- 最常见体征/症状
  - ○ LAM
    - 可无症状；偶然发现或筛查时发现
    - 咳嗽、呼吸困难、咯血
    - 自发性气胸引起胸痛，TSC-LAM 比 S-LAM 出现频率更高
    - 与胸腔积液（乳糜胸）相关的症状；高达 39% 患者在患病期间可出现
    - 肺功能检测：气道阻塞；限制型功能障碍少见
      □ TSC-LAM 的肺功能好于 S-LAM
  - ○ MMPH：无症状、隐匿性和无进展
- 其他体征/症状
  - ○ 皮肤病变（大多数患者可见）：色素脱失斑、纤维血管瘤、鲨皮斑和前额斑、爪状纤维瘤
  - ○ 肾血管平滑肌脂肪瘤（70%~80% 的 TSC 患者）
    - 受累患者比 S-LAM 患者更年轻
    - 有增大趋势并需手术
      □ 预示破裂：肿瘤>4cm，动脉瘤≥5mm
    - 可触及肿块、腹痛、血尿、贫血
  - ○ 心脏横纹肌瘤和心肌脂肪灶：通常无症状；心律失常和心衰罕见
    - 约 75% 在 1 岁前发病
  - ○ 神经系统表现：癫痫发作，认知障碍

人口统计学

- 发病率：1∶5 000~1∶10 000 新生儿
  - ○ 95%外显率
- TSC-LAM 患病率：1%~3% TSC 女性患者（但可高达 35%）；TSC 男性患者也有报道
- 诊断时平均年龄：35 岁
  - ○ TSC-LAM 风险每年增加约 8%

- 男性 TSC-LAM（30%）
- >40%的 TSC 患者和约 80%的 TSC-LAM 患者可出现 MMPH
- 1/3 的 TSC 患者同时存在 LAM 和 MMPH

诊断

- 发现脑皮质结节、视网膜异常、心脏横纹肌瘤、LAM 和肾血管平滑肌脂肪瘤可允许 TSC 的假设诊断，尤其在有皮肤病变的患者中
- 诊断标准：至少 2 个主要标准或 1 个主要和 2 个次要标准
  - ○ 主要标准：色素脱失斑、面部纤维血管瘤、爪状纤维瘤、鲨皮斑、视网膜错构瘤、脑皮质结节、室管膜下结节、室管膜下巨细胞星形细胞瘤、心脏横纹肌瘤、LAM 和肾血管平滑肌脂肪瘤
  - ○ 次要标准：Confetti（碎纸屑）样皮肤病变、牙釉质凹陷、口腔纤维瘤、视网膜无色性斑块、多发性肾囊肿、非肾性错构瘤、脑白质放射状移行束

自然病程和预后

- 预后
  - ○ 预后不良；45%的患者在 35 岁前死亡
  - ○ 进行性气流阻塞和呼吸衰竭
    - 多数 TSC-LAM 患者最终出现呼吸系统症状（63%），12.5%死于 LAM

治疗

- 气胸
  - ○ 引流、胸膜固定术、胸膜切除术；可使肺移植复杂化
- 乳糜胸
  - ○ 胸导管结扎，胸膜肺静脉分流
- 避免使用雌激素
- 西罗莫司或依维莫司（mTOR 抑制剂）防止 LAM 细胞增生
  - ○ 可减小室管膜下巨细胞星形细胞瘤体积
  - ○ 可改善面部血管纤维瘤
  - ○ 可帮助控制血管平滑肌脂肪瘤生长
- 抗雌激素治疗，激素抑制可有效改善疾病的自然病程没有结论性证据
- 肺移植
  - ○ 疾病晚期的最佳治疗方法
  - ○ 在移植肺有疾病复发报道

诊断备忘

考虑

- 伴有皮肤病变、神经系统症状和囊性肺疾病患者考虑 TSC-LAM

部分参考文献

1. Johnson SR et al: Lymphangioleiomyomatosis. Clin Chest Med. 37(3):389-403, 2016
2. von Ranke FM et al: Tuberous sclerosis complex: state-of-the-art review with a focus on pulmonary involvement. Lung. 193(5):619-27, 2015
3. Cudzilo CJ et al: Lymphangioleiomyomatosis screening in women with tuberous sclerosis. Chest. 144(2):578-85, 2013

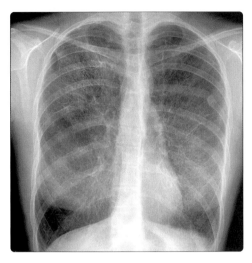

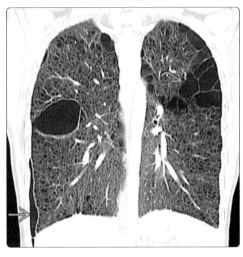

(左)27岁女性,结节性硬化症和淋巴管平滑肌瘤病患者,后前位胸部平片显示双肺容积增加和弥漫网状影。(右)同一患者冠状位增强CT显示广泛的双侧弥漫性、大小不一的薄壁肺囊腔➡️。注意伴发的右侧少量继发自发性气胸➡️和脏层胸膜增厚。气胸是淋巴管平滑肌瘤病一种常见并发症。

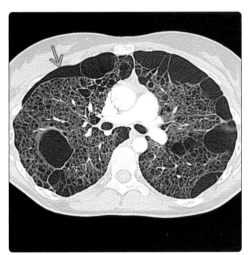

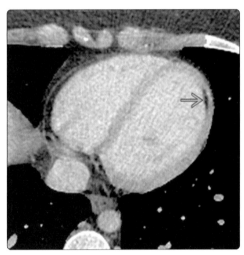

(左)同一患者横轴位增强CT显示肺实质几乎完全被多发薄壁囊腔所取代。注意右侧少量气胸➡️。(右)结节性硬化症患者,横轴位增强CT显示在左心室心肌含脂肪病变或心肌脂肪灶➡️。心脏含脂肪病变在近1/3的结节性硬化症患者中已有描述,可能同时伴有横纹肌瘤。

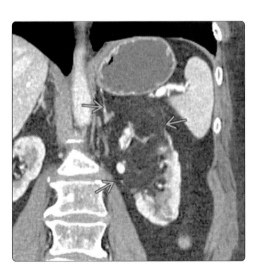

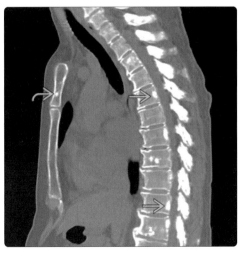

(左)结节性硬化症和淋巴管平滑肌瘤病女性患者,冠状位增强CT显示左肾以脂肪密度为主肿块,与肾血管平滑肌脂肪瘤相符➡️。(右)47岁女性,结节性硬化症患者,矢状位平扫CT显示沿脊柱➡️和胸骨➡️出现大量边界清楚的硬化性骨病变。硬化性病变是结节性硬化不常见的表现。

要 点

术语

- 1 型神经纤维瘤病(NF1):具有全身性表现的神经皮肤遗传性疾病,很少累及肺

影像

- CT
  ○ 肺
    - 非对称,上肺为著,薄壁肺大疱和囊腔;可能较大
    - 肺纤维化:网状影,牵拉性支气管扩张,基底部蜂窝
    - 肺内神经纤维瘤:边界清晰的肺实质内结节/肿块
  ○ 纵隔
    - 神经纤维瘤:边界清晰的脊柱旁肿块,球形或梭形,强化程度不一
    - 脊膜膨出:水样密度,边界清楚的脊柱旁肿块

主要鉴别诊断

- 肺大疱性肺气肿
- 肺纤维化

病理

- 50%~70%的 NF1 病例表现为常染色体显性遗传;神经纤维瘤蛋白基因突变

临床

- NF1:1:3 000;男=女
- 肺部病变少见;报道<70 例
- 体征/症状:呼吸困难、咳嗽、胸痛、气胸;肺动脉高压引起的呼吸困难和晕厥
- 治疗:手术切除症状性肺大疱/囊腔

诊断备忘

- 囊性肺病变和多发神经源性肿瘤患者考虑 NF1

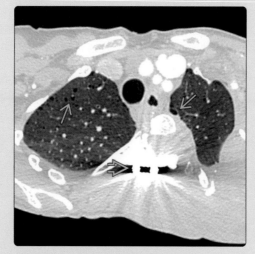
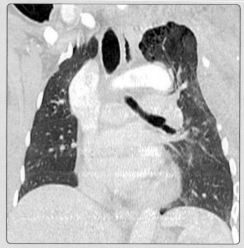

(左) 26 岁女性,神经纤维瘤病 1 型(NF1)患者,横轴位增强 CT 显示上叶多发小的薄壁囊腔☒和治疗脊柱侧弯的脊柱固定器☒。(右)同一患者冠状位增强 CT 显示典型的上叶分布囊性肺病变,可能发生于神经纤维瘤病 1 型的患者。肺受累不常见,有人提出受累患者出现囊腔或肺大疱代表了吸烟相关的肺气肿。

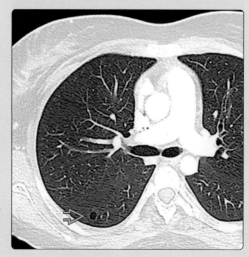
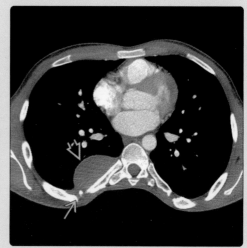

(左) 20 岁女性,NF1 患者,横轴位 HRCT 显示右肺下叶一个小的薄壁囊腔☒。已报道受累患者中的肺大疱和囊腔以上叶为著。(右) 22 岁男性,横轴位增强 CT 显示一个边界清晰的右侧胸壁肿块,符合神经纤维瘤☒,邻近肋骨受侵蚀☒。其他骨表现可能包括椎体扇贝状压迹,椎间孔增宽和横突细长。

术语

缩略词

- 1型神经纤维瘤病(NF1)

同义词

- von Recklinghausen 病
- 周围神经纤维瘤病

定义

- NF1:具有全身性表现的神经皮肤遗传性疾病,很少累及肺

影像

平片表现

- 平片
  - 肺
    - 囊腔和肺大疱:局灶性放射透亮区
    - 肺纤维化:双侧、对称性间质阴影;基底部为著
    - 肺内神经纤维瘤:边界清晰的肺结节或肿块
    - 多发肺结节/肿块:继发于恶变的神经源性肿瘤的转移
  - 纵隔
    - 神经源性肿瘤(后纵隔):纵隔增宽;边界清晰的肺实质外软组织肿块
    - 肺动脉高压(与肺疾病或累及血管内膜的丛状病变相关):右心室扩大,中央肺动脉增粗
  - 骨:肋骨分离和压迫性侵蚀,脊柱侧弯,椎体后缘扇贝状压迹,椎间孔扩大

CT 表现

- 肺
  - 无症状,薄壁肺大疱/囊腔
    - 单发或多发;可能较大
    - 上叶为著
  - 肺纤维化:网状影,牵拉性支气管扩张,基底部蜂窝
  - 肺内神经纤维瘤:边界清楚的肺结节或肿块
  - 多发肺结节/肿块,继发于恶变的神经源性肿瘤的转移
- 纵隔
  - 神经源性肿瘤:边界清晰的脊柱旁肿块,球形或梭形,强化程度不一
  - 脊膜膨出:水样密度,边界清楚的脊柱旁肿块
  - 肺动脉高压:肺动脉干≥29mm,马赛克密度
- 骨
  - 脊柱侧弯:NF1 最常见骨性并发症
  - 椎体扇贝状压迹,椎间孔扩大,横突细长,肋骨

勾勒出椎间孔

成像推荐

- 最佳成像工具
  - HRCT 可评估肺部异常
  - 增强 CT 可评估肺动脉干的大小

鉴别诊断

肺大疱性肺气肿

- 吸烟是危险因素
- 小叶中央肺气肿

肺纤维化

- 缺乏 NF1 肺外表现
- 基底部网状影和蜂窝

病理

总体特征

- 病因
  - NF1:神经纤维瘤蛋白基因突变
- 遗传学
  - 50%~70%的 NF1 病例存在常染色体显性遗传
- 诊断标准
  - 至少2个标准:咖啡牛奶斑,腋窝或腹股沟雀斑,神经纤维瘤,视神经胶质瘤,虹膜错构瘤(Lisch 结节),骨异常(蝶骨翼发育不良、长骨皮质变薄±假关节),第一代亲属有 NF1

临床

临床表现

- 最常见的体征/症状
  - 肺部疾病不常见,报道<70 例
  - 呼吸困难、咳嗽、胸痛
  - 肺大疱或囊腔破裂导致气胸
  - 肺动脉高压引起的呼吸困难和晕厥

人口统计学

- 流行病学
  - NF1:1:3 000;男=女

治疗

- 手术切除症状性肺大疱/囊腔

诊断备忘

考虑

- 囊性肺病变和多发神经源性肿瘤患者考虑 NF1

部分参考文献

1. Ueda K et al: Computed tomography (CT) findings in 88 neurofibromatosis 1 (NF1) patients: prevalence rates and correlations of thoracic findings. Eur J Radiol. 84(6):1191-5, 2015

要　点

术语

- 肺泡微结石(PAM):以肺泡内磷酸钙沉积物(微结石或钙球体)的聚积为特征的罕见的肺部遗传性疾病

影像

- 影像表现与疾病所处阶段相关
  - 早期:微结节状(砂样)
  - 晚期:致密、不规则和网状影
- HRCT
  - 致密结节<1mm
    - 随机或沿小叶间隔及支气管血管束分布
  - 磨玻璃密度影、实变
    - 与微结节融合有关
  - 碎石路征:沿小叶间隔钙化
  - 胸膜下囊腔
    - 黑色胸膜征:毗邻钙化性微结节的胸膜下透亮影

主要鉴别诊断

- 转移性肺钙化
- 弥漫性肺骨化症
- 矽肺

病理

- 常染色体隐性异常:*SLC34A2* 基因突变
- 肺泡内微结石:圆形、同心层状结节

临床

- 男性稍多
- 所有年龄段均可发病,10~30 岁为主
- 体征和症状
  - 无症状(早期)
  - 劳力性呼吸困难、干咳(晚期)
  - 大多数患者可进展为肺心病和呼吸衰竭
- 治疗:肺移植

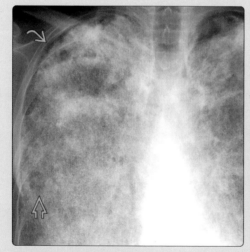
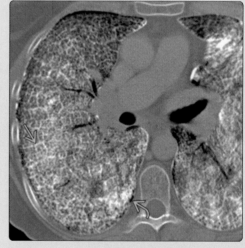

(左)低聚焦后前位胸片显示肺泡微石症,表现为钙化肺(心脏边界模糊)和小的砂状钙化。黑色胸膜征是由邻近肺泡钙化的小的胸膜下充气囊腔➡形成的。(右)肺泡微结石患者,横轴位 HRCT(骨窗)显示在肺泡钙化的背景下沿小叶间隔➡钙化形成的碎石路征及小的胸膜下囊腔➡。

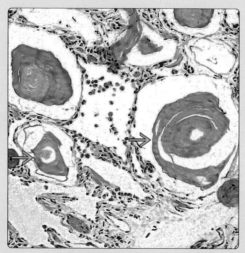
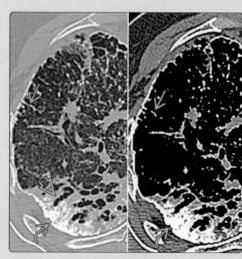

(左)肺泡微结石症标本高倍镜(HE 染色)显示肺结构存在和几乎所有肺泡腔内小的层状钙化(微石)➡。(右)35 岁女性,肺泡微石症患者,横轴位 HRCT 肺窗(左)和骨窗(右)组合图像显示增厚的钙化性小叶间隔➡,胸膜下致密的钙化性实变➡及牵拉性支气管扩张➡。(Suarez T. MD 供图。)

术语

缩略词

- 肺泡微石症(PAM)

定义

- 以肺泡内磷酸钙沉积物(微结石或钙球体)的聚积为特征的罕见的肺部遗传性疾病

影像

总体特征:

- 最佳诊断线索
  - 钙化性肺微结节
- 影像表现与疾病所处的阶段、程度和钙化性微结节的分布有关

平片表现

- 早期
  - 微结节状(砂状)
  - 基底部为著
- 晚期
  - 致密、不规则结节状和网状影,与微结节融合相关
  - 可使心脏(心脏消失现象)和膈肌边界模糊
  - "白肺"(双肺几乎完全不透亮)

CT表现:

- HRCT
  - 结节
    - 致密,大小<1mm
    - 随机或沿小叶间隔和支气管血管束分布
  - 磨玻璃密度影
    - 与微结节融合有关
  - 实变
    - 与微结节融合有关
    - 空气支气管征
  - 小叶间隔增厚
    - 次级肺小叶周围钙化性微结节更集中
  - 钙化沿小叶间隔分布形成的碎石路征
  - 胸膜下线
    - 胸膜下肺实质钙化
  - 支气管血管束增粗
  - 牵拉性支气管扩张
    - <10mm
  - 胸膜下囊腔
    - <10mm,扩张的肺泡管
    - 黑色胸膜征:胸膜下囊腔所致的胸膜下透亮影,邻近钙化性微结节使其更明显
  - 肺大疱
    - 上叶(1~8cm)

核医学表现

- Tc-99m MDP 骨显像
  - 双肺弥漫性放射性核素摄取

鉴别诊断

转移性肺钙化

- 伴发慢性肾衰竭
- 边界不清的磨玻璃密度影和小叶中央结节

弥漫性肺骨化症

- 偶然发现
- 树枝状表现(沿终末气道的分支状病变)

矽肺

- 软组织和/或钙化性小结节
- 肺门/纵隔淋巴结肿大;可出现蛋壳状钙化

病理

总体特征

- 肺泡内微结石
- 常染色体隐性遗传病
  - 编码肺泡Ⅱ型细胞上的磷酸钠协同转运蛋白NPT2b的 *SLC4A2* 发生基因突变

镜下特征

- 肺泡内充满钙球体
  - 微结石:圆形、同心层状结节
- 可发生骨化和少许炎症

临床

临床表现

- 最常见的体征/症状
  - 无症状(早期)
  - 劳力性呼吸困难、干咳(晚期)
- 其他体征/症状
  - 胸痛、咯血、气胸、杵状指
- 临床表现通常没有影像表现严重(临床-影像分离)
- 微结石沉积于男性生殖器(睾丸和精囊)时,与不育相关

人口统计学

- 年龄
  - 所有年龄段均可发病,20~30岁为主
- 性别
  - 男性轻度占优
- 流行病学
  - 在土耳其、中国、日本、印度和意大利,占52.5%报道病例

自然病程和预后

- 少数患者病情稳定
- 大多数患者进展为肺心病和呼吸衰竭

治疗

- 肺移植

部分参考文献

1. Castellana G et al: Pulmonary alveolar microlithiasis: review of the 1022 cases reported worldwide. Eur Respir Rev. 24(138):607-20, 2015

α₁ 抗胰蛋白酶缺乏症

术语

- α₁ 抗胰蛋白酶缺乏症（AATD）：以 ATT 蛋白酶抑制剂水平降低为特征的遗传性疾病
- 全小叶型肺气肿：与 AATD 相关的肺气肿的病理亚型

影像

- 平片表现
  - 正常（轻度病变）
  - 肺过度膨胀
    - 膈肌低平
    - 胸骨后间隙增宽，>2.5cm
- HRCT
  - 全小叶型肺气肿
    - 肺密度均匀减低
    - 下叶为著
    - 受累区肺血管减少
  - 支气管扩张

主要鉴别诊断

- 小叶中央肺气肿
- 间隔旁型肺气肿
- 囊性肺疾病

病理

- ATT：2 个位于 14 号染色体的等位基因控制肝细胞合成的糖蛋白
- AATD 与早发性慢性阻塞性肺疾病（COPD）相关

临床

- 呼吸困难、喘息、咳嗽
- 30~50 岁出现症状
- 约 1%~3% 的 COPD 患者 AAT 缺乏，约 95% 的 AATD 患者未被确诊

诊断备忘

- 出现全小叶型肺气肿和/或支气管扩张的年轻患者，应考虑 AATD

（左）55 岁女性，α₁ 抗胰蛋白酶缺乏症和全小叶型肺气肿患者，后前位胸片显示双肺基底部不规则透亮区➡，其内血管纹理减少。（右）同一患者横轴位 HRCT 显示双肺下叶特征性弥漫性透亮区➡，其内肺血管减少，与双肺上叶正常肺实质表现➡相比。注意无囊性改变和结构扭曲。

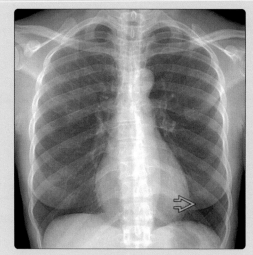
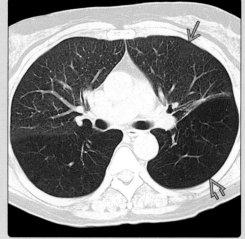

（左）53 岁男性，α₁ 抗胰蛋白酶缺乏症和全小叶型肺气肿患者，横轴位 HRCT 显示肺内弥漫性低密度➡，其内肺纹理减少。注意右肺下叶胸膜下实质带➡。（右）同一患者冠状位 HRCT 显示基底部为著的低密度区和胸膜下实质带➡。注意中叶及上肺区域正常肺实质➡表现。

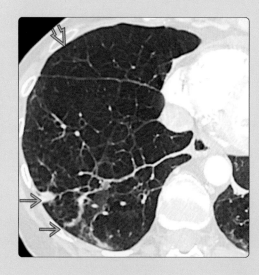
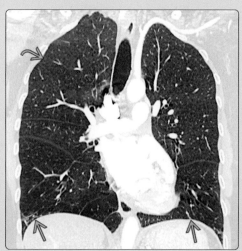

α_1 抗胰蛋白酶缺乏症

术语

缩略词
- α_1 抗胰蛋白酶（AAT）
- α_1 抗胰蛋白酶缺乏症（AATD）

定义
- AATD：以 α_1 抗胰蛋白酶抑制剂水平降低为特征的遗传性疾病
- 肺气肿：终末细支气管远端气腔异常、永久性扩张，伴发其壁的破坏
  - 全小叶性肺气肿：伴发 AATD 肺气肿的病理亚型

影像

总体特征
- 最佳诊断线索
  - 肺气肿
- 位置
  - 基底部为著
- 形态
  - 全小叶性

平片表现
- 胸片
  - 正常（轻度病变）
  - 肺过度膨胀
    - 膈肌低平
    - 胸骨后间隙增宽>2.5cm
  - 不规则透亮区内血管纹理减少

CT 表现：
- HRCT
  - 全小叶型肺气肿
    - 肺密度均匀减低
      - 累及次级肺小叶全部
      - 下叶为著
    - 受累区域肺血管减少
    - 可能与正常膨胀的肺难以区别
  - 支气管扩张
  - 肺气肿的定量 CT 测量与肺功能异常密切相关

成像推荐
- 最成像工具
  - HRCT

鉴别诊断

小叶中央肺气肿
- 上叶为著
- 次级肺小叶中央的低密度
- 中央点征：中央结节状影代表了低密度包绕的小叶中央动脉

间隔旁型肺气肿：
- 被完整的小叶间隔分隔的胸膜下单层囊腔
- 可伴发肺大疱

囊性肺疾病
- 多发散在、具有清楚边界壁的肺囊腔
- 淋巴管平滑肌瘤病、朗格汉斯细胞组织细胞增生症

病理

总体特征：
- AAT：2 个位于 14 号染色体的等位基因控制肝细胞合成的糖蛋白
- AATD 是由 *SERPINA1* 基因多种异常导致（单点突变、嵌入和缺失）
  - 可导致肺部和肝脏疾病
  - 伴发早发型慢性阻塞性肺疾病（COPD）

镜下特征
- 全小叶型肺气肿：肺泡及呼吸细支气管壁的一致性破坏导致所有气腔的扩张
- 报道称 40% 的 AATD 患者有慢性支气管炎

临床

临床表现
- 最常见的体征/症状
  - 呼吸困难（84%），喘息并上呼吸道感染（76%），喘息并呼吸困难（51%），咳嗽咳痰（50%），咳痰（46%），咳嗽（40%）
- 吸烟可加重病程及预后不良

人口统计学
- 年龄
  - 30~50 岁出现症状
- 种族
  - 报道称北欧后裔受试者 Z 等位基因具有最高基因频率
- 流行病学
  - AATD 的全球患病率（2015 年）：564 万人
  - 约 1%~3%COPD 患者为 AAT 缺乏
  - 约 95% 的 AATD 患者未被确诊

治疗
- 与 COPD 相同
- 肺减容手术与肺移植
- 强化治疗（静脉输入混有 AAT 的纯化的人体血浆）

诊断备忘

考虑
- 出现全小叶型肺气肿和/或支气管扩张的年轻患者，应考虑 AATD

部分参考文献

1. Hatipoğlu U et al: α1-antitrypsin deficiency. Clin Chest Med. 37(3):487-504, 2016

要　点

术语

- 原发性纤毛运动障碍(PCD)
- 纤毛超微结构异常导致黏膜纤毛功能障碍和耳-鼻窦-肺疾病
  - Kartagener 综合征:50%患者有 PCD

影像

- 平片
  - 过度膨胀
  - 支气管壁增厚和支气管扩张
  - 肺不张、实变
- CT/HRCT
  - 支气管壁增厚、黏液栓塞
  - 支气管扩张易累及舌段、中叶及下叶
  - 小叶中央结节、树芽征、实变
  - 马赛克密度、呼气性空气潴留
  - 内脏位置异常

主要鉴别诊断

- 囊性纤维化
- 变应性支气管肺曲霉菌病
- 感染后支气管扩张
- 免疫缺陷疾病

临床

- 症状/体征
  - 新生儿呼吸窘迫
  - 慢性/复发性鼻炎、分泌性中耳炎、鼻窦炎
  - 反复性下呼吸道感染
  - 男性不育,女性生育能力降低及异位妊娠
  - 内脏位置异常伴 Kartagener 综合征

诊断备忘

- 自婴儿期出现慢性鼻炎、中耳炎和支气管/肺部感染患者和内脏位置异常和支气管扩张的患者,应考虑 PCD

(左)44 岁女性,Kartagener 综合征和原发性纤毛运动障碍患者,出现咳痰,后前位胸片显示右位心 ➡、右位主动脉弓 ➡ 和右侧胃泡 ➡。右肺上叶支气管是动脉下的,左肺上叶支气管是动脉上的,与内脏转位相符。
(右)同一患者侧位胸片显示下叶细小线状影,表现为轨道征 ➡,与基底部支气管扩张相符。

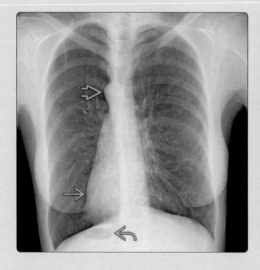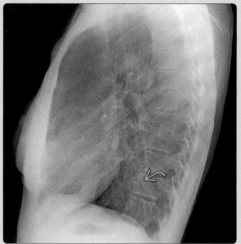

(左)同一患者横轴位增强 CT 显示基底部支气管扩张 ➡,支气管壁增厚 ➡,黏液栓 ➡ 并伴密度减低 ➡ 及血管减低区的马赛克密度/灌注。
(右)同一患者 3 个月后复发性肺部感染,横轴位 CT 平扫显示新发左肺舌段肺炎 ➡,双肺下叶支气管扩张和黏液栓。原发性纤毛运动障碍更易累及中叶、舌段及下叶。

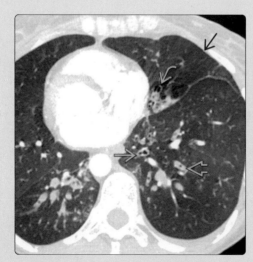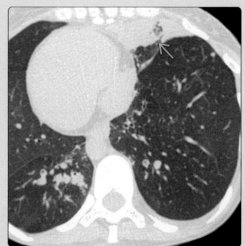

术语

同义词

- 纤毛运动障碍综合征
- 纤毛不动综合征:误称为纤毛运动存在,但运动异常

定义

- 原发性纤毛运动障碍(PCD)
  - 遗传疾病所致的纤毛缺陷和黏膜纤毛清除能力受损
  - 黏膜纤毛功能障碍和慢性耳-鼻窦-肺疾病
  - 50%患者内脏位置异常
- Kartagener 综合征
  - 内脏转位、鼻窦炎和/或鼻息肉及支气管扩张三联征
  - 50%的患者有 PCD
  - Kartagener-Afzelius 综合征
    - Kartagener 描述了鼻窦炎、支气管扩张和内脏转位
    - Afzelius 描述了伴发的不育,运动纤毛和精子的结构异常

影像

总体特征

- 最佳诊断线索
  - 内脏位置异常、支气管扩张、鼻窦炎三联征
- 位置
  - 支气管扩张易累及舌段、中叶及下叶

平片表现

- 过度膨胀
- 支气管壁增厚,支气管扩张(轨道征)
- 肺不张、实变
- 右位心和内脏位置异常
- 先前肺切除的表现

CT 表现:

- 支气管壁增厚
- 黏液栓塞
- 支气管扩张症易累及舌段、中叶、下叶基底部
  - 严重程度不同:柱状、曲张状和囊状
  - 印戒征:支气管直径>邻近肺动脉直径
- 马赛克密度,呼气性空气潴留
- 小叶中央结节、树芽征和磨玻璃密度影、实变
- 肺不张,通常为亚段性肺不张
- 伴发异常
  - 内脏位置异常:内脏转位,内脏不定位
  - 先天性心脏病
  - 鼻窦炎
  - 漏斗胸和脊柱侧弯

成像推荐

- 最佳成像工具
  - HRCT 是诊断和评估支气管扩张的影像学方法
  - 胸片异常可能提示 Kartagener 综合征的诊断

鉴别诊断

囊性纤维化

- 常染色体隐性遗传病;外分泌腺分泌异常
- 白种人患者:通常在儿童期诊断
- 反复性感染,喘息,呼吸困难
- 上叶为著的重度支气管扩张,黏液栓塞,支气管壁增厚,马赛克密度

变应性支气管肺曲霉菌病

- 哮喘或囊性纤维化患者
- 对曲霉菌的反应
- 哮喘加重,咳嗽,喘息
- 上叶中央为著的支气管扩张
  - 黏液栓塞,可能表现为高密度

感染后支气管扩张

- 反复肺部感染
  - 细菌、分枝杆菌、病毒
- 肺部感染可能导致一过性的纤毛功能障碍和气道黏液清除力欠佳
  - 继发细菌定植和宿主反应可能导致不可逆转的气道损伤

免疫缺陷疾病

- 人类免疫缺陷病毒/获得性免疫缺陷
- 普通变异型免疫缺陷
- 反复肺部感染;导致的支气管扩张综合征
  - 导致的支气管扩张

Young 综合征

- 气道黏液黏度异常
- 支气管扩张、鼻炎-鼻窦炎、不育
  - 不育是由生殖道功能性阻塞和精子传输异常所引起

病理

总体特征:

- 病因
  - 纤毛结构和功能异常导致的黏膜纤毛清除力下降
    - 肺部感染→气道破坏→肺部感染的循环
    - 气道异常易引起反复肺部感染
- 遗传学
  - 常染色体隐性遗传异质性
  - 共有 35 个基因突变,约 70%PCD 患者
    - DNAI1 和 DNAH5 编码外动力蛋白臂成分,>30%患者
    - 双等位基因突变与约 70%已知患者有关
- 伴发异常
  - 内脏位置异常
    - 内脏转位可发生于约 66%儿童和约 50%的成人患者

- ○ 先天性心脏病
- ○ 不育
- ○ 纤毛超微结构异常表现为纤毛摆动频率异常或纤毛方向异常
  - 可表现正常的超微结构及摆动频率
  - 纤毛方向一过性异常可能引起气道感染和炎症

大体病理和外科特征

- 反复感染引起的弥漫性支气管扩张
- 肺部感染
- 右位心、内脏位置异常

镜下特征

- 支气管炎症、鳞状上皮化生、溃疡
- 支气管壁纤维化和破坏
- 急性和慢性肺炎,机化性肺炎
- 电镜:纤毛超微结构缺陷
  - ○ 最常见:外动力蛋白臂或外结合部缺失或缩短及内动力蛋白臂缺陷
  - ○ 约30%的PCD患者纤毛结构正常

临床

临床表现

- 最常见体征/症状
  - ○ 新生儿
    - 80%患者呼吸窘迫,需要呼吸支持,鼻炎、肺不张、新生儿肺炎
  - ○ 婴儿和儿童:慢性/急性分泌性中耳炎、鼻炎、急性/慢性鼻窦炎、慢性湿咳、反复性肺炎
  - ○ 老年患者:反复性鼻窦、耳和肺部感染,男性不育
  - ○ 反复性下呼吸道感染
    - 流感嗜血杆菌、金黄色葡萄球菌、肺炎链球菌
    - 金黄色葡萄球菌和非结核分枝杆菌在成人更常见
  - ○ 咳痰、喘息、粗湿啰音,劳力性呼吸困难
  - ○ 肺功能
    - 轻度至重度阻塞性功能障碍
    - 混合性阻塞性和限制性功能障碍
  - ○ 男性不育、女性生育能力降低及异位妊娠
- 其他体征/症状
  - ○ Kartagener 综合征患者可出现内脏位置异常
    - 23%内脏转位的患者有 PCD
  - ○ 先天性心脏病(约6%患者有 PCD),常伴发内脏位置异常
  - ○ 鼻窦不发育/发育不全
  - ○ 慢性鼻炎-鼻窦炎、鼻息肉
    - 鼻窦手术、腺扁桃体切除术、鼻息肉切除术病史
  - ○ 其他
    - 脑积水、色素性视网膜炎(罕见)

人口统计学

- 年龄
  - ○ 通常见于儿童期、青春期或成年期

- 诊断时的中位年龄:约5.3岁
- 性别
  - ○ 无倾向性
- 流行病学
  - ○ 患病率
    - 范围:1/(10 000~20 000)

诊断

- 鼻部活检或纤毛培养
  - ○ 功能检查
    - 纤毛摆动频率、摆动模式及纤毛运动的协调性测定
  - ○ 超微结构检查
    - 电镜评估纤毛方向和超微结构
- 基因检测

筛查

- 鼻内一氧化氮测定
  - ○ PCD 患者呼出一氧化氮水平降低

自然病程和预后

- 患者常为新生儿
- 延迟诊断;通常在儿童后期和青春期诊断
- 早期诊断和积极治疗预后良好
- 报道显示肺功能进行性下降

治疗

- 密切临床随访
- 积极清除气道与肺部物理治疗
- 抗生素:治疗肺部感染和预防支气管扩张
- 流感和肺炎球菌疫苗接种
- 戒烟,远离二手烟
- 鼻腔盐水灌洗,鼻内类固醇治疗慢性鼻炎和息肉病
- 选择性鼻窦手术
- 肺疾病晚期
  - ○ 重度支气管扩张患者行手术干预
  - ○ 终末期肺疾病行肺移植

诊断备忘

考虑

- 从婴儿期出现慢性鼻炎、耳炎和支气管/肺部感染的年轻患者及内脏位置异常和支气管扩张的患者,应考虑 PCD

影像解释要点

- 年轻患者肺基底部支气管扩张±内脏位置异常

部分参考文献

1. Fitzgerald DA et al: When to suspect primary ciliary dyskinesia in children. Paediatr Respir Rev. 18:3-7, 2016
2. Harrison MJ et al: Congenital heart disease and primary ciliary dyskinesia. Paediatr Respir Rev. 18:25-32, 2016
3. Knowles MR et al: Primary ciliary dyskinesia. Clin Chest Med. 37(3):449-61, 2016
4. Lucas JS et al: Diagnostic methods in primary ciliary dyskinesia. Paediatr Respir Rev. 18:8-17, 2016

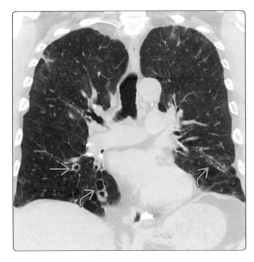

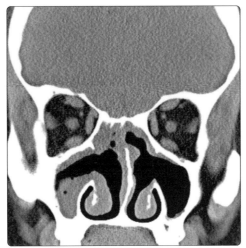

(左) 63 岁男性，原发性纤毛运动障碍和长期反复肺部感染患者，冠状位平扫 CT 显示双肺支气管扩张➡️，支气管壁增厚➡️和马赛克密度。(右) 同一患者鼻窦冠状位平扫 CT 显示广泛的黏膜增厚和先前手术治疗反复性鼻窦炎和息肉的证据。纤毛功能异常可影响鼻窦、中耳、气道和生殖系统。

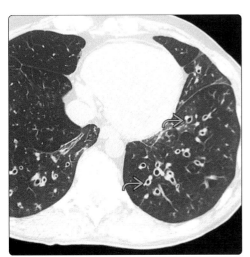

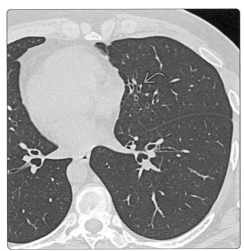

(左) 44 岁男性，原发性纤维运动障碍患者，横轴位平扫 CT 显示基底部支气管扩张，支气管壁增厚和马赛克密度。扩张的支气管和邻近的肺动脉形成印戒征➡️。(右) 内脏转位和原发性纤毛运动障碍患者，横轴位增强 CT 显示左肺舌段轻度支气管扩张➡️。患者进行适当的抗生素治疗及积极肺部物理治疗可有助于改善或预防支气管扩张。

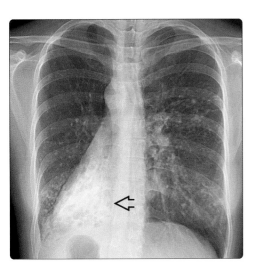

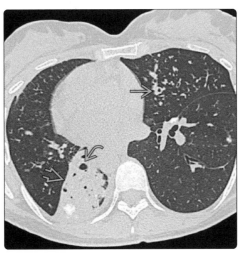

(左) 年轻女性，Kartagener 综合征患者，后前位胸片显示完全性内脏转位、右肺下叶心脏后方密实的实变➡️，伴内部支气管扩张、双肺多发结节。(右) 同一患者横轴位 HRCT 显示持续存在的右肺下叶实变➡️伴容积减小，支气管扩张和空洞➡️，左肺舌段支气管扩张➡️，黏液栓塞和细支气管炎。这些表现与原发性纤毛运动障碍继发慢性感染有关。

要　点

术语

- 原发性免疫缺陷(PIDD)
  - 抗体功能紊乱
  - 细胞性和联合免疫缺陷
  - 吞噬细胞缺陷

影像

- CT/HRCT
  - 较 X 线更敏感、更特异
  - 有助于显示肺部受累程度
  - 肺炎
    - 肺段性或肺叶性实变,磨玻璃密度影,碎石路征
  - 气道受累:支气管扩张,支气管壁增厚,树芽征
  - 淋巴结肿大
  - 并发症
    - 肺气囊,脓肿,出血

主要鉴别诊断

- 变应性支气管肺曲霉菌病
- 原发性纤毛运动障碍
- 机化性肺炎
- 慢性嗜酸性粒细胞肺炎

临床

- 反复性呼吸道感染患者应考虑免疫缺陷
- PIDD 伴发支气管扩张:选择性 IgA 缺乏症、普通变异型免疫缺陷、X 连锁无丙种球蛋白血症、慢性肉芽肿性疾病、慢性皮肤黏膜念珠菌病

诊断备忘

- 感染、恶性肿瘤和自身免疫性疾病易感性增加
- 呼吸道感染是 PIDD 最常见疾病

(左)6 岁男孩,慢性皮肤黏膜念珠菌患者,前胸壁图片显示多发大小不等的淡红色凸起的皮肤病变➡,代表了念珠菌引起的皮肤脓肿。(右)同一患者横轴位平扫 CT 显示左肺下叶后基底段曲张样支气管扩张➡。慢性皮肤黏膜念珠菌病可增加儿童早期患支气管扩张风险。

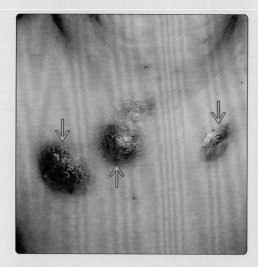
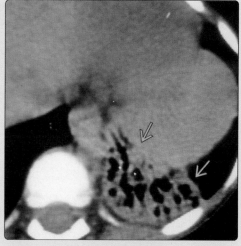

(左)21 岁男性,常染色体显性遗传性高 IgE 综合征患者,低聚焦后前位胸片显示在先前金黄色葡萄球菌肺炎后出现左肺上叶多发肺气囊➡。(右)同一患者横轴位平扫 CT 显示左肺多发充气的薄壁囊腔➡。常染色体显性遗传性高 IgE 综合征相关性肺炎潜在的并发症包括脓胸、肺气囊形成和支气管扩张。

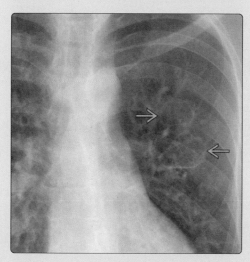
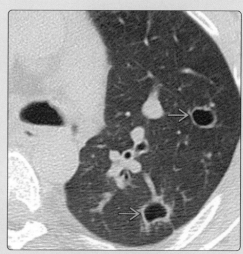

术语

缩略词
- 原发性免疫缺陷(PIDD)

定义
- 累及免疫系统的异质性遗传疾病
  - >300 种不同的疾病描述
- 抗体功能障碍
  - 选择性 IgA 缺乏症(SIgAD)
    - 最常见的先天性体液免疫缺陷
    - 孤立的血清或分泌的 IgA 缺失或几乎缺失
      - IgA 血清<5mg/dl
    - >1%的儿童反复感染
      - 肺炎:肺炎链球菌、流感嗜血杆菌、支原体、肠道病毒属
      - 哮喘和支气管扩张
    - 其他并发症
      - 间质性肺疾病:淋巴细胞间质性肺炎、机化性肺炎
      - 淋巴瘤:霍奇金淋巴瘤、非霍奇金淋巴瘤(B 细胞来源)
      - 自身免疫性疾病:免疫性血小板减少性紫癜、溶血性贫血、类风湿关节炎、干燥综合征、系统性红斑狼疮、血管炎
  - 普通变异型免疫缺陷(CVID)
    - 最常见的症状性原发性免疫缺陷
    - 家族性但不严格的 X 连锁或常染色体遗传
    - 淋巴网状内皮系统肿瘤和自身免疫性疾病的风险增加
      - 20%~30%的 CVID 患者有自身免疫性疾病
      - 血小板减少症、类风湿关节炎、系统性红斑狼疮、干燥综合征、原发性胆汁性肝硬化
    - 伴发肺部疾病
      - 肺部感染
      - 间质性肺疾病:肉芽肿性-淋巴细胞间质性肺疾病(GLILD)、机化性肺炎、淋巴组织增生性疾病
      - 慢性气道疾病
    - GLILD
      - 10%~30%患者有 CVID
      - 良性淋巴组织增生浸润性肉芽肿弥漫性累及肺部
    - 症状:儿童早期或晚期或成年
      - 急性:咳痰,痰液性状改变,呼吸困难增加(应提示感染)
      - 慢性:发热和淋巴结肿大(应提示淋巴组织增生性疾病)
  - X-连锁的无丙种球蛋白血症(XLA)
    - 常染色体隐性遗传:酪氨酸激酶缺陷阻断正常 B 细胞成熟
      - 小腺样体、扁桃体和淋巴结

- 反复性耳炎:诊断前最常见的感染
- 出生后不久的肺部感染
  - 继发性并发症:鼻窦-肺部感染(金黄色葡萄球菌、肺炎链球菌、流感嗜血杆菌)
- 高达 30%的患者有自身免疫性疾病
- 5%患者可能发生淋巴瘤和其他淋巴网状内皮系统恶性肿瘤

- 细胞性和联合免疫缺陷
  - DiGeorge 综合征(胸腺发育不全)
    - 22 号染色体上基因缺陷
      - 胸腺和甲状旁腺功能损害
      - 心血管异常:右位主动脉弓、主动脉弓离断、永存动脉干、法洛四联症及心房或心室间隔缺损
    - 胸腺发育不全的程度:高度可变的 T 细胞数
      - 重度免疫缺陷(完全性 DiGeorge 综合征):易患病毒或耶氏肺孢子菌感染
  - 重症联合免疫缺陷(SCID)
    - T 细胞和 B 细胞(有时为自然杀伤细胞)功能缺失
    - 反复性重症肺炎
      - 最常见的病原体:耶氏肺孢子菌、副流感病毒 3、呼吸道合胞病毒、腺病毒、巨细胞病毒、细菌
  - 常染色体显性高 IgE 综合征(AD-HIES)
    - 又称为 Job 综合征
    - 通常在婴儿诊断
      - 经典三联征:皮肤金黄色葡萄球菌感染,囊腔形成的肺炎,IgE 水平高于正常 10 倍
    - 反复性化脓性肺炎
      - 最常见的病原体:金黄色葡萄球菌、肺炎链球菌、流感嗜血杆菌、烟曲霉菌、假单胞菌和耶氏肺孢子菌
      - 并发症:脓胸、肺气囊、支气管扩张
      - 单发或多发肺气囊:当与细菌和真菌感染重叠时可能扩大
  - Wiskott-Aldrich 综合征(WAS)
    - X 连锁隐性免疫缺陷病:湿疹,血小板减少症伴小缺陷性血小板,反复感染
      - 包皮环切部位、擦伤部位出血时间延长或婴儿期血性腹泻
    - 1 岁之前化脓性感染:脑膜炎、中耳炎、肺炎、脓毒症
      - 最常见的病原体:肺炎链球菌、耶氏肺孢子菌、疱疹病毒
    - 大量出血、感染、血管炎、自身免疫性血细胞减少或淋巴网状内皮系统恶性肿瘤是常见死亡原因

- 吞噬细胞缺陷
  - 慢性肉芽肿性疾病(CGD)
    - 吞噬细胞中膜相关磷酸烟酰胺腺嘌呤二核苷

　　酸缺陷
- 婴儿期、儿童期发病,或少见的青春早期
  - 男:女 = 6:1
- 反复性支气管肺炎、脓胸和肺脓肿
  - 最常见的病原体:金黄色葡萄球菌、肺炎克雷伯杆菌、假单胞菌、曲霉菌和念珠菌
- Chédiak-Higashi 综合征(CHS)
  - 罕见的常染色体隐性缺陷
    - 吞噬细胞微杀活性受损
  - 高达 30% 患者出现肺段性或大叶性肺炎
    - 金黄色葡萄球菌、流感嗜血杆菌、A 组链球菌、革兰阴性菌(肺炎克雷伯杆菌、假单胞菌)
  - 急性呼吸衰竭
    - 肺部广泛性组织细胞浸润
- 其他免疫缺陷
  - 慢性皮肤黏膜念珠菌病(CMC)
    - 复合免疫缺陷症表型
    - 皮肤、指甲、口咽和肺部反复性或持续性念珠菌感染
    - 儿童早期出现支气管扩张的风险增加

影像

平片表现
- 气腔疾病(肺炎)
  - 空气支气管征
- 淋巴结肿大
- 颈部软组织侧位 X 线片显示无腺样体组织:XLA
- 急性肺部感染和胸腺影缺失
  - SCID、DiGeorge 综合征

CT 表现
- 较 X 线更敏感、更特异
- 有助于显示肺部受累程度
- 肺炎
  - 肺段性或大叶性实变、磨玻璃密度影、碎石路征
    - SIgAD、CVID、XLA、CGD、CHS、常染色体显性高 IgE 综合征、CMC
- 支气管扩张:SIgAD、CVID、XLA、CGD、CMC
- 小气道受累
  - 树芽征:SIgAD、CVID
  - 支气管壁增厚:SIgAD
- 淋巴结肿大:CGD、XLA(淋巴瘤)
- 并发症
  - 肺气囊:AD-HIES
  - 脓肿形成:CGD
  - 肺泡出血:WAS

鉴别诊断

变应性支气管肺曲霉菌病
- 哮喘或囊性纤维化患者
- 曲霉菌抗原的反应

- 哮喘,咳嗽,喘息加重
- 上叶中央为著的支气管扩张
  - 黏液嵌塞,可表现为高密度

原发性纤毛运动障碍
- 基底部为著的支气管扩张
- 50% 的病例出现内脏转位;鼻窦炎常见

机化性肺炎
- 实变:支气管血管束周围/胸膜下,下叶为著;迁移性阴影
- 结节/肿块:单发或多发;反晕征
- 磨玻璃密度影

慢性嗜酸性粒细胞肺炎
- 胸膜下磨玻璃密度影和/或实变
- 上叶为著
- 与邻近胸壁平行的带状影
- 哮喘史(75%)
- 外周血嗜酸性粒细胞水平增高(通常>1 500 个/mm^3)
- 肺泡内嗜酸性粒细胞增多(>25%,常>40%)

临床

临床表现
- 最常见的体征/症状
  - 反复性呼吸道感染患者考虑免疫缺陷
  - 免疫缺陷疾病伴发支气管扩张:SIgAD,CVID,XLA,CGD,CMC

人口统计学
- PIDD 发病率:4.6/100 000
- SIgAD:1/700
- XLA 发病率:约 1/380 000
- CVID 发病率:1/30 000
- X 连锁淋巴组织增生综合征发病率:(1~3)/1 000 000(男性)

诊断备忘

考虑
- PIDD 包括广泛的、具有高度多样的内在缺陷的疾病谱
  - 免疫系统 1 或多个部分可受累
  - 感染、恶性肿瘤和自身免疫疾病的易感性增加

影像解释要点
- 呼吸道感染是 PIDD 患者最常见的疾病

部分参考文献

1. Freeman AF et al: Hyper-IgE syndromes and the lung. Clin Chest Med. 37(3):557-67, 2016
2. Wu EY et al: Clinical and imaging considerations in primary immunodeficiency disorders: an update. Pediatr Radiol. 46(12):1630-1644, 2016
3. Nonas S: Pulmonary Manifestations of primary immunodeficiency disorders. Immunol Allergy Clin North Am. 35(4):753-66, 2015
4. Touw CM et al: Detection of pulmonary complications in common variable immunodeficiency. Pediatr Allergy Immunol. 21(5):793-805, 2010
5. Tanaka N et al: Lung diseases in patients with common variable immunodeficiency: chest radiographic, and computed tomographic findings. J Comput Assist Tomogr. 30(5):828-38, 2006

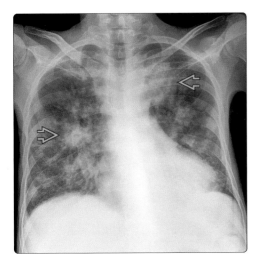
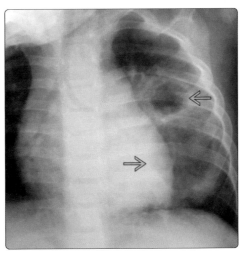

（左）35 岁男性，普通变异型免疫缺陷患者，前后位胸片显示双肺多发实变➡。痰培养见流感嗜血杆菌生长。（右）慢性肉芽肿性疾病儿童患者，之前出现右肺上叶肺炎，后前位胸片显示左肺上叶新发实变，内部大分部区域出现空洞➡。

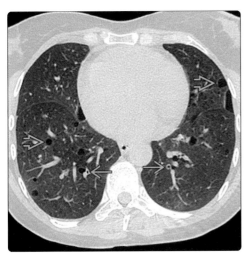
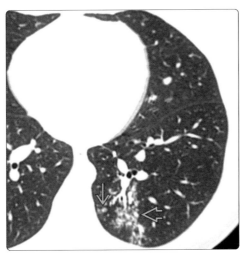

（左）选择性 IgA 缺陷症、淋巴细胞间质性肺炎和哮喘患者，横轴位 HRCT 显示双肺弥漫磨玻璃密度影，散在薄壁囊腔➡及双侧支气管壁增厚➡。（右）25 岁男性，普通变异型免疫缺陷患者，横轴位 HRCT 显示左肺下叶簇状小叶中央小结节➡及树芽征➡。这些结节可能代表了感染性支气管炎，可继发于细菌、病毒或真菌的肺部感染。

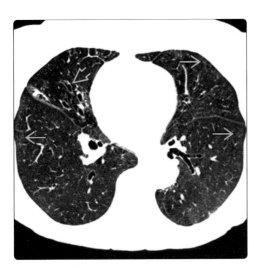
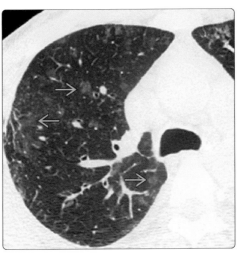

（左）35 岁男性，常染色体显性高 IgE 综合征患者，横轴位平扫 CT 显示中叶支气管扩张➡，伴支气管壁增厚，以及继发于金黄色葡萄球菌感染的双肺多发边界不清小叶中央结节➡。（右）重症联合免疫缺陷患者，横轴位平扫 CT 显示右肺上叶多发磨玻璃密度影➡。支气管肺泡灌洗液培养显示耶氏肺孢子菌肺炎。

要点

术语

- 可导致反复性、危及生命的细菌和真菌感染及肉芽肿形成的罕见的异质性遗传性疾病

影像

- 平片
  - 实变（60%~80%），网状结节状影（40%）
- HRCT/CT
  - 实变
  - 肺结节
  - 树芽征
  - 反复感染后遗症
    - 瘢痕、牵拉性支气管扩张、肺气肿
  - 肺/纵隔脓肿
  - 肺动脉高压
  - 反应性淋巴结肿大

主要鉴别诊断

- 囊性纤维化、高免疫球蛋白 E 综合征

病理

- 吞噬细胞功能缺陷
  - 磷酸烟酰胺腺嘌呤二核苷酸（NADPH）异常
  - 不能限制/破坏某些细菌/真菌
- 病原体
  - 金黄色葡萄球菌、革兰阴性肠杆菌（例如沙门菌、肺炎克雷伯杆菌、产气杆菌、沙雷菌、假单胞菌）、诺卡菌、烟曲霉菌

临床

- 上皮表面暴露于环境而导致反复感染
- 反复感染的死亡率：18%；曲霉菌病是最常见死亡原因

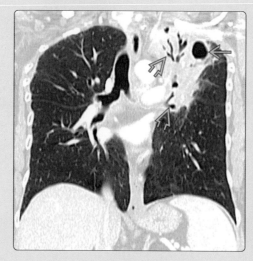
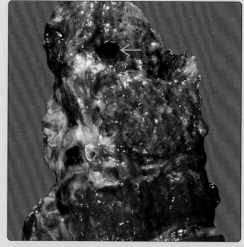

（左）慢性肉芽肿性疾病和坏死性肺炎患者，冠状位增强 CT 显示左肺上叶实变伴容积减小和空气支气管征➡。实变的肺实质内部坏死所致周围性空洞➡。（右）死于慢性肉芽肿性疾病并发症患者，左肺尸检照片显示广泛的气腔实变伴局灶性肺坏死和空洞➡。

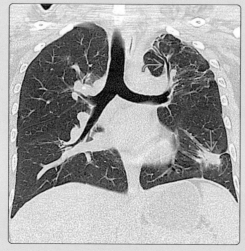
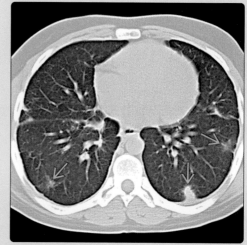

（左）20 岁男性，慢性肉芽肿性疾病和反复肺部曲霉菌病患者，冠状位平扫 CT 显示左肺上叶瘢痕和结构扭曲➡和左肺下叶毛刺状结节➡。（右）年轻男性，慢性肉芽肿性疾病及反复肺部感染患者，出现咳嗽，横轴位平扫 CT 显示双肺多发不规则影➡和肺内小结节。革兰阴性肠杆菌培养阳性。

慢性肉芽肿性疾病

术语

缩略词
- 慢性肉芽肿性疾病(CGD)

定义
- 可导致反复性、危及生命的细菌和真菌感染及肉芽肿形成的罕见的异质性遗传病
- 吞噬细胞功能缺陷
  - 磷酸烟酰胺腺嘌呤二核苷酸(NADPH)异常
  - 不能产生超氧化自由基
    - 正常吞噬细胞可以限制和破坏细菌和真菌微生物

影像

平片表现
- 实变(60%~80%)
- 网状结节状影(40%)
- 胸腔积液(20%)
- 肺动脉高压
  - 肺动脉增宽(20%)
  - 可并发反复肺部感染和肺破坏

CT 表现
- 实变
- 肺结节
- 树芽征
- 反复肺部感染后遗症
  - 瘢痕
  - 支气管扩张、牵拉性支气管扩张
  - 肺气肿
- 肺/纵隔脓肿
- 反应性淋巴结肿大
- 肺动脉高压

鉴别诊断

囊性纤维化
- 常染色体隐性遗传病
  - 囊性纤维化跨膜电导调节蛋白突变
- 主要影像表现为中央性支气管扩张

高免疫球蛋白 E 综合征(Job 综合征):
- 不消退的肺气囊

克罗恩病
- 可类似 CGD 结肠炎
- 通常不伴发重度反复肺部感染

伴反复感染的其他免疫缺陷病
- 葡萄糖-6-磷酸脱氢酶和谷胱甘肽合成酶缺陷
  - 溶血性贫血(CGD 不常见)

病理

总体特征
- 病因
  - 编码 NADPH 氧化酶复合物的突变

- 呼吸暴发受损(即吞噬作用所需的氧自由基产生缺陷)
  - 5 个基因受累
    - CYBB 基因的 X 连锁 CGD(XL-CGD)突变(细胞色素 b-245 β 链)
    - 常染色体隐性 CGD(AR-CGD)突变:CYBA,NCF1,NCF2,NCF3 基因
- 最常见的病原体
  - 金黄色葡萄球菌
  - 革兰阴性肠杆菌:沙门菌、肺炎克雷伯杆菌、产气杆菌、沙雷菌、假单胞菌
  - 诺卡菌
  - 烟曲霉菌(最常见的真菌)

临床

临床表现
- 最常见的体征/症状
  - 上皮表面暴露于环境所致的反复感染
  - 肺炎和肺脓肿[最常见(66%~80%)]
  - 化脓性淋巴结炎(53%)
  - 皮肤感染(如脓疱、蜂窝织炎及皮下脓肿)(52%)
  - 肝脓肿(30%)
  - 骨髓炎(25%)
- 其他体征/症状
  - 肉芽肿形成伴结肠炎(17%)
  - 胃出口梗阻(15%)
  - 尿路梗阻(10%)
- 临床资料
  - 免疫印迹和基因分型检测显示中性粒细胞功能受损
  - 有产前诊断

人口统计学
- XL-CGD 患者占 70%
- AR-CGD 患者占 30%
- 1/20 万新生儿,男性为主(86%)

自然病程和预后
- 反复感染的临床表现
  - XL-CGD 常于 1 岁以内发病
  - AR-CGD 可出现于生存后期
- 50%患者可活到成年期
- 反复感染的死亡率:18%,曲霉菌病是最常见的死亡原因

治疗
- 预防,γ 干扰素免疫预防和感染的早期积极治疗
- 造血干细胞移植效果好

部分参考文献

1. Salvator H et al: Pulmonary manifestations in adult patients with chronic granulomatous disease. Eur Respir J. 45(6):1613-23, 2015

要 点

术语

- 囊性纤维化(CF):影响氯离子转运调节的常染色体隐性遗传病
- 占成人支气管扩张的25%。

影像

- 上叶为著的弥漫性支气管扩张
  - 通常首先累及右肺上叶且最严重
- 气道是 CF 病理学上的原发部位
  - 最早表现为支气管壁增厚
  - 支气管扩张是最常见的表现,弥漫累及,双肺上叶最严重
- 过度膨胀是早期表现,最初可逆转,后期呈永久性(100%)
- CT 异常与临床状态的关系较肺功能更密切
- 长期大剂量辐射使 CT 作用弱化

主要鉴别诊断

- 变应性支气管肺曲霉菌病
- 原发性纤毛运动障碍
- 结核

临床

- 人口统计学
  - 多数患者 3 岁前被诊断;男性<女性
  - 白种人更常见,罕见于非洲裔美国人和亚洲人
- 症状和体征
  - 病情较轻的患者可能无症状
  - 反复肺炎;咳嗽、呼吸困难、喘息
  - 咯血,可能量大
- 98%CF 患者汗液氯化物试验阳性

诊断备忘

- 任何成年人出现不明原因的支气管扩张,尤其是上叶为著,应考虑 CF

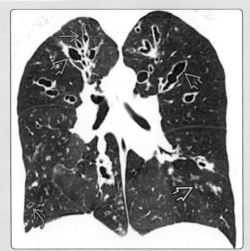
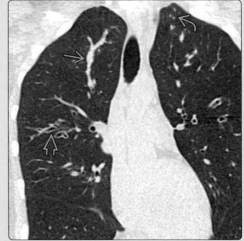

(左)囊性纤维化患者,冠状位平扫 CT 显示肺下叶柱状➘支气管扩张和肺上叶曲张样➜和囊状➜支气管扩张。也可见小叶中央结节、树芽征➜、马赛克密度。(右)囊性纤维化患者,冠状位平扫CT 显示管状分支状黏液栓塞。注意右肺上叶未被充填的支气管扩张➜和左肺尖细支气管黏液栓塞形成的小结节➜。

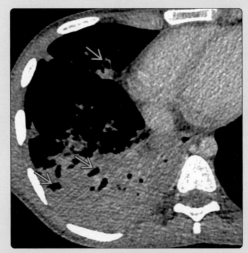
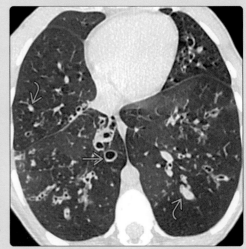

(左)囊性纤维化患者,横轴位增强 CT 显示右肺下叶不强化的实变,与肺炎相符。注意实变内及中叶支气管扩张➜。(右)囊性纤维化患者,横轴位平扫CT 显示支气管扩张➜、黏液栓塞➜及散在透亮区,可能反映了小气道疾病继发的空气潴留。

术语

缩略词

- 囊性纤维化(CF)

同义词

- 黏液物阻塞症

定义

- 引起 CF 调节氯离子转运的跨膜电导调节基因 (*CFTR*)突变的常染色体隐性遗传病
  - 外分泌腺的分泌物异常黏稠(唾液腺和汗腺、胰腺、大肠、气管支气管树)
  - 多器官累及,主要累及肺和胰腺
- 白种人最常见的致命性遗传病
- 占成人支气管扩张的 25%

影像

总体特征

- 最佳诊断线索
  - 弥漫性支气管扩张;上叶受累严重
- 位置
  - 上叶为著
    - 通常首先累及右肺上叶且最严重
  - 中央和外周气道都可能受累

平片表现

- 平片
  - 对 CF 最早期表现不敏感
  - 评估急性并发症(即大叶性肺炎、气胸)和长期监测

CT 表现

- 气道
  - CF 患者病理学上原发部位
  - 最早表现为支气管壁增厚
    - 气道壁炎症先于支气管扩张发生
  - 支气管扩张症:最常见的表现
    - 多叶性,肺上叶最严重,右>左
    - 可累及中央和外周气道
    - 柱状、曲张样和囊状
  - 黏液栓塞常见:结节、小叶中央结节和树芽征
  - 继发于支气管阻塞的肺不张(从亚段到大叶性)
- 肺
  - 空气潴留
    - 早期表现为过度膨胀;最初可逆转,后期呈永久性(100%)
    - 小气道受累所致的肺部马赛克密度常见
  - 反复多灶性实变
    - 肺炎、肺不张、支气管阻塞远端分泌物潴留、出血
  - 疾病晚期可能出现囊腔或肺大疱,通常位于上叶或胸膜下

- 肺部病变的演变
  - 早期
    - 支气管壁轻度增厚
    - 区域性(小叶性)空气潴留
    - 小叶中央结节(外周小气道黏液栓塞所致)
  - 中期疾病进展
    - 支气管壁增厚,程度加重
    - 柱状支气管扩张
    - 空气潴留(肺段性到大叶性),程度加重
  - 晚期
    - 进展为曲张样或囊状支气管扩张
    - 慢性/反复肺叶塌陷
  - 与肺功能的相关性
    - 很多患者出现 CT 形态学异常与肺功能分离
      - CT 异常与临床状态的关系较肺功能更密切
    - HRCT 评分系统:多个评分系统
      - 对于评价新疗法或监测疾病进展最合适的方法没有一致性意见
- 心脏
  - 右心增大(肺心病;预兆性临床体征)
  - 晚期出现肺动脉高压
- 伴发表现
  - 淋巴结肿大(反应性)常见
  - 胸膜下肺大疱破裂所致气胸

MRI 表现

- 由于没有电离辐射,MR 越来越多地用于需多次检查的年轻患者
- 结构成像
  - 支气管壁水肿:T_2 加权图像呈高信号
  - 钆对比增强后气道壁炎症可强化
- 功能成像
  - 评估区域通气和灌注的序列
  - 吸入超极化气体后的图像显示区域通气情况信息

血管造影表现

- 支气管动脉栓塞术治疗咯血

成像推荐

- 最佳成像工具
  - CF 协会建议每 2~4 年拍摄一次胸片
  - CT 可提供更多关于结构性肺疾病的信息,但增加辐射
- 扫描方案建议
  - 长期大剂量辐射使 CT 作用弱化
  - 减少辐射剂量
    - 步进式(非螺旋式)CT(剂量减少 8 倍)优于容积 CT
    - 低 mAs

鉴别诊断

变应性支气管肺曲霉菌病:

- 上叶中央为著的支气管扩张

- 黏液栓塞,可呈高密度
- 哮喘史,常伴嗜酸性粒细胞增多
- 10%CF 患者有变应性支气管肺曲霉菌病

原发性纤毛运动障碍
- 通常基底部为著
- 50%病例有内脏转位;鼻窦炎常见

结核
- 继发性肺结核可能出现上叶容积减小;50%可出现支气管扩张
- 活动性感染:空洞性实变伴由感染经支气管播散所致的小叶中央结节

感染后支气管扩张
- 通常为单侧,大叶或亚叶;常以下叶为著(结核除外)

Williams-Campbell 综合征
- 罕见;亚段支气管软骨先天性缺乏
- 支气管扩张局限于第 4~6 级支气管

病理

总体特征
- 病因
  - 与氯离子转运异常相关的异常
    - 黏稠黏液
    - 黏液不能咳出,常继发真菌或细菌感染
    - 反复感染引起气道破坏
  - 病理生理学
    - 正常情况下,下叶漂移增高(膈肌运动)和跨肺压力增加
    - 上叶清除黏稠分泌物的效率较下叶低
- 遗传学
  - 常染色体隐性遗传
    - 染色体 7 长臂上 CFTR 基因突变
    - 跨细胞膜的氯离子转运调节异常
  - 在发病年龄、肺部疾病严重程度、汗液氯化物升高幅度、胰腺功能不全的出现和严重程度的表型变异
- 伴发异常
  - 胰腺功能不全
    - CT 表现为除胰头以外的胰腺被脂肪替代;可出现胰腺大囊肿
  - 全组鼻窦炎
    - 大多数患者鼻窦发育不良,鼻窦阴影
  - 胆汁性肝硬化
  - 骨质脱钙
    - 椎体压缩性骨折和肋骨骨折常见
  - 不育

镜下特征
- 出生时肺正常
- 早期:稠的黏液阻塞小支气管和细支气管,继发

气道炎症和感染
- 支气管炎和细支气管炎进展为支气管扩张;慢性感染和气道阻塞
- 铜绿假单胞菌(黏液型)、非结核分枝杆菌、念珠菌和曲霉菌气道定植可造成额外的气道壁损伤

临床

临床表现
- 最常见的体征/症状
  - 病情较轻的患者可没有症状,于成年后诊断
  - 反复肺炎:咳痰、呼吸困难、喘息;不典型哮喘
  - 同时出现慢性气道疾病的症状
  - 咯血,可能量大
- 其他体征/症状
  - 98%CF 患者汗液氯化物试验阳性

人口统计学:
- 年龄
  - 3 岁前多数被诊断
- 性别
  - 男性<女性
- 种族
  - 白种人更常见,罕见于非洲裔美国人和亚洲人
- 流行病学
  - 美国每年有 3 200 例患者;当前美国有 30 000 例患者

自然病程和预后
- 如今很多患者可以存活到 40 岁以上
- 死于呼吸衰竭、肺心病、咯血

治疗
- 呼吸治疗:体位引流,支气管舒张剂,预防性抗生素,雾化吸入重组人脱氧核糖核酸酶分解 CF 患者黏液中的 DNA,从而提高分泌清除力
- 基因治疗有希望
- 肺移植
  - 双肺:防止由本身肺导致的移植肺再次感染

诊断备忘

考虑
- 任何成年人出现不明原因支气管扩张,尤其上叶为著时,考虑 CF

部分参考文献

1. Milliron B et al: Bronchiectasis: mechanisms and imaging clues of associated common and uncommon diseases. Radiographics. 35(4):1011-30, 2015
2. Wielpütz MO et al: Magnetic resonance imaging of cystic fibrosis lung disease. J Thorac Imaging. 28(3):151-9, 2013
3. O'Connell OJ et al: Radiologic imaging in cystic fibrosis: cumulative effective dose and changing trends over 2 decades. Chest. 141(6):1575-83, 2012
4. Eichinger M et al: Computed tomography and magnetic resonance imaging in cystic fibrosis lung disease. J Magn Reson Imaging. 32(6):1370-8, 2010
5. Robinson TE: Imaging of the chest in cystic fibrosis. Clin Chest Med. 28(2):405-21, 2007

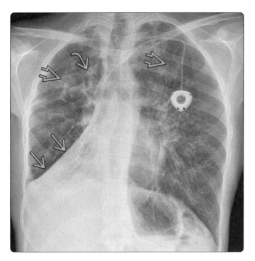

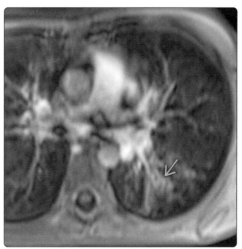

（左）囊性纤维化患者，后前位胸片显示右肺基底部气腔病变➡️，符合右肺下叶和中叶肺不张。支气管壁增厚➡️和囊性透亮影➡️，符合双肺囊状支气管扩张。（右）囊性纤维化患者，横轴位超快梯度回波增强 MR 显示左肺下叶支气管扩张➡️伴高信号黏液。MR 可用于年轻患者的随访，可以减少辐射剂量。

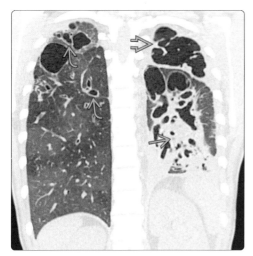

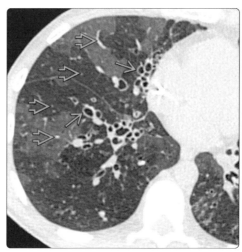

（左）囊性纤维化患者，冠状位平扫 CT 显示左肺下叶实变➡️和左肺上叶多囊性病灶➡️伴周围胸膜增厚。左肺上叶支气管灌洗显示曲霉菌。注意右肺支气管扩张➡️。（右）囊性纤维化患者，横轴位平扫 CT 显示支气管扩张➡️。注意在高密度和低密度区马赛克灌注伴血管直径➡️的不同，与小气道疾病和继发的血管收缩相符。

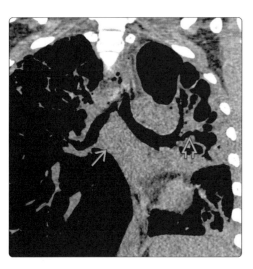

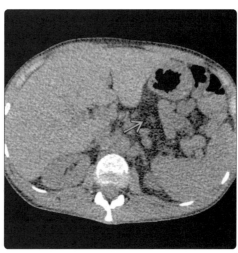

（左）囊性纤维化患者，冠状位平扫 CT 显示隆突下淋巴结肿大➡️和左肺上叶实变包绕的支气管扩张➡️。患者淋巴结肿大很常见，常为反应性。（右）同一患者横轴位经上腹部平扫 CT 显示胰腺被脂肪替代➡️。这是囊性纤维化患者一种常见的辅助表现，由脂肪替代正常腺体实质所致。

要　点

术语

- 儿童间质性肺疾病(chILD)
  - 包括影响气体交换的生长、发育以及免疫异常的多种疾病
  - 婴儿(<2 岁)+弥漫性肺疾病+ 4 项标准中至少符合 3 项
    - 呼吸系统症状
    - 呼吸系统体征
    - 低氧血症
    - 胸片或 CT 上弥漫性异常

影像

- HRCT
  - 弥漫性磨玻璃密度影
  - 小叶间隔增厚
  - 囊腔
  - 马赛克密度
  - 空气潴留

主要鉴别诊断

- 囊性纤维化
- 先天性心脏病
- 支气管肺发育不良
- 原发性纤毛运动障碍
- 反复误吸

临床

- 呼吸急促是最常见的临床体征(75%~90%)
- 低氧血症、喘息、咳嗽
- 查体发现爆裂音
- 预后不同
- 治疗:糖皮质激素和羟氯喹,肺移植

诊断备忘

- chILD 是排除性诊断,几种弥漫性肺疾病必须考虑和排除

(左)新生儿,患有肺淋巴管扩张症,出现呼吸窘迫,前后位胸片显示双肺弥漫性阴影。(右)同一患者几个星期后横轴位增强 CT 显示双肺广泛弥漫性小叶间隔增厚➡,双肺下叶肺不张和右侧少量胸腔积液➡。肺淋巴管扩张症是导致新生儿重度间质性肺疾病的疾病之中。

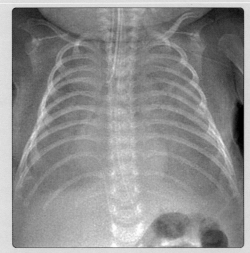
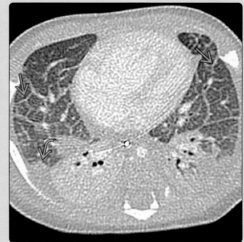

(左)3 个月的男孩,与 ATP 结合带转运体 A3(ABCA3)基因突变相关的表面活性物质功能障碍患者,前后位胸片显示双肺弥漫性网状阴影。这种病也称为致命性表面活性物质缺乏,死亡率很高,通常在出生后 1 个月内死亡。(右)同一患者横轴位平扫 CT 显示双肺弥漫性小叶间隔增厚和磨玻璃密度影及左肺下叶肺不张➡。

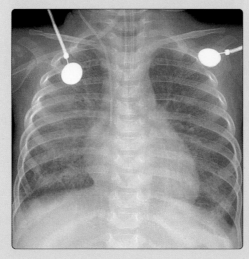
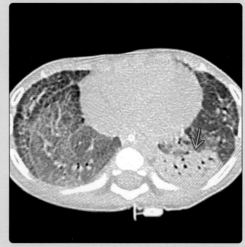

儿童间质性肺疾病(chILD)

术语

缩略词
- 儿童间质性肺疾病(chILD)

定义
- 包括影响气体交换的生长、发育以及免疫异常的多种疾病
  - 婴儿(<2 岁)+弥漫性肺疾病(DLD)+ 4 项标准中至少符合 3 项
    - 呼吸系统症状(例如咳嗽)
    - 呼吸系统体征(例如三凹征、杵状指)
    - 低氧血症
    - 胸片和/或 CT 上弥漫性异常
  - 需要排除导致 DLD 的其他常见的原因
    - 例如囊性纤维化、免疫缺陷综合征、先天性心脏病、支气管肺发育不全、肺部感染、原发性纤毛运动障碍和反复误吸

影像

平片表现
- 异常改变很常见,但非特异性
  - 弥漫、网状或不均匀阴影

CT 表现
- 影像表现差异很大,取决于基础性疾病
  - 弥漫磨玻璃密度影
  - 小叶间隔增厚
  - 肺囊腔
  - 马赛克密度
  - 空气潴留

成像推荐
- 最佳成像工具
  - 胸片进行初步评估
  - HRCT:疾病特征和分布
- 扫描方案建议
  - 控制通气 HRCT(CVHRCT)
    - 被认为是评估空气潴留和磨玻璃密度影以及消除婴儿和儿童运动伪影的理想技术
    - 需要面罩通气和全身麻醉
      □ 没有 CVHRCT 和常规 HRCT 在 chILD 中的对比研究,不清楚增加麻醉风险是否合理

鉴别诊断

囊性纤维化
- 上叶支气管扩张;早期可不明显
- 可用基因测试

先天性心脏病
- 心脏原有的形态异常

支气管肺发育不良
- 早产病史与新生儿呼吸窘迫综合征

原发性纤毛运动障碍
- 反复肺部感染;继发的基底部支气管扩张

反复误吸
- 胃食管反流病

病理

总体特征
- 诊断通常需要开胸活检
- 胸部 CT 和肺功能检测表现为空气潴留和阻塞时可诊断婴儿神经内分泌细胞增生(NEHI),无需活检

分期、分级和分类
- 异质性疾病分为 4 大类
  - 弥漫性发育障碍:腺泡性和先天性肺泡发育不全
  - 肺泡生长异常:肺发育不良,染色体肺部疾病
  - 病因不明确的特异性疾病(如肺间质性糖原贮积症、NEHI)
  - 表面活性物质功能障碍基因突变[如 ATP 结合盒转运体 A3(ABCA3)]

临床

临床表现
- 最常见的体征/症状
  - 呼吸急促是最常见的临床症状(75%~90%)
  - 低氧血症、喘息、咳嗽
  - 查体发现爆裂音
- 其他体征/症状
  - 发育停滞

人口统计学
- 估计年患病率:(0.13~16.2)/10 万(儿童)

自然病程和预后
- 预后不同,从非常高的死亡率到预后良好
- 总体高死亡率:13%~30%

治疗
- 糖皮质激素和羟氯喹
  - 没有任何治疗干预的对照试验
- 肺移植:婴儿或儿童伴危及生命的 chILD 或晚期 chILD
  - 5 年生存率约 50%

诊断备忘

考虑
- chILD 是排除性诊断,几种弥漫性肺疾病必须考虑和排除

部分参考文献

1. Vece TJ et al: Update on diffuse lung disease in children. Chest. 149(3):836-45, 2016
2. Hime NJ et al: Childhood interstitial lung disease: a systematic review. Pediatr Pulmonol. 50(12):1383-92, 2015

(翻译:张鹏举、赵晓丽,审校:赵绍宏)